Hefte zur Zeitschrift „Der Unfallchirurg"

Herausgegeben von:
L. Schweiberer und H. Tscherne

229

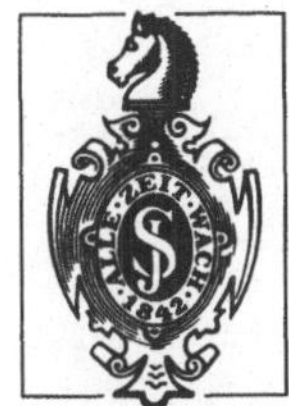

M. Börner E. Soldner (Hrsg.)

20 Jahre Verriegelungsnagelung – Eine Standortbestimmung

Mit 279 Abbildungen und 62 Tabellen

Springer-Verlag
Berlin Heidelberg New York
London Paris Tokyo
Hong Kong Barcelona
Budapest

Reihenherausgeber

Professor Dr. Leonhard Schweiberer
Direktor der Chirurgischen Universitätsklinik München-Innenstadt
Nußbaumstraße 20, 80336 München
Bundesrepublik Deutschland

Professor Dr. Harald Tscherne
Medizinische Hochschule, Unfallchirurgische Klinik
Konstanty-Gutschow-Straße 8, 30625 Hannover
Bundesrepublik Deutschland

Bandherausgeber

Priv.-Doz. Dr. M. Börner
Dr. E. Soldner

Berufsgenossenschaftliche Unfallklinik Frankfurt
Friedberger Landstraße 430, 60389 Frankfurt/Main

ISBN-13:978-3-540-56557-4

CIP-Titelaufnahme der Deutschen Bibliothek
20 Jahre Verriegelungsnagelung: eine Standortbestimmung; mit 62 Tabellen / M. Börner; E. Soldner (Hrsg.).
– Berlin; Heidelberg; New York; London; Paris; Tokyo; Hong Kong; Barcelona; Budapest: Springer 1993
(Hefte zur Zeitschrift „Der Unfallchirurg" 229)
ISBN-13:978-3-540-56557-4 e-ISBN-13:978-3-642-84941-1
DOI: 10.1007/978-3-642-84941-1
NE: Börner, Martin [Hrsg.]

Satz: Fa. M. Masson-Scheurer, 66459 Kirkel
24/3130-543210 – Gedruckt auf säurefreiem Papier

Vorwort

Vom 28. bis 30. September 1990 fand in der Berufsgenossenschaftlichen Unfallklinik Frankfurt am Main das Symposium „20 Jahre Verriegelungsnagelung – Eine Standortbestimmung“ statt. Im Rahmen dieses Symposiums wurde die Bilanz einer Entwicklung gezogen, die Gerhard Küntscher auf dem Chirurgen Kongreß 1968 mit der Vorstellung seines Detentionsnagel zur Behandlung von Trümmerbrüchen des Ober- und Unterschenkelschaftes eingeleitet hatte.

Der Detensor wurde 1970 durch Klemm und Schellmann in der Berufsgenossenschaftlichen Unfallklinik Frankfurt am Main technisch weiterentwickelt und mit Einverständnis von Küntscher als Verriegelungsnagel bezeichnet. 1974 wurde der Verriegelungsnagel nach Grosse-Kempf modifiziert, und mehr als 10 Jahre später wurde der AO-Universal-Marknagel, der ebenfalls proximal und distal verriegelt werden kann, entwickelt. Der Frankfurter Verriegelungsnagel hat inzwischen ein neues Design (Börner-Mattheck-System) erhalten.

Die Verriegelungsnagelung hat in nahezu allen unfallchirurgischen Kliniken Verbreitung gefunden. Dieses Verfahren hat sich bewährt und etabliert.

Nach 20jähriger Erfahrung sollte eine Standortbestimmung im internationalen Vergleich des inzwischen weltweit verbreiteten Systems erfolgen. Neben bewährten Indikationen werden auch Weiterentwicklungen vorgestellt, da Innovationen für jedes Osteosyntheseverfahren eine Conditio sine qua non darstellen.

Frankfurt am Main, im August 1992 M. Börner E. Soldner

Inhaltsverzeichnis

Teil I. Experimentelle Grundlagen und Biomechanik

Teil II. Bewährte Nagelsysteme – Profil oder Profilierung?

Teil III. Technik der Verriegelungsnagelung

Teil IV. Indikation und Grenzindikationen

Teil V. Innovationen

Referenten und Vorsitzende

AHLERS, J., Prof. Dr.; Klinik und Poliklinik für Unfallchirurgie, Klinikum der Johannes-Gutenberg-Universität, Langenbeckstraße 1, W-6500 Mainz

v. d. AKKER, L., Dr.; Department of Surgery, St. maartens Gasthuis, Tegelsweg 210, NL-5912 BL-Venlo/Niederlande

BAUMGART, R., Dr.; Chirurgische Klinik und Poliklinik, Klinikum Innenstadt der Ludwig-Maximilians-Universität, Nußbaumstraße 20, W-8000 München 2

BAUMGARTEN, T. E., Dr.; University of Louisville, Department of Orthopedic Surgery, Louisville, Kentucky 40292

BERENTEY, G., Prof. Dr.; Direktor des Lehrstuhls für Traumatologie, Semmelweis Med. Universität, Péterfy-Krankenhaus, Pf. 76, H-1441 Budapest

BERGMANN, E. G., Dr.; Abteilung für Unfall- und Wiederherstellungschirurgie, Kreiskrankenhaus, Kälblesrain 1, W-7080 Aalen

BETZ, A., Dr.; Chirurgische Klinik und Poliklinik, Klinikum Innenstadt der Ludwig-Maximilians-Universität, Nußbaumstraße 20, W-8000 München 2

BIRTEL, F. J., Dr.; Chirurgische Abteilung, St. Michael-Krankenhaus, Kühlweinstraße 103, W-6620 Völklingen

BODMAN, L. Frhr. von, Dr.; Berufsgenossenschaftliche Unfallklinik Frankfurt am Main, Friedberger Landstraße 430, W-6000 Frankfurt am Main 60

BOKRETAS, A., Dr.; Lehrstuhl für Traumatologie, Semmelweis Universität für Medizinische Wissenschaften, Péterfy-Krankenhaus, Pf. 76, H-1441 Budapest

BÖRNER, M., Priv.-Doz. Dr. med. habil.; Ärztlicher Direktor der Berufsgenossenschaftlichen Unfallklinik Frankfurt am Main, Friedberger Landstraße 430, W-6000 Frankfurt am Main 60

BOOS, N., Dr.; Universitätsklinik für Orthopädische Chirurgie, Inselspital, CH-3010 Bern

BROOS, P. L., Dr.; Unfallchirurgische Klinik und Poliklinik, Universitair Ziekenhuis, Gasthuisberg, Herestraat 49, B-3000 Leuven/Belgien

BRUNNER, U., Dr.; Chirurgische Klinik und Poliklinik, Klinikum Innenstadt der Ludwig-Maximilians-Universität, Nußbaumstraße 20, W-8000 München 2

BUGYI, I., Dr.; Klinik für Unfallchirurgie, Handchirurgie, Plastische- und Wiederherstellungschirurgie der Krankenanstalten Konstanz, W-7750 Konstanz

BÜRKSEN, U., Dr.; Berufsgenossenschaftliche Krankenanstalten Bergmannsheil, Universitätsklinik, Gilsingstraße 14, W-4630 Bochum 1

BRUG, E., Prof. Dr.; Klinik und Poliklinik für Unfall- und Handchirurgie, Westfälische Wilhelms-Universität Münster, Jungeboldtplatz 1, W-4400 Münster

CLAUDI, B., Dr.; Chirurgische Klinik und Poliklinik der Technischen Universität München, Klinikum Rechts der Isar, Ismaninger Straße 22, W-8000 München 80

CONTZEN, H., Prof. Dr.; Geiselsteinweg 27, W-6000 Frankfurt am Main 50

CORDEY, J., Dr.; Labor für Experimentelle Chirurgie, Obere Straße 22, CH-7270 Davos

DAGRENAT, D., Dr. med.; Centre de Traumatologie et d'Orthopédie, 10, Avenue A. Baumann, F-67400 Illkirch-Graffenstaden

DEGREIF, J., Dr.; Klinik und Poliklinik für Unfallchirurgie, Klinikum der Johannes-Gutenberg-Universität, Langenbeckstraße 1, W-6500 Mainz

ENGELS, B., Dr.; Chirurgische Abteilung, St. Michael-Krankenhaus, Kühlweinstraße 103, W-6620 Völklingen

FRIGG, R., Dr.; Labor für Experimentelle Chirurgie, Obere Straße 22, CH-7270 Davos

GEHLING, H., Dr.; Klinik für Unfallchirurgie, Zentrum für Operative Medizin I der Philipps-Universität, Baldingerstraße, W-3550 Marburg

GOTZEN, L., Dr.; Klinik für Unfallchirurgie, Zentrum für Operative Medizin I der Philipps-Universität, Baldingerstraße, W-3550 Marburg

GROSSE, A., Dr.; Centre de Traumatologie et d'Orthopédie, 10, Avenue A. Baumann, F-67400 Illkirch-Graffenstaden

HAAS, N., Prof. Dr.; Medizinische Hochschule Hannover, Unfallchirurgische Klinik, Konstanty-Gutschow-Straße 8, W-3000 Hannover 61

HAHN, F., Prof. Dr.; Abteilung für Unfall- und Wiederherstellungschirurgie, Kreiskrankenhaus, Kälblesrain 1, W-7080 Aalen

HAVEMANN, D., Prof. Dr.; Direktor der Klinik für Unfallchirurgie, Zentrum Operative Medizin I der Christian-Albrechts-Universität, Arnold-Heller-Straße 7, W-2300 Kiel 1

HELLING, H. J., Dr.; Chirurgische Universitätsklinik, Abt. Unfall-, Hand- und Wiederherstellungschirurgie, Josef-Stelzmann-Straße 9, W-5000 Köln 41

HEMPEL, D., Dr.; Leitender Arzt der II. Chirurgischen Abteilung, Allgemeines Krankenhaus Barmbek, Rübenkamp 148, W-2000 Hamburg 60

HENRY, S. L., M. D.; University of Louisville, Department of Orthopedic Surgery, Louisville, Kentucky 40292

HIERNER, R., Dr.; Chirurgische Klinik und Poliklinik, Klinikum Innenstadt der Ludwig-Maximilians-Universität, Nußbaumstraße 20, W-8000 München 2

HÖCKER, K., Dr.; Unfallkrankenhaus Wien-Meidling, Kundratstraße 37, A-1120 Wien

HÖNTZSCH, D., Priv.-Doz. Dr.; Berufsgenossenschaftliche Unfallklinik, Schnarrenbergstraße 95, W-7400 Tübingen

ISSENDORFF, W. d. von, Priv.-Doz. Dr. med. habil.; Klinik und Poliklinik für Unfallchirurgie, Klinikum der Johannes-Gutenberg-Universität, Langenbeckstraße 1, W-6500 Mainz

JUNG, K.-O., Dr.; Unfallchirurgische Klinik des Klinikums Mannheim, Thedor-Kutzer-Ufer, W-6800 Mannheim

KALTENECKER, G., Dr.; I. Universitätsklinik für Unfallchirurgie, Alser Straße 4, A-1097 Wien

KEMPF, I., Prof. Dr.; Directeur Médical du Centre de Traumatologie et d'Orthopédie, 10, Avenue A. Baumann, F-67400 Illkirch-Graffenstaden

KESSLER, S. B., Priv.-Doz. Dr.; Chirurgische Klinik und Poliklinik, Klinikum Innenstadt der Ludwig-Maximilians-Universität, Nußbaumstraße 20, W-8000 München 2

KLEIN, M. P. M., Dr.; Labor für Experimentelle Chirurgie, Obere Straße 22, CH-7270 Davos

KLEIN, W., Dr.; Klinik und Poliklink für Unfall- und Handchirurgie der Westfälischen Wilhelms-Universität, Jungeblodtplatz 1, W-4400 Münster

KLEMM, Klaus, Dr.; Leitender Arzt der Abteilung für posttraumatische Osteomyelitis, Berufsgenossenschaftliche Unfallklinik, Friedberger Landtsraßre 430, W-6000 Frankfurt am Main 60

KLOPPER, P. J., Dr.; Department of Surgery, Academic Medical Centre, Meibergdreef 9, NL-Amsterdam 1105 AZ

KRÄMER, H., Dr.; Chefarzt der unfallchirurgischen Klinik des Friedrich-Ebert-Krankenhauses, Friesenstraße 11, W-2350 Neumünster

KRETTEK, C., Priv.-Doz. Dr.; Medizinische Hochschule Hannover, Unfallchirurgische Klinik, Konstanty-Gutschow-Straße 8, W-3000 Hannover 61

KREUSCH-BRINKER, R., Dr.; Orthopädische Universitäts- und Poliklinik, Oskar-Helene-Heim, Clayallee 229, W-1000 Berlin 33

KROATH, F., Prim. Dr.; Leiter der Unfallabteilung am Landeskrankenhaus, Hatschekstraße 24, A-4840 Vöcklabruck

KUROCK, W., Priv.-Doz. Dr.; Klinik und Poliklinik für Unfallchirurgie, Klinikum der Johannes-Gutenberg-Universität, Langenbeckstraße 1, W-6500 Mainz

KURTSIS, N., Dr.; Orthopädische Universitätsklinik Patras, 26500 Rion, Patras/Griechenland

LAMBIRIS, E., Prof. Dr.; Orthopädische Universitätsklinik Patras, 26500 Rion, Patras/Griechenland

LAUDY, F., Dr.; Department of Surgery, St. maartens Gasthuis, Tegelsweg 210, NL-5912 BL-Venlo/Niederlande

LIES, A., Priv.-Doz, Dr.; Berufsgenossenschaftliche Krankenanstalten Bergmannsheil, Universitätsklinik, Gilsingstraße 14, W-4630 Bochum 1

MATHYS sen., R., Dr.; Robert Mathys Co., CH-Bettlach, Schweiz

MATTON, Dr., Dr.; Department of Orthopaedic Surgery, Ghent University Hospital, De Pintelaan 185, B-9000 Gent/Belgien

MAYER, W., Dr.; Abteilung Unfall- und Wiederherstellungschirurgie, Krankenhauszweckverband Kempten-Oberallgäu, Klinik Robert-Weixler-Straße 50, W-8960 Kempten

DE MEULEMEESTER, C., Dr.; Department of Orthopaedic Surgery, Ghent University Hospital, De Pintelaan 185, B-9000 Genf/Belgien

MISCHKOWSKY, T., Prof. Dr.; Leiter der Abt. Unfall- und Wiederherstellungschirurgie, Krankenhauszweckverband Kempten-Oberallgäu, Klinik Robert-Weixler-Straße 50, W-8960 Kempten

MISEREZ, M. J., Dr.; Unfallchirurgische Klinik und Poliklink, Universitair Ziekenhuis, Gasthuisberg, Herestraat 49, B-3000 Leuven/Belgien

MOCKWITZ, J., Priv.-Doz. Dr.; Chefarzt der Chirurgischen Klinik II-Unfallchirurgie, Kliniken des Main-Taunus-Kreises, Lindenstraße 10, W-6238 Hofheim

MONCADE, N., Dr.; Centre de Traumatologie et d'Orthopédie, 10, Avenue A. Baumann, F-67400 Illkirch-Graffenstaden
MOTTA, C., Dr.; Klinik II Unfallchirurgie, Kliniken des Main-Taunus-Kreises, Lindenstraße 10, W-6238 Hofheim
OEDEKOVEN, G., Dr.; Chirurgische Klinik und Poliklinik der Technischen Universität München, Klinikum Rechts der Isar, Ismaninger Straße 22, W-8000 München 80
PENNIG, D., Dr.; Klinik und Poliklinik für Unfall- und Handchirurgie, Westfälische Wilhelms-Universität Münster, Jungeboldtplatz 1, W-4400 Münster
PERREN, S. M., Prof. Dr.; Labor für Experimentelle Chirurgie, Obere Straße 22, CH-7270 Davos
PETTO, M., Dr.; Chirurgische Abteilung, St. Michael-Krankenhaus, Kühlweinstraße 103, W-6620 Völklingen
POHL, L., Dr.; Klinik für Chirurgie, Klinikum Frankfurt/Oder, Müllroser Chaussee 7, O-1201 Markendorf
RAAYMAKERS, E. L. F. B., Dr.; Department of Surgery, Academic Medical Centre, Meibergdreef 9, NL-Amsterdam 1105 AZ
RAES, R., Dr.; Department of Orthopaedic Surgery, Ghent Unviversity Hospital, De Pintelaan 185, B-9000 Genf/Belgien
RAHN, B. A., Prof. Dr.; Labor für Experimentelle Chirurgie, Obere Straße 22, CH-7270 Davos
RASCHKE, M., Dr.; Chirurgische Klinik und Poliklinik der Technischen Universität München, Klinikum Rechts der Isar, Ismaninger Straße 22, W-8000 München 80
REGOORT, M., Dr.; Department of Surgery, Academic Medical Centre, Meibergdreef 9, NL-1105 AZ Amsterdam-Zuidoost
REHM, K. E., Prof. Dr.; Klinik für Unfall-, Hand- und Wiederherstellungschirurgie, Universität zu Köln, Josef Stelzmann-Straße 9, W-5000 Köln 41
REINHARDT, R., Dr.; Klinik für Unfallchirurgie, Handchirurgie, Plastische- und Wiederherstellungschirurgie der Krankenanstalten Konstanz, W-7750 Konstanz
REUTTER, H. D., Dr.; Unfallchirurgische Klinik des Klinikums Mannheim, Theodor-Kutzer-Ufer, W-6800 Mannheim
RICHTER, M., Dr.; Chirurgische Klinik und Poliklinik, Klinikum Innenstadt der Ludwig-Maximilians-Universität, Nußbaumstraße 20, W-8000 München 2
RITTER, G., Prof. Dr.; Direktor der Klinik und Poliklinik für Unfallchirurgie, Klinikum der Johannes-Gutenberg-Universität, Langenbeckstraße 1, W-6500 Mainz
RÖDER, W., Dr.; Klinik und Poliklinik für Unfallchirurgie, Klinikum der Johannes-Gutenberg-Universität, Langenbeckstraße 1, W-6500 Mainz
ROMMENS, P. M., Dr.; Unfallchirurgische Klinik und Poliklinik, Universitair Ziekenhuis, Gasthuisberg, Herestraat 49, B-3000 Leuven/Belgien
RUNKEL, M., Dr.; Klinik und Poliklinik für Unfallchirurgie, Klinikum der Johannes-Gutenberg-Universität, Langenbeckstraße 1, W-6500 Mainz
RUSSE, O., Dr.; Berufsgenossenschaftliche Krankenanstalten Bergmannsheil, Universitätsklinik, Gilsingstraße 14, W-4630 Bochum 1
ROSENBERGER, J., Dr. med.; Allgemein- und Unfallchirurgie, Caritas-Krankenhaus, W-6638 Dillingen/Saar

SARVARY, A., Priv. Doz. Dr.; Lehrstuhl für Traumatologie, Semmelweis Universität für Medizinische Wissenschaften, Péterfy-Krankenhaus, Pf. 76, H-1441 Budapest
SCHANDELMAIER, P., Dr.; Medizinische Hochschule Hannover, Unfallchirurgische Klinik, Konstanty-Gutschow-Straße 8, W-3000 Hannover 61
SCHLEIDT, G., Dr.; Berufsgenossenschaftliche Unfallklinik, Friedberger Landstraße 430, W-6000 Frankfurt am Main 60
SCHNETTLER, R., Dr. Dr.; Berufgenossenschaftliche Unfallklinik, Friedberger Landstraße 430, W-6000 Frankfurt am Main 60
SCHROEDER, L., Priv.-Doz. Dr.; Chefarzt der Unfallchirurgischen Abteilung, Martin-Luther-Krankenhaus, Lutherstraße 22, W-2380 Schleswig
SCHÜZ, W., Dr.; Chirurgische Klinik II-Unfallchirurgie, Kliniken des Main-Taunus-Kreises, Lindenstraße 10, W-6238 Hofheim
SCHWEIBERER, L., Prof. Dr.; Chirurgische Klinik und Poliklinik, Klinikum Innenstadt der Ludwig-Maximilians-Universität, Nußbaumstraße 20, W-8000 München 2
SCHWETLICK, G., Dr.; Orthopädische Universitäts- und Poliklinik, Oskar-Helene-Heim, Clayallee 229, W-1000 Berlin 33
SEIBOLD, R., Dr.; Chirurgische Klinik und Poliklinik, Klinikum Innenstadt der Ludwig-Maximilians-Universität, Nußbaumstraße 20, W-8000 München 2
SELIGSON, D., Prof., M. D.; University of Louisville, Department of Orthopedic Surgery, Louisville, Kentucky 40292
SENNERICH, Th., Dr.; Klinik und Poliklinik für Unfallchirurgie, Klinikum der Johannes-Gutenberg-Universität, Langenbeckstraße 1, W-6500 Mainz
SENST, W., Prof. Dr. sc. med.; Klinik für Chirurgie, Klinikum Frankfurt/Oder, Müllroser Chaussee 7, O-1201 Markendorf
SIM, E., Dr.; Unfallkrankenhaus Wien-Meidling, Kundratstraße 37, A-1120 Wien
SKRIVILIOTAKIS, S., Dr.; Orthopädische Universitätsklinik Patras, 26500 Rion, Patras/Griechenland
SOLDNER, E., Dr.; Berufsgenossenschaftliche Unfallklinik, Friedberger Landstraße 430, W-6000 Frankfurt am Main 60
STEINAU, U., Dr.; Chirurgische Klinik und Poliklinik der Technischen Universität München, Klinikum Rechts der Isar, Ismaninger Straße 22, W-8000 München 80
TAGLANG, G., Dr.; Centre de Traumatologie et d'Orthopédie, 10, Avenue A. Baumann, F-67400 Illkirch-Graffenstaden
TEUBNER, E., Prof. Dr.; Leitender Arzt der Unfallchirurgischen Abt., Kreiskrankenhaus Klinik am Eichert, Eichertstraße 5, W-7320 Göppingen
TSCHERNE, H., Dr.; Unfallchirurgische Klinik, Medizinische Hochschule Hannover, Konstanty-Gutschow-Straße 8, W-3000 Hannover 61
TURNWALD, J., Dr.; Abteilung für Unfall- und Wiederherstellungschirurgie, Kreiskrankenhaus, Kälblesrain 1, W-7080 Aalen
VANDOROS, N., Dr.; Orthopädische Universitätsklinik Patras, 26500 Rion, Patras/Griechenland
VERDONK, R., Dr.; Department of Othopaedic Surgery, Ghent University Hospital, De Pintelaan 185, B-9000 Genf/Belgien
WEISS, G., Dr.; University of Louisville, Department of Othopedic Surgery, Louisville, Kentucky 40292

WELLER, S., Prof. Dr.; Berufsgenossenschaftliche Unfallklinik, Schnarrenbergstraße 95, W-7400 Tübingen
WENDA, K., Dr.; Klinik und Poliklinik für Unfallchirurgie, Klinikum der Johannes Gutenberg Universität, Langenbeckstraße 1, W-6500 Mainz
WRUHS, O., Dr.; I. Universitätsklinik für Unfallchirurgie, Alser Straße 4, A-1097 Wien
ZEUMER, B., Dr.; Klinik für Chirurgie, Klinikum Frankfurt/Oder, Müllroser Chaussee 7, O-1201 Markendorf
ZIEGELMÜLLER, R., Dr.; Chefarzt der Chirurgischen Klinik II-Unfallchirurgie, St. Marien-Hospital, Altstadtstraße 23, W-4670 Lünen

I. Experimentelle Grundlagen und Biomechanik

Die Untersuchung der Blutversorgung nach Marknagelung mit und ohne Aufbohren

M. P. M. Klein, R. Frigg, B. A. Rahn und S. M. Perren

Labor für Experimentelle Chirurgie, Obere Strasse 22, CH-7270 Davos

Die Behandlung der offenen Fraktur durch Débridement und Ruhigstellung wurde teilweise schon im 17. und 18. Jahrhundert praktiziert. Larrey, der Kriegschirurg Napoleons, hingegen opferte ausgedehnt verletzte Gliedmaßen schon früh und erreichte damit eine für die damalige Zeit erstaunlich hohe Überlebensrate von 75–80%. Noch 1866 berichtete Billroth: „Von 93 Patienten mit offenen Frakturen wurden 57 geheilt, 36 verstarben." 1929 hat Böhler von 40% Sterblichkeit in den führenden deutschen Kliniken in den 80er Jahren geschrieben. Sauerbruch berichtete aus seiner Zeit an der chirurgischen Universitätsklinik in Zürich, daß von 137 offenen Extremitätenfrakturen 14 primär und 7 sekundär amputiert wurden, wobei diese alle überlebten, und nur gerade 1 Patient an einer Sepsis gestorben sei. In der Schlußabrechnung der Statistik hieß es, daß 83,3% „mit Leib und Glied davongekommen" seien. Zum Vergleich einige Zahlen von Rittmann u. Matter (1977): Von 200 Patienten mußten 7 sekundär amputiert werden, 2 davon wegen Infekts. In der Sparte Infektionen wurden 9 oberflächliche und 6 tiefe registriert. Todesfälle als Folge der offenen Fraktur verzeichnete man keine.

Schon 1907 meinte Lambotte, daß Ruhigstellung durch Osteosynthese in Einzelfällen gerade bei offenen Frakturen Vorteile mit sich bringe. Die Behandlung der offenen Frakturen der unteren Extremität wird heute bei größerem Weichteilschaden bevorzugt mit dem Fixateur externe begonnen. Die Indikation zur Marknagelung bei offenen Tibiafrakturen I. Grades wurde von einigen Autoren gestellt (Weller 1973; Schweikert 1974; Rittmann u. Matter 1977; Müller et al. 1979), bei schwereren offenen Frakturen wurde die Nagelung jedoch kaum in Betracht gezogen.

Die Zirkulation wird bei der Fraktur eines Röhrenknochens bereits durch das Trauma gestört. Die A. nutricia wird bei stärkerer Dislokation zerrissen und das medulläre System dadurch zum Teil ausgeschaltet (Schweiberer et al. 1970). Gleichzeitig werden die intrakortikalen Gefäße im Frakturbereich unterbrochen. Wird ein Knochen aufgebohrt und ein Marknagel eingeschlagen, resultiert somit eine völlige Unterbrechung der medullären arteriellen und venösen Zirkulation. Es entwickelt sich ein Knocheninfarkt (Stürmer u. Schuchardt 1980), falls die Durchblutungsstörung von periostal her nicht kompensiert werden kann. Durch Anastomosen zwischen periostalen und medullären Gefäßen ist eine gewisse Flußumkehr von zentrifugal nach

Hefte zu der Unfallchirurg, Heft 229
M. Börner/E. Soldner (Hrsg.)

zentripetal möglich (Brookes 1971; Rhinelander 1974; Pfister et al. 1983; Kessler et al. 1986). Diese periostale Esatzdurchblutung kann so Teile des Kortex oder seine ganze Dicke erreichen (Danckwardt-Lillieström et al. 1970). Die metaphysär-medullären Gefäßverbindungen müssen insofern in Betracht gezogen werden, als sie sich an der Kortexdurchblutung beteiligen können (Trueta u. Cavadias 1955), aber nicht imstande sind, die gesamte Kompakta zu versorgen (Brookes 1971). Zudem wird die Kontinuität dieser efferenten Gefäßnetze beim Aufbohren zum Teil unterbrochen (Kessler et al. 1986). Bohrmehl und Fettemboli tragen noch ein weiteres zur kortikalen Durchblutungsstörung bei (Danckwardt-Lillieström 1969; Stürmer u. Schuchardt 1980). Sofern traumabedingt bereits eine schwere Schädigung des periossären Weichteilmantels vorbesteht, erscheint es als zu riskant, durch das Behandlungsverfahren die Zirkulation noch weiter zu kompromittieren. Allgemein akzeptierte man daher bis vor kurzem, daß offene Frakturen II. und III. Grades sich nicht für die Marknagelung eignen.

Arens (1977) nagelte frische Frakturen (auch offene) ohne Aufbohren und erhielt dabei übungsstabile Osteosynthesen. Sievers u. Jakob (1987) bekräftigten dieses Vorgehen am Femur und wiesen auf eine relativ geringe Infektionsrate bei 450 (106 offene) Frakturen von 2,0% (5,6%) hin. In einigen Versuchen mit schwergradig offenen Frakturen wurden Rush-Pins verwendet (Wiss 1986). Weitere Nägel, wie Lottes oder Ender, sind bei offenen Frakturen bis zu II. Grades ebenfalls erfolgreich angewendet worden (Lottes 1987; Segal u. Wiss 1987). Diese Implantate werden ohne vorheriges Aufbohren eingesetzt, ein Hinweis, daß bei zirkulationsschonendem Vorgehen auch eine intramedulläre Fixation ein breiteres Indikationsspektrum haben könnte. Allerdings bedeutet dies, daß ein Kompromiß auf der mechanischen Seite eingegangen wird.

Ab 1972 erfuhr die Marknagelung durch die von Klemm u. Schellmann konzipierte Verriegelung, die vom Detentionsnagel Küntschers (1968) abgeleitet worden war, eine Indikationserweiterung. Damit erscheint es realistisch, gleichzeitig zirkulationsschonend und stabil intramedullär zu fixieren. Ziel der vorliegenden Studie war es, die biologische Komponente, die Beeinflussung der Knochendurchblutung durch das Aufbohren, zu erfassen und zu quantifizieren.

Material und Methode

7 weibliche Beagle-Hunde im Alter von 6–8 Jahren und einem Gewicht von 8,5–11,7 kg wurden für diese Untersuchung eingesetzt (Tierversuchsbewilligung GR 69). In Halothan-Lachgas-Narkose wurde das Lig. patellae durchtrennt. Mit einem Pfriem wurde der Kortex knapp medial der Tuberositas tibiae eröffnet und der Markraum bis auf eine Tiefe von 10 mm mit Bohrern erweitert. Alternierend wurde entweder links oder rechts aufgebohrt und genagelt, und anschließend auf der Gegenseite ein passender Nagel ohne Aufbohren eingesetzt. Zum Aufbohren dienten Kugelkopfbohrer von 3,3–5,3 mm Durchmesser in Abstufungen von 0,5 mm. Die Bohrer waren an flexiblen 1,5 mm Stahlschäften montiert und wurden angetrieben von einer kleinen AO-Bohrmaschine. Nach Aufbohren des gesamten Tibiaschaftes wurde ein Nagel von 5,0 mm Durchmesser und kreisförmigem Querschnitt eingeschlagen. Auf der kontralateralen

Seite wurde ein geschlitzter Nagel mit kleeblattförmigem Querschnitt und 3,4 mm Durchmesser ohne vorheriges Aufbohren plaziert. Anschließend wurden die Wunden mit Einzelknopfnähten verschlossen.

Die Tiere wurden unter oberflächlicher Narkose gehalten, nach 7 h wurde eine Intravitalfärbung durch eine Infusion von 100 mg/kg Procionrot (Rahn 1986) durchgeführt. Die Tibiae wurden nach 10 min Zirkulationszeit des Farbstoffs explantiert und in Aethanol fixiert. Nach Entfernen der Nägel wurden die Präparate in Methylmethacrylat eingebettet und davon Sägeschnitte in 0,1 mm hergestellt.

Die Auswertung konzentrierte sich auf die engste Stelle des Markraums. Die Darstellung des intravital verabreichten Farbstoffs geschah mit Fluoreszenztechnik. In den Aufnahmen wurden Areale mit fluoreszierenden Gefäßen identifiziert und bei 12facher Vergrößerung dargestellt. Mit Hilfe eines Digitalisiertabletts wurden die Flächenanteile mit und ohne Zirkulation ausgemessen. Zusätzlich wurden sowohl analoge wie auch digital rekonstruierte Bilder der 6 aufgebohrten und der 6 nichtaufgebohrten Tibiae überlagert.

Resultate

Das Operationsprozedere erwies sich als gut reproduzierbar. Der gesamte Eingriff dauerte zwischen 35 und 65 min, wobei das Aufbohren ca. 2/3 der Zeit in Anspruch nahm. Bei einem Tier wurde die Kortikalis an einer relevanten Stelle perforiert. Dieses Tier wurde von der Auswertung ausgeschlossen.

Alle Schnitte zeigten eine intensive rote Fluoreszenz im Periost und den angrenzenden Weichteilen, ein Zeichen für eine erfolgreiche intravitale Anfärbung der perfundierten Gewebe. In allen Präparaten ließen sich einzelne Areale nachweisen, wo nicht alle Gefäßkanäle angefärbt waren. Individuelle Unterschiede von Tier zu Tier waren zu beobachten, aber immer zeigte sich ein deutlicher Unterschied zwischen aufgebohrten und unaufgebohrten Tibiae (Abb. 1 und 2).

Ohne Aufbohren waren Gefäße ohne Anfärbung begrenzt auf die Zone rund um die Markhöhle. Es fand sich keine Stelle, wo die ganze Kortikalisdicke betroffen war. Die gestörte Zone umfaßte zwischen 15 und 30%, ausnahmsweise 55%, der Querschnittsfläche, im Mittel 31%. In der Markhöhle waren noch unbeschädigte Strukturen, u.a. auch Gefäße zu beobachten.

Nach Aufbohren zeigten nur die Ecken des dreieckigen Tibiaquerschnitts angefärbte Gefäße. An den Dreiecksseiten fanden sich größere Versorgungsausfälle. Zum Teil war die ganze Kortikalisdicke ohne Intravitalfärbung, obwohl das Periost rundherum angefärbt war. Die Perfusionsausfälle betrugen nach Aufbohren zwischen 45 und 85%, im Mittel 70%.

Diskussion

Bezüglich der Zirkulation ergeben sich klare Vorteile, wenn auf das Aufbohren verzichtet wird. Damit ist zu erwarten, daß sowohl die initiale Infektanfälligkeit wie auch die spätere Bildung von Nekrosezonen und Sequestern verringert wird. Ein Einsatz

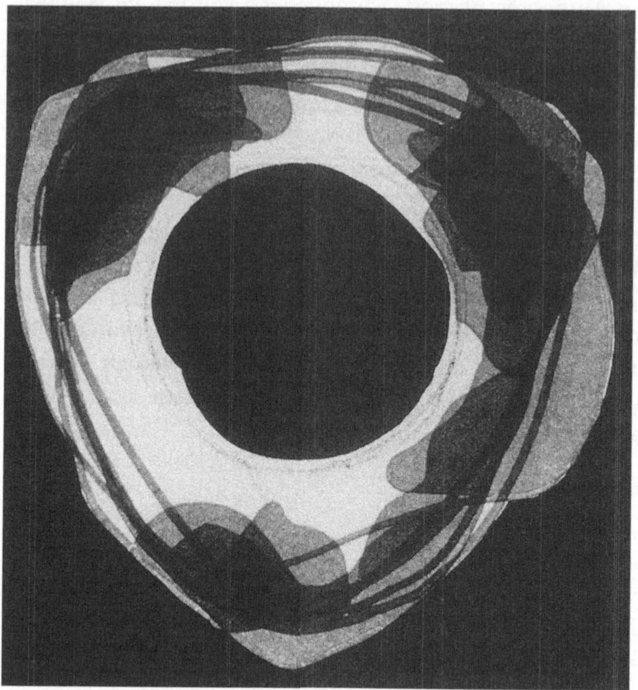

Abb. 1. Massive Störung der Knochendurchblutung durch Aufbohren. Die Überlagerung von 6 Tibiaquerschnitten zeigt, daß nach Aufbohren nur in den Ecken des dreieckigen Querschnitts die Zirkulation erhalten blieb. Dazwischen ist die Zirkulation zum Teil über die ganze Kortikalisdicke unterbrochen

der Marknagelung zur Behandlung von offenen Frakturen erscheint daher bei zirkulationsschonendem Vorgehen vorstellbar.

Andererseits liefert die Stabilität der Fixation ebenfalls einen wichtigen Beitrag zur Infektprophylaxe und Infekttherapie (Rittmann u. Perren 1974). Die Verwendung eines verriegelten Nagels mit erhöhter Steifigkeit müßte daher als Voraussetzung postuliert werden, um das Indikationsspektrum für die Nagelung bis zu schwereren offenen Frakturen auszudehnen. Weitere Untersuchungen sind nötig, um den sicheren Bereich auszuloten, in welchem eine verbesserte Zirkulation die verminderte Stabilität aufwiegt. Auf alle Fälle wird sich eine zirkulationsschonende Marknagelung gegenüber den biologischen Vorteilen eines Fixateur externe profilieren müssen (Whitelaw et al. 1990).

Zusammenfassung

Die Marknagelung wurde bei schweren offenen Frakturen bisher nur mit äußerster Zurückhaltung durchgeführt, weil die Befürchtung bestand, daß die Zirkulation durch das Behandlungsverfahren noch weiter kompromittiert werde. Bei der Verwendung von dünnen Nägeln, welche ohne Aufbohren eingeschlagen werden, bestanden

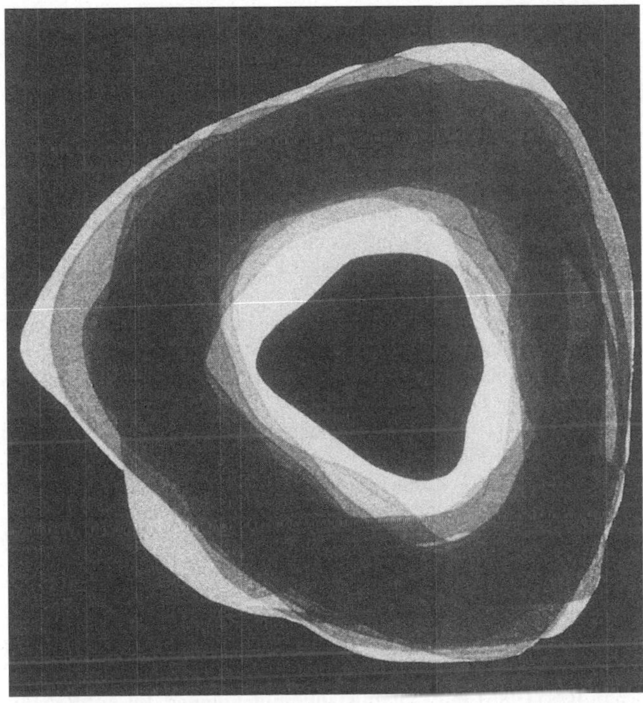

Abb. 2. Schonung der Zirkulation bei Verzicht auf das Aufbohren. Die Überlagerung der 6 unaufgebohrten Tibiae zeigt, daß die Zirkulation in geringerem Maße gestört wird als nach Aufbohren. Die Störungszone ist v.a. im markraumnahen Bereich anzutreffen

mechanische Bedenken. Die Verriegelungstechnik scheint nun eine zirkulationsschonende Operationstechnik mit genügender Stabilität zu offerieren. Deshalb wurde experimentell abgeklärt, inwiefern der Verzicht auf das Aufbohren die Durchblutungssituation positiv beeinflußt.

An der Beagle-Tibia wurden im Seitenvergleich Marknägel mit und ohne Aufbohren eingesetzt. Die Darstellung und Quantifizierung der Zirkulationsverhältnisse erfolgte durch intravitale Anfärbung mit Procionrot.

Nach Aufbohren umfaßt die Zirkulationsstörung 70% der Querschnittsfläche. Dagegen wird beim Einschlagen eines dünneren Marknagels ohne Aufbohren die Zirkulation nur in ungefähr 1/3 des Kortikalisquerschnitts beeinträchtigt.

Die vorliegenden Resultate lassen eine Ausweitung der Marknagelindikation auf offene Frakturen als möglich erscheinen, vor allem, wenn das zirkulationsschonende Vorgehen mit der Stabilität eines verriegelten, relativ steifen Nagels kombiniert wird.

Literatur

Arens W (1977) Muß und soll die frische Fraktur für die Küntscher-Nagelung aufgebohrt werden? Hefte Unfallheilkd 129:57–60
Billroth T (1866) Die allgemeine chirurgische Pathologie und Therapie in 50 Vorlesungen. Reimer, Berlin
Brookes M (1971) The blood supply of bone. Butterworths, London
Danckwardt-Lillieström G (1969) Reaming of the medullary cavity and its effect on diaphysal bone. Acta Orthop Scand Suppl 128
Danckwardt-Lillieström G, Lorenzi L, Olerud S (1970) Intramedullary nailing after reaming. Acta Orthop Scand Suppl 134
Kessler SB, Hallfeldt K, Perren SM, Schweiberer L (1986) The effects of reaming and intramedullary nailing on fracture healing. Clin Orthop 212: 18–25
Klemm K, Schellmann WD (1972) Dynamische und statische Verriegelung des Marknagels. Monatsschr Unfallheilkd 75:568–575
Küntscher G (1968) Die Marknagelung des Trümmerbruches. Langenbecks Arch Klin Chir 322:1063–1069
Lambotte A (1907) L'intervention operatoire dans les fractures recentes et anciennes. Maloine, Paris
Lottes JO (1987) Lottes Nailing. In: Browner BD, Edwards CC (eds) The science and practice of intramedullary nailing. Lea & Febiger, Philadelphia
Müller ME, Allgöwer M, Schneider R, Willenegger H (1979) Manual of internal fixation. Springer, Berlin Heidelberg New York
Pfister U, Rahn B, Weller S, Perren SM (1983) Remodelling des Knochens nach Marknagelung im Tierversuch. Hefte Unfallheilkd 165:59–61
Rahn BA (1986) Intra vitam staining techniques. In: vonRecum AF (ed) Handbook of biomaterials evaluation. McMillan, New York
Rhinelander FW (1974) Tibial blood supply in relation to fracture healing. Clin Orthop 105:1652–1659
Rittmann WW, Perren SM (1974) Corticale Knochenheilung nach Osteosynthese und Infektion. Springer, Berlin Heidelberg New York
Rittmann WW, Matter P (1977) Die offene Fraktur. Huber, Bern
Schweiberer L, van de Berg A, Dambe L (1970) Das Verhalten der intraossären Gefäße nach Osteosynthese der frakturierten Tibia des Hundes. Therapiewoche 20:1330–1332
Schweikert CH (1974) Die Nagelung. Langenbecks Arch Chir 337:403–409
Segal D, Wiss DA (1987) Ender nailing. In: Browner BD, Edwards CC (eds) The science and practice of intramedullary nailing. Lea & Febiger, Philadelphia
Sievers U, Jakob R (1987) Die gedeckte Oberschenkel-Marknagelung ohne Aufbohren. Akt Traumatol 17:271–276
Stürmer KM, Schuchardt W (1980) Neue Aspekte der gedeckten Marknagelung und des Aufbohrens der Markhöhle im Tierexperiment, III. Unfallheilkunde 83:433–445
Trueta J, Cavadias AX (1955) Vascular changes caused by the Küntscher type of nailing. J Bone Joint Surg [Br] 37:492–505
Weller S (1973) Komplikationen bei der Marknagelung von Unterschenkelschaftbrüchen. Hefte Unfallheilkd 117:98–103
Whitelaw GP, Wetzler M, Nelson A, Segal D, Fletcher J, Hadley N, Sarka M (1990) Ender rods versus external fixation in the treatment of open tribial fractures. Clin Orthop 253:258–269
Wiss DA (1986) Flexible medullary nailing of acute tibial shaft fracture. Clin Orthop 212:122–132

Genese und klinische Relevanz der Knochenmarkembolie

K. Wenda, G. Ritter und Th. Sennerich

Klinik und Poliklinik für Unfallchirurgie, Klinikum der Johannes Gutenberg Universität, Langenbeckstraße 1, W-6500 Mainz

Nachdem die Hüftgelenksendoprothetik in den 60er Jahren weite Verbreitung fand, häuften sich Ende der 60er und Anfang der 70er Jahre die Publikationen über intraoperative Komplikationen in Form von Blutdruckabfällen bis hin zu intraoperativen Asystolien und seltenen Todesfällen, insbesondere nach dem Einsetzen des Prothesenschaftes. Die Komplikationen konnten inzwischen eindeutig auf Knochenmarkeinschwemmungen aus der femoralen Markhöhle in die venöse Strombahn infolge des Anstieges des Druckes in der Markhöhle des Oberschenkels durch das Einbringen des Zementes und das Einsetzen des Prothesenschaftes zurückgeführt werden (Wenda et al. 1988). Von Issendorff u. Ritter konnten bereits 1977 die Überlegenheit eines 4,5mm-Bohrloches zur Markraumentlastung gegenüber den heute noch vielen Prothesenpackungen beiliegenden dünnen Plastikdrainagen nachweisen. Auch heute noch finden sich Fallberichte in der Literatur über intraoperative Todesfälle (Hochmeister et al. 1987; Egbert et al. 1989). Nachdrücklich veranschaulicht wurde der Zusammenhang zwischen Knochenmarkembolie und intraoperativen Komplikationen durch die erstmals von Ulrich et al. (1985) durchgeführte intraoperative transösophageale Echokardiographie. Sie konnten massive Knochenmarkeinschwemmungen nach Prothesenimplantationen mit der insuffizienten Drainagetechnik nachweisen; nach Anlage eines 4,5mm-Bohrloches traten in der intraoperativen Echokardiographie keine größeren zusammenhängenden Emboli mehr auf.

Durch Publikationen über pulmonale Komplikationen nach Oberschenkelmarknagelungen angeregt (Ecke et al. 1985; Schüller u. Gaudernak 1986; Bäumer et al. 1989), entstand die Idee, daß auch diese durch Knochenmarkeinschwemmungen bedingt sein könnten, insbesondere deshalb, weil auch bei Marknagelungen intramedulläre Druckerhöhungen beschrieben sind (Stürmer u. Schuchardt 1980). Ein Zitat von Küntscher (1962) aus seiner grundlegenden Monographie *Praxis der Marknagelung* beweist, daß bereits Küntscher selbst intraoperative Komplikationen bei der Marknagelung erlebt haben muß. Küntscher schreibt: „Die Marknagelung ist eine der wenigen Operationen, die zu jeder Zeit und in jeder Phase abgebrochen werden kann, indem die Hautwunde geschlossen und ein Streckverband angelegt wird. Ragt der Nagel noch zur Wunde heraus, so wird er mit der Metallsäge abgesägt. Steht diese nicht zur Verfügung oder will man den Eingriff rasch abbrechen, so wird nach dem Vorgehen von Böhler der Nagel mit einem sterilen Tuch umwickelt. Am nächsten Tage kann dann von einem Schlosser eine Metallsäge besorgt und der Nagel gekürzt werden.“

Um nun die vermuteten Knochenmarkeinschwemmungen nachzuweisen, haben wir bei 10 Oberschenkelnagelungen eine intraoperative transösophageale Echokardiographie durchgeführt (Abb. 1 und 2). Mit dieser Methode zeigten sich bei allen Aufbohrvorgängen zahlreiche sonographische Echos im rechten Herzen. Bei den abschließenden Bohrvorgängen war das rechte Herz zumeist vollständig kontrastiert,

Hefte zu der Unfallchirurg, Heft 229
M. Börner/E. Soldner (Hrsg.)

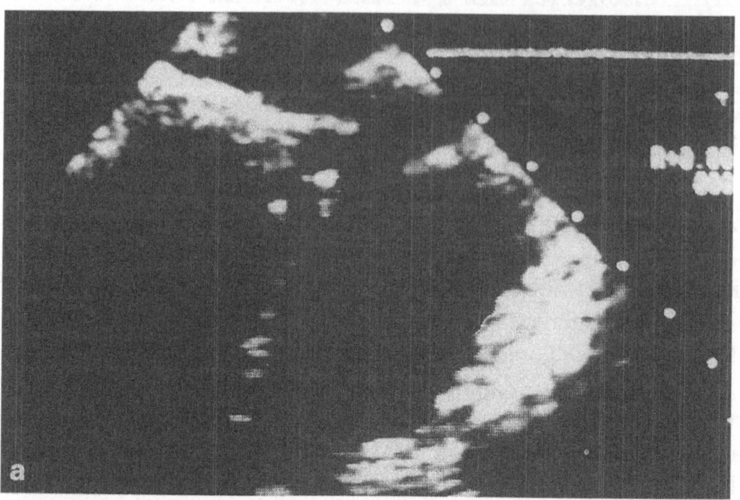

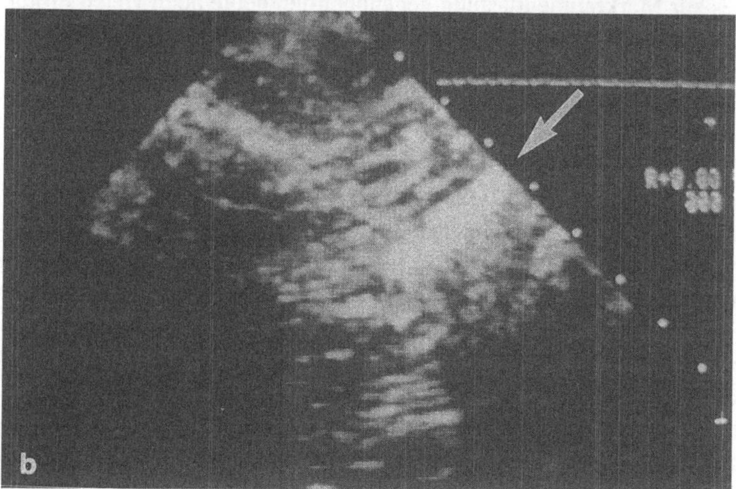

Abb. 1 a, b. „Vierkammerblick" bei der intraoperativen transösophagealen Echokardiographie. **a** Normalbefund, man erkennt angedeutet das Septum interventriculare; **b** nahezu vollständige Kontrastierung des rechten Ventrikels mit großem Embolus (*Pfeil*)

mehrfach konnte die Passage größerer, mehrere Zentimeter langer Emboli beobachtet werden (Abb. 1b und 2b). Offensichtlich führt der in der Markhöhle voranschreitende Bohrkopf ähnlich dem Mechanismus in einer Luftpumpe zu einer Druckerhöhung in der femoralen Markhöhle, die zur Einschwemmung von Knochenmark in die venöse Strombahn führt. Es trat dann immer wieder die Frage auf, wie derart große Emboli durch die relativ kleinen Venen und Gefäßkanäle des Oberschenkels in die Zirkulation gelangen können. Zur endgültigen Klärung des Substrates der sonographischen Echos haben wir mit einer speziellen Spritze definierten Druck auf die Femurmarkhöhle des Schafes appliziert. Bei Druckapplikation mittels Röntgenkontrastmittel konnte die Leichtigkeit der Passage von Flüssigkeiten in das venöse Drainagesystem

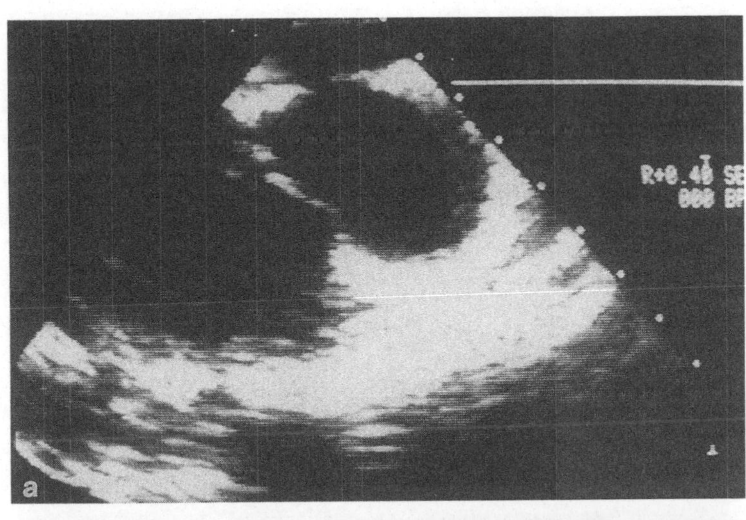

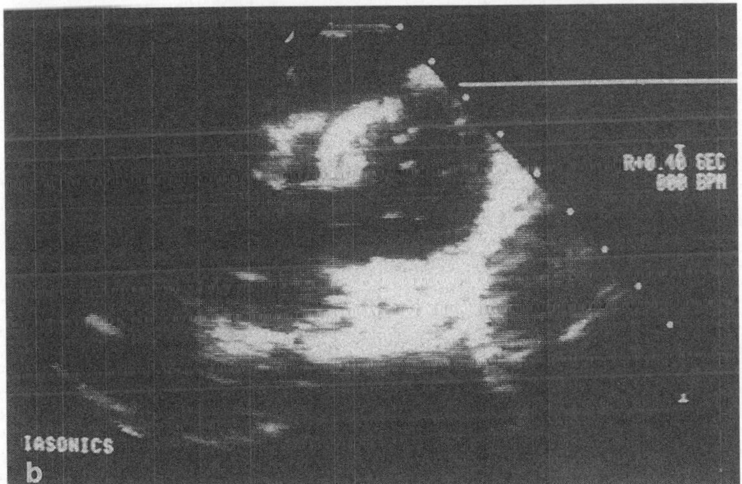

Abb. 2. a Echokardiographischer Normalbefund, **b** 3 cm langer Embolus im rechten Vorhof

beobachtet werden. Schon bei Drücken von 400 mmHg – also Drücken, wie sie bei den meisten Aufbohrvorgängen entstehen – kam es zu einer vollständigen phlebographischen Darstellung der Oberschenkelvenen durch übergetretenes Kontrastmittel. Außerdem wurde die distale V. cava durch eine Laparotomie sonographisch dargestellt. Hier zeigte sich nach allen Drucksteigerungen die Passage sonographischer Echos, bei Drücken von 600 mmHg war die Vene jeweils vollständig kontrastiert. Da der venöse Flow während der Inspirationsphase bei den maschinell beatmeten Schafen kurzzeitig vollständig zum Erliegen kam, konnten mehrfach größere Emboli für einige Sekunden in der Vene liegend beobachtet werden. Wir haben dann weiter proximal subdiaphragmal Blut aus einer Venotomie gewonnen und konnten nach Passage der großen zusammenhängenden Echos mehrfach gemischte Emboli aus einem Knochenmarkkern mit umgebender Apposition von thrombotischem Material gewin-

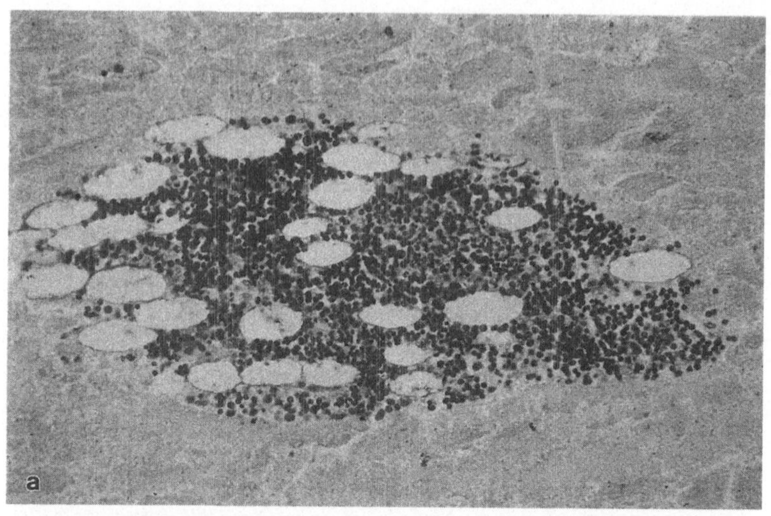

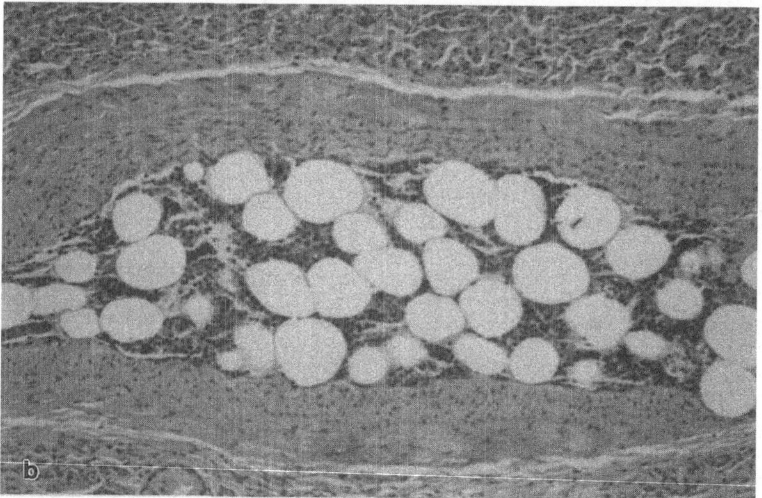

Abb. 3. a „Gemischter Embolus" mit Knochenmarkskern, umgeben von geronnenem Blut. **b** Schnitt durch einen kleineren Pulmonalarterienast nach Druckapplikation auf die Femurmarkhöhle des Schafes: Reichlich Fettzellen – dazwischen Zellen des blutbildenden Markes

nen. Histologisch zeigten sich in den Emboli und in kleineren Pulmonalarterienästen reichlich Fettzellen und alle Zellen des blutbildenden Markes umgeben von geronnenem Blut (Abb. 3). Es stellt sich nun natürlich die Frage der klinischen Relevanz der Knochenmarkembolie. Bei Hüftprothesen treten ohne suffiziente Markraumdrainage regelmäßig Blutdruckabfälle und pulmonale Beeinträchtigungen auf (z.B. Modig et al. 1975). Bei Oberschenkelmarknagelungen sind pulmonale Komplikationen dagegen selten. Zum einen sind die Knochenmarkeinschwemmungen bei Marknagelungen quantitativ geringer als bei zementierten Hüftprothesen ohne ausreichende Markraumentlastung, zum anderen sind die Patienten mit Oberschenkelfrakturen in der Regel wesentlich jünger und verfügen über weitaus bessere Kompensationsmöglichkeiten als die vorwiegend älteren Patienten, denen eine Hüftprothese implantiert wird. Wir möchten an dieser Stelle ausdrücklich betonen, daß wegen der Vorteile in bezug auf die Knochenheilung bei Oberschenkelfrakturen in der Mainzer Klinik immer eine Marknagelung angestrebt wird. Aufgrund der Knochenmarkembolie ergeben sich jedoch einige Kontraindikationen. Betrachtet man die Auswirkungen von i.v. appliziertem Knochenmark im Tierexperiment, so fällt die Parallelität der Auswirkungen zu Veränderungen im Schock auf (Saldeen 1969). Die Knochenmarkeinschwemmungen können dann gefährlich werden, wenn gleichzeitig bestimmte Kofaktoren vorliegen. Kofaktoren sind Volumenmangel und Schock, Polytrauma, schweres Thoraxtrauma (s. Beitrag Soldner, E.) und restriktive Lungenerkrankungen. Aus dem eigenen Krankengut ist die lebensbedrohliche Kreislaufdekompensation einer jungen polytraumatisierten Patientin mit einer Oberschenkelfraktur direkt nach dem Aufbohren nachdrücklich in Erinnerung, die wegen eines ARDS zunächst nicht operabel war, und die dann nach grenzwertiger pulmonaler Stabilisierung operiert wurde. Die Summation oder gar Potenzierung von Auswirkungen der Knochenmarkeinschwemmung mit Veränderungen des Schocks liefern die pathophysiologische Erklärung für die klinische Erfahrung, daß Oberschenkelmarknagelungen verzögert primär nach einigen Tagen nach Ausgleich des Volumendefizits gefahrlos durchgeführt werden können, wohingegen am Unfalltag die Gefahr pulmonaler Komplikationen droht. Nast-Kolb et al. (1990) konnten zeigen, daß bei polytraumatisierten Patienten genau wie nach Marknagelungen zahlreiche Laborparameter erheblich ansteigen. Die Marknagelung stellt also bei Polytraumatisierten ein additives Trauma dar. Spekulativ erwähnenswert erscheint die Überlegung, daß auch die Laborveränderungen bei Polytraumatisierten zumindest teilweise durch Knochenmarkeinschwemmungen aus den Frakturen bedingt sein könnten. Inzwischen hat auch eine Hannoveraner Arbeitsgruppe im Tierexperiment zweifelsfrei nachgewiesen, daß Oberschenkelmarknagelungen im Schock die pulmonale Funktion erheblich beeinträchtigen (Pape et al. 1990). Über die Berücksichtigung der Knochemarkembolie bei der Wahl des Operationszeitpunktes hinaus führen wir bei allen proximalen Frakturen, bei denen der Bohrkopf ein langes Stück in einem geschlossenen distalen Fragment voranschreitet, eine suprakondyläre Markraumdrainage mittels einer 10 cm proximal des Kniegelenkspaltes von lateral eingebrachten Sonde durch. Auf diese Sonde wird ein handelsüblicher Operationssauger aufgesetzt, und man kann dann bei allen Bohrvorgängen das Herausströmen von Knochenmarkbestandteilen beobachten. Zusätzlich wird dann bei den abschließenden Bohrungen in die Markhöhle nachgeflossenes Blut abgesaugt, das ebenfalls als erheblich gerinnungsaktiv betrachtet werden muß.

Aufgrund der geschilderten Untersuchungen erscheint die beim Polytraumatisierten insbesondere bei gleichzeitigem Polytrauma erforderliche Primärversorgung von Oberschenkelfrakturen mit der Marknagelung problematisch. Wir empfehlen deshalb bei Polytraumatisierten in allen geeigneten Fällen die Plattenosteosynthese. Diese führt unter Anwendung einer schonenden Operationstechnik mit geringst möglicher Devastierung in der überwiegenden Mehrzahl der Fälle bei den zumeist ohnehin längere Zeit bettlägerigen Patienten in der Regel ebenfalls zur knöchernen Heilung. Droht bei Etagenfrakturen oder großen ausgesprengten Biegungskeilen bei einer Plattenosteosynthese die Gefahr einer Ernährungsstörung größerer Fragmente, können mit einer Primärstabilisierung mit dem Fixateur externe und sekundärer nen mit einer Primärstabilisierung mit dem Fixateur externe und sekundärer Marknagelung ausgezeichnete Ergebnisse erzielt werden. Über die Relevanz der Knochenmarkembolie bei Marknagelungen von Unterschenkelfrakturen können wir nur über vorläufige Ergebnisse berichten. Die Primärversorgung von Unterschenkelfrakturen wird zunehmend mit gering oder gar nicht aufgebohrten Verriegelungsnägeln sogar bei offenen Frakturen mit hervorragenden Ergebnissen durchgeführt. Publikationen über pulmonale Beeinträchtigungen nach Marknagelungen von Unterschenkelfrakturen sind uns nicht bekannt.

Bei einigen echokardiographischen Untersuchungen bei tierexperimenteller Unterschenkelmarknagelung wegen anderer Fragestellungen konnten keine wesentlichen Knochenmarkeinschwemmungen nachgewiesen werden. Zum einen enthält die Markhöhle des Unterschenkels wesentlich geringere Mengen Knochenmark, zum anderen ist das venöse Drainagesystem des Unterschenkels wesentlich geringer ausgebildet als am Oberschenkel. Während am Oberschenkel v.a. im suprakondylären Bereich zahlreiche Gefäßkanäle mit einem Durchmesser von mehreren Millimetern zu finden sind, fehlen diese am Unterschenkel. Echokardiographische Untersuchungen bei Unterschenkelmarknagelungen werden derzeit durchgeführt.

Literatur

Bäumer F, Hörl M. Imhof M (1989) Akute pulmonale Komplikationen nach Femurmarknagelung bei polytraumatisierten Patienten. Chirurg 60:808–810

Ecke H, Faupel L, Quoika P (1985) Gedanken zum Zeitpunkt der Operation bei Frakturen des Oberschenkelknochens. Unfallchirurgie 11/2:89–93

Egbert R, Hundelshausen B von, Gradinger R, Hipp E, Kolb E (1989) Herzstillstand bei Implantation einer zementierten Hüftgelenkstotalendoprothese unter Spinalanästhesie – Fallbericht. Anaesth Intensivther Notfallmed 24:118–120

Hochmeister M, Fellinger E, Denk W, Laufer G (1987) Intraoperativ tödliche Fett- und Knochenmarksembolie der Lunge bei Implantation einer Hüftprothese mit Polymethylmethacrylat-haltigem Knochenzement. Orthop 125/3:337–339

Issendorff W D von, Ritter G (1977) Untersuchungen zur Höhe und Bedeutung des intramedullären Druckes während des Einzementierens von Hüftendoprothesen. Unfallchirurgie 3:99–104

Küntscher G (1962) Praxis der Marknagelung. Schattauer, Stuttgart

Modig J, Busch C, Olerud S, Saldeen T (1975) Arterial hypotension and hypoxaemia during total hip replacement: The importance of thromboplastic products, fat embolism and acrylic monomers. Acta anaesth scand 19:28–43

Modig J, Malmberg P (1975) Pulmonary and circulatory reactions during total hip replacement surgery. Acta Anaesth Scand 19:1–19

Nast-Kolb D, Waydhas CH, Jochum M, Spannagl M, Duswald KH, Schweiberer L (1990) Günstigster Zeitpunkt für die Versorgung von Femurschaftfrakturen beim Polytrauma? Chirurg 61:259–265

Pape HC, Regel G, Dwenger A, Sturm JA (1990) Lungenfunktion nach Oberschenkelmarknagelung im Staub'schen Schafsmodell-Einfluß durch hämorrhagischen Schock und Lungencontusion? Vortrag auf der 54. Jahrestagung der Deutschen Gesellschaft für Unfallchirurgie, Berlin, 28.11.–1.12.1990. Hefte Unfallheilkde 220:506–508

Saldeen T (1969) Intravascular coagulation in the lungs in experimental fat embolism. Acta Chir Scand 135:653–662

Schüller W, Gaudernak T (1986) Lungenkomplikationen nach Oberschenkelmarknagelung. Hefte Unfallheilkd 182:273–278

Stürmer KM, Schuchardt W (1980) Neue Aspekte der gedeckten Marknagelung und des Aufbohrens der Markhöhle im Tierexperiment.-II. Der intramedulläre Druck beim Aufbohren der Markhöhle. Unfallheilkunde 83:346–352

Ulrich C, Burri C, Wörsdörfer O, Heinrich H (1986) Intraoperative transesophageal two-dimensional echocardiography in total hip replacement. Arch Orthop Trauma Surg 105:274–278

Wenda K, Issendorff WD von, Rudigier J, Ritter G (1988) Der Einfluß des Markraumsperrers auf den intramedullären Druck während Prothesenimplantationen. Hefte Unfallheilkd 200:97–98

Experimentelle Untersuchungen über die physikalischen Vorgänge beim Einschlagen von Marknägeln in den Femurmarkraum

W.-D. v. Issendorff, G. Ritter, J. Ahlers und W. Röder

Klinik und Poliklinik für Unfallchirurgie (Leitung: Prof. Dr. med. G. Ritter) des Universtitätsklinikums Mainz

Seitdem 1939–1940 Küntscher die Marknagelung als Osteosyntheseverfahren in die Knochenbruchbehandlung eingeführt hat, werden die Marknägel in die Markhöhle mit einem Gewicht oder Hammer eingeschlagen.

Jedermann weiß, daß beim Schlagen mit einem Hammer erhebliche Gewalt produziert wird. Über deren Größe besteht aber nur allenfalls eine vage Vorstellung. Messungen wurden bisher nicht angestellt.

Daß diese Kräfte durchaus in der Lage sind, Schäden anzurichten, sei durch ein Beispiel demonstriert.

Eine Unterschenkelschaftfraktur am Übergang vom mittleren zum distalen Drittel bei einem 17jährigen Patienten wurde durch Marknagel versorgt. Durch das Einschlagen kam es zur Spaltung des proximalen Schaftes. Die Ausheilung erfolgte zwar achsengerecht, aber unter Verkürzung.

Auch eine Verbiegung des Marknagels durch zu große Krafteinwirkung beim Einschlagen ist möglich. Daneben muß aber auch an iatrogene Verletzungen der benachbarten Strukturen gedacht werden, wie z.B. Stauchung von Gelenkknorpel sowie Dehnung oder Ruptur von Bändern.

Es war deshalb unsere Absicht, die energetischen Verhältnisse während des Einschlagvorganges zu ermitteln, um Grundlagen zur Beurteilung zu schaffen, was wiederum eine Voraussetzung zur Optimierung des Vorganges ist.

Hierzu mußte eine Meßapparatur entwickelt werden, die in der Lage ist, diesen schnellen dynamischen Vorgang verzögerungsfrei und ohne Störungen zu registrieren.

Diese wurde mit Hilfe von Dehnungsstreifen und einem Beschleunigungsaufnehmer im proximalen Nagelende bewerkstelligt (Abb. 1).

Hefte zu der Unfallchirurg, Heft 229
M. Börner/E. Soldner (Hrsg.)

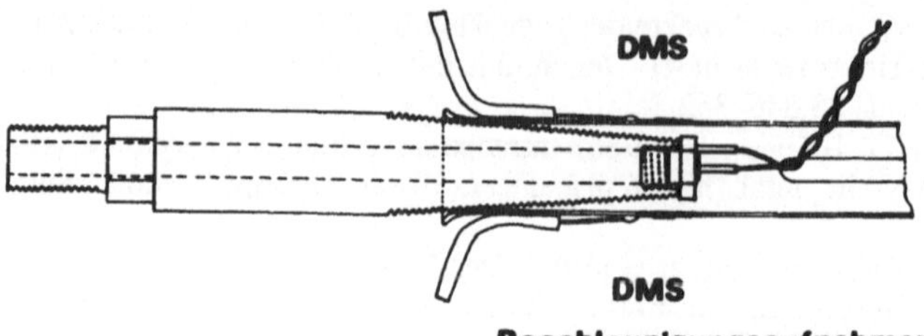

Abb. 1. Apparatur zur Messung der energetischen Verhältnisse (*DMS* Dehnungsmeßstreifen)

Die Messung der Geschwindigkeit des Fallgewichtes beim Auftreffen (ein Maß für die einwirkende kinetische Energie), sowie die Bewegung des Nagels wurden photooptisch durchgeführt.

Eine Darstellung des Meßaufbaues zeigt die Abb. 2. Die Einschlagversuche wurden an Oberschenkelleichenknochen im Labor durchgeführt.

Die Abb. 3 zeigt die 4 Ableitungen als idealisierte Kurvenverläufe: Die obere Kurve (Abb. 3a) zeigt den Weg des Einschlaggewichtes mit dem Auftreffen, der Verlangsamung bei Bewegung des Nagels und dem anschließenden Zurückspringen. Die nächste Kurve (Abb. 3b) zeigt die Krafteinwirkung auf das Nagelende. In Abb. 3c, d werden die Bewegung des Nagels sowie die Messung des Beschleunigungsaufnehmers gezeigt. Der Zeitraum beträgt etwa 40 ms.

Die meßtechnischen Schwierigkeiten bei der Messung eines elastischen Stoßes sind außerordentlich. Die Meßergebnisse wurden digitalisiert und mit einem Computerprogramm weiterverarbeitet.

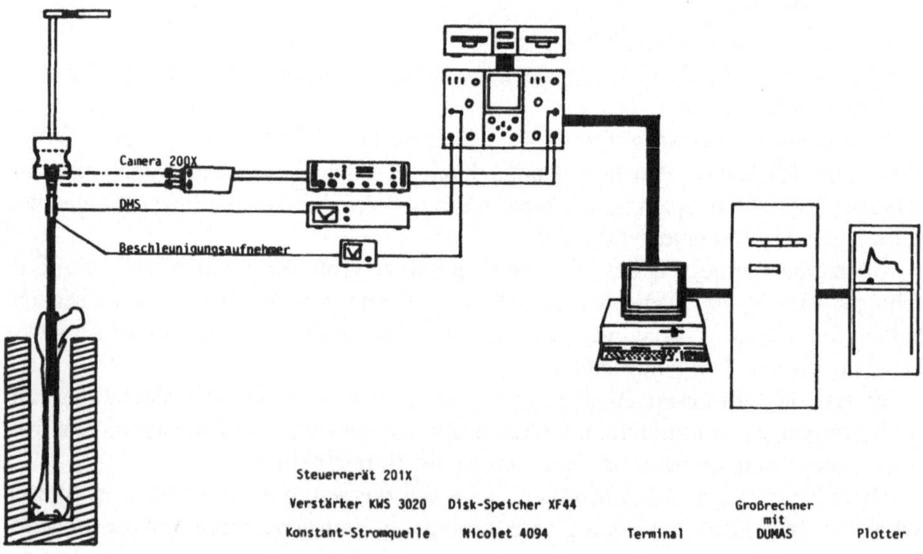

Abb. 2. Darstellung des Meßaufbaues

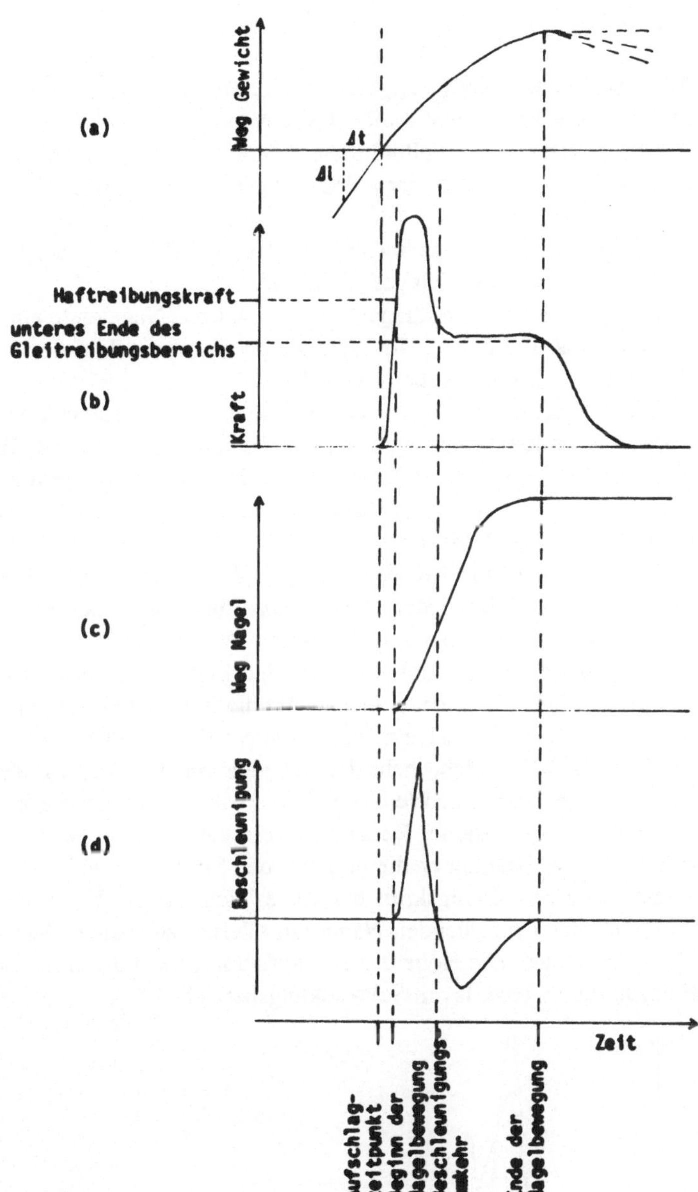

Abb. 3 a–d. Ideale Kurvenverläufe. **a** Weg des Einschlaggewichtes, **b** Krafteinwirkung auf den Nagel, **c** Weg des Nagels, **d** Beschleunigung des Nagels

Ergebnisse

Beim Schleudern eines Fallgewichtes ist eine Dosierung in nur sehr geringem Maße möglich. Die gemessene Auftreffgeschwindigkeit des Fallgewichtes von 1,5 kg entsprach maximal einer Fallhöhe aus 1,5 m, und damit einer kinetischen Energie von 22 Nm. Die maximale Energie des 770-g-Hammers betrug 19 Nm, was einer Fallhöhe aus 2,5 m entspricht.

Die Effektivität des Schlages, d.h. das Verhältnis von aufgewandter zu umgesetzter Energie, errechnet sich auf etwa 50%.

Die während eines Schlages maximal auf das Nagelende einwirkende Kraft betrug zwischen 0,2 und 2,0 kN. Im idealisierten Kurvenverlauf des Kraft-Weg-Diagramms ist dies als Spitze angegeben (Abb. 4).

Diese Kraft ist zum einen davon abhängig, mit welcher Energie das Gewicht auftrifft, zum anderen aber auch, wie verklemmt der Nagel ist. Bei festem Sitz ist sie groß; rutscht der Nagel leicht, ist sie bei gleicher Energie geringer.

Diese Kraft ist bedeutend für die Einschätzung, ob an Nachbarstrukturen Schäden verursacht werden können.

In Abb. 5 wird für 3 Knochen jeweils die maximal registrierte Kraft in der betreffenden Eindringtiefe wiedergegeben. Das Einschlagen beginnt nach dem Einschieben des Nagels bis zu deutlichem Widerstand. Anfangs ist die registrierte Kraft immer gering, sie steigt dann an, um bei einer Eindringtiefe von etwa 20 cm den ersten Gipfel mit 0,8–2,0 kN zu erreichen. Dann sinkt die Kraft wieder ab. Hier paßt sich der Nagel in die Markhöhle besser ein, auch braucht die Nagelspitze sich in der weiter werdenden Markhöhle nicht mehr den Weg erzwingen. Gegen Ende steigt die Kraft steil an; der Nagel sitzt fest. Weitere Schläge würden eine starke Zunahme bewirken, die insofern von gefährlicher Bedeutung sein kann, da sie, wenn der Nagel nicht mehr rutscht, fast vollständig an die umgebenden Strukturen weitergegeben wird.

Bei der Gleitreibungskraft handelt es sich um die Kraft, die aufgewandt werden muß, um einen rutschenden Nagel am Gleiten zu halten. Während des Kontinuums gleitet der Nagel. Die Höhe dieses Kontinuums zeigt die Abb. 6 für die verschiedenen Eindringtiefen, jeweils mit Schwankungsbereich.

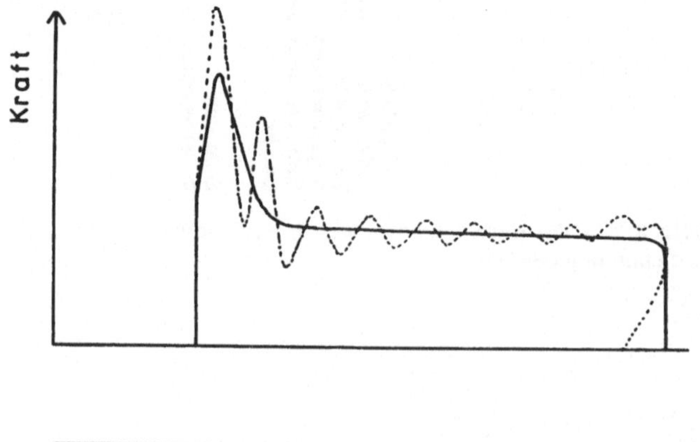

Abb. 4. Kraft-Weg-Diagramm

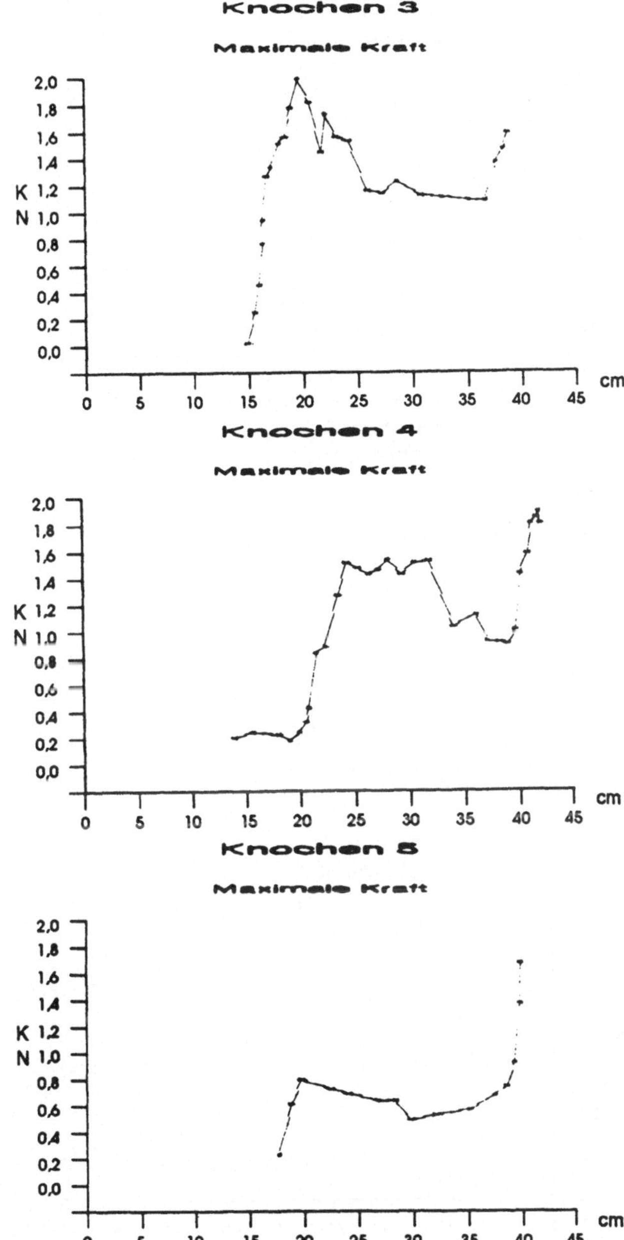

Abb. 5. Darstellung der maximal gemessenen Kraft in den verschiedenen Eindringtiefen

Auch hier wird bei 20–25 cm Eindringtiefe ein erster Gipfel mit 0,4 kN erreicht. Zum Ende steigen dann die Werte als Ausdruck des Festsitzens des Nagels steil an.

Ein weiteres interessantes Untersuchungsergebnis ist die Dauer der Nagelbewegung. Will man die Haftreibung umgehen und ein kontinuierliches Gleiten erreichen, muß der nächste Schlag zu einer Zeit erfolgen, wenn der Nagel noch nicht zur Ruhe gekommen ist.

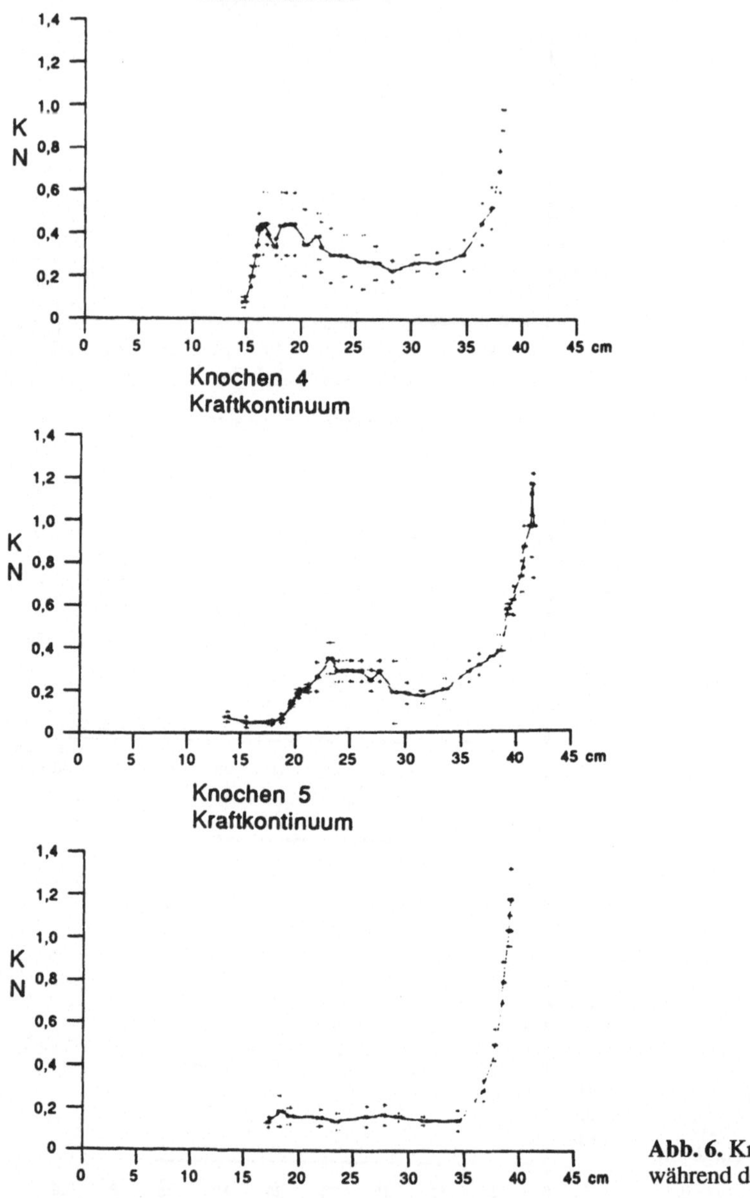

Abb. 6. Kraftkontinuum, während der Nagel gleitet

Die Dauer der Nagelbewegung liegt während der Phase, in der der Nagel noch gut gleitet, zwischen 5 und 20 ms. Je fester der Nagel sitzt, um so kürzer ist die Nagelbewegung (Abb. 7). Läßt man das Festsitzen gegen Ende unberücksichtigt, müßten die Schläge in einem Abstand von 10 ms aufeinander folgen, um ein kontinuierliches Gleiten zu erreichen. Das entspricht einer Schlagfrequenz von 6000 Schlägen/min. Die auf das Nagelende einwirkende Kraft sollte dabei 0,5 kN betragen.

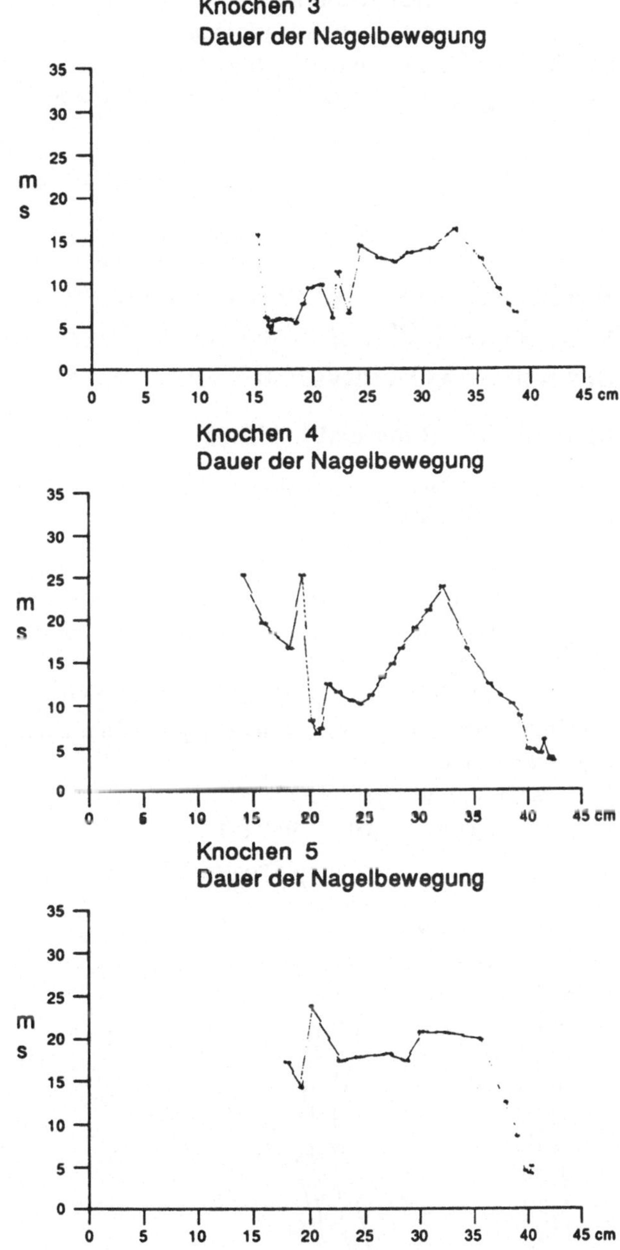

Abb. 7. Dauer der Nagelbewegung

Leider ist es aber nicht ohne weiteres möglich, diese Kraft zu dosieren, da die Energie als kinetische produziert wird, und was aus ihr wird, ist von Faktoren wie Gleitreibung und systembedingter Dämpfung abhängig, die bei diesem Verfahren nicht beeinflußt werden können.

Die geschilderten Richtlinien gelten für das Einschlagen von stramm sitzenden Nägeln. Bei Nägeln, die den Markraum nicht vollständig ausfüllen sollen, wie bei einem Teil der Verriegelungsnägel, werden geringere Kräfte gebraucht. Die Dauer der Nagelbewegung wird länger, so daß die Schlagfrequenz niedriger liegen könnte.

Rechnerische Bestimmung der Größe von Achsenfehlstellungen bei Verwendung des neuen AO-Universal-Femurmarknagels

M. Runkel, G. Ritter und J. Ahlers

Klinik und Poliklinik für Unfallchirurgie (Direktor: Prof. Dr. med. G. Ritter), Johannes Gutenberg Universität Mainz

Der neue AO-Universal-Femurmarknagel hat gegenüber den anderen gebräuchlichen Nagelmodellen eine wesentlich verstärkte Antekurvation mit einem Krümmungsradius von 1,5 m.

Dies entspricht weitgehend der mittleren physiologischen Femurantekurvation. Dadurch wurde eine bessere Anpassung des Implantates an die anatomischen Gegebenheiten erzielt.

Diesem Vorteil steht jedoch u.U. ein Nachteil gegenüber, der durch operationstechnische Fehler verursacht sein kann.

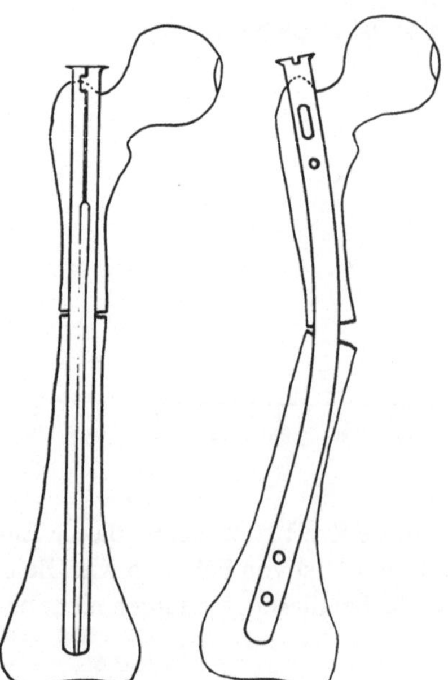

Abb. 1. Korrekte Stellung des Knochens bei regelrechter Lage des Nagels (*links*), extreme Drehfehlstellung des Nagels bei einem Rotationswinkel von 90 Grad mit entsprechender Achsenfehlstellung (*rechts*)

Hefte zu der Unfallchirurg, Heft 229
M. Börner/E. Soldner (Hrsg.)

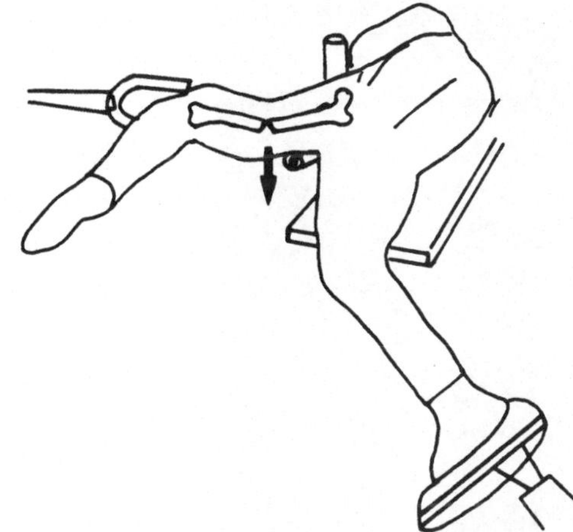

Abb. 2. Durchhang des Oberschenkels bei Seitenlagerung des Patienten

Wird nämlich der Nagel in einer Drehfehlstellung in die Markhöhle eingeschlagen, oder kommt es während des Einschlagens zu einer, meist nach auswärts gerichteten, Verdrehung des Nagels, so muß zwangsläufig, durch die Form des AO-Universal-Femurmarknagels bedingt, eine Fehlstellung im Sinne einer Valgus- oder auch Varusstellung die Folge sein (Abb. 1).

Auf die richtige Wahl der Einschlagstelle und die Vermeidung des Oberschenkeldurchhanges bei Seitenlagerung auf dem Extensionstisch (Abb. 2) muß geachtet werden, um einer zwangsweise auftretenden Verdrehung des Nagels beim Einschlagen vorzubeugen.

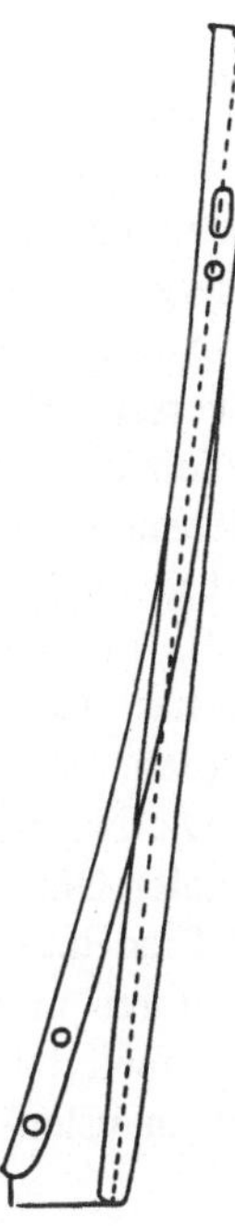

Abb. 3. Abweichung der Nagelspitze aus der korrekten Position bei Rotation des Nagels

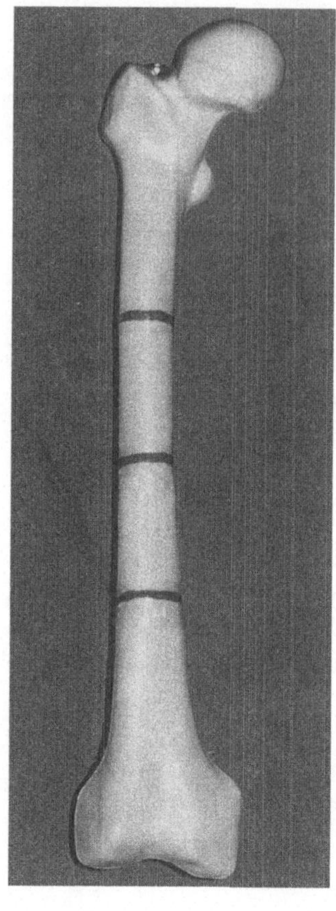

Abb. 4. Frakturmodell für 3 verschiedene Lokalisationen (s. Tabellen 1–3)

Zur Bestimmung der Größe von rotationsbedingten Abweichungen der Nagelspitze aus der korrekten, gerade verlaufenden Nagelebene (Abb. 3) haben wir computergestützte Berechnungen durchgeführt.

Aus den Maßen eines 440 mm langen AO-Universal-Femurmarknagels wurden für 3 verschiedene Bogenlängen des Nagels (entsprechend 3 angenommenen Frakturstellen, (s. Abb. 4) die rotationsbedingten Abweichungen der Nagelspitze in der Frontalebene berechnet. Hierbei wurde angenommen, daß sich der Nagel immer um eine Achse mit 2 Punkten im definierten Abstand dreht.

Es wurde ein Programm unter Berücksichtigung der Nagelgeometrie erstellt, womit nach Computerberechnung die in den Tabellen 1–3 angegebenen Werte ermittelt wurden.

Die Nagelspitzenabweichung aus der korrekten Lage beträgt, im Falle einer proximalen Oberschenkelfraktur, bei einer Rotationsfehlstellung des Nagels von 20 bzw. 30 Grad immerhin 1,4 bzw. 2,0 cm; im Extremfall bei 90-Grad-Drehung ca. 4 cm. Frakturen in Schaftmitte bzw. am distalen Femur weisen geringere Fehlstellungen nach fehlerhafter Nagelimplantation auf, jedoch sind diese mit 11 bzw. 8 mm Nagelspitzenauslenkung bei 20-Grad-Nagelrotation nicht vernachlässigbar klein.

Tabelle 1. Proximale Oberschenkelfraktur, Distanz vom Nagelende: 15 cm

Rotationswinkel (Grad)	Abweichung der Nagelspitze (mm)
0	0
10	6,9
20	13,6
30	19,9
...	...
...	...
90	39,8

Tabelle 2. Fraktur in Schaftmitte, Distanz vom proximalen Nagelende: 22 cm

Rotationswinkel (Grad)	Abweichung der Nagelspitze (mm)
0	0
10	5,6
20	10,9
30	16,0
...	...
90	31,9

Tabelle 3. Distale Oberschenkelfraktur, Distanz vom Nagelende: 29 cm

Rotationswinkel (Grad)	Abweichung der Nagelspitze (mm)
0	0
10	3,9
20	7,7
30	11,3
...	...
...	...
90	22,5

In Übereinstimmung mit der klinischen Erfahrung zeigt sich somit, daß bei fehlerhafter Drehung des Nagels die größten Achsenfehlstellungen bei proximalen Oberschenkelfrakturen entstehen können.

Schlußfolgerungen

1. Es muß unbedingt ein korrekter Einschlag des neuen AO-Universal-Femurmarknagels angestrebt werden, da allein durch eine Rotationsabweichung des Nagels eine erhebliche Fehlstellung resultiert.

2. Der richtigen Einschlagstelle am Trochanter major muß besondere Aufmerksamkeit geschenkt werden.
3. Das Durchhängen des Oberschenkels in Seitenlagerung auf dem Extensionstisch muß verhindert werden, damit vermeidbare Operationsfehler nicht die guten Ergebnisse der Femurmarknagelung beeinträchtigen.

Die mechanische Festigkeit von distalen Tibiaschrägfrakturen nach offener Marknagelung im Vergleich zu konkurrierenden Verfahren

E. G. Bergmann, F. Hahn und J. Turnwald

Abteilung für Unfall- und Wiederherstellungschirurgie (Chefarzt: Prof. Dr. med. F. Hahn)
Kreiskrankenhaus, W-7080 Aalen/Württemberg

Zur osteosynthetischen Versorgung der distalen Tibiaschrägfraktur stehen im wesentlichen 3 Verfahren zur Verfügung:

1. die schmale DC-Platte,
2. der Verriegelungsnagel und
3. der Fixateur externe.

Die Vorteile der einzelnen Verfahren relativieren sich häufig durch erschwerte Rahmenbedingungen wie Übergewicht, höheres Alter, Osteoporose im Hinblick auf Eigenfestigkeit des Knochens und Wunsch nach rascher Vollbelastung.

Langjährige eigene gute Erfahrungen bei der Ausnahmeindikation mit der offenen Marknagelung und Verwendung von Cerclagen unter Berücksichtigung der noch nicht beendeten Diskussion über deren Vor- und Nachteile regten uns dazu an, die Biege- und Torsionsfestigkeit unserer Montagetechnik insbesondere im Vergleich zur distalen Verriegelungstechnik zu quantifizieren.

Material und Methode

An Kunststofftibiae wurden im distalen Drittel definierte Schrägosteotomien gesetzt.

Die Fragmente wurden in Serien von 6–8 Präparaten

a) mit der schmalen 7-Loch-DC-Platte,
b) mit dem Verriegelungsnagel und
c) mit Marknagel und 2 Drahtcerclagen osteosynthetisiert.

Um eine sichere Fixation der Kunstknochen zu erreichen, wurden die Tibiae an der Fachhochschule Aalen distal und proximal in ein Metallwerkstück mit der sehr geringen Schmelztemperatur von 98 Grad Celsius eingeschmolzen.

Hefte zu der Unfallchirurg, Heft 229
M. Börner/E. Soldner (Hrsg.)

Zur Ermittlung der Torsionsfestigkeit wurden die sicher fixierten Knochen über ihre Längsachse im Uhrzeigersinn im Bereich von 1–50 kg in 1-kg-Schritten und bis 100 kg in 5-kg-Schritten belastet. Über einen Wegabnehmer konnte die Auslenkung gemessen und in Winkelgrade berechnet werden.

Zur Erfassung der Biegefestigkeit wurden die eingespannten Tibiae in der Materialprüfmaschine von ventral mit einem Vorschub von 5 mm/min belastet. Ein Wege-Kraft-Diagramm wurde mitgeschrieben.

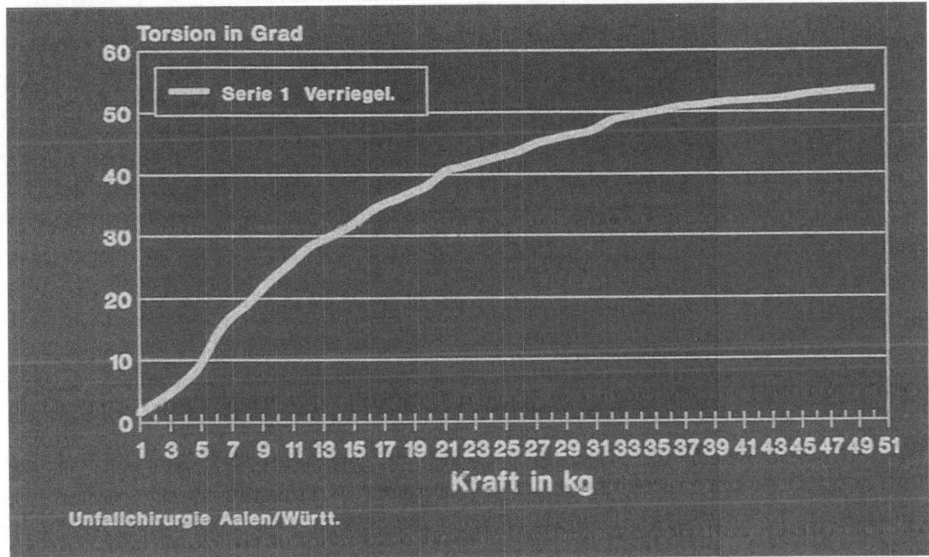

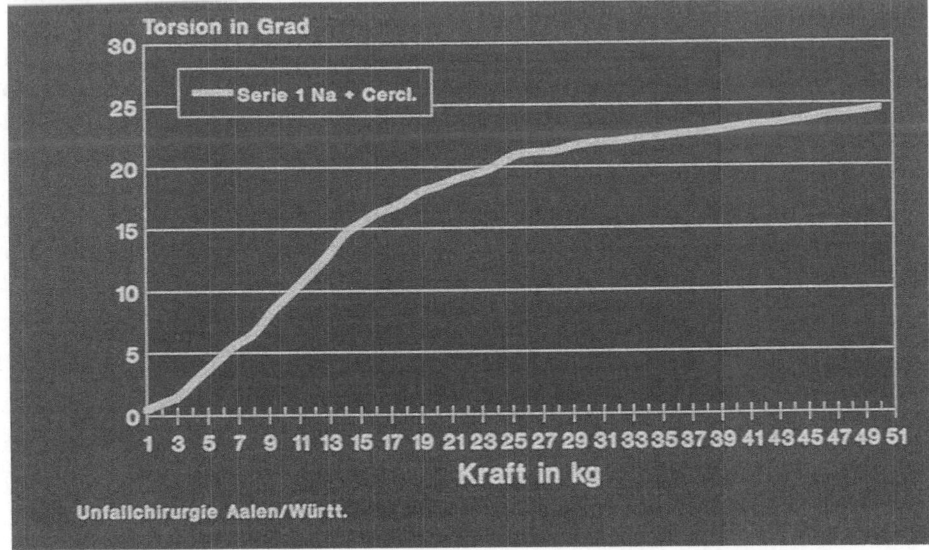

Abb. 1. Torsionsfestigkeit bei geringen Kräften

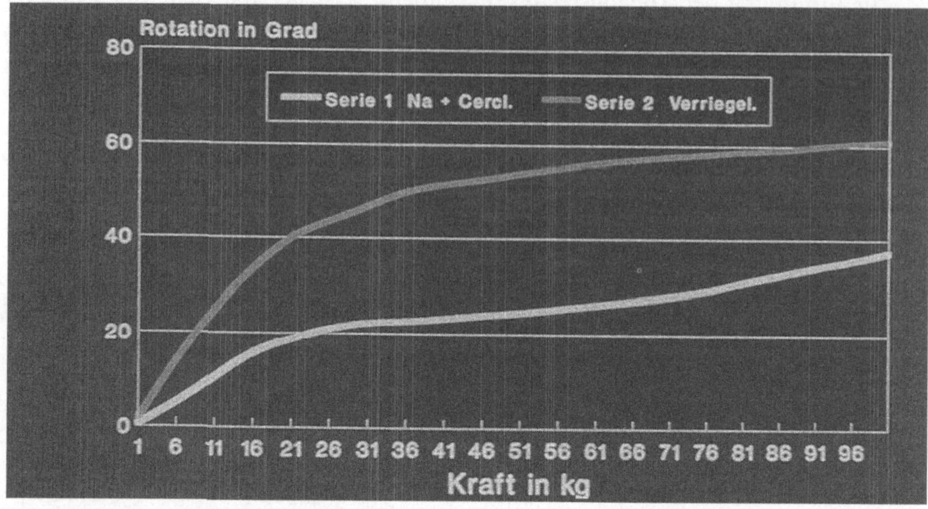

Abb. 2. Torsionsfestigkeit im Vergleich

Ergebnisse

Torsionsfestigkeit

Bei den mit Verriegelungsnägeln versehenen Knochen zeigt sich bei nicht millimetergenauer Reposition der Fraktur bei der Torsionsbelastung bis zu etwa 20 kg eine Auslenkung bis zu 40 Grad. Die Zunahme der Auslenkung nimmt bis 35 kg Belastung allmählich und darüber hinaus deutlich ab (Abb. 1a).

In einem Fall wird bei 85 kg Belastung ein Kunstknochenfragment proximal herausgesprengt.

Die Rotation bei den nach möglichst millimetergenauer Reposition mit Marknagel und 2 Drahtcerclagen versehenen Knochen zeigt einen ähnlichen, wenn auch nicht so steilen Verlauf. Bei 20 kg Belastung beträgt die Auslenkung im Mittel 20 Grad, bei 35 kg 23,5 Grad, bei 50 kg 26 Grad (Abb. 1b). Die Abb. 2 zeigt die Belastung bis 100 kg im Vergleich.

Ab etwa 65 kg Belastung kommt es bei allen Versuchen zu einem allmählichen Abrutschen der Cerclagen und zu einem Abgleiten des distalen Fragmentes über den Nagel.

Biegefestigkeit

Das Wege-Zeit-Diagramm zeigt für die beiden hier relevanten Gruppen einen fast identischen Verlauf (Abb. 3).

Bei den verriegelten Knochen kam es ab etwa 2100 Nm bei allen Versuchen zu einer knöchernen Aussprengung am proximalen Fragment (Abb. 4).

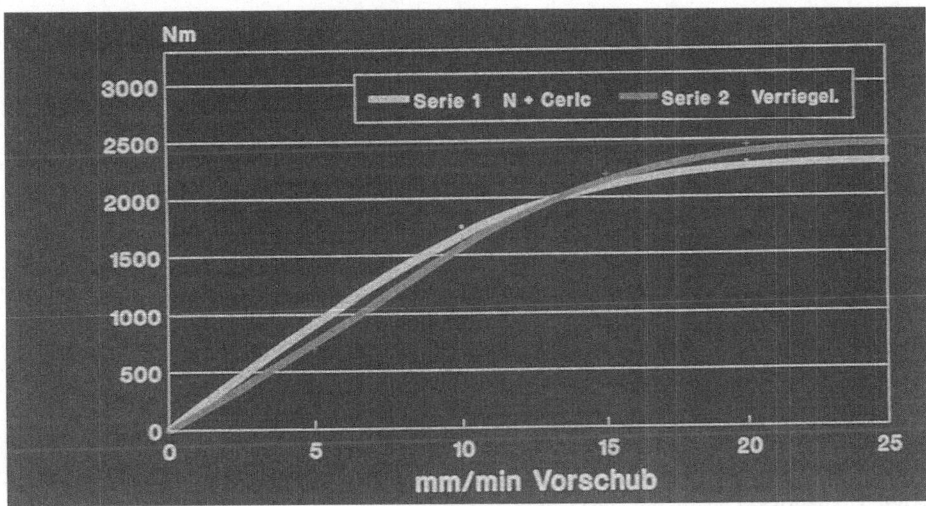

Abb. 3. Wege-Zeit-Diagramm: Biegefestigkeit

In der Nagel-Cerclage-Serie kam es bei etwas geringeren Kräften zu einem kontinuierlichen Abgleiten des distalen Fragmentes über den Nagel und zu einem Aufeinanderzugleiten der Cerclagen. Bei keinem der Versuche kam es zu einem Drahtbruch.

Die Ergebnisse der DCP-Gruppe bleiben in diesem Forum ausgespart.

Klinik

In der Zeit zwischen 5/85 und 8/90 wurden in der Abteilung für Unfall- und Wiederherstellungschirurgie am Kreiskrankenhaus Aalen/Württ. 28 distale Tibiaschrägfrakturen mit der offenen Marknagelung und Drahtcerclagen versorgt.

In der Regel wird nach einer 3- bis 6tägigen Bettruhe eine Belastung von 15–20 kg für 3 Wochen gestattet. Nach Röntgenkontrolle erfolgt Vollbelastung. Eine sofortige Vollbelastung erlaubten wir unseren alten sowie den sehr unzuverlässigen Patienten, ohne daß Heilungsstörungen aufgetreten sind. Es kam in einem Fall zu einer geringen

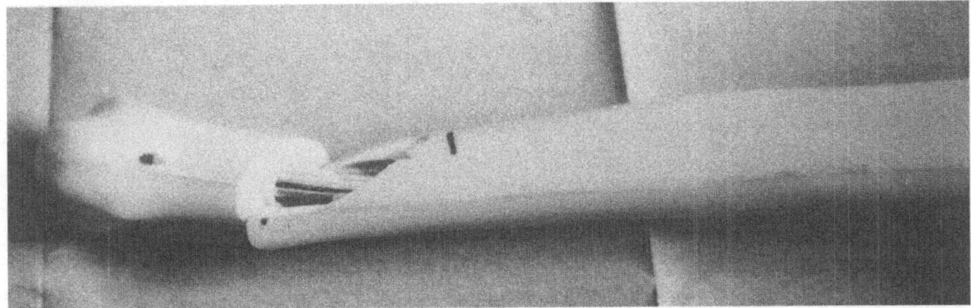

Abb. 4. Knöcherne Aussprengung m proximalen Fragment

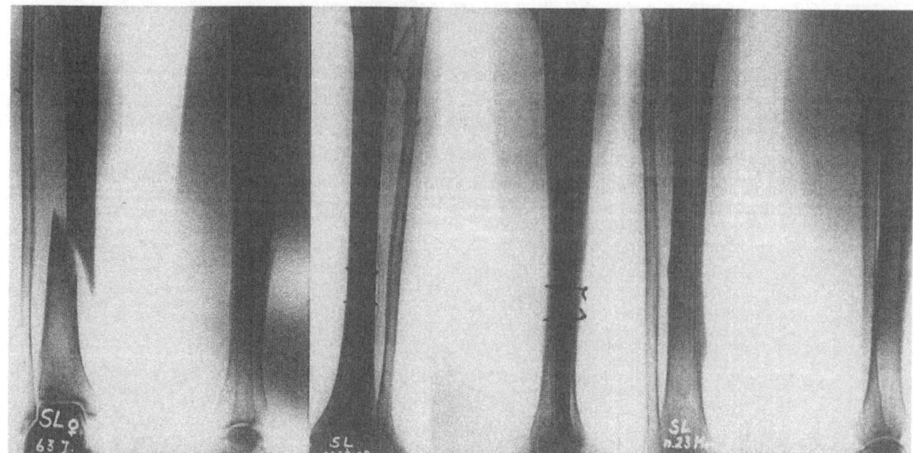

Abb. 5. 63jähriger Patient, mit Nagel und 2 Drahtcerclagen versorgt

und in ebenfalls einem Fall zu einer traumabedingten Wundheilungsstörung mit Osteitis und Fistelbildung.

Fallbeispiel 1: 63jähriger Patient, versorgt mit Nagel und 2 Drahtcerclagen. Die Vollbelastung wurde nach 3 Wochen gestattet, die Cerclagen wurden nach 12 Wochen, der Marknagel nach 23 Monaten entfernt (Abb. 5).

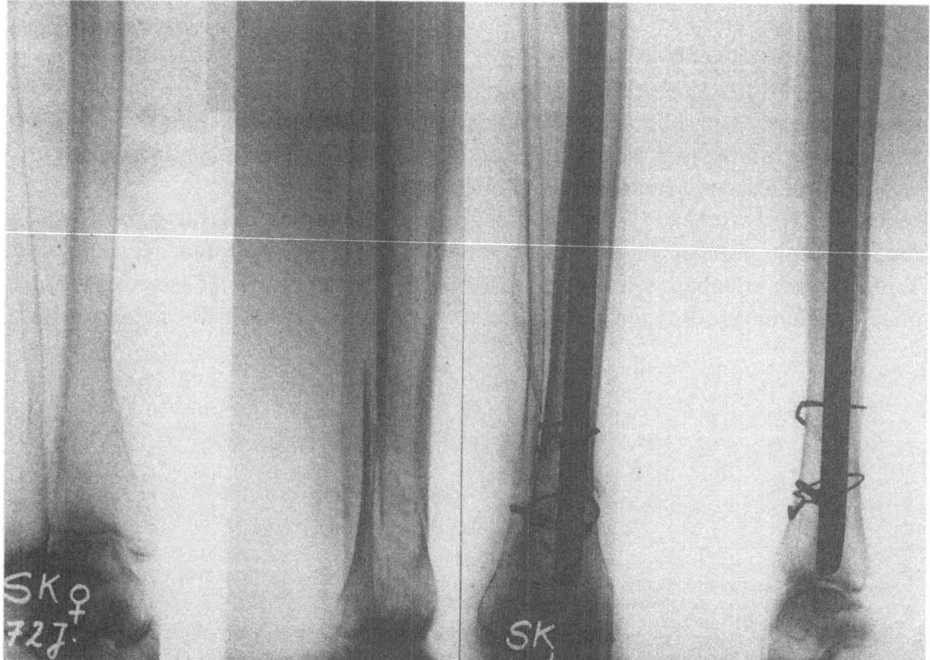

Abb. 6. 72jährige Patientin: Cerclagen wurde nach 12 Wochen entfernt, der Nagel wird voraussichtlich verbleiben

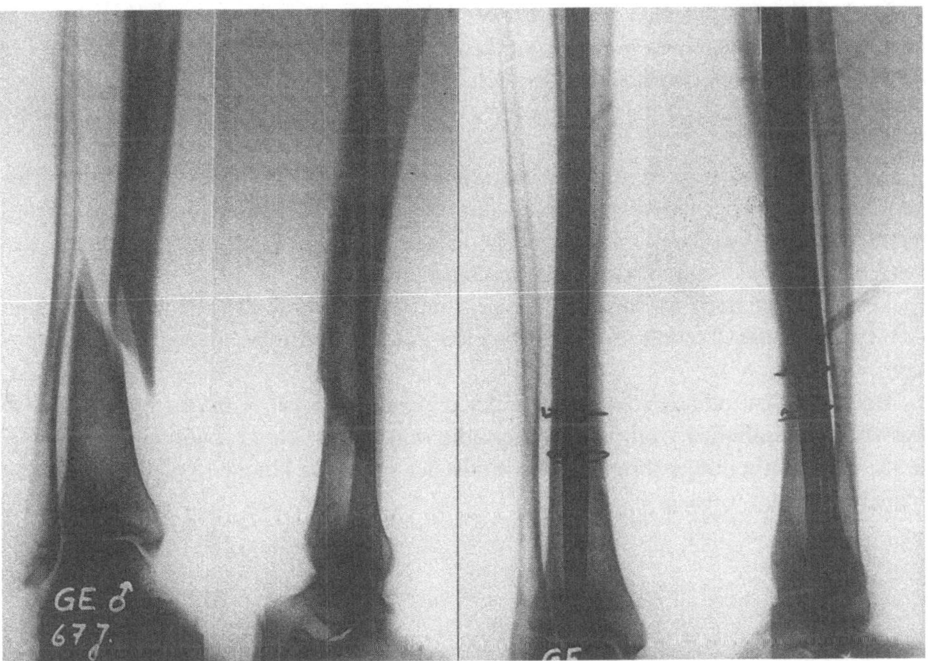

Abb. 7. 67jähriger Patient: Postoperative Vollbelastung, Cerclagenentfernung nach 12 Wochen, Nagelentfernung vorgesehen

Fallbeispiel 2: 72jährige Patientin mit schwerem Asthma bronchiale und in reduziertem Allgemeinzustand. Sofortige Vollbelastung, da der Patientin eine Teilbelastung nicht möglich war. Die Cerclagen wurden planmäßig nach 12 Wochen entfernt, der Nagel wird voraussichtlich verbleiben (Abb. 6).
Fallbeispiel 3: 67jähriger Patient mit eingeschränkter Compliance. Postoperative Vollbelastung und Cerclagenentfernung nach 12 Wochen. Die Nagelentfernung ist nun vorgesehen (Abb. 7).

Diskussion

Bei der offenen Marknagelung und Verwendung von Drahtcerclagen handelt es sich um ein Osteosyntheseverfahren, das seine Berechtigung aufgrund der ermittelten guten Festigkeit und der langjährigen guten klinischen Erfahrung in Ausnahmefällen und bei guter Indikationsstellung gefunden hat.

Die Vorteile werden gesehen in der frühen Belastungsfähigkeit, der sicheren anatomischen Reposition und der Vermeidung von Rotationsfehlern.

Sicher sind die Versuchsergebnisse aufgrund der Materialeigenschaften des Kunstknochens nur bedingt auf den lebenden Knochen übertragbar. So beobachteten wir eine wesentlich höhere Gleiteigenschaft der Fragmente am Frakturspalt oder auch der Drahtcerclagen, als es uns die operative Erfahrung lehrt.

Im Vergleich zeigt sich jedoch der Vorteil der genaueren anatomischen Reposition. Bei der Verriegelung bleibt systembedingt ein größerer Frakturspalt erhalten, der im Bereich geringerer Kräfte eine deutlich größere Rotation erlaubt. Erst nachdem der Frakturspalt durch die Torsion halbseitig geschlossen wird, ergibt sich die erwünschte Rotationsstabilität.

Bei der Biegefestigkeit sind beide Verfahren vergleichbar, wobei es bei der offenen Nagelung in vivo sicher nicht zu dem deutlichen Abgleiten des distalen Fragmentes kommt. Bei der Versuchsanordnung wurden die Zuggurtungs- und Stabilisierungseffekte am Unterschenkel nicht berücksichtigt.

Der Cerclagentechnik wird häufig vorgehalten, sie würde die Durchblutungs- und somit Ernährungssituation im Frakturbereich in nicht vertretbarem Maße verschlechtern.

Bei der Verwendung von Draht an der dreiecksähnlichen Tibia kommt es jedoch nur zu 3 wesentlichen Andruckspunkten, die dort sicherlich die Durchblutung unterbinden. Frakturheilungsstörungen von klinischer Relevanz konnten von uns in keinem Falle beobachtet werden.

Die Heilung von Schaftfrakturen nach Plattenosteosynthese und Verriegelungsnagelung im Tierexperiment

S. B. Kessler, U. Brunner und M. Richter

Chirurgische Klinik und Poliklinik, (Direktor: Prof. Dr. L. Schweiberer), Klinikum Innenstadt Ludwig-Maximilians-Universität München, Nußbaumstraße 20, W-8000 München 2

Einleitung

In der Behandlung einer Reihe von Schaftfrakturen der unteren Extremität standen sich über lange Zeit die Plattenosteosynthese (PO) und die Verriegelungsnagelung (VN) konkurrierend gegenüber. Die Befürworter der PO führten als Vorteile an die hohe Festigkeit („Stabilität") als Voraussetzung zur Heilung und die Möglichkeit zur exakten Wiederherstellung der Achsen durch anatomische Reposition der Fragmente (Müller et al. 1977; Weber u. Cech 1973).

Demgegenüber wurde als Vorteil der VN die zuverlässige Frakturheilung angeführt, die sich dadurch ergibt, daß die Fragmente nicht direkt freigelegt werden müssen (Kessler et al. 1986).

Der Wert eines Behandlungsverfahrens ergibt sich aus einer Reihe von Aspekten, wie beispielsweise der Rate von ossären und extraossären Komplikationen, den Kosten, den technischen Anforderungen und andere. Von zentraler Bedeutung ist dabei selbstverständlich die Frage, inwieweit das Verfahren die Heilung begünstigt oder beeinträchtigt. Wir haben in einem Tierexperiment untersucht, wie sich die Heilungsbedingungen von Schaftfrakturen nach PO und nach VN unterscheiden.

Hefte zu der Unfallchirurg, Heft 229
M. Börner/E. Soldner (Hrsg.)

Methode

Dazu haben wir an der Schaftstibia Frakturen mit Zwischenfragmenten (geschlossene Drehkeilfrakturen) gesetzt. Diese wurden bei je 10 Tieren durch Verriegelungsnagel und durch Platte versorgt. Nach 8 Wochen wurde die Heilung durch Röntgenübersicht, Mikroradiographie und histologische Techniken anhand von Serienschnitten beurteilt.

Ergebnisse

Die Röntgenübersichtsaufnahmen zeigen nach VN reichlich knöchernen Kallus. Nach PO findet sich weniger Kallus, wobei im Plattenlager nur eine spärliche oder gar keine Knochenanlage nachweisbar ist.

Die Mikroradiographien und die histologischen Schnitte zeigen deutlich die Ausdehnung des vital geschädigten Knochens und die Menge des gebildeten Reparationsknochens. Es ergeben sich grundsätzlich folgende Konstellationen:

- Zu *primärer Knochenanlage* ist es gekommen, wenn die Vitalität an den Fragmentenden mindestens in einigen Schichten erhalten ist. Der Geflechtknochen hat

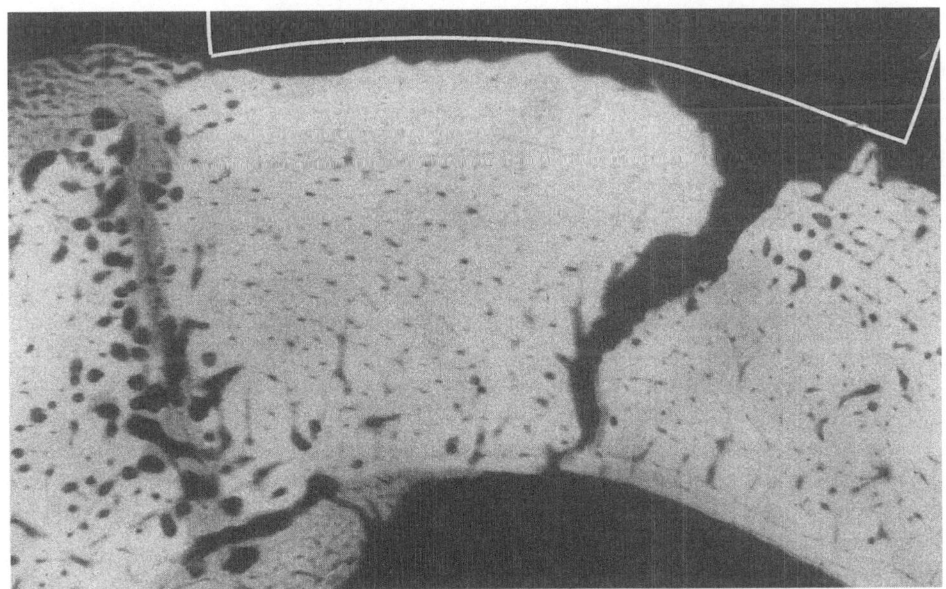

Abb. 1. Mikroradiographie, Querschnitt aus einer Schafstibia 8 Wochen nach Plattenversorgung einer Drehkeilfraktur; die Lage der Platte ist *markiert*. Der linke Frakturspalt liegt knapp außerhalb der Plattenauflage, während der rechte völlig unter der Platte liegt. Am rechten Spalt sind die Fragmente als Folge des Traumas und der Plattenanlage weitgehend avital. Die Platte bildet eine Barriere, die die umgebenden Weichteile daran hindert, mit den Frakturflächen in Kontakt kommen. Deshalb ist es bislang nicht zur Revaskularisation und nicht zur Knochenbildung gekommen. Am linken Spalt war das äußere Fragment immer vital. Von hier aus wurde primär Knochen gebildet, der zur frühzeitigen Überbrückung geführt hat. (Vergr. 10:1)

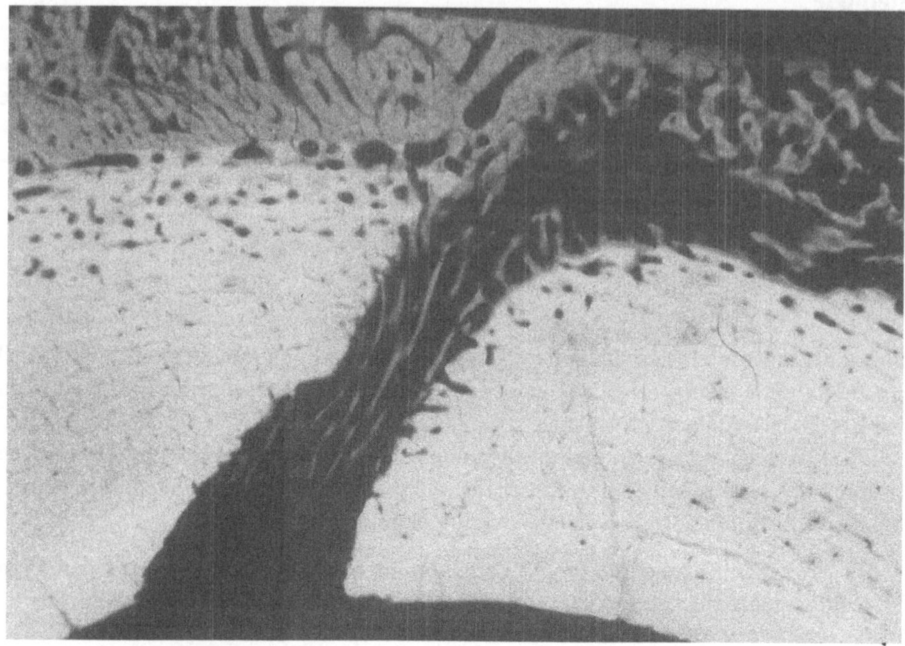

Abb. 2. Mikroradiographie, Querschnitt aus einer Schafstibia 8 Wochen nach VN einer Drehkeilfraktur. Die inneren Schichten sind avital, die äußeren vital und im Umbau begriffen. Der > 1 mm große Spalt ist durch periostalen Kallus überbrückt. Ausgehend von dem vitalen Gewebe ist Geflechtknochen in zentripetaler Richtung bis zum inneren Viertel eingewachsen. (Vergr. 10:1)

im Versuchszeitraum die Fragmente überbrückt, wenn die Diastase nicht mehr als 5 mm beträgt (Abb. 1, links).

- Als *sekundäre Knochenanlage* wird das Einwachsen von Geflechtknochen in avitale Frakturzonen bezeichnet (Abb. 2). Sie findet sich, wenn Kontakt zu gefäßführendem Knochen- oder Weichgewebe besteht. Die Bildung von Reparationsknochen ist um so geringer, je ausgedehnter der Durchblutungsschaden und je geringer der Kontakt zu Gefäßgewebe ist.
- *Keine Knochenanlage* sehen wir, wenn sich der Durchblutungsausfall über die gesamte Dicke der Frakturflächen erstreckt und kein Kontakt zu perfundiertem Gewebe besteht. Diese Situation ist typisch für die fugenlose Reposition unter der Platte (Abb. 1, rechts).

Diskussion und Schlußfolgerungen

Das Modell der Drehkeilfraktur stellt im Gegensatz zum Osteotomiemodell eine gute Korrelation zu einer Reihe von Frakturen beim Menschen dar (Pfeifer et al. 1986). Da die Freilegung des Knochens zur Anlage der Osteotomie entfällt, sind alle Vitalitätsschäden – wie in der therapeutischen Situation – auf das Trauma und auf die interne Stabilisierung zurückzuführen.

Die mikroradiographischen und histologischen Schnitte zeigen, welche Bedingungen die Heilung fördern oder behindern.

Grundsätzlich kann die Heilung durch Instabilität, durch Infektion, durch Distanz der Fragmente und durch Knochennekrose erfolgen. Bei unseren Versuchen ergab sich in keinem Fall ein Anhalt für eine instabilitäts- oder infektionsbedingte Störung. Die Distanz der spitzen Fragmentenden nach VN war in einem Fall die Ursache dafür, daß – bei überwiegend durchbauter Fraktur – die peripheren Frakturanteile noch nicht völlig überbrückt waren. Diese Situation spielt beim Menschen wegen der guten Kongruenz von Knochen und Marknagel keine Rolle.

Keine Knochenbildung fand sich, wenn die Perfusion in der gesamten Dicke der Kompakta ausgefallen und gleichzeitig die Revitalisierung behindert ist. Eine fugenlose Reposition und ein flächenhaft anliegendes Implantat stellen eine extreme Behinderung der Revitalisierung dar (Abb. 2). Das ist die typische Situation unter der Platte, die anzustreben ist. Hier fanden sich regelmäßig reaktionslos nebeneinander liegende Fragmente (Abb. 1). Im Gegensatz dazu waren die Frakturen in den plattenfernen Arealen immer mit Reparationsknochen verbunden, und zwar im gleichen Heilungsmodus wie nach VN.

Im kompakten Knochen kann die fugenlose Fragmentreposition unter der Platte also die Heilung wesentlich behindern (Kessler u. Schweiberer 1988). Auch die maximal stabilen Bedingungen an dieser Stelle, die lange Zeit als außerordentlich heilungsfördernd angesehen wurden, tragen nichts zur Verbesserung der Voraussetzungen bei. Umgekehrt behindert die geringe Instabilität in den plattenfernen Frakturbereichen die Heilung nicht (Heitemeyer et al. 1990). Deshalb soll die Platte am kompakten Knochen nur dann verwandt werden, wenn andere Verfahren, speziell die intramedullären, nicht einsetzbar sind.

Nach der Verriegelungsnagelung kommt es zu reichlicher Knochenbildung. Ein evtl. vorhandener Innenschichtschaden führt dabei zu keiner wesentlichen Verzögerung.

Literatur

Heitemeyer U, Claes L, Hierholzer G (1990) Die Bedeutung der postoperativen Stabilität für die ossäre Reparation einer Mehrfragmentfraktur. Unfallchirurg 93:49–55

Kessler SB, Schweiberer L (1988) Refrakturen nach operativer Frakturenbehandlung. Springer, Berlin Heidelberg New York (Hefte zur Unfallheilkunde, Bd 194)

Kessler SB, Hallfeldt KKJ, Perren SM, Schweiberer L (1986) The effects of reaming and intramedullary nailing on fracture healing. Clin Orthop 212:18–25

Pfeifer T, Kessler SB, Wimmer W, Bergmann M, Perren SM (1986) Verfahren zu Herstellung von Drehkeilfrakturen im Tierexperiment. Hefte Unfallheilkd 181:38–40

Müller ME, Allgöwer M, Schneider R, Willenegger H (1977) Manual der Osteosynthese. Springer, Berlin Heidelberg New York

Weber BG, Cech O (1973) Pseudarthrosen. Pathophysiologie, Biomechanik, Therapie, Ergebnisse. Huber, Bern Stuttgart Wien

Biomechanische Testung eines neuen intramedullären Implantates zur Versorgung von Unterschenkelschaftfrakturen mit schwerem Weichteilschaden*

P. Schandelmaier, C. Krettek, N. Haas und R. Frigg

Unfallchirurgische Klinik der Med. Hochschule Hannover, (Direktor: Prof. Dr. med. H. Tscherne) Konstanty-Gutschow Str. 8, W-3000 Hannover 61

Zielsetzung

Unterschenkelfrakturen mit schwerem Weichteilschaden konnten mit den bisher zur Verfügung stehenden Marknagelsystemen nur mit einem hohen Risiko an septischen und aseptischen Komplikationen stabilisiert werden [1, 3]. Einer der wesentlichen Gründe für die hohe Komplikationsrate ist die histologisch nachweisbare mechanische und thermische Zerstörung der intramedullären Blutversorgung durch das Aufbohren des Markraumes [2]. Aus diesem Grunde wurde von der AO ein Marknagelsystem für Frakturen mit schwerem Weichteilschaden entwickelt, das ohne Aufbohren des Markraumes eingebracht wird. Die biomechanischen Eigenschaften des neuentwickelten Nagels wurden mit denen des AO-Universalmarknagels für die Tibia unter standardisierten Bedingungen im KIV verglichen.

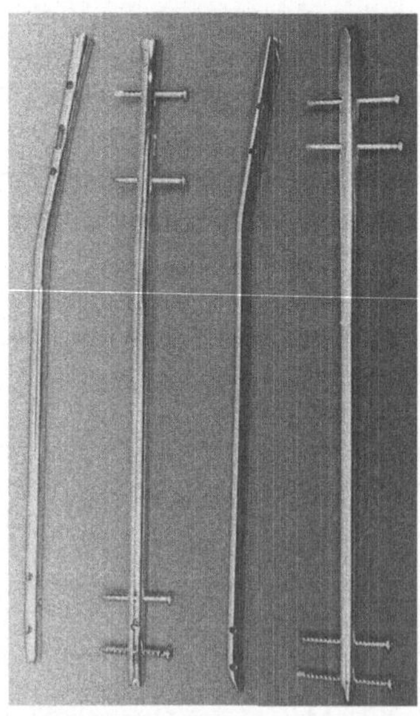

Abb. 1. Komplettes Implantat: UTN und AOU

* Unterstützt durch die AO Stiftung, Balderstraße 30, CH-3007 Bern.

Hefte zu der Unfallchirurg, Heft 229
M. Börner/E. Soldner (Hrsg.)

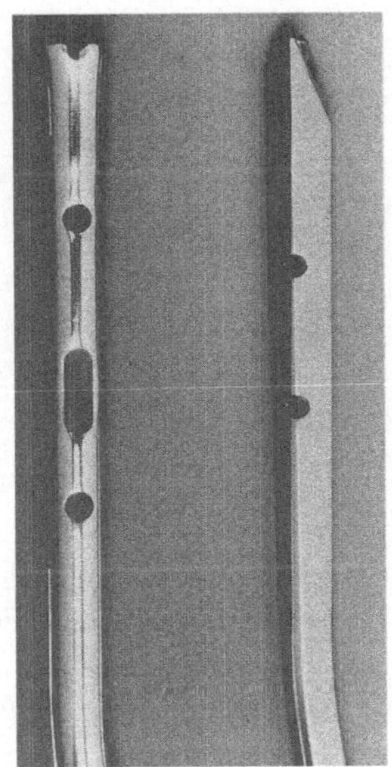

Abb. 2. Proximales Nagelende: AOU und UTN

Material und Methode

Der ungebohrte Tibiaverriegelungsnagel (Unreamed Tibial Nail: UTN) ist aus Massivmaterial hergestellt, er verjüngt sich von 12 mm im proximalen Anteil bis auf seinen Schaftquerschnitt von 8 oder 9 mm (Abb. 1). Die proximale Spitze ist ventral abgeschrägt, um eine Irritation der Patellarsehne zu verhindern (Abb. 2). Der distale Anteil ist gekennzeichnet durch eine schlittenförmige Spitze, um das Gleiten auf der

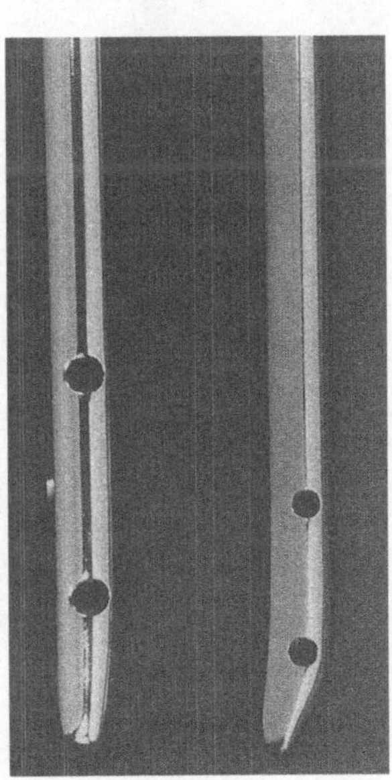

Abb. 3. Distales Nagelende: AOU und UTN

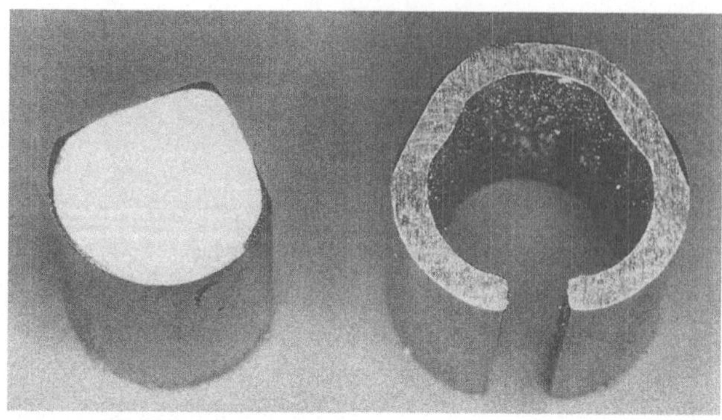

Abb. 4. Nagelquerschnitt: AOU und UTN

dorsalen Kortikalis im nicht aufgebohrten Markraum der Tibia zu erleichtern (Abb. 3). Der Nagel wird nach Eröffnen der proximalen Kortikalis eingeschoben und mit Verriegelungsbolzen von 3,2–3,9 mm proximal und distal verriegelt. Die Bolzen entsprechen bis auf den geringeren Durchmesser den Verriegelungsbolzen der AO. Der AOU ist durch ein durchgehend geschlitztes Kleeblattprofil gekennzeichnet, die Wandstärke beträgt 1,2 mm (Abb. 4). Beiden Marknägeln gemeinsam ist die Formgebung in der Sagittalebene mit einer Krümmung des Nagels von 11° am Übergang vom proximalen zum distalen Drittel des Nagels.

Als Präparate dienten isolierte, kältekonservierte humane Leichentibiae. Das Donoralter betrug 32–68 Jahre. Die Präparate hatten eine Länge von 400 ± 10 mm. Mit einer oszillierenden Säge wurde ein Defekt in Schaftmitte von 20 mm geschaffen. In den einen Knochen wurde der UTN mit 9 mm Durchmesser und einer Länge von 380 mm in der oben beschriebenen Technik eingebracht, in den anderen der AOU von

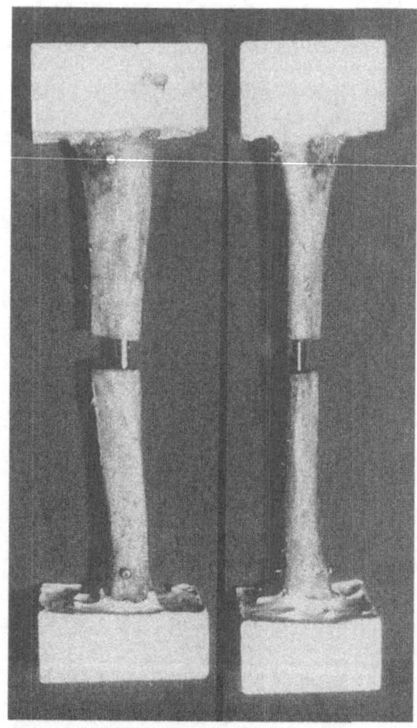

Abb. 5. Isolierter KIV, proximal und distal in Knochenzement eingegossen

gleicher Länge mit 11,0 mm Durchmesser, der Markraum wurde hier auf 11,5 mm aufgebohrt. Die Nägel wurden dann in üblicher Technik statisch verriegelt.

Die Knochen wurden am proximalen und distalen Ende mit Hilfe einer Einspannvorrichtung, die eine achsengerechte Einspannung des KIV ermöglichte, in einen schnellhärtenden Kunststoffzement eingegossen (Abb. 5). Der KIV wird dann in einer Universalprüfmaschine getestet. Einwirkende Kraft und Verformung wurden simultan registriert und mit zugehöriger Software in einem PC ausgewertet.

In der Versuchsreihe untersuchten wir das Stabilitätsverhalten des KIV von 10 paarweise entnommenen Leichentibiae im Rechts-links-Vergleich unter folgenden Bedingungen:

1. 4-Punktbiegung Frontalebene (Valgusstreß) 0,005–75 Nm (Vormoment 0,005 Nm, Testgeschwindigkeit 40 mm/min, Breite des Auflagebalkens 380 mm, des Kraftbalkens 127 mm) (Abb. 6)
2. 4-Punktbiegung Sagittalebene (Antekurvationsstreß) 0,005–75 Nm (Testbedingungen wie bei der Biegung Frontalebene)
3. Torsion mit einem Moment von 1,1 Nm in beiden Richtungen (Vormoment 0,05 Nm, Testgeschwindigkeit 18°/min, axiale Last mit konstant 10 N) (Abb. 7)
4. Axiale Belastung von 10–1100 N (Vorkraft 10 N, Testgeschwindigkeit 1,5 mm/min)

Die Prüfung auf Signifikanz erfolgte mit dem T-Test für gepaarte Stichproben für ein Signifikanzniveau von 5%.

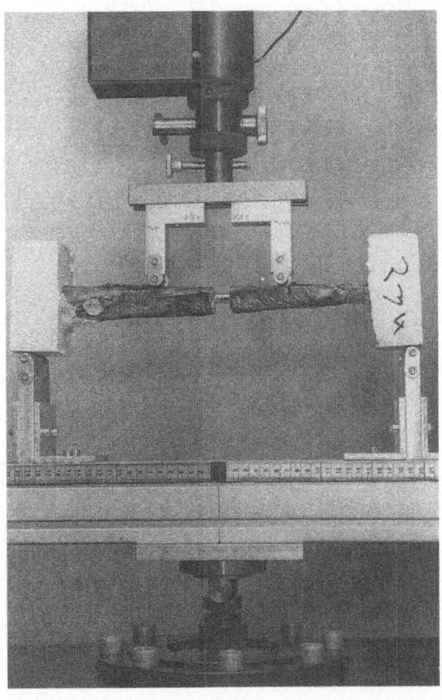

Abb. 6. Prüfanordnung für 4-Punktbiegung

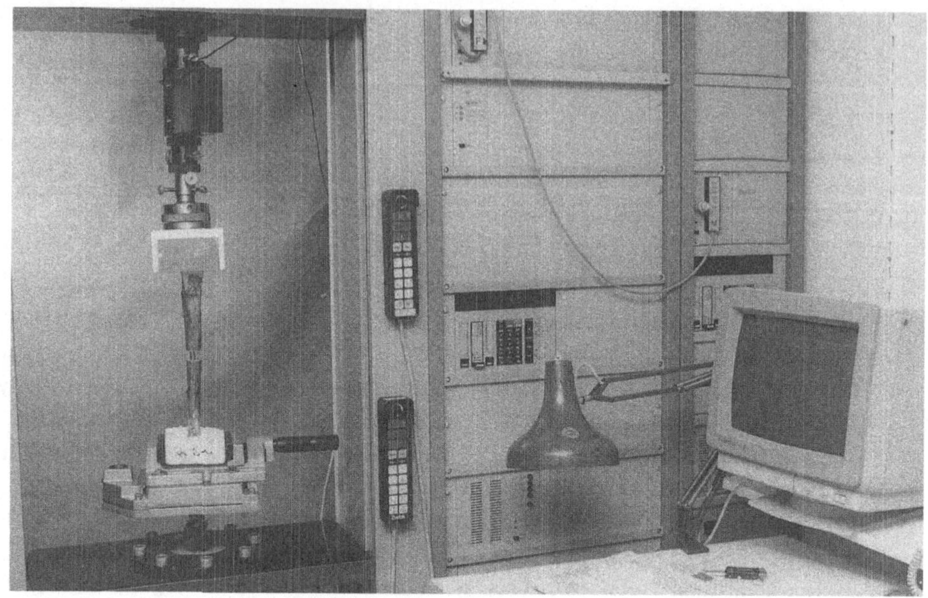

Abb. 7. Prüfanordnung für axiale und Torsionsbelastung

Ergebnisse

Bei den Untersuchungen fand sich die größte Differenz zwischen den verwandten Implantaten bei der Torsionsbelastung (1,1 Nm in beide Richtungen), der KIV des UTN verformte sich nur um 1,18° (± 0,17°) bei der Torsion in Belastungsrichtung, und um 0,91° (± 0,13°) bei der Torsion in Entlastungsrichtung, der AOU-KIV zeigte eine signifikant höhere Verformung; die entsprechenden Werte betrugen 9,42° (± 0,30°) und 10,01° (± 0,28°) (Abb. 8).

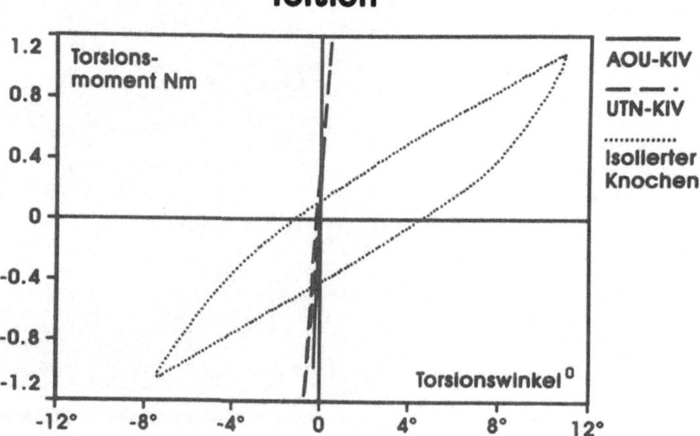

Abb. 8. Verdrehwinkel bei Torsionsbelastung

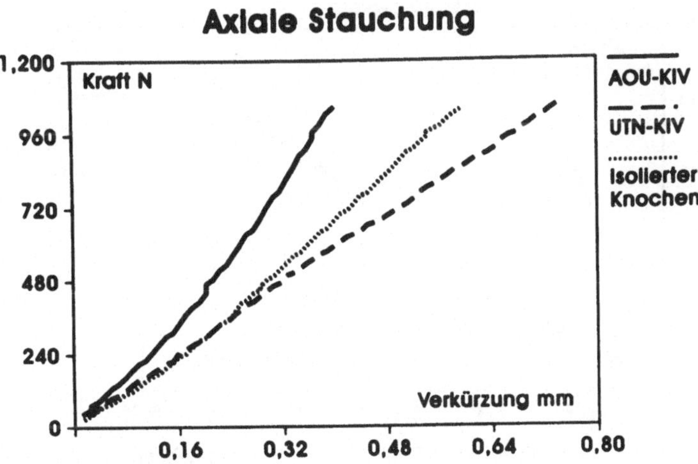

Abb. 9. Verformung bei axialer Belastung

Bei der axialen Belastung (maximal 1100 N) verkürzte sich der UTN-KIV mit 0,78 mm (± 0,10 mm) gegenüber 0,61 mm (± 0,08 mm) beim AOU-KIV signifikant mehr ($p < 0{,}05$) (Abb. 9).

Bei der 4-Punktbiegung in der Sagittalebene betrug der Biegewinkel bei maximalem Biegemoment (75 Nm) 5,24° (± 0,47°) beim UTN-KIB, und 4,77° (± 0,46°) bei AOU-KIV. Der Unterschied ist statistisch nicht signifikant (Abb. 10), ebenso wie bei der 4-Punktbiegung in der Frontalebene. Hier betrug der Biegewinkel bei maximalem Biegemoment (75 Nm) 5,05° (± 0,62°) beim UTN-KIV, und 5,40° (± 0,70°) beim AOU-KIV (Abb. 11).

Es läßt sich somit mit dem UTN von geringem Durchmesser eine höhere Torsionssteifigkeit im KIV erzielen als mit dem AOU.

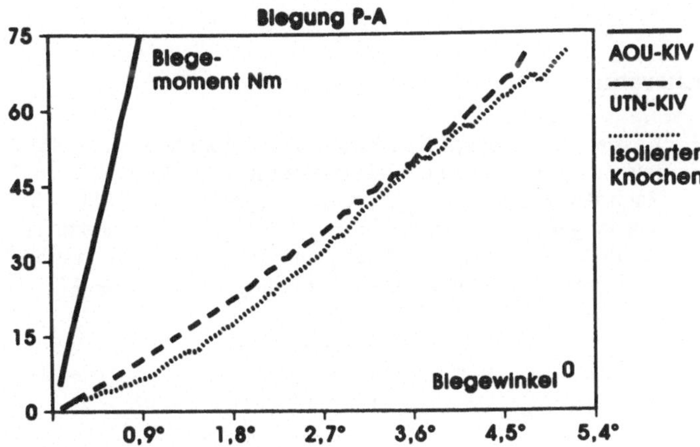

Abb. 10. Biegewinkel bei 4-Punktbiegung in Sagittalebene

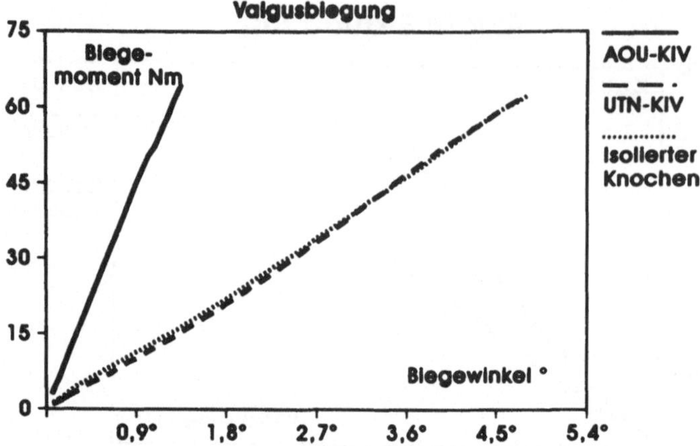

Abb. 11. Biegewinkel bei 4-Punktbiegung in Frontalebene

Zusammenfassung

Die biomechanischen Eigenschaften des massiven nicht aufgebohrten AO-Tibiaverriegelungsnagels (Unreamed Tibial Nail: UTN) und des AO-Universalmarknagels Tibia (AOU) wurden im standardisierten Knochen-Implantat-Verbund (KIV) bei Defektsituation in Schaftmitte an paarweise entnommenen humanen Leichentibiae verglichen. Bei der Torsionsbelastung von 1,1 Nm in beide Richtungen zeigte der UTN-KIV mit 1,18° (± 0,17°) bzw. 0,91° (± 0,13°) eine signifikante geringere Verdrehung als der AOU-KIV (9,42° ± 0,30°; 10,01° ± 0,28°). Bei der axialen Belastung mit maximal 1100 N zeigte sich beim UTN-KIV mit durchschnittlich 0,78 mm (± 0,10 mm) eine signifikant größere Verformung als beim AOU-KIV (0,61 mm ± 0,08 mm). Bei der 4-Punkt-Biegung in Frontal- und Sagittalebene fand sich kein signifikanter Unterschied.

Literatur

1. Kessler SB, Hallfeldt KK, Perren SM, Schweiberer L (1986) The effects of reaming and intramedullary nailing on fracture healing. Clin Orthop 212:18–25
2. Rahn BA, Klein M, Frigg R, Kessler S, Perren SM (1989) Die Blutzirkulation nach Marknagelung ohne Aufbohren. Vortrag: Osteosynthese International Wien 15.–18.3.1989
3. Smith JE (1974) Results of early and delayed internal fixation for tibial shaft fractures. A review of 470 fractures. J Bone Joint Surg [Br] 56/3:469–477

Mechanical Aspects of Interlocked Nailing

M. Regoort[1], E. L. F. B. Raaymakers[2] and P. J. Klopper[2]

[1] Flevoziekenhuis, Hospitaalweg 1, 1315 RA Almere, Niederlande
[2] Department of Surgery, Academic Medical Centre, Meibergdreef 9, Amsterdam 1105 AZ

Introduction

In the last two decades intramedullary nailing of fractures of the long bones has become a major treatment modality. In many clinics intramedullary fracture stabilization has even replaced the plate osteosynthesis as first choice of treatment. This trend is largely due to the introduction and further development of the fixation of the bone to the nail by means of the so-called interlocking mechanism or *Verriegelung* introduced by Küntscher in 1968. Interlocked nailing has almost doubled the number of indications in comparison with the classic Küntscher nail.

A fracture in a bone reduces the initial rigidity to virtually zero. Until the time of complete fracture healing the loss of rigidity must be temporarily replaced by other means, such as plaster, internally applied plates, external fixation devices, or an interlocked intramedullary nail. This implies that these materials should have a certain amount of rigidity and strength in order to resist axial, bending, and torsional loads. Rigidity plays an important role in fracture healing. It is well known that very rigid fixation leads to primary bone union and that less rigid stabilization allows the development of nice, strong callus.

What is rigidity? Rigidity is the ability of a given structure to resist deformation that results from a certain load to which this structure is exposed. Strength is the amount of load that a structure can bear before it fails. Load and resulting deformation can be plotted on a typical graph, (Fig. 1). Two parts can be distinguished on the curve: the linear, so-called elastic part and the nonlinear, so-called plastic part. They are separated by a point which is called the proportional limit. A structure that is loaded below the proportional limit will return to its original form after the load has

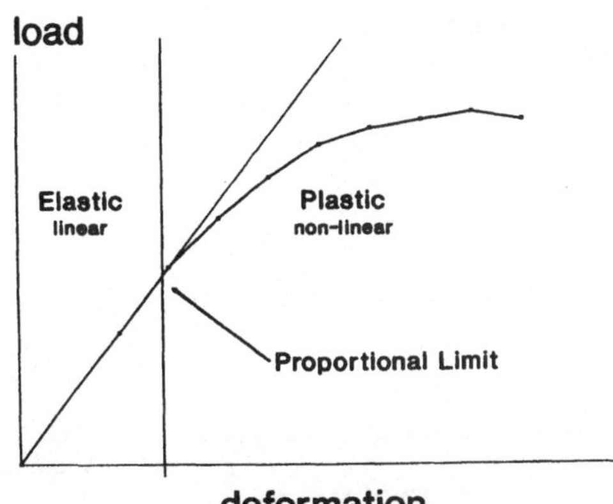

Fig. 1. Load and resulting deformation

Hefte zu der Unfallchirurg, Heft 229
M. Börner/E. Soldner (Hrsg.)

been removed. Loads that exceed the proportional limit will lead to a permanent deformation. It is obvious that materials that are to be used as temporary stabilizers in fracture healing must never be loaded beyond the proportional limit. The slope of the linear or elastic part of the curve is called the rigidity. The steeper the slope, the more rigid is the structure.

Rigidity is determined by two major factors, namely, the design of the structure and the mechanical properties of the material from which the structure is manufactured. The difference in rigidity of the various interlocking nails will mainly be the result of their specific designs; the alloys from which they are produced do not vary greatly.

Another important mechanical item is the so-called working length. This is determined by the length of the intramedullary device that is in close contact with the proximal and the distal part of the fracture. In interlocking nails it is the distance between the screws or bolts that are closest to the fracture. In torsion, the rigidity is simply inversely proportional to the working length. Thus doubling the working length will halve the rigidity in torsion. In bending, the rigidity of the system is inversely proportional to the square of the working length.

The aim of the study was to demonstrate the influence of different designs on the rigidity of the various interlocking nails.

Materials and Methods

One of the most striking differences between the nails is the presence, or absence, of a long slot. This slot weakens the nail in torsional and in bending rigidity as will be shown in a simplified model. A tubular metal structure was subjected to a torsional momentum which led to a rotational deformity. This is depicted in the upper part of the graph (Fig. 2). A similar tube, but with a long slot, was then rotated under the same circumstances. The resulting curve is presented in the lower part of the graph (Fig. 2). These graphs show that a long slot reduces the torsional rigidity enormously. In a tubular structure the influence of the slot on bending rigidity is demonstrated. The upper part of the graph in Fig. 3 shows the unslotted tube, the lower part the

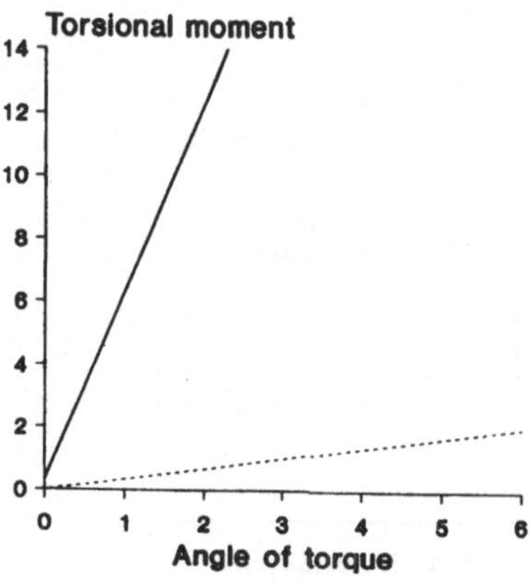

Fig. 2. Influence of long slot on torsional rigidity. *Solid line*, intact tube; *broken line*, tube with long slot

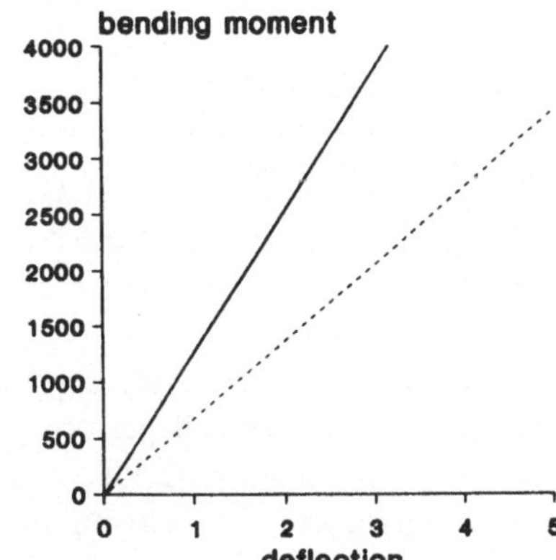

Fig. 3. Influence of long slot on bending rigidity. *Solid line*, intact tube; *broken line*, tube with long slot

slotted tube in four-point bending. This experiment shows that a slot weakens the bending rigidity of the structure.

The interlocking mechanism of the modern intramedullary nail consists of various devices, such as screws, bolts, wings, or hooks, to fix the nail on one or more levels to the bone. The main objective of interlocking is to improve rotational and longitudinal stability, especially in the treatment of comminuted fractures. This is hardly possible with the classic Küntscher nail. Interlocking can be done at several levels. One extreme is interlocking far away from the fracture. Another is interlocking in the near vicinity of the fracture. Because torsional rigidity is inversely proportional to the working length, more rotational stability can be obtained when interlocking takes place as close to the fracture as is feasable. This is shown in Fig. 4. The upper part of the graph represents interlocking close to the fracture; the lower part depicts the very proximal and very distal application of interlocking screws.

Five interlocking tibia nails (Table 1) were tested as to their mechanical properties in torsion, axial loadbearing and four-point bending.

In a plastic tibia, which resembles the human tibia in anatomical shape as well as architectural structure, a defect fracture 1 cm in length was created. This unstable fracture model was then stabilized with one of the interlocking nails. The assembled fracture model was then subjected to a linear rotational momentum. The resulting an-

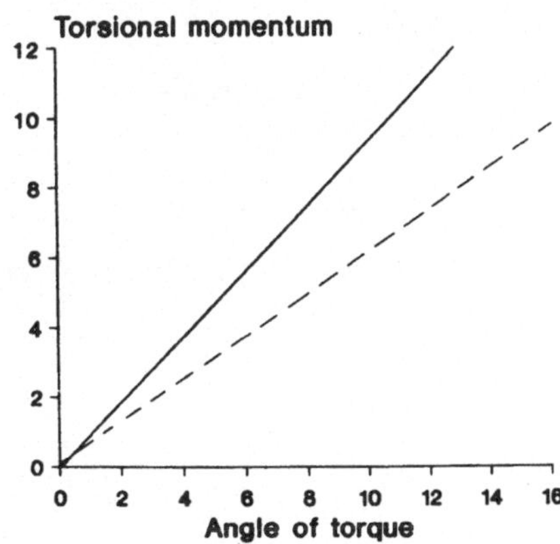

Fig. 4. Influence of location of interlocking on torsional rigidity. *Solid line*, innermost lock; *broken line*, outermost lock

Table 1.

– Börner Mattheck 11 mm
– Brooker 10 mm
– AO universal 11 mm
– Grosse & Kempf unslotted 10 mm
– Grosse & Kempf slotted 11 mm

gle of torque was graphically depicted (Fig. 5). The unslotted 10–mm Grosse Kempf nail and the Brooker nail performed best in torsional rigidity. The slotted nails had markedly less torsional rigidity. Each fracture model was then subjected to a load along the long axis. The closing of the fracture gap was taken as a measure of axial compression rigidity. The results are shown in Fig. 6. As can be seen all the nails performed well, with the exception of the Brooker nail. In this case the fracture gap even closed completely at a load of 680 N, which is the weight of a normal person. This can be explained by the fact that the distal wings of the Brooker nail easily cut through the relatively weak cancellous metaphyseal bone of the distal tibia. The other nails are locked with screws that anchor in the much stronger cortical bone of the distal tibia. It was observed that increasing the axial load led to plastic deformation of the distal transfixion screws or that the screws tended to cut through the cortical bone. It is doubtful that at loads of more than 8000 N this has any clinical significance.

All of the five nails were tested in four-point bending. The distance between the bending points was 38 mm. The deflection resulting from the bending force is shown in Fig. 7. As can be seen, there is not a great difference between the nails in bending rigidity.

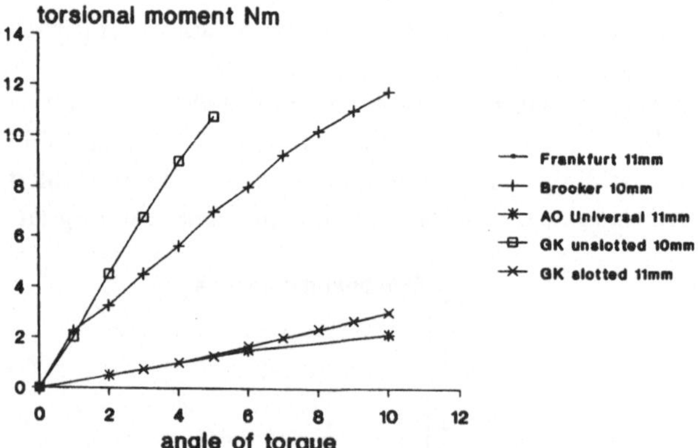

Fig. 5. Torsional rigidity in plastic tibia model

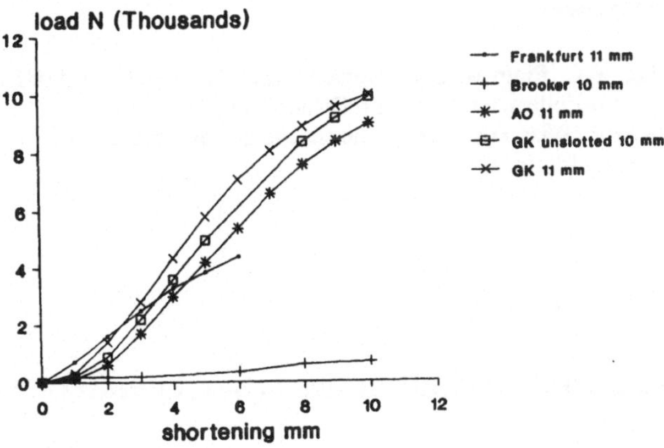

Fig. 6. Compression rigidity in model (various interlocking nails)

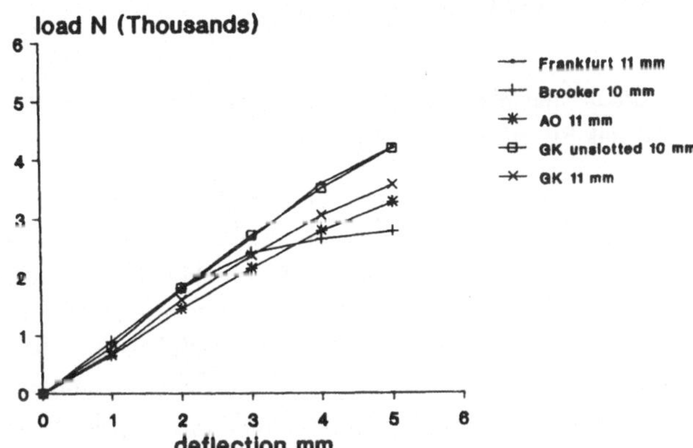

Fig. 7. Four-point bending test for interlocking nails

Summary and Conclusions

1. From a theoretical point of view a nail is weakened in torsional rigidity by the presence of a long slot.
2. More rotational stability is gained when the interlocking takes place as close to the fracture as is feasible.
3. In the laboratory setting the unslotted nails were superior to the other interlocking nails in torsional rigidity.
4. In bending rigidity no great variation between the different nails was demonstrated.
5. The laboratory experiment shows that, in axial loading, the Brooker nail is not able to maintain adequate length in a defect fracture.

References

Allen WC, Piotrowski G, Burstein AH, Frankel VH (1968) Biomechanical principles of intramedullary fixation. Clin Orthop Relat Res 60:13

Tarr RR, Wiss DA (1986) The mechanics and biology of fracture fixation. Clin Orthop Relat Res 212:10

Stabilitätsverhalten des Oberschenkelverriegelungsnagels der AO

T. Mischkowsky und W. Mayer

Abt. Unfall- und Wiederherstellungschirurgie Krankenhauszweckverband, Kempten-Oberallgäu, Klinik Robert-Weixler-Straße 50, W-8960 Kempten

Die Verriegelungsnagelung des Oberschenkels hat auch im Krankengut der Abteilung für Unfallchirurgie und Wiederherstellungschirurgie des Stadtkrankenhauses Kempten die Plattenosteosynthese am Oberschenkel fast vollständig verdrängt. Während noch vor 6 Jahren etwa 40% der Oberschenkelfrakturen mit Plattenosteosynthesen versorgt wurden, ist heute das Routineverfahren bei diaphysären Frakturen die Oberschenkelnagelung, in aller Regel als Verriegelungsnagelung.

Über die postoperative Nachbehandlung bei Plattenosteosynthesen und konventionellen Marknagelosteosynthesen von Oberschenkelfrakturen besteht im klinischen Alltag und in der Literatur Einigkeit. Dagegen ist die Nachbehandlung bei instabilen Frakturformen, die mit Verriegelungsnagelung versorgt wurden, noch nicht standardisiert; es fehlen experimentelle Daten, um die postoperative Belastung auf eine rationale Basis zu stellen. Ziel der eigenen Untersuchung war daher die Überprüfung des Stabilitätsverhaltens der Oberschenkelverriegelungsnagelung hinsichtlich der Nachbehandlung, wobei ein besonderer Schwerpunkt auf die Rotationsstabilität gelegt wurde.

Material und Methode

Es wurden insgesamt 25 Leichenfemora auf einer Materialprüfungsmaschine mit deltaförmiger Krafteinleitung überprüft.

10 Femora wurden nach einer standardisierten Schrägosteotomie und Versorgung mit einem Verriegelungsnagel der AO unter dynamischer Wechseldruckbeanspruchung von 500, 1000, 1500 und 2000 N überprüft. Dabei wurde die elastische und plastische Verformung gemessen, anschließend wurden die Femora bis zur Instabilität (Bruchlast) belastet.

Hefte zu der Unfallchirurg, Heft 229
M. Börner/E. Soldner (Hrsg.)

Weitere 10 Femora wurden auf Torsionsstabilität überprüft. Dabei wurde einerseits bei einem standardisierten Drehmoment die elastische und plastische Verformung gemessen, andererseits die aufzuwendende Kraft bei der Instabilität. Weitere Femora dienten als Kontrollgruppe. Daneben wurden einzelne Femora mit Plattenosteosynthese oder Nagelung ohne Verriegelung bei gleichzeitiger Osteotomie dem gleichen Versuchsprogramm unterworfen.

Ergebnisse

Die Verformung bei axialer Belastung (Abb. 1) zeigt einen nahezu linearen Anstieg der Verformung mit zunehmender Krafteinleitung. Dabei betrug die Verformung im physiologischen Rahmen (bis 2000 N) unter 4 mm und war jeweils elastisch, d.h. mit vollständiger Rückkehr zum Ausgangswert. Ein sehr ähnliches Verhalten hatten die überprüften Plattenosteosynthesen mit ebenfalls linearem Anstieg der Verformung (die ebenfalls reversibel war) und die Kontrollfemora. Dabei nahm das Ausmaß der elastischen Verformung von der des Verriegelungsnagels zu den Kontrollfemora ab. Die Femora wurden anschließend bis zur Instabilität belastet.

In Abb. 2 ist erkennbar, daß die Stabilität der Kontrollgruppe von keiner Osteosynthese erreicht wurde (MW: 7900 N). Von den übrigen überprüften Implantaten war die Verriegelungsnagelung mit einem Mittelwert von 4670 den übrigen überprüften Implantaten (Verriegelungsnagel mit Defekt: MW 3700, Nagel- und Oberschenkelplatte: MW 2900 bzw. 2800) deutlich überlegen. Dabei sind nur die Meßergebnisse der Verriegelungsnagelung statistisch abgesichert.

Besonderes Gewicht wurde auf die Untersuchung der Rotationsstabilität gelegt. In der Literatur finden sich keine zuverlässigen Angaben über die In-vivo-Rotationsbeanspruchung des Oberschenkels; neuere Untersuchungen bei Verriegelungsnagelung mit Telemetrie-Nägeln versprechen hier eine Vermehrung des Kenntnisstandes.

Es wurde zunächst ein definiertes Drehmoment von 10 Nm angesetzt. Während die Kontrolle kaum meßbare Auslenkungen zeigte, betrug die Torsion bei der Platte

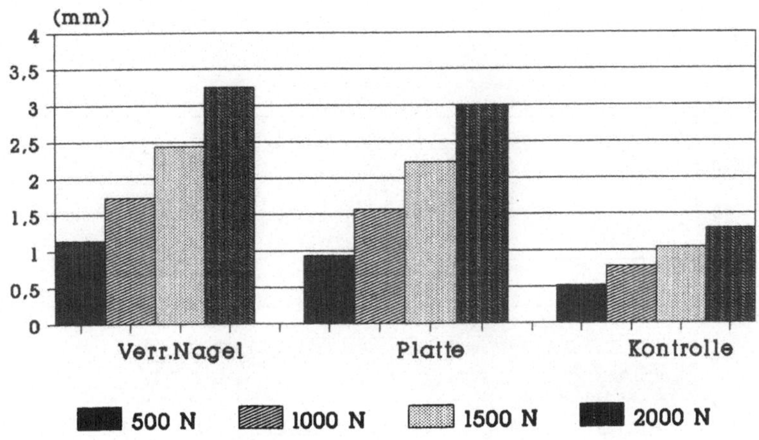

Abb. 1. Verformung bei axialer Belastung (n = 10)

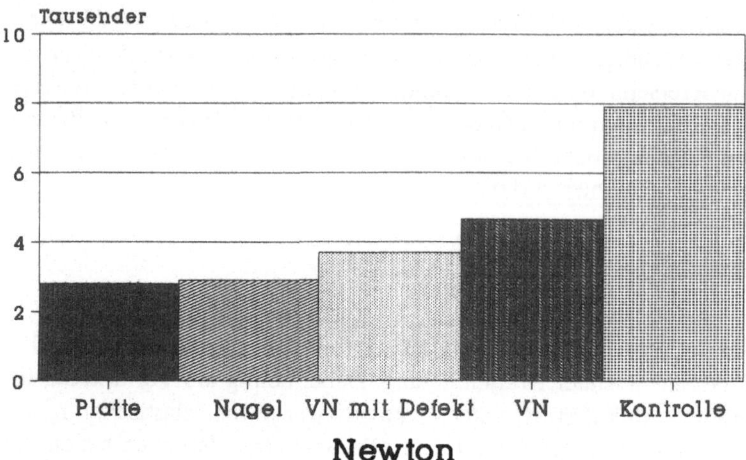

Abb. 2. Endlast bei axialer Belastung

15,5 Grad, beim Verriegelungsnagel ohne Defekt 25,5 Grad, beim konventionellen Nagel 35,5 Grad und beim Verriegelungsnagel mit einem Defekt von 10 cm 133 Grad (Abb. 3).

Die Femora wurden anschließend bis zur Instabilität auf Drehung beansprucht. Die Grenze der elastischen Verformung betrug bei den Kontrollfemora 13 Grad, bei den Platten, nicht verriegelten Nägeln und Verriegelungsnägeln war sie nahezu gleich (ca. 25 Grad) und beim Verriegelungsnagel mit einem diaphysären Defekt betrug sie 90 Grad (Abb. 4).

Die Endlast bei Torsion (Abb. 5) war bei den Osteosynthesen bei der Plattenosteosynthese mit 39,2 Nm am höchsten, gefolgt vom Verriegelungsnagel mit Defekt (22 Nm), dem Verriegelungsnagel (21,6 Nm) und dem konventionellen unverriegelten Nagel (12,4 Nm).

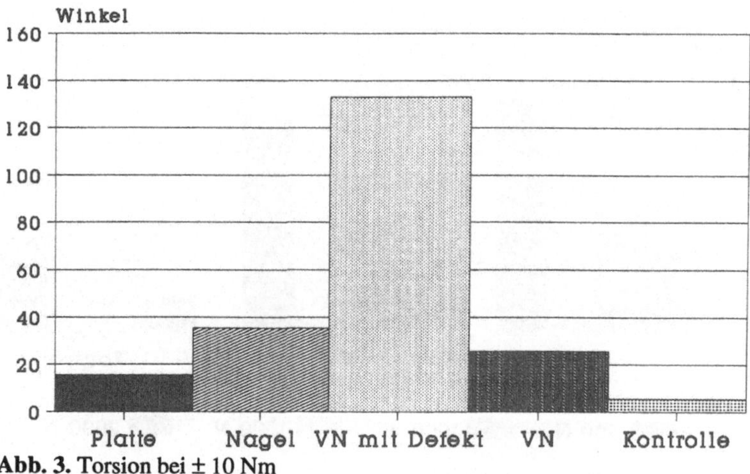

Abb. 3. Torsion bei ± 10 Nm

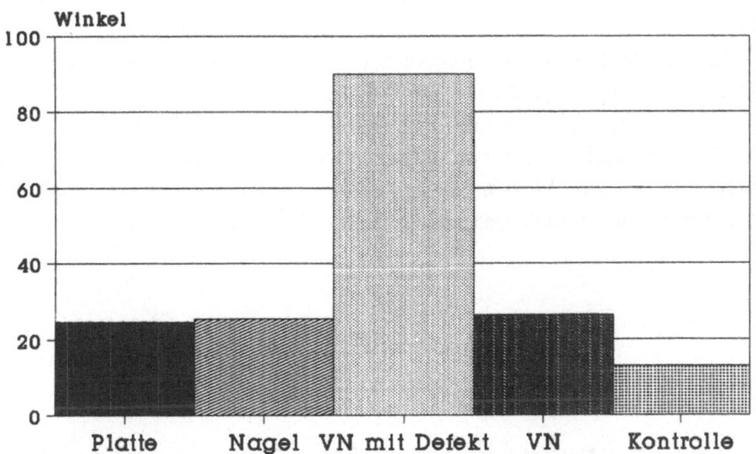

Abb. 4. Rotationswinkel bei Instabilität

Zusammenfassung

Die Verriegelungsnagelungsosteosynthese des Oberschenkels erlaubt bei regelrechter Knochenstruktur und tadelloser Operationstechnik auch bei instabilen Frakturformen und Defektsituationen eine zumindest teilbelastungsstabile Nachbehandlung. Sie ist der Plattenosteosynthese und der konventionellen Marknagelosteosynthese deutlich überlegen.

Schwieriger zu interpretieren sind die experimentellen Ergebnisse hinsichtlich der Rotationsstabilität. Es besteht bisher kein verläßlicher Kenntnisstand über das Maß der notwendigen Rotationsstabilität. Während das Verhalten bei der plastischen Rotationsverformung bei den überprüften Implantaten vergleichbar war (Ausnahme Verriegelungsnagel mit Defekt), war die Endlast bei der Torsion bei der Plattenosteo-

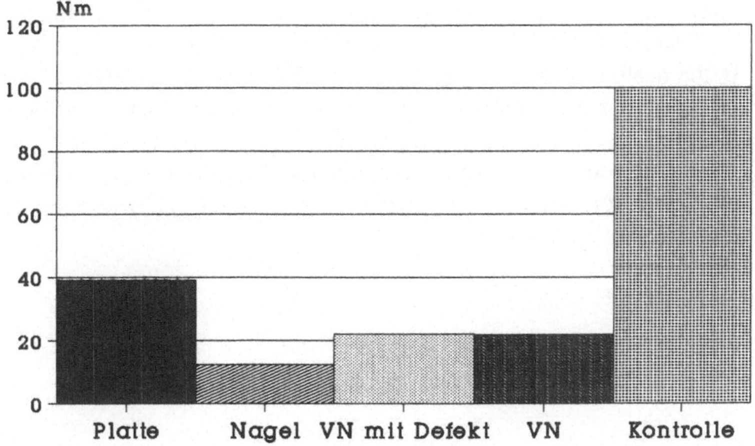

Abb. 5. Endlast bei Torsion

synthese deutlich höher als bei der Marknagelosteosynthese mit und ohne Verriegelung.

Die Bedeutung dieses Ergebnisses kann erst ermessen werden, wenn verläßliche Daten über die Sollwerte hinsichtlich der Rotation bekannt sind. Die bisherigen veröffentlichten, aber auch eigene Ergebnisse sprechen dafür, daß ein gewisses, limitiertes Maß an Instabilität kallusinduktive Wirkung hat und damit wünschenswert ist. Telemetrische In-vivo-Messungen müssen das Maß der auftretenden Kräfte erheben und diese in Relation zu den experimentellen Ergebnissen setzen.

An Experimental Study of Dynamization Following Static Medullary Nailing in Comminuted Diaphyseal Fracture

D. Dagrenat[1], N. Moncade[1], J. Cordey[2], B. A. Rahn[2], I. Kempf[1] and S. M. Perren[2]

[1] Centre de Traumatologie et d'orthopédie, 10 av. A. Baumann 67400 Illkirch-Graffenstaden/France
[2] Laboratorium für experimentelle Chirurgie 7270 Davos Platz/Switzerland

Introduction

Locked intramedullary nailing has broadened the indications for conventional Küntscher nailing and allows the fixation of complex diaphyseal fractures. Static fixation is performed, using locking screws in both fragments which permit the necessary stability to prevent axial rotation and impaction of the fracture site. When the fracture is to some extent bridged by a callus, dynamization is achieved by removal of either the proximal or distal lock, prior to the authorization of total weight bearing.

There has been much debate concerning whether or not dynamization is benificial in the healing of fractures of long bones. Grosse et al. (1978) advocate dynamization in order to expose the callus to the minimum necessary load and thereby improve healing.

The objective of the study was to compare the healing of a complex fracture model on sheep tibia after dynamization with constant static fixation using a locked intramedullary nail.

Hefte zu der Unfallchirurg, Heft 229
M. Börner/E. Soldner (Hrsg.)

Materials and Methods

Materials

Twenty-eight adult female sheep of the Swiss Alpine breed weighing 40–60 kg bow were used. The model of complex fracture consisted in producing two butterfly fragments at midshaft, with an open procedure.

The nails were adapted from the standart AO nail for the sheep tibia, slightly curved according to Sumner-Smith (1988). They were pierced with two mediolateral holes for interlocking (one at the proximal and one at the distal part of the nail). The locking screws (diameter 3.5 mm) were placed using an external target device fixed to the proximal part of the nail.

An exploratory study has been conducted using eight sheep, six dynamized between the 8th and the 12th week according to x-Rays, taking human procedure as a guide; they were killed at 20 weeks. The main group consisted of 20 sheep (Table 1). For the statistical analysis, pairs of sheep of similar age and weight were matched for comparing healing under static and dynamic conditions. Among this main group, two were excluded (one peroperative death, and one at 3 weeks due to an improper fracture); eight sheep were killed at 8 weeks, 10 at 11 weeks.

Table 1. Operated sheep of the test group

Sheep	Birth date	Weight (kg)	Sacrify	Fixation
418	1977	52	8 weeks	STAT.
545	1976	53	8 weeks	DYN.
428	1982	55	8 weeks	STAT.
525	1981	52	8 weeks	DYN.
521	1982	55	8 weeks	STAT.
426	1982	60	8 weeks	DYN.
618	1980	48	8 weeks	STAT.
434	1982	44	8 weeks	DYN.
467	1982	57	11 weeks	STAT.
455	1981	57	11 weeks	DYN.
559	1983	50	11 weeks	STAT.
553	1982	51	11 weeks	DYN.
608	1979	57	11 weeks	STAT.
633	1978	57	11 weeks	DYN.
606	1979	49	11 weeks	STAT.
619	1979	55	11 weeks	DYN.
634	1977	50	11 weeks	STAT.
623	1980	50	11 weeks	DYN.
424	1981	48	OP. date	*
538	1982	49	3 weeks	*

* Excluded from the series.
STAT., static; DYN., dynamic.

Methods

Sheep were operated on under general anesthesia with tracheal intubation and a gastric sonde. Operation was conducted on the right tibia. First from a medial approach with periosteal elevation, an oblique saw osteotomy was performed at midshaft and then a nail was inserted from a lateral parapatellar approach through the prespinal surface after the reaming procedure. The interlocking procedure was done using the external aiming device and an x-Ray amplifier. The fracture was completed by drilling multiple 2.0–mm transversal holes above and under the oblique saw osteotomy and two butterfly fragments were separated by chisel cuts along the drilled holes. The wounds were closed without drainage and a sterile bandage was applied.

Protection from weight bearing on the nailed tibias was ensured by supporting the sheep in a hammock until the fifth week.

Dynamization was initiated on the selected sheep on the 35th postoperative day by removing the distal locking screw under local anesthesia. All the animals, whether dynamized or static, were released from their harnesses on the 35th postoperative day.

Polychrome sequential labeling was used, starting on the day of dynamization, as were three fluorochromes: calcein green, xylenol orange and tetracycline, in that order. These markers were administered daily via subcutaneous or intravenous injections, at intervals of 1 week for the sheep killed at 8 weeks and 2 weeks for the sheep killed at 11 weeks.

The sheep were killed by injection with a lethal dose of penthotal and both tibias were explanted.

Investigations

Clinical Controls: The date of partial and then total weight bearing was recorded. The operative site was checked daily for inflammation and pain with pressure. In addition it was palpated for callus formation.

Radiologic Controls: X-rays were made weekly and standardized using in aluminum step-wedge. After sacrifice and nail removal, macroradiographs were taken on the explanted bones.

Mechanical Testing: After killing and nail removal, assessment of bending stiffness was performed, using a RUMUL MICROTON, which allows loading in tension or compression up to 20 kN at a load rate from 0 to 50 mm/min. A load cell RUMUL 174 of ± 1000 N was used. A four-point bending device with cylindrical attachments permitted the bone to be submitted to a pure bending load throughout its diaphysis. The moment exerted with this loading frame was sagittal, developing tensile stress in the anterior aspect and compressive stress on the posterior aspect of the bone. The angle of deflection was registered by a goniometric gauge calibrated with respect to the neutral fiber of the bone. The measurements were not made up to failure to keep the bone intact for histologic procedure. Angle of deflection was measured under a moment of 10 N.m, corresponding to a viable physiologic charge. For the measurements, bones were maintained wet with saline solution and their extremities moulted in cylinders of Beracryl, to be adapted to the cylinders of the loading frame. This mechanical testing was run on the 10 sheep of the second series. Rigidity of the callus was obtained according to the following formula:

$R = M \cdot d/a$
where R (in Nm2) is the flexural rigidity,
M (in Nm) is the applied moment,
a (in Radian) is the deflection angle, and
d (in meters) is the effective length.

This rigidity was calculated for a moment of 10 Nm and the results were expressed with respect to the ipsilateral control tibia, in percentage, this value being the most valuable because of the great variations among the individual specimens.

Histologic Study: After mechanical testing, bones were fixed with aethanol, moulted in methyl methacrylate and the fracture site separated upon frontal bone slices of 100 µm thickness. The method used for histologic evaluation was microradiography and subsequent study under fluorescence. Criteria of analysis were: thickness of the external callus, orientation of bone remodeling, and sequestration of bone fragment.

With the subsequent labeling, it was possible to define approximatly on each slice the date of external callus union and the date of cortical union.

Results

Exploratory Group (Eight Sheep)

From this group, all the fractures consolidated at identical times and there was no visible difference between dynamized and remaining static systems, neither radiologic nor histologic; however, the number of animals was insufficient for statistical relevance, and the date of dynamization seemed to be too late, when compared with human clinical conditions. This exploratory group served in fact as a pilot group and permitted us to define clearly the procedure for the main group.

Test Group (20 Sheep)

Among these 20 sheep, two were excluded because of problems perioperatively. One sheep experienced a laryngeal spasm after extubation and died perioperatively.

The other sheep was excluded after the third week because of fracture instability. This instability arose from a technical error occurring perioperatively in the form of an additional fracture line, linking the lower transversal osteotomy to the hole of the distal locking screw. The leg was progressively angulating and the system was judged too instable to finish the experimentation.

Finally, results were available from 18 sheep. All 18 sheep consolidated within the observation period. Full weight bearing was generally achieved at the 4th–5th week, but all the sheep had remained suspended in hammocks till the 5th week. No infection was detected in the series.

Radiologic Controls: All the fractures consolidated and the consolidation occurred on the indirect mode, with primary formation of a voluminous periosteal callus increasing by the habitual steps of active, bridging and unitive. This periosteal callus began to resorb 1 or 2 weeks after the unitive step, which was within the 5th–6th week. This external callus showed an asymmetrical development, much more pronounced at the lateral aspect than at the lateral aspect of the bone. This asymmetry was attributed to the "open" procedure of the fracture model, performed through a medial approach, and also to the fact that the medial aspect of the sheep tibia present a lack of muscle cover, in comparison with the lateral aspect where there are a lot of muscles attachments. An impaction of the fracture gap has been observed six of nine dynamized sheep. This impaction was demonstrated by the shift of about 1 mm of the empty screw hole.

A phenomenon of bone resorption was systematically observed in the vicinity of the locking screws, particularly with the static systems. This resorption occurred sometimes as early as the fourth week postoperatively, increasing in time, but loosening of the screws was not encountered.

However, the analysis of macroradiographies made on the explanted bones showed no significant difference in the consolidation of the fractures, between static and dynamized sheep.

Mechanical Testing: The stiffness calculated from the deflection angle measured with the four-point-bending test showed a great dispersion of values. That is why we chose to compare the stiffness of the static and dynamized specimens with the value expressed in percentage of stiffness of the contralateral bone. These values ranged from 58% to 121%. Although the mean value of the static systems was a little less than the

Table 2. Calculated stiffnesses (at 11 weeks)

Sheep	Fixation	Stiffness Left (Nm2)	Stiffness Right (Nm2)	Stiffness/ CONTROL (%)
455	DYN.	764	611	80
467	STAT.	539	655	121
553	DYN.	399	417	105
559	STAT.	399	327	82
608	DYN.	705	833	118
633	STAT.	655	382	58
619	DYN.	482	509	106
606	STAT.	509	458	90
623	DYN.	764	458	60
634	STAT.	458	306	67

Stiffness was calculated from the measurements of the deflection angle for a moment of 10 Nm. There was a great dispersion of values.
STAT., static; DYN., dynamic.

dynamized ones, there was no statistically significant difference between the two (Table 2).

Histologic Study: The analysis of the frontal slices confirmed the radiological aspect of the consolidation, with an evolution on the secondary mode. There was first development of a very large external callus, then progressive centripetal union of this callus and subsequent cortical union. When this was achieved, the periosteal callus started to resorb, through longitudinal remodeling. The constant aspect was an asymmetrical development of the callus which was always very large and unitive on the lateral aspect, while on the medial aspect, there was much less callus or none, or even a non-union.

Among the fragments of the fracture model, most of them on the lateral aspect were revascularized and integrated into the periosteal callus, contributing more or less to the cortical union. On the medial aspect, some of the fragments were completely devascularized, "excluded" from the fracture site just as sequesters.

The analysis with fluorescence technique reveal a date of union of the periosteal callus beginning within the fifth week. The cortical union was starting when the periosteal callus was united and seemed to be more rapidly achieved when the cortical fragments were close together.

In fact, there was a very wide spectrum of consolidation aspects, in terms of state of healing, but there was no difference between static and dynamized bones.

Discussion and Conclusion

With this experimental model we have finally not found a significant difference in consolidation between the static and dynamized specimens, and we assume that dynamization had no promoting or delaying effects on consolidation with the model we used.

What was the significance of the dynamization with the model? As we observed in six out of nine dynamized sheep of the main series, there was a slight impaction at the fracture site after the removal of the distal screw, this impaction being accompanied sometimes by a centripetal closure of the external callus. In these cases, dynamization obviously permitted a load transmission across the fracture fragments.

There is still some question concerning the static fixation with one screw per fragment. This static fixation allowed a certain motion at the fracture site, and an increased resorption of the fragments was predicted but not clearly established. Moreover, the radiological observation of resorption within the locking screws raises some doubt as to the lasting static character of the technique. Yet, we did not observed any loosening of the screws, and at removal, they still had sound hold in the bone. However, this resorption probably also permitted a certain amount of load transmission across the fracture site but may be later than for the dynamized animals.

The problem arising from possible delay of consolidation in static interlocking nailing of defects was not addressed with this model of fracture which led enough contacts between the bone fragments. However, we assume that when a fracture gap remains due to static interlocking, dynamization would be helpful or even necessary to put the fracture fragments in contact.

The clinical relevance of these results is that sound healing is not jeopardized by a static fixation, and this is corroborated by many clinical series. In the absence of a fracture gap between the bone fragments, reoperation for screw removal may be avoided.

References

1. Aro HT, Kelly PJ, Lewallen DG, Chao EYS (1988) Comparison of the effects of dynamization and constant rigid fixation on rate and quality of bone osteotomy union in external fixation. Proceedings of the 34th Annual Meeting of the Orthopaedic Research Society, Atlanta, Georgia, 4–6 February 1988
2. Aro HT, Chao EYS (1990) Effect of delayed dynamization on healing of unstable experimental fractures in the canine tibia. Proceedings of the 36th Annual Meeting of the Orthopaedic Research Society, New Orleans, 5–8 February 1990
3. Chao EYS, Aro HT, Lewallen DG, Kelly PJ (1989) The effect of rigidity on fracture healing in external fixation. Clin Orthop 241:24
4. Cordey J, Schnetzer M, Brennwald J, Regazzoni P, Perren SM (1980) Direct in vivo measurements of torque and bending in sheep tibiae. In: Uhthoff HK (ed) Current concepts of internal fixation of fractures. Springer, Berlin Heidelberg New York
5. Dagrenat D, Moncade N, Cordey J, Rahn BA, Kempf I, Perren SM (1990) An experimental study of dynamization following static medullary nailing in comminuted diaphyseal fracture. Proceedings of the 36th Annual Meeting of the Orthopaedic Research Society, New Orleans, 5–8 February 1990
6. Grosse A, Kempf I, Lafforgue G (1978) Le traitement des fracas, pertes de substances osseuses et pseudarthroses du fémur et du tibia par l'enclouage verrouillé. Rev Chir Orthop 64 (Suppl II):33
7. Johnson KD, Johnston BWC, Parker B (1984) Comminuted femoral shaft fractures: treatment by roller traction, cerclage wires and an intra-medullary nail or an interlocking nail. J Bone Joint Surg 66A:1222
8. Kempf I, Dagrenat D (1990) The effects of dynamization; an experimental study and its clinical applications. Advanced course of intramedullary locking nail, Courchevel 15–19 January 1990
9. Kempf I, Grosse A (1984) Dix ans d'enclouage centro-medullaire verrouillé. Symposium Avr. 1984, CTO Illkirch Graffenstaden 1984
10. Kempf I, Meyrueys JP, Perren SM (1982) "La fixation d'une fracture doit-elle être rigide ou élastique?". Symposium 57e Réunion Annuelle SOFCOT, Paris, November 1982
11. Kessler SB, Halfeldt KK, Perren SM, Schweiberer L (1986) The effect of reaming and intramedullary nailing on fracture healing. Clin Orthop 212:18
12. Klemm K, Schelmann WD (1972) Dynamische und statische Verriegelung des Marknagel. Monatsschr Unfallheilkd 75:568
13. Lanyon LE, Smith RN (1970) Bone strain in the tibia during normal quadrupedal locomotion. Acta Orthop Scand 41:238
14. Mockwitz J, Contzen H (1983) Die Verriegelungsnagelung. Internationales Verriegelungsnagel Symposium. Frankfurt, April 1982. Springer, Berlin Heidelberg New York
15. Perren SM, Cordey J (1980) The concept of interfragmentary strain. In: Uhthoff HK (ed) Current concepts of internal fixation of fractures. Springer, Berlin Heidelberg New York
16. Rahn BA (1976) Die polychrome Sequenzmarkierung. Inaugural dissertation. Freiburg, Switzerland
17. Rhinelander RR, Nelson CL (1973) The vascular and histologic response of diaphyseal cortex to experimental medullary nailing and reaming. J Bone Joint Surg 55-A:1767

18. Vecsei V (1988) Dynamization of interlocking nail: clinical aspects. Advanced course of interlocking intramedullary nailing. Strasbourg
19. Winquist RA, Hansen ST, Clawson OK (1984) Closed intramedullary nailing of femoral fractures. J Bone Joint Surg 66-A:529
20. Wist DA, Fleming CH, Matta JM, Clark D (1986) Comminuted and rotationally unstable fractures of the femur, treated with an interlocking nail. Clin Orthop 212:35

II. Bewährte Nagelsysteme – Profil oder Profilierung?

Verriegelungsnagel Börner-Mattheck

M. Börner

Berufsgenossenschaftliche Unfallklinik Frankfurt am Main (Ärztlicher Direktor: Priv. Doz. Dr. med. habil. M. Börner) Friedberger Landstraße 430, W-6000 Frankfurt am Main 60

Die intramedulläre Fragmentstabilisierung bei Femur- und Tibiafrakturen ist heute ein weltweit anerkanntes und praktiziertes, sehr leistungsfähiges Behandlungsverfahren. Sowohl die Marknagelung nach Küntscher als auch die Verriegelungsnagelung werden heute an der unteren Extremität als Behandlungsform der 1. Wahl angesehen. An der überwiegend auf Zug belasteten oberen Extremität gilt dies natürlich für die Druckplattenosteosynthese.

Der Verriegelungsnagel wiederum vereint in sich nun die Vorteile sowohl der Nagelung als auch der Druckplattenosteosynthese:

Der intramedulläre Kraftträger ermöglicht bei anatomisch korrekter Reposition durch ausreichende Fragmentstabilisierung eine frühe Belastung der Funktionseinheit, durch die Verriegelungsbolzen wird Neutralisation der auf die Fragmente einwirkenden Kräfte gewährleistet, somit Verkürzung, Achsenabknickung und auch Torsionsinstabilität vermieden.

Durch rechtzeitige Dynamisierung des Verriegelungsnagels kann die bei Druckplattenosteosynthese durch Streßprotektion nicht selten auftretende Ermüdungsfraktur nahezu sicher ausgeschlossen werden.

Implantatbrüche sind natürlich sowohl bei intramedullären als auch extramedullären Osteosyntheseverfahren möglich, beim heute zu erwartenden Standard der Osteosynthesehilfsmittel praktisch immer durch eine „ungünstige Konstellation von Fraktur und Osteosynthesen" bedingt. Bei einer Plattenosteosynthese ist diese ungünstige Konstellation im wesentlichen und häufig auf mangelnde operativ-technische Erfahrung des Operateurs, speziell auf eine nicht ausreichende Abstützung im Frakturbereich auf der Zuggurtungsseite bzw. auf zu frühe Teil- bzw. Vollbelastung zurückzuführen.

Beim intramedullären, hohlförmigen Kraftträger, z.B. beim Marknagel bzw. Verriegelungsnagel, spielen jedoch offensichtlich konstruktive Unterschiede in der Gestaltung des Nagels für dessen Dauerbiegebelastbarkeit eine nicht unwesentliche Rolle.

Während der Küntscher-Marknagel mit durchgehendem Schlitz praktisch keine konstruktionsbedingte Neigung zur Rißbildung zeigt, kommt es bei Nägeln mit endlichem Schlitz in etwa 20–30% der Fälle (Beaupre, Schneider-Perren) zu Anrissen am

Hefte zu der Unfallchirurg, Heft 229
M. Börner/E. Soldner (Hrsg.)

Schlitzende. Die Ursache dafür sind die Kerbspannungen am Schlitzende, wie bereits von Börner sowie Mattheck anhand biomechanischer Analysen gezeigt wurde.

Nach klinischer Erfahrung und aufgrund von Berechnungen der Belastbarkeit von gebräuchlichen Marknägeln mit Hilfe der Finite-Elemente-Methode sind die folgenden konstruktiven Mängel an herkömmlichen Verriegelungsnägeln festzustellen:

- Rißbildungen an den proximalen Perforationen,
- Rißbildungen am Schlitzende,
- Rißbildungen an den distalen Bohrlöchern.

Es lag somit nahe, solche konstruktiven Schwachstellen, die sich erfahrungsgemäß v.a. am proximalen und distalen Nagelende befinden, nachzuweisen und ursächlich zu analysieren. Von der Verfahrenstechnik her bot sich als Grundlage die Methode der Finite-Elemente an.

Eine Spannungsanalyse des Knochen-Nagel-Verbundes am *proximalen* Oberschenkelende mit dem Berechnungsverfahren der „Finite-Elemente" zeigt eindeutig die Lokalisation maximaler Zugspannungen im Marknagel auf der lateralen Seite. Eine Querverriegelung des Marknagels in diesem Bereich bedeutet daher eine konstruktive Schwachstelle, nicht zuletzt auch deshalb, weil dabei in gleicher Höhe zwei, die Nagelstabilität mindernde Perforationen angebracht werden.

Als Konsequenz sollte daher der Oberschenkelverriegelungsnagel am proximalen Ende Bohrlöcher mit möglichst schräger Bohrlochachse aufweisen; außerdem sollten hier Langlöcher bevorzugt werden, da diese lokal geringere Kerbspannungen induzieren.

Als wesentliches Ergebnis dieser Spannungsanalyse des Knochen-Nagel-Verbundes am proximalen Oberschenkelende ist somit herzustellen, daß die proximale Verriegelung des Oberschenkelnagels so schräg als möglich durchgeführt werden sollte, um die Gefahr der Rißbildung in Lochhöhe zu vermindern. Das gleiche gilt natürlich auch für das distale Nagelende; jedoch ist hier eine Schrägverriegelung des Marknagels aus technischen Gründen nicht möglich, da die häufige Nageltorsion den Einsatz mechanischer Zielgeräte ausschließt und Schrägbohrungen röntgenoptisch nicht darzustellen sind.

Auf das proximale Nagelende wirken erhebliche Belastungsgrößen in axialer Richtung ein, während das distale Nagelende unterschiedlich, überwiegend durch Biegemomente belastet wird.

Da oberhalb der proximalen Verriegelung praktisch keine Längskraft eingeleitet wird, kann nur die axiale Pressung der proximalen Verriegelungslöcher gemeint sein, die infolge dieser hohen Axialbelastung zu den Rissen an den proximalen Verriegelungslöchern führt. Diese entstehen also nicht durch Biegung, sondern durch lokalisierte Lochrandpressungen in axiale Richtung.

Da nach den Ergebnissen grundsätzlich am distalen Nagelende an der lateralen Nagelzirkumferenz das proximale Bohrloch ungleich höher belastet wird als das distale, wird es sich anbieten, 2 Ouerbolzen unterschiedlicher Dimensionierung zu verwenden. Die theoretische Konsequenz läßt sich jedoch in der Praxis nicht umsetzen, da durch unterschiedliche große Bohrlöcher mit unterschiedlich dicken Verriegelungsbolzen die Operationstechnik unnötig erschwert würde, zumal letztendlich durch Änderung des Querschnittprofils diese grundsätzlichen Mängel zu kompensieren sind.

Das bis dato fast V-förmige sog. Kleeblattprofil des Küntscher-Nagels ist durch Ausrundung der Querschnittform dem Kreisprofil aufgrund der Meßergebnisse angenähert worden. Dadurch wurde sowohl die Steifigkeit des Marknagels als auch bei gleicher schwellender Biegebelastung die Versagenslastspielzahl erhöht.

Risse am (proximalen) Schlitzende müssen als Folge sich hier auswirkender Kraftflußumlenkung bewertet werden. Die Messungen mittels Finite-Elemente haben gezeigt, daß durch verschiedene Ausführungen des Schlitzendes unterschiedlich große Spannungen bedingt werden.

Am günstigsten hat sich in dieser Hinsicht der unendliche Schlitz erwiesen: Jede an einem endlichen Schlitzende aufgetretene Abschlußbohrung verstärkt in Abhängigkeit von Form und Größe die Kerbspannungen. Somit muß ein wie auch immer geformtes Schlitzende als überflüssige Schadensquelle angesehen und in Konsequenz ein durchgehend geschlitzter Nagel bevorzugt werden.

Mit zunehmender Annäherung des Querschnittprofils eines Nagels an die Kreisform wird, wie die Biegelastversuche eindeutig ergeben haben, die einwirkende Wechselbiegelast zunehmend toleriert.

Es würde sich somit grundsätzlich die ausschließliche Verwendung eines vollständig geschlitzten Marknagels mit kreisförmigen Querschnitt anbieten. Ein solcher Marknagel erscheint in der Praxis wegen seiner extrem großen Steifigkeit nur bedingt anwendbar, da er sich nicht der individuellen Form der Markhöhle anpassen könnte und zwangsläufig zu Schäden der Kortikalis führen müßte.

Neben der Finite-Elemente-Analyse der bekannten Schwachstellen (Rißbildungen) am Verriegelungsnagel wurden experimentelle Untersuchungen zum Ermüdungsverhalten verschiedener Verriegelungsnägel durchgeführt:

1. Der proximale Teil des Verriegelungsnagels unter schwellender Biegebelastung,
2. der distale Teil des Verriegelungsnagels unter schwellender Biegebelastung,
3. experimentelle Untersuchungen zur Torsionsstabilität des Verriegelungsnagels.

Die Ergebnisse identischer definierter Biegeversuche haben sowohl am proximalen als auch am distalen Ende des Oberschenkelverriegelungsnagels Rißbildungen nach unterschiedlichen Lastspielzahlen ausgewiesen; Rißbildungen konnten z.B. in Abhängigkeit vom Nagelmodell bereits nach 60.000, 800.000 bzw. 4.000.000 Lastspielen ausgelöst werden. Am distalen Ende betrugen die Lastspielzahlen in Höhe der Querbohrungen 100.000, 330.000 bzw. 800.000, bis eine Rißbildung auftrat.

Auf der Grundlage der biomechanischen Analyse resultiert daraus die Wertigkeit der Einzelfaktoren für die Gesamtbelastbarkeit eines Nagels:

1. Profil,
2. Wandstärke,
3. Neigungswinkel der Bohrachse für die proximale Bohrung.

Anhand der durchgeführten Finite-Elemente-Analysen und experimentellen Untersuchungen der Einzelbelastungen sowie der Torsionsstabilität resultierten daraus technische Änderungen des Nageldesigns. Ziel war es, eine Lastverteilung, die beim Verriegelungsnagel v.a. das Auftreten von Kerbspannungen an den Bohrlöchern für die Verriegelungsbolzen bewirken, zu beeinflussen. Es entwickelte sich daraus ein Verriegelungsnagel mit einem wulstförmigen Kreisprofil; der Verriegelungsnagel Börner-Mattheck:

Das Bohrloch (Kerbe) wird in einem Bereich reduzierter Wandstärke, aber zwischen 2 wulstförmigen Verdickungen in der Nagelwand plaziert, so daß hier beträchtliche Materialreserven entstehen. Der so um das Bohrloch herumgeleitete Kraftfluß kann somit in den Bereichen verdickter Wandstärke nur geringe Kerbspannungen induzieren. Vom Design her war nur noch dafür Sorge zu tragen, daß solche wulstförmigen Wandverdickungen den Nagel nicht zu steif werden ließen, um seine praktische Anwendung nicht unnötig zu erschweren. Die technische Lösung dieses Problems konnte mit einem wulstförmigen Kreisprofil für den Nagel mit unendlichem Schlitz erreicht werden. Das kreisförmige Nagelprofil wird radial in Richtung Nagelmitte eingerückt und somit gleichsam hinter die Wülste plaziert; dadurch wird die Nagelsteifigkeit sinnvoll begrenzt. Der kerbspannungsreduzierende Effekt bleibt dabei erhalten, die Steifigkeit dieses Profils ist an die der klinisch erprobten konventionellen Profile angleichbar. Durch rechnerische Optimierung der Wulsthöhe konnte eine Verminderung am Bohrloch auftretender Kerbspannungen um fast 30% erreicht werden.

Zusammenfassung

Für die Entwicklung des neuen Nagelprofils für den Verriegelungsnagel Börner-Mattheck wurden eingehende Finite-Elemente-Analysen sowie experimentelle biomechanische Untersuchungen durchgeführt.

Die Ergebnisse dieser Untersuchungen führen in Konsequenz zu einer Änderung des Profils für einen optimal erscheinenden Verriegelungsnagel:

1. Die Bohrlochachse für die Verriegelung im *proximalen* Nagelabschnitt sollte so schräg wie möglich angebracht werden, um
   - kerbspannungsmindernde Langlöcher zu erreichen,
   - das laterale Langloch proximalwärts in niedrige Bereiche von Zugspannungen zu plazieren,
   - pro Querschnittsniveau jeweils nur ein Bohrloch anzubringen.
2. Der Marknagel sollte mit einem von End-zu-End *durchgehenden Schlitz* gestaltet werden, um
   - eine ausreichende Anpassung des Nagels an die Markhöhle zu gewährleisten,
   - am Schlitzende sonst auftretende Kerbspannungen zu vermeiden.
3. Gestaltung eines ermüdungsfesten, kreisförmigen Nagelprofils mit lokaler wulstförmiger Verdickung der Wandung, um
   - an den Perforationen sowohl am proximalen als auch am *distalen* Nagelende gezielte Kerbspaltungen abzubauen,
   - trotzdem die Anpassungsfähigkeit des Nagels an die unterschiedliche Markform zu erhalten,
   - die Verwindung v.a. des distalen Nagelanteils beim Einschlagen zu vermindern, und so
   - die Torsionsstabilität des Nagels zu erhöhen und in der Praxis dessen distale Verriegelung zu vereinfachen.

Diese vorstehend aufgeführten Einzelheiten des vorgeschlagenen Nagelprofils resultieren aus klinischen Erfahrungen und aus den im Detail geschilderten Untersuchungen, nach denen

1. der Marknagel dominant auf Biegung belastet wird, demnach konstruktiv diese Biegebelastung aufzufangen ist,
2. der Nagel hinreichend verwindungssteif, aber an die individuelle Markhöhlenform anpassungsfähig sein muß, um
   - die Fragmente ausreichend zu stabilisieren, ohne
   - die Kortikalis der Markhöhle zu schädigen.

Unter den genannten Aspekten hat sich die Änderung des Nagelprofils in dem Sinne ergeben, daß die Bohrlöcher zwischen 2 wulstförmigen Verdickungen der Nagelwand plaziert worden sind, der nahezu kreisförmige Nagelquerschnitt aber zu End-zu-End geschlitzt sein soll.

Das Konzept des AO-Universal-Marknagels für den Femur und die Tibia

D. Höntzsch und S. Weller

BG Unfallklinik Tübingen (Ärztlicher Direktor Prof. Dr. med. Dr. h. c. S. Weller) Schnarrenbergstraße 95, W-7400 Tübingen

Einleitung

Die intramedulläre Nagelung von Schaftfrakturen am Femur und der Tibia ist ein anerkanntes und erprobtes Operationsverfahren. Durch die zusätzlichen Verriegelungstechniken konnten die Indikationen erweitert werden:

- Schräg- und Spiralfrakturen und Frakturen mit Biegungskeil,
- Trümmer- und Stückfrakturen,
- Frakturen der distalen und proximalen Metaphyse.

Das Ziel für den Universalmarknagel für Femur und Tibia war es, ein universell einsetzbares Implantat zur Verfügung zu stellen. Die Einsatzfähigkeit mit und ohne Verriegelung, einfache Instrumentation und sichere Operationstechnik wurde mit dem neuen AO-Universalmarknagelsystem verwirklicht.

Hefte zu der Unfallchirurg, Heft 229
M. Börner/E. Soldner (Hrsg.)

Gemeinsame Merkmale

Durchgehender Schlitz mit Schwalbenschwanz am proximalen Ende

Aus Gründen der Elastizität werden geschlitzte Marknägel bevorzugt, d.h. der Rohr- bzw. Kleeblattquerschnitt ist nicht geschlossen, sondern auf der Zugseite geschlitzt. Bisher reichte der Schlitz bis kurz vor das Nagelende, um dort einem geschlossenen Rohrquerschnitt Platz zu machen. Hierdurch war gewährleistet, daß der Gewindekonus, welcher die Ein- und Ausschlagkräfte überträgt, sicheren Halt gefunden hat. In wenigen Einzelfällen wurden aufgrund einer Streßkonzentration am Schlitzende Ermüdungsbrüche festgestellt. Theoretische und experimentelle Untersuchungen zeigten, daß bei einem verriegelten Marknagel dieses Problem größer wird, da noch mehr Kräfte über das proximale Ende des Nagels eingeleitet werden.

Aus diesem Grund wurde ein durchgehender Schlitz gewählt, welcher jegliche Streßkonzentration vermeidet. Um einem Aufweiten des Marknagelrohres beim Eindrehen des Gewindekonus entgegenzuwirken, wurde der Schlitz im proximalen Ende schwalbenschwanzartig geführt. Das Aufweiten des Knochenrohres wird zuverlässig gesperrt.

Proximal aufgeschraubter Einschlag- und Zielbügel

Nach Eindrehen des Gewindekonus, welcher die Kräfte zum Ein- und Ausschlagen überträgt, kann auf diesen ein Führungs- und Zielbügel (für die proximale Verriegelung) aufgeschraubt werden. Dieser rastet mit 2 Nasen in die entsprechenden Nuten am proximalen Nagelende ein, so daß absolute Rotationsstabilität gewährleistet ist. Dieser Bügel kann als Führungshilfe beim Einschlagen des Marknagels verwendet werden und läßt ein gutes Dirigieren des Nagels zu. Der Bügel wird also universell beim nicht verriegelten oder verriegelten Nagel aufgeschraubt. Er ist so ausgelegt, daß durch entsprechende Löcher genau die Verriegelungslöcher des Marknagels getroffen werden. Von der Deformation des Nagels und damit der Schwierigkeit, über ein Bügelsystem zu zielen, ist das proximale Nagelende nicht betroffen. Hier hat sich das Zielen, Bohren und Schrauben der proximalen Verriegelung durch einen Zielbügel bewährt.

Proximale Verriegelung

Die proximale Verriegelung geht beim Femur- und beim Tibiamarknagel durch den beschriebenen Zielbügel. Durch diesen können die 3 Verriegelungslöcher exakt getroffen und besetzt werden. Das mittlere dynamische Verriegelungsloch wird so getroffen, daß es am proximalen Ende mit der Verriegelungsschraube besetzt wird, so daß das Rutschen des Knochenrohrs nach distal möglich ist.

Die Instrumentation geschieht durch auswechselbare Bohrbüchsen in der äußersten Zielbohrbüchse mit einem Außendurchmesser von 8 mm. In diese eingeschoben werden die passenden Bohrbüchsen für die jeweilige Verriegelungstechnik mit Schrauben oder Bolzen (s. dort).

Dynamisches Verriegeln in der proximalen Verriegelungslochgruppe

Am Tibia- und Femurmarknagel ist in der Lochgruppe für die proximale Verriegelung das mittlere Loch oval ausgebildet. Hierdurch kann bei geeigneten Frakturen durch die Verriegelungsschraube die Rotationsstabilität gehalten werden. Ein in Längsrichtung kontrolliertes Zusammensintern der Fraktur ist möglich, da die Verriegelungsschraube primär im proximalen Lochende zu liegen kommt. Dadurch kann das proximale Knochenrohr in Richtung Fraktur über dem Nagel zu diesem relativ nach distal rutschen.

Distale Verriegelung

Die distale Verriegelung ist beim Femurmarknagel durch 2 quere Löcher und am Tibiamarknagel durch 2 quere Verriegelungslöcher und ein in a.-p.-Richtung gelegenes Verriegelungsloch möglich. Die distale Verriegelung wird durch einen gesonderten Zielvorgang besetzt (s. dort). Mit dem proximalen Nagelende gekoppelte Zielbügel oder Instrumentationen, welche nicht röntgenoptisch kontrolliert werden, haben sich nicht bewährt. Bei der Implantation des Nagels kommt es zu mehr oder weniger großen Verbiegungen und Verwindungen des Nagels. Bereits kleine Abweichungen genügen aber, um jedes unkontrolliertes Bügelsystem nutzlos zu machen, da die Bohrrichtung im Knochenrohr transversal durch die Verriegelungslöcher exakt stimmen muß.

Besonderheiten des Femurmarknagels

Krümmungsradius 1,5 m (Abb. 1)

Durch Untersuchungen an Leichenfemur konnte festgestellt werden, daß ein Bogen mit 1,5 m Radius den physiologischen Verhältnissen nahe kommt. Der AO-Femurmarknagel zeigt deshalb eine Antekurvation mit einem Radius von 1,5 m. Hierdurch wird erreicht, daß die Markhöhle möglichst physiologisch ausgefüllt wird. Die stabilisierende Wirkung des Nagels wird erhöht, da es zu einem längeren Kontakt des Nagels im Knochenrohr kommt. Hierdurch ist auch ein geringes Aufbohren gegenüber einem geraden Nagel nötig.

Insertionspunkt (Abb. 2)

Die gegenüber den Vorgängern etwas steiferen Verriegelungsnägel sollten in der physiologischen Fortsetzung der Markhöhle eingebracht werden. Dadurch ist gewährlei-

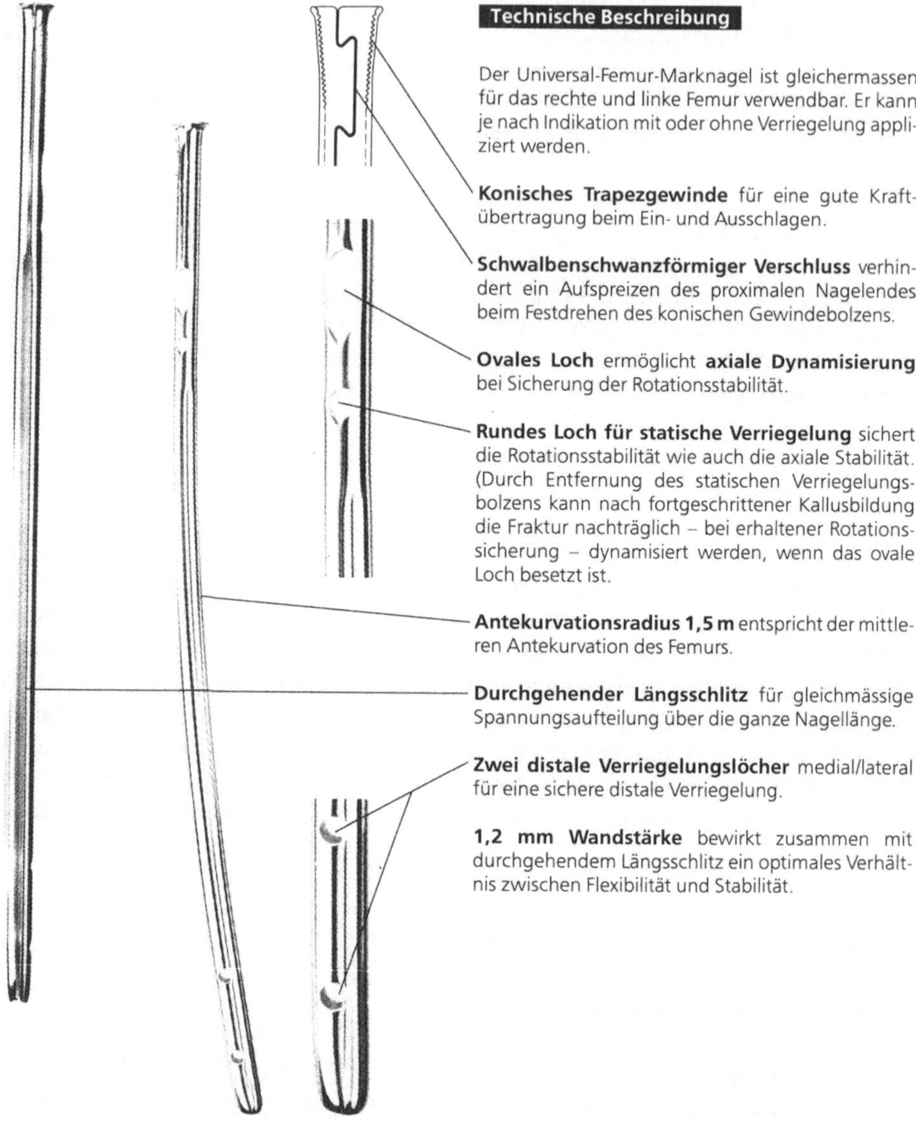

Abb. 1. Universalfermurmarknagel

stet, daß beim Bohrvorgang nicht einseitig gebohrt wird, und daß der gekrümmte Nagel die Antekurvation des Femurs nachvollzieht. Der korrekte Insertionspunkt liegt deshalb genau am medialen Abhang des Trochanter major und etwas nach dorsal versetzt. Dieser Punkt ist in der Fossa piriformis zu suchen. Beim Zugang muß dies berücksichtigt werden.

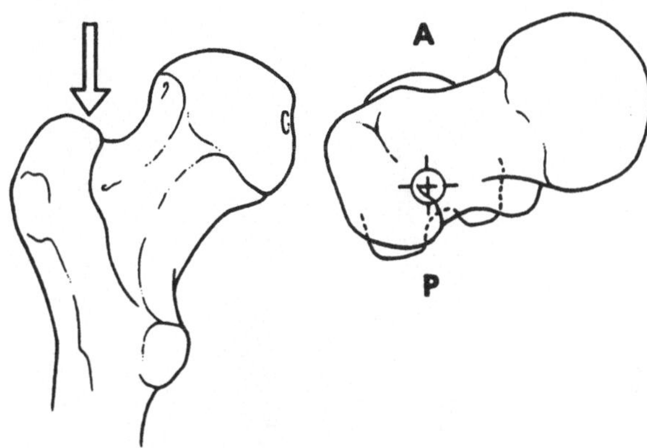

Abb. 2. Wahl des Insertionspunktes. Die Wahl des korrekten Insertionspunktes ist bei der Verwendung eines Universalfemurmarknagels wichtig. Der Insertionspunkt für den konventionellen AO/ASIF-Femurmarknagel wurde mittelbar lateral und ventral von der Spitze des Trochanter major gewählt. Dieser Insertionspunkt eignet sich nicht für den etwas steiferen und stärker gebogenen Universalfemurmarknagel. Der zu anterior und lateral liegende Insertionspunkt verhindert ein achsengerechtes Aufbohren des Markkanals. Beim Einführen des Marknagels versucht sich dieser, durch Torquieren dem Verlauf des Bohrkanals anzupassen. Untersuchungen über die Markhöhlengeometrie haben gezeigt, daß sich der ideale Insertionspunkt für den Universalfemurmarknagel unmittelbar in oder lateral der Fossa piriformis befindet. Ein Verdrehen des Nagels wird dadurch verhindert

Markraumeröffnungsinstrument

Um die Markhöhle möglichst exakt am gewünschten Punkt zu eröffnen, wurde ein neues Markraumeröffnungsinstrument eingeführt.

Durch das Eröffnen mit dem Pfriem sind unerwünschte Abweichungen vom Idealpunkt nicht auszuschließen. Mit dem Markraumeröffnungsinstrument wird der Insertionspunkt mit einem steifen Kirschner-Draht durchgebohrt. Die Position kann dann intraoperativ klinisch und ggf. röntgenologisch kontrolliert werden. Über diesem Kirschner-Draht wird ein Hohlmeißel mit vorne und seitlich scharfen Kanten exakt geführt. Hierdurch kommt es zu einem Loch mit 12 mm Durchmesser, dessen Zentrum exakt dort liegt, wo der Kirschner-Draht eingebracht worden ist.

Besonderheiten des Tibianagels

Neue AO-Krümmung (Abb. 3–5)

Um den Universalmarknagel mit Löchern zum Verriegeln zu versehen, war die bisherige Wandstärke von 1,0 mm nicht beizubehalten. Das heißt, die beim bisherigen Marknagel bewußt erzielte Flexibilität mußte zugunsten größerer Wandstärke gemindert werden.

Ein starrer Nagel verursacht mehr Spannung beim Umlenken von der schrägen Einschlaglinie durch den Tibiakopf in den Markraum hinein als ein flexibler Nagel.

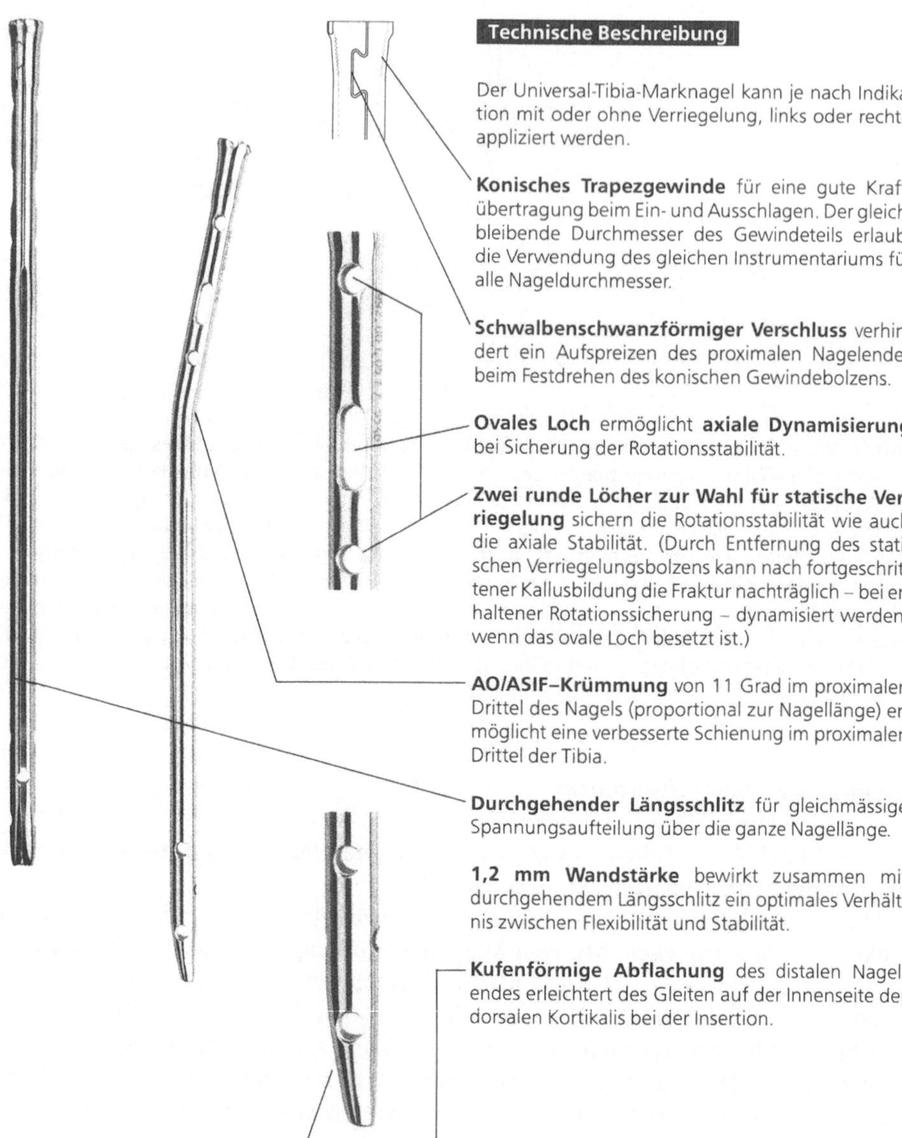

Abb. 3. Universaltibiamarknagel

Für die stabilisierende Wirkung ist die Kongruenz zwischen Nagelform und anatomischer Form entscheidend.

Durch die neue AO-Krümmung im proximalen Drittel wurden 2 Vorteile erreicht:

- besseres *Eintauchverhalten* vom Insertionspunkt an der Tuberositas tibiae in die Markraumhöhle (Abb. 4)

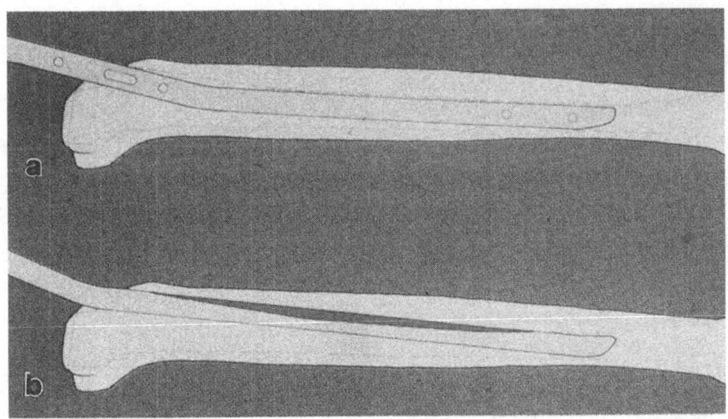

Abb. 4 a, b. Der neue AO-Marknagel (**a**) gleitet spannungsfrei um die Kurve zwischen Einschlagstrecke im Tibiakopf und dem längsverlaufenden Markraum. Er lenkt mit seiner nach distal versetzten neuen AO-Krümmung früher ein als mit der konventionellen Form (**b**)

- *Stabilisierung des Tibiaschaftes* auf eine längere Strecke. Der geänderte Nagel liegt auf einer wesentlich längeren Strecke der muldenförmigen Innenwand der dorsalen Kortikalis an und stabilisiert dort den gesamten Tibiaschaft bis zur neuen AO-Krümmung (Abb. 5).

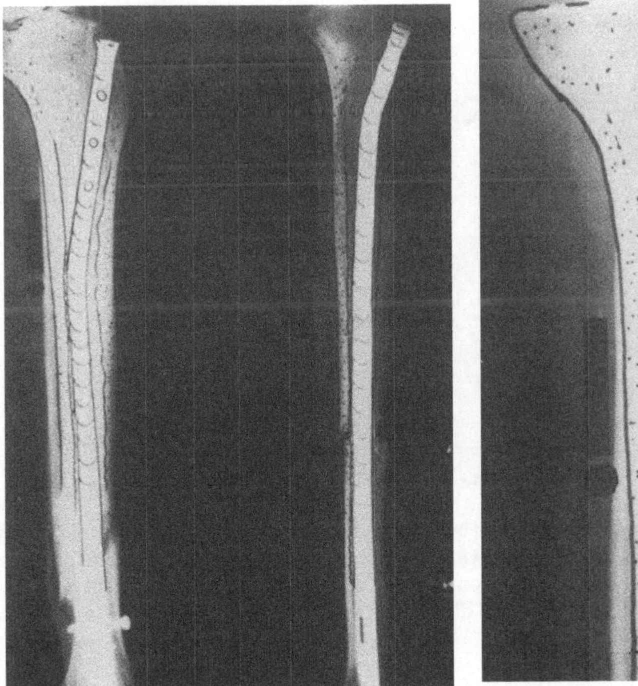

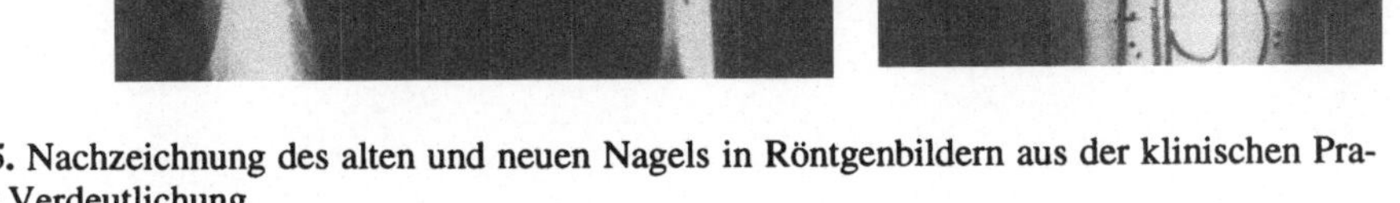

Abb. 5. Nachzeichnung des alten und neuen Nagels in Röntgenbildern aus der klinischen Praxis zur Verdeutlichung

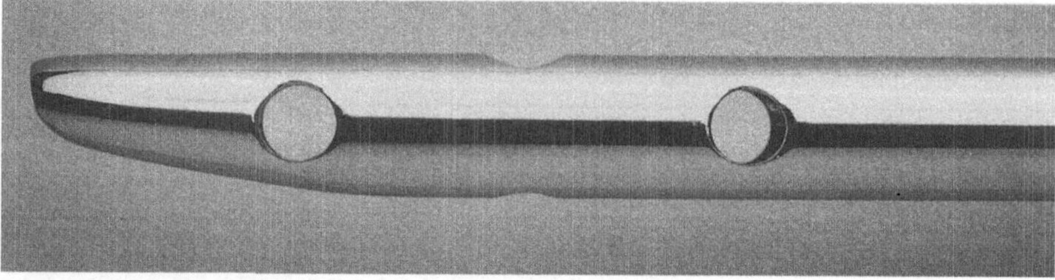

Abb. 6. Kufenförmige Spitze

Kufenförmige Spitze

Der Widerstand beim Einschlagen wird neben der Spannung und Paßgenauigkeit des Nagels vom Widerstand der Nagelspitze beim Auflaufen auf der Innenwand der dorsalen Kortikalis bestimmt.

Die Spitze ist kufenförmig abgeflacht (Abb. 6). Beim Auftreffen der Nagelspitze auf die Innenwand der dorsalen Kortikalis gleitet diese nun auf der abgeflachten Fläche (Abb. 7). Der Einschlagvorgang wird weicher, die Gefahr für die Perforation der dorsalen Kortikalis gemindert, der Nagel braucht in der kritischen Phase des Umlenkens in die Markhöhle entscheidend weniger Platz und die Frakturstelle wird sanfter passiert.

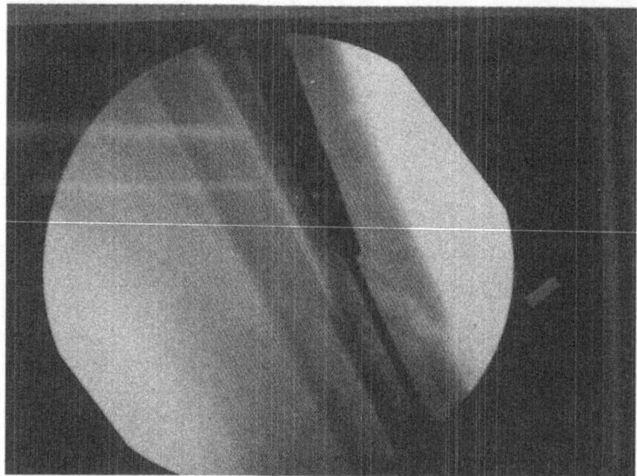

Abb. 7. Intraoperatives Bild vom Monitor des Röntgenbildverstärkers. Die kufenförmige Spitze gleitet wie ein Ski auf der Innenwand der dorsalen Kortikalis. Der Widerstand wird deutlich geringer, die Perforationsgefahr gemindert, der Platzbedarf der Spitze beim Umlenken wenig, aber entscheidend verringert und die Fraktur wird sanfter überwunden

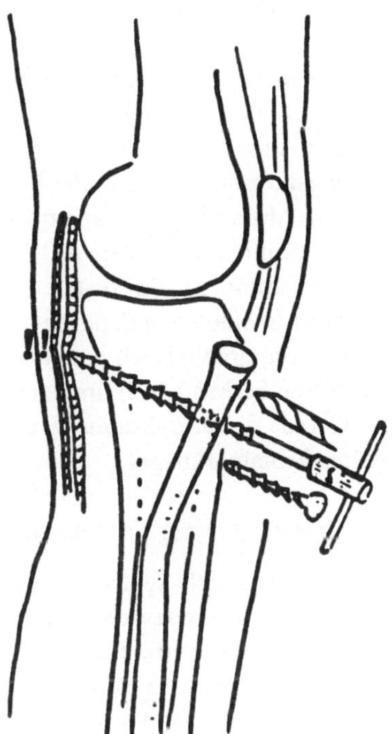

Abb. 8. Schematische Darstellung des Tibiakopfes in sagittaler Ebene. Das Bohren, Gewindeschneiden und eine evtl. zu lange Schraube stellen ein Risiko für die dorsalen Gefäße und Nerven dar

Proximale Verriegelung

Eine Verriegelungsschraube an der proximalen Tibia von ventral nach dorsal einzubringen, hat Nachteile und Gefahren:

1. Durch Bohren und Gewindeschneiden und durch die Spitze der Schrauben sind die dorsal am Tibiakopf gelegenen Gefäße gefährdet (Abb. 8). In Einzelfällen sind Verletzungen bekannt geworden (im eigenen Krankengut haben wir 2 zugewiesene Fälle beobachtet). Es wird eine gefäßchirurgische Intervention notwendig.
2. Von ventral kann nur „eine" Verriegelungsschraube eingebracht werden.
3. Das Lig. patellae oder die Tuberositas tibiae und die darüberliegenden Weichteile werden durch eine Verriegelung von ventral erheblich belastet.

Vorteilhafter ist es daher, quere Verriegelungsbolzen einzubringen:

1. Es ist möglich, 3 Löcher vorzusehen.
2. Das mittlere Loch kann längs erweitert werden, so daß wie beim Universalfemurmarknagel eine sog. dynamische Verriegelung bei fixierter Rotationsstabilität möglich ist.
3. Der Zielbügel für die proximale Verriegelung kann als Führungsgriff verwendet werden. Durch die Löcher dieses Zielinstrumentes kann problemlos gebohrt und geschraubt werden.

In der klinischen Anwendung war die proximale Verriegelung unproblematisch.

Distale Verriegelung

An die distale Verriegelung werden hohe Anforderungen gestellt und die Weichteile sind dort besonders schonungsbedürftig.

Die Anordnung von einem a.-p. und 2 querverlaufenden Löchern für die Verriegelungsbolzen hat sich in der klinischen Praxis sehr bewährt.

Der Abstand der 2 queren Löcher wird durch das Zielinstrument vorgegeben. So ist es möglich, das vom AO-Universalfemurmarknagel bekannte und bewährte Instrumentarium für die distale Verriegelung an der Tibia zu verwenden. Die Anzahl der Instrumente kann dadurch rationalisiert werden.

Das proximale Loch der queren Verriegelungslöcher liegt bei sehr distal gelegenen Frakturen bereits häufig im oder sehr nahe am Frakturbereich (Abb. 9).

Gerade diese Frakturen im distalen Drittel sind eine gute Indikation für den verriegelten Tibiamarknagel.

Vorteile des Verriegelns von anterior nach posterior:

1. Es ist möglich, sehr weit distal 2 Verriegelungsschrauben zu setzen.
2. Durch die kreuzweise Anordnung wird eine hohe Stabilisierung in Frontal- und Sagittalebene erreicht.
3. Die Verriegelung von medial kann bei schwacher Weichteilbedeckung Probleme bereiten, besonders wenn 2 Schraubenköpfe plaziert werden müßten. Zu berücksichtigen ist auch, daß der Nagel sich manchmal nach lateral dreht. Dann sitzen die Schraubenköpfe auf der ventromedialen Fläche. Dort ist die Weichteilbedekkung besonders kritisch.

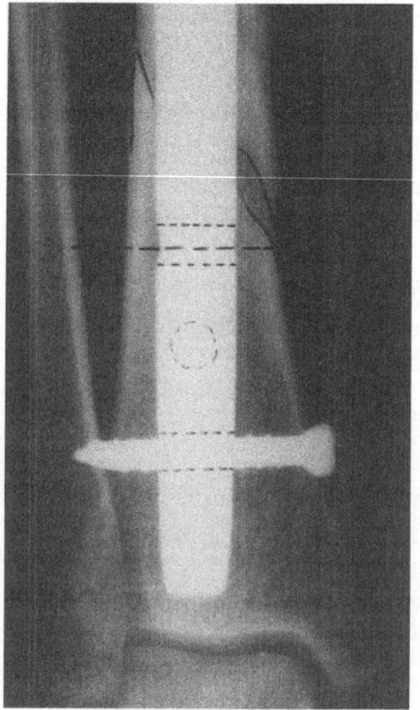

Abb. 9. Röntgenbilder einer weit distal gelegenen Tibiafraktur, die durch den AO-Universaltibiamarknagel stabilisiert und verriegelt wurde. Es ist deutlich zu sehen, daß das proximale Loch der distalen Verriegelungslöcher wegen der weit nach distal reichenden Fraktur nicht besetzt werden darf. Eine Schraube würde in der Frontalebene Kippbewegungen zulassen. Durch die a.-p. verlaufende Schraube wird dieses Problem elegant gelöst

Bei der Schraubenlage von anterior nach posterior ist die Weichteilbedeckung wesentlich besser. Es muß allerdings auf das ventrale Nervengefäßbündel geachtet werden. Eine Schraube von anterior einzubringen, ist aber z.B. bei der Verschraubung eines hinteren Volkmann-Dreiecks ein häufig gebrauchtes, bewährtes und komplikationsarmes Verfahren.

Um die Gefahr für die Weichteile weiter zu minimieren, wurden die Köpfe der neuen Verriegelungsbolzen möglichst flach gestaltet.

Einschlagen über dem Führungsstab

Der Nagel wird mit dem bisherigen gekröpften Einschlagbolzen auf einen flexiblen Führungsstab geschoben oder auf ihm montiert. Der Führungsstab braucht vor dem endgültigen Einschlagen nicht entfernt zu werden.

Vorteile:

1. Auch distale Frakturen werden nicht führungslos, bevor das Nagelende die Fraktur überschritten hat.
2. Der Führungsdraht kann sich nicht mehr verklemmen, wenn vergessen wird, ihn rechtzeitig herauszuziehen.
3. Der proximale Wundwinkel wird mehr geschont, wenn das gesamte Einschlaginstrumentarium nach ventral abgewinkelt zeigt.

Zusammenfassung

Der neue AO-Universalmarknagel ist durch intensive Zusammenarbeit zwischen Grundlagenforschung, Technikern und klinischer Anwendung entwickelt worden. Es ist gelungen, das Konzept eines Universalmarknagels für Femur und Tibia zu verwirklichen. Die bisherige Technik des Marknagels wurde soweit wie möglich beibehalten. Die folgenden Besonderheiten sind herauszustellen:

Durch die neue AO-Krümmung konnten ein besseres Einschlagverhalten und eine anatomiegerechtere Stabilisierung der Markhöhle erreicht werden.

Die proximale Verriegelung wird durch 3 querverlaufende Löcher erreicht. Sie bieten viel Auswahl für eine optimale Plazierung der Verriegelungsbolzen. Die Verriegelung von anterior nach posterior ist wegen der Gefahren für Nerven und Gefäße konsequenterweise verlassen worden.

Beim Tibiamarknagel erleichtert die kufenförmige Spitze das Gleiten der Nagelspitze auf der Innenwand der dorsalen Kortikalis und beim Überschreiten der Fraktur.

Die distale Verriegelung bietet bei dem Tibiamarknagel durch 1 a.-p.-Loch und 2 quere Löcher für die Verriegelungsbolzen eine große Auswahl zur Stabilisierung. Die Anordnung von anterior nach posterior ermöglicht die Schonung der Weichteile.

Der Universalmarknagel kann mit oder ohne Verriegelung gleichermaßen eingesetzt werden. Eine freie Entscheidung während der Operation ist möglich.

Beim neuen AO-Universalmarknagel für Tibia und Femur wurde Bewährtes beibehalten und neue Anforderungen und Erkenntnisse wurden konsequent umgesetzt.

Wesentliche Grundlagen der AO, nämlich Beachtung und Anwendung biomechanischer Prinzipien und sicheres Operationsverfahren durch einfache Instrumentation, wurden umgesetzt und haben sich in der klinischen Anwendung bewährt.

Literatur

Contzen H (1987) Die Entwicklung der Marknagelung und des Verriegelungsnagels. Akt Traumatol 17:250–253

Grosse A, Kempf J (1981) Handbuch der Verriegelungsnagelung bei Schaftbrüchen von Femur und Tibia. Howmedica, Kiel Strassburg

Habernek H, Walch G (1988) Ein einfaches Instrument zur distalen Verriegelung. Akt Traumatol 18:95–87

Höntzsch D (1989a) Die distale Verriegelung von Marknägeln. 10. wissenschaftliche Sitzung DVM/AO, Berlin, November 1989

Höntzsch D (1989b) Intramedullary fixation. Simple, elaborate and fancy methods of aiming (distal locking). 51 st. AO Course (Advanced „Hands-On"), Davos, Dezember 1989

Höntzsch D (1989c) Der neue AO-Universalmarknagel für die Tibia. Akt Traumatol 19:237

Höntzsch D, Weller S, Perren St M (1989) Der neue AO-Universalmarknagel für die Tibia. Akt Traumatol 19:225–237

Kempf I, Grosse A, Beck G (1985) Closed locked intramedullary nailing. J Bone Joint Surg [Am] 67:709

Klemm K, Schellmann WD (1972) Dynamische und statische Verriegelung des Marknagels. Monatsschr Unfallheilkd 75:568

Küntscher G (1968) Die Marknagelung des Trümmerbruchs. Langenbecks Arch Klin Chir 322:1063

Mockwitz J, Contzen H (Hrsg) (1983) Die Verriegelungsnagelung. Springer, Berlin Heidelberg New York, Hefte Unfallheilkd 161

Mallin B (1989) Intramedullary fixation, elaborate and fancy methods of aiming (distal locking). 51 st. AO Course (Advanced „Hands-On"). Davos, Dezember 1989

Pennig D, Brug E (1989) Das Einbringen der distalen Bolzen bei der Verriegelungsnagelung mit einem neuen Freihand-Zielgerät. Unfallchirurg 92:331–334

Schatzker J (1989) Intramedullary fixation, elaborate and fancy methods of aiming (distal locking). 51 st. AO Course (Advanced „Hands-On"), Davos, Dezember 1989

Synthes (1989) Produktbeschreibung: AO-Universalmarknagel für Femur und Tibia

Weller S, Höntzsch D, Baumgart F (1990) Intramedullary nailing, chapt 4. In: Müller ME, Allgöwer M, Schneider R, Willenegger H (eds) Manual of internal fixation, 3rd edn. Springer, Berlin Heidelberg New York Tokyo

Das Straßburger Material – der Grosse-Kempf-Nagel

I. Kempf, A. Grosse und G. Taglang

Medical du Centre de Traumatologie et d'Orthopedie, 10, Avenue A. Baumann, F-67400 Illkirch-Groffenstaden

Wir haben in den Jahren 1973–1974 in enger Verbindung mit unseren Frankfurter Kollegen und Freunden Contzen, Klemm und Schellmann mit der Verriegelungsnagelung begonnen. Während der ersten 2 Jahre haben wir das Frankfurter Instrumentarium (Orthopädia Kiel) benützt. Sehr bald kamen Mängel zum Vorschein:

- Der Nagel mit dem durchgehenden Schlitz hatte eine zu kleine Torsionsfestigkeit und verdrehte sich beim Einschlagen in zu großem Ausmaß.
- Die Verbindung Nagel – proximaler Einschlag und Zielgerät war nicht fest genug.
- Die 150° schräg gerichtete proximale Verriegelungsschraube riß etliche Male aus.
- Das distale Zielgerät „Frei-Hand", obwohl heute noch in seinem Prinzip von vielen benützt, schien uns gefährlich für die Hände des Chirurgen. Dies war die Hauptkritik an der Methode und stellte, in der damaligen herrschenden Angst in bezug auf Strahlenbelastung, ein absolutes Hindernis für die Einführung der Methode in Frankreich dar.

Deswegen entwickelten wir mit A. Grosse und D. Lafforgue das Straßburger Material.

Das Straßburger Material – der Grosse-Kempf-Nagel[1]

Vom alten, konventionellen AO-Femurnagel abgeleitet, gibt es einen rechten und einene linken Femurnagel. Er hat eine leichte Krümmung, um sich der Antekurvation des Femurs anzupassen. Der Tibianagel hat den herkömmlichen Knick nach vorne. Der Schlitz ist nicht durchgehend, die Länge des ungeschlitzten Teiles ist größer als beim originalen AO-Nagel (Abb. 1). Der Femurnagel hat eine proximale schräge, 130° geneigte Bohrung für die obere Verriegelungsschraube mit durchgehendem Gewinde und 2 horizontalen Bohrungen am distalen Ende. Für den Tibianagel stehen 2 proximale – eine horizontale und eine a.-p. – und 2 distale quere Bohrungen zur Verfügung. Der Nagelkopf ist für Femur und Tibia identisch geformt: Er ist kegelförmig erweitert mit 2 seitlichen Abflachungen, die eine exakte Verankerung des Einschlags- und Zielgerätes ermöglichen, welche mit einem Kardanschlüssel fest eingeschraubt werden.

Ein erster Femurnageltyp war mit einer zusätzlichen proximalen queren Bohrung versorgt, die sich aber nicht bewährte. Sie lag ganz nahe am oberen Ende des Nagelschlitzes und bewirkte an dieser Stelle eine Streßkonzentration, die zu etlichen Nagelbrüchen führte; sie wurde 1980 aufgegeben.

---

[1] Howmedica Kiel.

Hefte zu der Unfallchirurg, Heft 229
M. Börner/E. Soldner (Hrsg.)

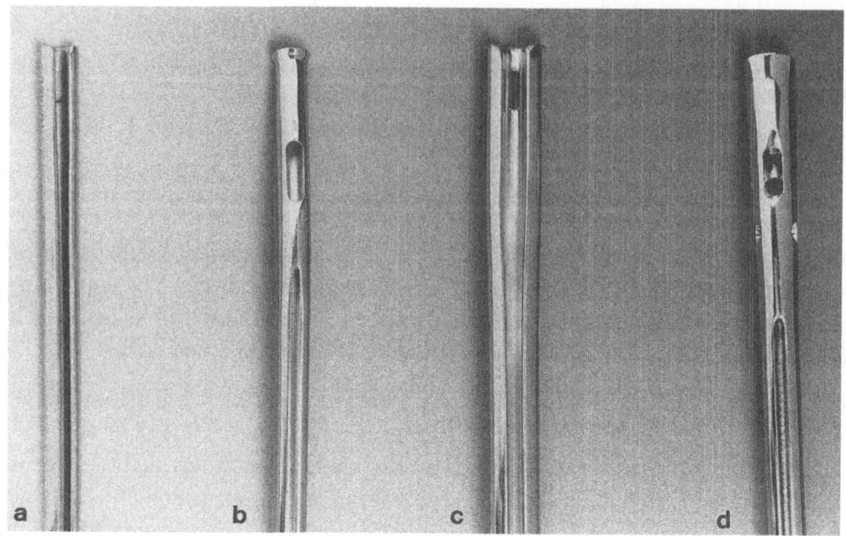

Abb. 1. a Küntscher-Femurnagel, **b** AO-Nagel, **c** Küntscher-Tibianagel, **d** Grosse-Kempf-Nagel

Die proximalen Zielgeräte haben keine Besonderheit: Sie sind L-förmig am Femur (Abb. 2) und T-förmig an der Tibia (Abb. 3); dank ihrer festen Verbindung mit dem Nagel ermöglichen sie eine problemlose proximale Verriegelung.

Das distale Zielgerät war die ausschlaggebende Verbesserung, die es ermöglichte, die Verriegelungsnagelung in Frankreich und dann in anderen Ländern einzuführen und zu verbreiten.

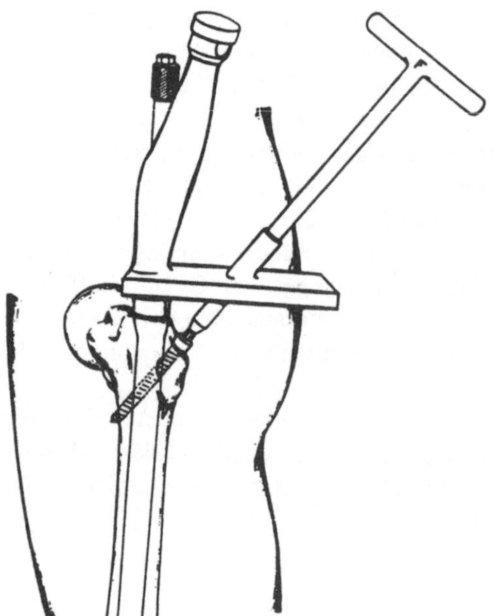

Abb. 2. L-förmiges proximales Zielgerät für Femur

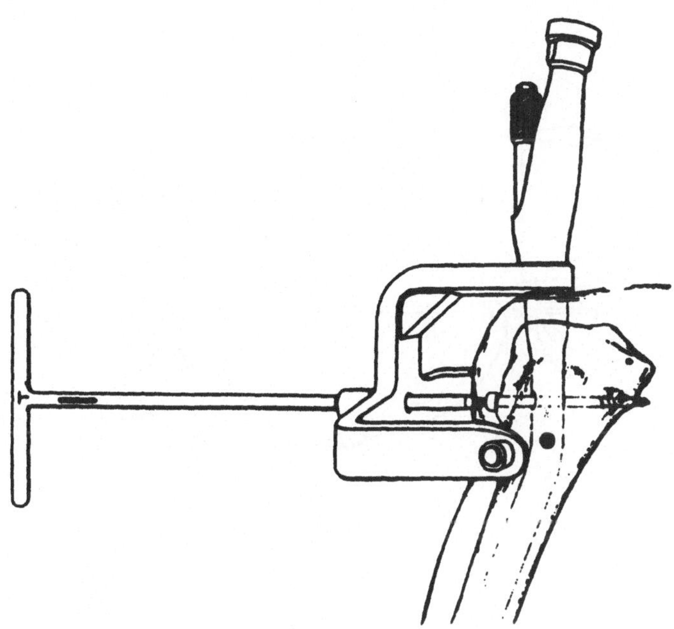

Abb. 3. T-förmiges proximales Zielgerät für Tibia

Die „Frei-Hand-Technik“ schien uns gefährlich. Das Prinzip der proximalen Verriegelung mit dem fest am Nagel angebrachten Zielgerät war distal wegen der Nagelkrümmung und Torsion unbrauchbar. Wir brauchten ein Zielgerät, das völlig unabhängig vom Nagel, gefahrlos für die Hände des Chirurgen und sowohl für Femur als auch für Tibia einzusetzen war.

Dies erreichte Lafforgue, indem er das Zielgerät mit dem Bildwandler verband. Dieses Zielgerät besteht aus einer schwenkbaren Konsole, die am Generatorgehäuse des Bildwandlers montiert ist, und aus einer sterilisierbaren gabelförmigen Ziellehre die peroperativ in die Konsole einführt und eingerichtet wird (Abb. 4).

Der Visiervorgang wird dann von einem mit einer Bleischürze geschützten Röntgenassistenten vorgenommen, der eine perfekt kreisförmige Übereinstimmung der Bohrung des Nagels und der Aufnahmebüchse des Zielgerätes erhalten soll. Dann ist es für den Operateur einfach und gefahrlos möglich, die Verriegelungsbolzen einzuführen. Der gleiche Vorgang wird für die zweite distale Verriegelung vollzogen.

Der ungeschlitzte Nagel

Trotz der teilweisen Verschließung des Nagelschlitzes weist der konventionelle GK-Nagel immer noch eine ungenügende Torsionsfestigkeit auf. Auch ist es mit diesem Nagel nicht möglich, Trümmer- und Defektfrakturen früh zu belasten. Deswegen haben wir, nach biomechanischen Tests, einen ungeschlitzten Nagel entwickelt, der eine 20fach verbesserte Torsions- und eine um 1/3 verbesserte Druckfestigkeit besitzt. Um eine gewisse Elastizität zu bewahren, ist die Wandstärke von 1,7 auf 1,35 mm herab-

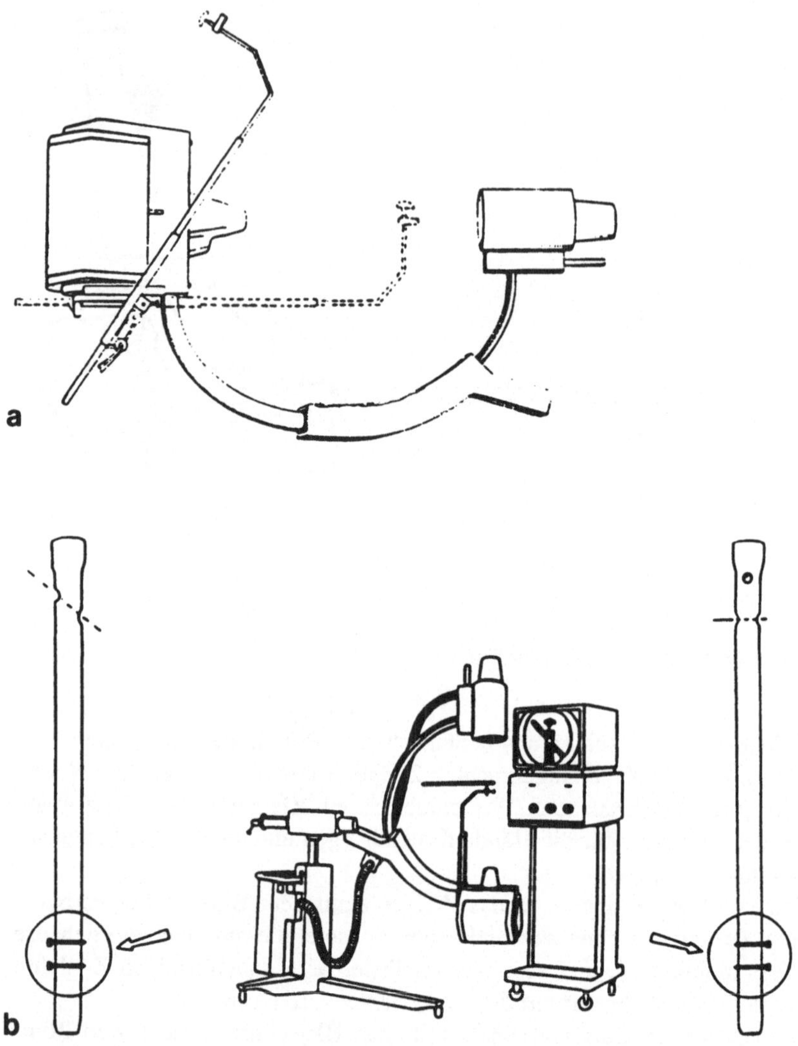

Abb. 4. **a** Das distale Zielgerät mit schwenkbarer Konsole, **b** das Prinzip der distalen Verriegelung

gesetzt worden. Der Nagel muß nach 2 mm Überaufbohrung des Markkanals sorgfältig eingeführt werden, um zusätzliche Frakturen zu verhindern. Kleine noch bestehende Krümmungen des Nagels beim Einschlagen erlauben nicht die Benutzung eines äußeren Zielgerätes. Obwohl eine Sammelstudie und die Erfahrung anderer Benützer keine nennenswerten Komplikationen angaben, sind wir bei der Indikation dieses Nagels zurückhaltend. Wir befürchten nämlich ein Festklemmen des Nagels, das früher zu dramatischen Situationen führte, besonders bei proximalen oder distalen Brüchen, bei denen eine lange Strecke intakten Markkanals besteht. Unsere Indikationen für diesen Nagel sind:

- Trümmer- und Defektbrüche,
- Brüche bei alten Menschen mit starker Osteoporose, dünner Kortikalis und erweitertem Markkanal,
- Rekonstruktionschirurgie nach Tumorresektion.

In allen anderen Fällen raten wir, den mehr flexiblen und leichter einzuführenden konventionellen GK-Nagel zu benutzen.

The Treatment of Fractures of the Femoral Shaft with the Russell-Taylor Interlocking Intramedullary Nail

S. L. Henry, T. E. Baumgarten, and D. Seligson

University of Louisville, Department of Orthopedic Surgery, Louisville, Kentucky 40292

Introduction

Küntscher described his technique for intramedullary nailing of femoral shaft fractures in 1940 [1]. The method was extended by the introduction of medullary reaming [2]. However, the best indications for intramedullary nailing were in fractures at the level of the isthmus, with patterns of comminution that did not result in shortening or rotation.

A real breakthrough in intramedullary nailing came with the advent of the interlocking nail: Küntscher's "detensor" [3]. Klemm and Schellmann in 1972 [4] and then Kempf et al in 1976 [5] introduced the first interlocking intramedullary nails. Thus, virtually any fracture between the lesser trochanter and femoral condyles could be nailed: these "first generation" interlocking nails were made by drilling holes in standard cloverleaf Küntscher nails.

In Memphis, Tennessee, at the Campbell Clinic, Drs. Thomas Russell and Charles Taylor designed a new implant expressly for interlocking nailing. Their nail is unslotted and has a screw-fit positively locked driver. The Russell-Taylor interlocking femoral nail was first used at our university in 1984. The vast majority of femoral fractures on our service have been nailed with this device. What follows is our experience with the nail at the University of Louisville Medical Center in Louisville, Kentucky [7,8].

Indications

The Russell-Taylor interlocking intramedullary nail is used for fractures in the diaphysis of the femur between the lesser trochanter and the adductor tubercle. Proximal and distal interlocking screws permit use of this nail in all types of fractures in these

Hefte zu der Unfallchirurg, Heft 229
M. Börner/E. Soldner (Hrsg.)

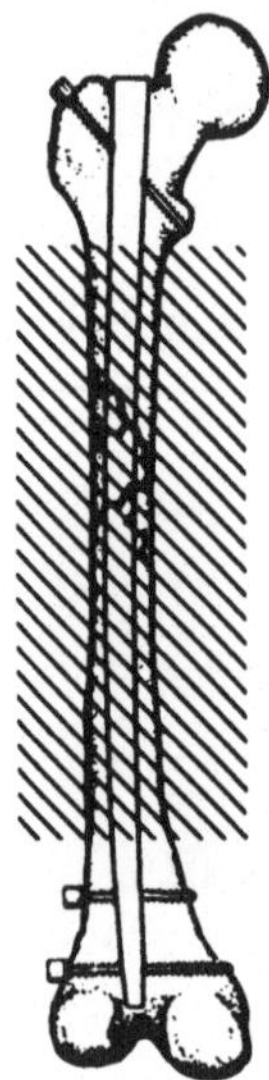

Fig. 1. The Russell-Taylor interlocking nail is used for femur shaft fractures between the lesser trochanter and the adductor tubercle

anatomic boundaries, including segmental, spiral and severely comminuted ones (Fig. 1). The nail has two proximal locking holes, which means it can be used as either a right or left nail, thereby reducing inventory by 50%.

Operative Technique

The nailing can be performed in either the supine or lateral decubitus position. Since most of our patients have multiple injuries, supine nailing with the trunk rotated away from the affected side is most common.

An 8 to 10 cm lateral incision is made over the greater trochanter. This length incision is required to seat the driver-proximal screw guide. The femur is cannulated and reamed with flexible reamers over a guide wire to a diameter 1,5–2 mm greater than the nail to be inserted. Since there is limited contact between the nail and the wall of the femoral medullary canal, the nail is blocked proximally and distally. In this respect the technique for nailing differs from "classic" cloverleaf nailing since the medullary canal is reamed to a diameter 1 1/2–2 mm greater than the circumference of the intramedullary nail. Although a nail-mounted guide is available for distal interlocking, we use the "free hand" method to place the distal interlocking screws.

Materials and Methods

One hundred fifty-five fractures of the femoral shaft were treated in 147 patients from March 1984 to Novemver 1988. The average patient age was 27.6 years. There were 106 males (72%) and 41 females (28%) in this group.

Seventy-nine fractures (51%) occurred on the left side and 76 fractures (49%) occurred on the right.

The majority of the fractures, 128 (82.5%), were closed while 27 of the fractures (17.5%) were open. Of the open fractures, according to Gustilo's classification [9], nine were characterized as type I, nine were characterized as type 2, and nine were characterized as type 3.

There were two (1.3%) fractures with neurovascular injury. One was a traumatic occlusion of the left superficial femoral artery requiring a bypass graft and the other an injury to the sciatic nerve.

The majority (approximately 90%) of the femoral fractures were secondary to traumatic injury, i.e., motor vehicle accident, motorcycle accident, or falls. There were three pathological fractures included in this series, two secondary to metastatic cancer and one secondary to Paget's disease.

Seventy-five percent of the femoral fractures had associated injuries (i.e., injuries to another part of the body). The average injury severity score (I.S.S.) in patients sustaining femoral fractures was 16.6 in this series.

The fractures were nailed acutely (i.e., less than 12 h after injury) in 22.8% of the patients. All fractures which could not be nailed in the first 12 h were placed in traction. The mean time from injury to OR was 6.1 days. All open fractures were treated with debridement, irrigation, traction, and intravenous antibiotics for 5–10 days.

The mean operative time was 104 min; however, many of the intramedullary nailings were accompanied by other procedures during the same operation. The mean estimated blood loss was 428 cm^3.

Thirty-seven (24%) of the fractures were nailed in the lateral position, while 118 (76%) were nailed in the supine position. Seven of the nailings were unlocked, 63 of the nailings were locked proximally or distally, and 85 of the nailings were fully locked. In the later part of the series the practice became to fully interlock whenever possible. The diameter of the nails range from 12–16 cm, with the vast majority (94%) between 12–14 cm. The length of the nails ranged from 36–44cm, with most of the nails (95%) ranging from 36–44 cm.

One hundred seven of the fractures had immediate postoperative radiographs to assess the quality of reduction. Of these, 87 (81%) were described as anatomic, while 20 (19%) were described as nonanatomic. One hundred patients (94%) had no intraoperative complications while nine (6.9%) had an intraoperative complication.

The mean total length of stay was 16 days. The mean total length of stay postoperatively was 10 days.

All patients were treated postoperatively with two days of perioperative antibiotics, usually a first generation cephalosporin. No one was treated with postoperative traction, cast, cast brace, or other external stabilizing device. All patients received physical therapy postoperatively. When possible, the patient was in a chair the day after surgery. Quadriceps strengthening and active range of motion of the hip and knee were encouraged as early as possible. Partial weight bearing on the injured extremity and ambulation with crutches was allowed when the patient had control of the leg and was able to stand. The patients were partial weight bearing at the time of discharge. Progression to full weight-bearing was individualized by fracture type, callus formation on X-rays, etc.

Results and Complications

Of the 147 patients in the initial part of the study, 15 were lost to follow-up, including 10 patients who were followed up for less than 6 weeks in the clinic. Thus, 132 patients were available for study. The average follow-up was 28 months (range 6–48).

Of the 83 patients who had fully locked nailings, 26 (31%) were dynamized at some point in their treatment. When dynamized, the least critical screw was the one removed. Dynamization was performed on the average at 24.5 weeks. Dynamization was performed for two reasons: delayed healing and pain over the screw heads.

Sixty-one of our patients were followed up until nail removal. The average time to nail removal was 16.3 months.

One hundred and twenty of our patient population was found to have a healed fracture by clinic X-ray with an average healing time of 6.5 months. Our criteria for a healed fracture was loss of a fracture line through one X-ray plane. Three of the patient X-rays were characterized as a non-union. The clinical presentations of these patients were consistent with non-union.

There were 18 clinically significant complications. These included one superficial and three deep infections which resolved with antibiotic therapy. There were two cardiac deaths: both of these were in elderly patients, and two cases of pulmonary embolism.

Additionally, there were three non-unions and two malrotations. These malrotations of nails blocked proximally only, where treated by placing distal blocking screws. One patient had a broken distal blocking screw four months postoperatively which was revised with a new nail. Three patients had angular deformities – one varus and two valgus. One patient had shortening of more than 2 cm.

On review of the postoperative radiographs variances attributed to operative technique were evident. Approximately 20% had some type of nonanatomic reduction noted immediately after surgery. These variances included increasing comminution in four cases, 11 minor femur shortenings, two lengthenings, and one failure to get bicortical purchase of one distal blocking screw.

Ninety patients had no pain either with the nail still in place or after the nail was removed. Thirty-nine patients had mild pain, which was characterized as intermittent in nature, not limiting activity and not requiring medication. Most of this occurred at the screw sites and the patients often complained of pain while lying on the affected side. Three patients characterized their pain as moderate, i.e., requiring medication and somewhat limiting activity secondary to bursitis. No patients in our study group characterized their pain as severe.

One hundred and twenty patients were full weight-bearing, while 12 patients were partial weight-bearing, i.e., protecting their injured leg. Of these 12 patients, seven had other associated injuries that kept them non-weight-bearing or partial weight-bearing. One patient had a non-union at 8 months and was partial weight-bearing, and three other patients were partial weight-bearing at 3 and 6 months respectively, with no other associated injury or reason to be partial weight-bearing. Each was expected to progress to full weight-bearing with time. The non-unions were managed by inserting larger nails. One of these has not healed despite a second revision.

One hundred and twenty-two (92%) of the patients had a full range of motion of the knee, while 10 patients (8%) had a restricted range of motion.

Miscellaneous complications were also reported. One patient complained of pain with ambulation at 16 months. He was placed on crutches and was lost to follow-up before further studies could be done. One patient was noted to be limping at 6 months. He was also lost to follow-up before this could be investigated. One patient had reflex sympathetic dystrophy secondary to his right femur and/or right calcaneal fracture. One patient, who was noted to be noncompliant, played basketball against medical advice at 2 months after operation. He fractured his distal femur through his distal blocking screw hole and was lost to follow-up. One patient, at 11 days after surgery, fell and refractured her femur with a loss of reduction and external rotation. Proximal and distal blocking screws were placed, making the nail static, and she has had no problems since. One complication occurred during nail removal. The nail broke distally and the tip could not be extracted.

Discussion

Intramedullary nailing has revolutionized the treatment of femur fractures, and interlocking nailing has increased indications to include all fractures from just below the lesser trochanter to just above the femoral condyles [4–8, 11,13] (Fig. 1).

Interlocking nailing has been shown to be effective treatment for types of femur fractures, with decreased rates of non-union, infection, morbidity, and mortality. With this treatment, there is early weight-bearing, early mobilization, no loss to motion of the joints proximal and distal to the fracture, and shorter hospital stay. There is stabilization of the fracture and control of rotation and angulation. Interlocking nailing is now considered the treatment of choice for femur fractures.

Our study attempted to determine the efficacy of the Russell-Taylor interlocking femoral nail system. The results compare favorably with other series.

Perhaps the most important aspect of our study comes in reviewing our postoperative complication rate. Eighteen people (14%) had significant clinical complications.

This complication rate is similar to those of other studies for different femoral nail systems [10, 12, 15, 20, 23]. We had a low infection rate, and a low non-union rate. Most of the complications were secondary to the performance of the nailings and not the implant. Only a small percentage of these problems caused morbidity to the patient. Most all patients had full range of motion and were full weight-bearing. Overall, our study showed good results with the Russell-Taylor femoral nail system.

How does the Russell-Taylor interlocking femoral nail compare with other systems available? It appears to have the same complication, healing, infection and non-union rates as other interlocking femoral nails. The Russell-Taylor does not appear to offer a major technical breakthrough. However, it is a dependable alternative to other systems.

What are the practical points to be gleaned from our study? What advantages can the Russell-Taylor system offer? First, it has a positively fit locked driver, allowing better alignment of the distal blocking screw holes and faster placement (Fig. 2). The

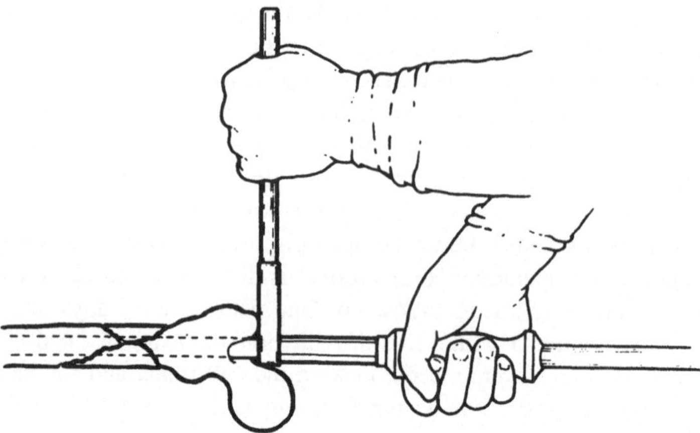

Fig. 2. The Russell-Taylor nail has a positively fit locked driver

average time of operation in our study was less when compared with other interlocking nailing systems.

Second, the Russell-Taylor has no welds and therefore less problems with nail failure. This is good for an unreliable patient population. Third, the Russell-Taylor has both a right and left proximal screw holes, allowing a decrease in hospital inventory. Fourth, the Russell-Taylor need not undergo routine dynamization to allow adequate healing of fractures in statically locked nails.

In summary, the Russell-Taylor is a well-designed interlocking femoral nail system. It is certainly equal to other interlocking femoral nails available. We found ease of insertion, decrease in supply inventory, an apparent elimination of the need for dynamization to be the big advantages.

References

1. Küntscher G (1940) Die Marknagelung von Knochenbrüchen Tierexperimenteller Teil. Klin Wochenschr 19:6–10
2. Küntscher G (1958) The Küntscher method of intramedullary fixation. J Bone Joint Surg 40-A:17–26
3. Küntscher G (1968) Die Marknagelung des Trümmerbruchs. Langenbecks Archiv Klin Chir 322:1063
4. Klemm K, Schellmann WD (1972) Dynamische und statische Verriegelung des Marknagels. Monatsschr Unfallheilkd 75:568–575
5. Kempf I, Grosse A, Lafourge D (1978) L'Apport du verrouilage dans l'enclouge centromedullaire des os longs. Rev Chir Orthop 64:635
6. Kempf I, Grosse A, Beck G (1985) Closed locked intramedullary nailing. Its application to communited fractures of the femur. J Bone Joint Surg 67-A:709–720
7. Henry SL, Seligson D (1987) The Russell-Taylor interlocking intramedullary nail: preliminary study. Third Annual Orthopaedic Trauma Meeting, Baltimore, Maryland, November 1987
8. Russell TA, Taylor JC, LaVelle DG ... Russell-Taylor Surgical Technique Guide. The Campbell Clinic, Memphis

9. Gustilo RB, Anderson JT (1983) Prevention of infection in the treatment of 1125 open fractures of the long bones. Retrospective and prospective analysis. J Bone Joint Surg, 65-A
10. Winquist RA, Hansen ST Jr (1980) Comminuted fractures of the femoral shaft treated by intramedullary nailing. Orthop Clin North America 11:633–648
11. Browner BD (1984) The Grosse-Kempf locking nail. Contemp Orthop 3:17–25
12. Johnson KD, Johnston WC, Parker B (1984) Comminuted femoral-shaft fractures: treatment by roller traction, cerclage wires and an intramedullary nail, or an interlocking intramedullary nail. J Bone Joint Surg, 66–A:1222–1235
13. Kempf I, Grosse A, Beck C (1985) Closed locked intramedullary nailing: its application to comminuted fractures of the femur. J Bone Joint Surg, 67–A:709–719
14. Klemm KW, Börner M (1986) Interlocking nailing of complex fractures of the femur and tibia. Clin Orthop Rel Res 212:89–100
15. Wiss DA, et al. (1986) Communited and rotationally unstable fracture of the femur treated with an interlocking nail. Clin Orthop Rel Res 212:35–47
16. Brumback RJ, et al. (1988) Intramedullary nailing of femoral shaft fractures. Part I: Decision marking errors with interlocking fixation. J Bone Joint Surg 70–A:1441–1452
17. Brumback RJ, et al. (1988) Intramedullary nailing of femoral shaft fractures. Part II: Fracture healing with static interlocking fixation. J Bone Joint Surg 70–A:1453–1462
18. Clawson DK, Smith RF, Hansen ST (1971) Closed intramedullary nailing of the femur. J Bone Joint Surg 53–A:681–692
19. McMaster WC, Prietto C, Rovner R (1980) Closed treatment of femoral fractures with the fluted Sampson intramedullary rod. Orthop Clin N Am 11:593–606
20. Thomas TL, Meggitt BF (1981) A comparative study of methods for treating fractures of the distal half of the femur. J Bone Joint Surg 63–B:3–6
21. Breen TF, Jones GS, Seligson D (1983) Fractures of the femoral shaft in a regional hospital setting. J Trauma 23:483–487
22. Murti GS, Ring PA (1983) Closed medullary nailing of fractures of the femoral shaft using the A.O. method. Injury 14:318–323
23. Winquist RA, Hansen ST, Clawson DK (1984) Closed intramedullary nailing of femoral fractures. A report of five hundred twenty cases. J Bone Joint Surg 66–A:529–539
24. White AW et al. (1986) The treatment of fractures of the femoral shaft with the Brooker-Wills distal locking intramedullary nail. J Bone Joint Surg 68–A:865–876
25. Chamay A, Tschantz P (1972) Mechanical influences in bone remodeling. Experimental research on Wolff's law. J Biomech 5:173–180
26. Goodship AE, Kenwright J (1985) The influence of induced micromovement upon the healing of experimental tibial fractures. J Bone Joint Surg 67–B:650–655
27. Allen WC et al. (1968) Biomechanical principles of intramedullary fixation. Clin Orthop 60:13–20
28. Chandler RW (1985) Limitations of conventional nailing. Orthopedics 8:1354–1355
29. Kyle RF (1985) Biomechanics of intramedullary fracture fixation. Orthopedics 8:1356–1359
30. Martens M, Frankel VH, Burstein AH (1972) Ultimate properties of intramedullary nails. Injury 4:18–24
31. Tarr R, Wiss D (1986) The mechanics and biology of intramedullary fracture fixation. Clin Orthop Rel Res 212:10–17
32. Anderson LD et al. ... Experimental fractures treated with loose and tight fitting medullary nails. Surgical Forum.
33. Aginsky J, Reis ND (1979) The present state of medullary nailing of the femur: Biochemical limitations and problems of blood supply to the fracture due to reaming. Injury 11:190–196
34. Tencer AF et al. (1984) A biomechanical comparison of various methods of stabilization of subtrochanteric fractures of the femur. J Orthop Res 2:297–305
35. O'Sullivan ME, Chao E, Kelly PJ (1989) Current concepts review. The effects of fixation on fracture healing. J Bone Joint Surg 71–A:306–310

36. Seligson D (1985) Concepts in intramedullary nailing. Grune and Stratton, London
37. Perren SM (1979) Physical and biological aspects of fracture healing with special reference to internal fixation. Clin Orthop Rel Res 138:175–195
38. Johnson KD et al. (1986) Biomechanical performance of locked intramedullary nail systems in comminuted femoral shaft fractures. Clin Orthop Rel Res 206:151–161
39. Uhthoff HK, Finnegan MA (1984) The role of rigidity in fracture fixation. Arch Orthop Trauma Surg 102:163–166

III. Technik der Verriegelungsnagelung

Implantatprobleme und Analyse operationstechnischer Fehler

E. Sim und K. Höcker

Unfallkrankenhaus Wien-Meidling, (Ärztlicher Leiter: Prim. Univ. Doz. Dr. H. Kuderna)
Kundratstraße 37, A-1120 Wien

Einleitung

Im Rahmen des 3. Internationalen Verriegelungsnagel-Symposiums 1982 in Frankfurt/Main führten Vecsei et al. [3] 22 Fehler- und Gefahrenmöglichkeiten bei der Verriegelungsnagelung des Femurs an. Das Interesse festzustellen, zu welchen Problemen und Komplikationen es im Rahmen der Verriegelungsnagelung am Oberschenkel gekommen ist, führte dazu, die Dokumentationen einer Serie von 66 Patienten mit 67 Frakturen aus den Jahren 1982–1988 aufzuarbeiten.

System

Zur Verwendung kam ausschließlich der Verriegelungsnagel des Systems Grosse-Kempf (Howmedica).

Implantatprobleme

Im Gegensatz zu den operationstechnischen Fehlern waren die Probleme seitens des Implantates von eher untergeordneter Bedeutung.

In 11 Fällen fand sich eine Verwindung des Nagels. Berücksichtigt wurden nur die Fälle, bei denen dieses Phänomen sehr deutlich vorhanden war. Geringer ausgebildete Verwindungen wurden wegen des Fehlens von Konsequenzen außer acht gelassen. Zum Teil sind diese häufig auch durch eine nicht absolut exakte Röntgenaufnahmeeinstelltechnik nicht erkennbar bzw. erscheinen weniger imponierend.

Zwangsläufig muß jeder geschlitzte Nagel bei bündigem Knochenkontakt während der Markraumpassage eine Rotationsbewegung vollführen. Es handelt sich somit nicht um ein ausschließlich verriegelungsnagelspezifisches Problem. Tritt es aber beim Verriegelungsnagel mit der Notwendigkeit einer distalen Verriegelung auf, kann es durch die abnorme Verlaufsrichtung der Bolzen zu Problemen kommen.

Hefte zu der Unfallchirurg, Heft 229
M. Börner/E. Soldner (Hrsg.)

Zur Vermeidung dieses Dreheffektes wird die Verwendung dünner Marknägel und eine kalkulierte Gegendrehung während des Einschlagens empfohlen. Bei dünnen Marknägeln wird jedoch bewußt ein schwächeres Implantat in Kauf genommen. Durch den fehlenden oder verminderten Knochenkontakt ist jedoch eine vermehrte Rotationsbelastung der proximalen Schraube und der distalen Bolzen mit konsekutiver Übertragung auf die Verankerungspunkte, mit allen sich möglicherweise daraus ergebenden negativen Konsequenzen, nicht auszuschließen. Auf Lösungsmöglichkeiten dieser Problematik kann hier nicht eingegangen werden.

Bei 2 Nagelbrüchen lagen zumindest prädisponierende operationstechnische Fehler vor: 1mal wurde die Nageleinschlagstelle zu weit lateral gewählt. Es resultierte eine Varus- und Antekurvationsfehlstellung und es kam bei belassener Diastase und statischer Verriegelung zum Nagelbruch. In einem 2. Fall fand sich lediglich ein zu weit nach proximal überstehendes Nagelende bei Durchführung einer dynamisch-distalen Verriegelung. Insgesamt wurde 4mal ein zu weit überstehendes proximales Nagelende beobachtet.

Bei 2 Patienten mußten wegen einer Osteoporose bzw. -malazie Dübelschrauben verwendet werden. In einem Fall wurde der Bruch beider Schrauben nach 69 Tagen erstmals röntgenologisch erkannt. Operationstechnische Fehler konnten nicht verifiziert werden, und es erscheint legitim, eine Minderbelastbarkeit dieses Implantates postulieren zu dürfen.

Zu Brüchen der serienmäßig hergestellten Schrauben und Bolzen kam es nicht.

Operationstechnische Fehler

Fehler operationstechnischer Art – weil meist vermeidbar – stellen das weitaus schwerwiegendere Problem dar.

Lediglich die Aufgabe als Lehr- und Ausbildungskrankenhaus kann die Zahl von 15 zu weit lateral gewählten Nageleinschlagstellen erklären, aber keinesfalls entschuldigen. Dieser Fehler wurde aber nicht nur bei in Ausbildung befindlichen Ärzten gesehen. Die meist aus Furcht vor der Erzeugung einer Oberschenkelhalsfraktur falsch gewählte Einschlagstelle kann in logischer Konsequenz zu den auch von der „konventionellen Marknagelung“ bekannten Fehlstellungen führen.

Die häufig gewählte Rückenlagerung des Patienten, möglicherweise unterstützt durch eine Adipositas, wirkt sich ebenfalls fördernd auf die Wahl einer falschen Einschlagstelle aus.

Sowohl zu weit nach ventral überstehende proximale Schrauben in 11 Fällen – wobei jedoch nur der Vollständigkeit halber auf die Insuffizienz des originalen Meßinstrumentes hingewiesen werden soll – als auch zu wenig weit eingedrehte und somit nach lateral überragende Schrauben in 3 Fällen, können die Ursache von subjektiven Beschwerden infolge eines chronischen Reizzustandes sein.

Eine zu tief eingedrehte proximale Schraube lag in einem Fall vor; der Verriegelungseffekt muß dabei zumindest in Frage gestellt werden.

Abweichungen der proximalen Schrauben vom Idealverlauf in der Frontalebene bestanden in 25 Fällen und müssen in erster Linie mit Nagelverwindungen in Zusammenhang gebracht werden. Komplikationen haben sich jedoch dadurch nicht ergeben. Ein Gegenhalten beim Auftreten einer Verwindungstendenz sollte es ermöglichen, gröbere Abweichungen zu vermeiden.

Zu Komplikationen durch zu weit kranial verlaufende proximale Schrauben im Zusammenhang mit zu wenig weit eingeschlagenen Nägeln kam es nicht.

Fehlpositionierte Schrauben fanden sich nicht.

Zu kurz gewählte distale Bolzen, in einigen Fällen die mediale Kortikalis gerade noch mit der Spitze überragend, wurden in 8 Fällen, zu lange Bolzen in 7 Fällen beobachtet, die auch in dieser Position, wie zu wenig eingedrehte, daher nicht mit dem Kopf der lateralen Kortikalis aufsitzend, die sich 2mal fanden, subjektive Beschwerden verursachen können.

In nur einem Fall wurde ein Bolzen fehlverlaufend implantiert, was aber glücklicherweise keine weiteren negativen Auswirkungen hatte.

Aussprengungen im Bereich der medialen Kortikalis wurden in 4 Fällen beobachtet. Diese Zahl könnte jedoch durchaus auch größer sein, da durch bestehende Nagelverwindungen und dadurch bedingter Abweichung des Bolzenverlaufes von der Frontalebene, aber bei exakter Röntgeneinstellung, die Austrittsstelle medial bzw. medio dorsal nicht zur Darstellung kommt. Aus dem gleichen Grund können diskrete Bolzenlockerungen verkannt werden.

Ob ein nicht paralleler Verlauf der beiden Bolzen als ein Operationsfehler anzusehen ist, mag aufgrund der Ausführungen Kudernas [2] im Rahmen des Symposiums 1978 in Wien, zur Diskussion gestellt werden. Postuliert wurde in diesem Zusammenhang die Verbesserung der Kraftschlüssigkeit zwischen Marknagel und Bolzen durch absichtliche Vermeidung paralleler Schrauben.

Implantatbeschädigungen zeugen von einer sehr brüsken Handhabung des Instrumentariums durch lediglich 2 Operateure: 2mal wurde das proximale Nagelende verschlagen, 2mal wurden Nägel im Bereich der distalen Bolzenlöcher angebohrt.

In diesem Zusammenhang soll die Notwendigkeit der mehrmaligen Kontrolle und falls erforderlich des neuerlichen Anziehens des Einschlag- bzw. Zielaufsatzes während des Nageleinschlages nicht unerwähnt bleiben.

4mal wurde die operative Stabilisierung, ohne ein ausreichendes Repositionsergebnis erzielt zu haben, begonnen, wobei in 3 Fällen auch ein röntgenologisch erkennbarer Rotationsfehler akzeptiert wurde. Die Röntgenverlaufsdokumentationen alleine lassen jedoch in vielen Fällen keine exakte Stellungnahme zu den Rotationsverhältnissen zu. Eine letzte Beurteilung bleibt einer derzeit vorläufig noch nicht abgeschlossenen klinischen Nachuntersuchung vorbehalten.

Der Beginn der operativen Stabilisierung, ohne ein exaktes Repositionsergebnis erlangt zu haben, ist ein eklatanter Verstoß gegen die Grundsätze der Verriegelungsnagelung, und dadurch auftretende Mißerfolge können nicht der Methode als solcher angelastet werden [1].

Eine Fehleinschätzung des Frakturverhaltens erfolgte in immerhin 3 Fällen: ein Fall einer fortschreitenden Osteolyse bei verkannter pathologischer Fraktur; ein Fall einer suprakondylären Drehfraktur mit sekundärer Rotationsinstabilität; ein letzter Fall mit Teleskopage der Fragmente. Letztlich wurde nur beim 3. Fall eine Reposition und Umwandlung der dynamischen in eine statische Verriegelung durchgeführt. Der Instabilität der suprakondylären Drehfraktur wurde durch Bettruhe und Anlegen eines

Flügelgipsverbandes in richtiger Rotation begegnet; nach kallöser Festigung war der weitere Verlauf problemfrei.

In 3 Fällen verblieben Diastasen, die jedoch keine Reoperationen erforderlich machten. In einem 4. Fall erfolgte eine Reoperation in einem auswärtigen Krankenhaus.

Zu einer ventralen Durchnagelung kam es bei einem Patienten nach konservativ anbehandelter, supra- und diakondylärer Oberschenkelfraktur nach 104 Tagen. Retrospektiv muß die Indikation zur Verriegelungsnagelung in diesem Fall in Frage gestellt werden.

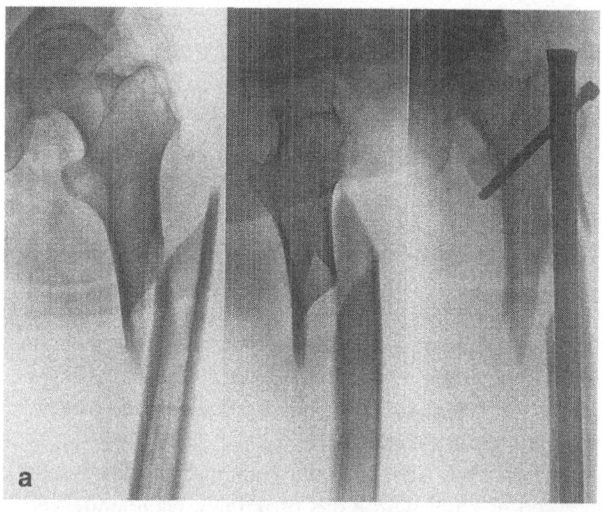

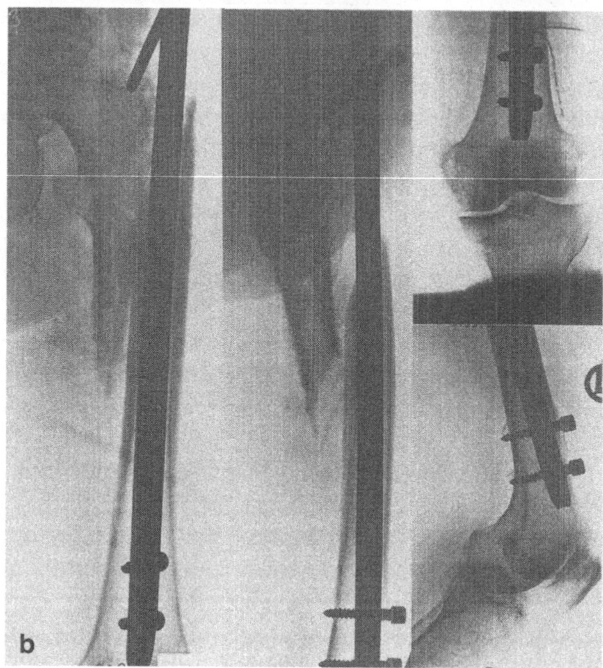

Abb. 1 a, b. 76jährige Patientin mit Fraktur im proximalen Oberschenkelschaftdrittel. **a** Postoperative Schaftsprengung, **b** Nagelrotation 4 Wochen postoperativ

Ein Dynamisierungsfehler blieb ohne negative Folgen.

Als schwerwiegendste Komplikation fand sich die Erzeugung zusätzlicher Frakturen vorwiegend im proximalen Fragment in 4 Fällen. Ursächlich waren falsch gewählte Nageleinschlagstellen und Versuche eine Reposition, bei vorgängig nicht exakt eingestellten Frakturen, gedeckt zu erzwingen.

Fallbeispiel: Bei einer zum Zeitpunkt des Unfalles 76jährigen Patientin mit einer Fraktur im proximalen Oberschenkelschaftdrittel wurde in Rückenlage eine gedeckte, statische Verriegelungsnagelung durchgeführt. Durch eine zu weit lateral gewählte Einschlagstelle kam es zu einer Sprengung des proximalen Fragmentes. An weiteren Komplikationen bestanden eine Nagelverwindung und Kortikalisaussprengungen medial an beiden Verriegelungsbolzen. Das unbefriedigende Operationsergebnis wurde zunächst belassen, wobei die Gründe dafür nicht mehr nachvollziehbar sind. Nach völliger Dislokation wurde eine Reosteosynthese mit einer Kondylenplatte nach 39 Tagen durchgeführt, wobei aufgrund des Operationssitus eine ideale Implantatlage nicht mehr erzielt werden konnte (Abb. 1).

Schlußfolgerung

Abschließend ist festzustellen, daß in Übereinstimmung mit der Meinung anderer Autoren die materialspezifischen Eigenschaften des Verriegelungsnagels heute so weit optimiert sind, daß von gereiften Systemen gesprochen werden darf [3].

Die Zahl operationstechnischer Fehler war überraschend groß. Es bedarf daher bei der Handhabung dieser Systeme neben der Beschäftigung mit den theoretischen Grundlagen auch manuellen Geschickes und räumlichen Vorstellungsvermögens. Bereitet das technisch anspruchsvolle gedeckte Vorgehen Probleme, sollte dieses unter keinen Umständen erzwungen werden. Dem Umstieg auf die offene Reposition und minutiöse Einrichtung unter Sicht ist im gegebenen Fall der Vorzug zu geben. Wünschenswert wäre die Anwendung der Verriegelungsnagelung durch einige wenige, aber mit der Problematik vertraute Operateure.

Literatur

1. Grosse A, Beck G, Taglang G (1983) Die Operationstechnik der Verriegelungsnagelung. Hefte Unfallheilkd 161:32–35
2. Kuderna H. (1978) Kritische Bemerkungen zur Konstruktion des Verriegelungsnagels nach Klemm und Schellmann. In: Vecsei V (Hrsg) Verriegelungsnagelung. Maudrich
3. Vecsei V, Mockwitz J, Börner M, Wruhs O (1983) Fehlerhafte Technik und Komplikationen. Hefte Unfallheilkd 161:142–153

Komplikationen nach Verriegelungsnagelung

A. Lies, E. Wiest, U. Bürksen und O. Russe

Berufsgenossenschaftliche Krankenanstalten Bergmannsheil Universitätsklinik, Gilsingstraße 14, W-4630 Bochum 1

Während der letzten Jahre wurde der Verriegelungsnagel zunehmend zur Versorgung von Unter- und Oberschenkelfrakturen angewandt und gewinnt auch heute unverändert an Bedeutung [3]. Daraus resultiert, daß auch die Indikationsstellung immer weiter gefaßt wird und Komplikationsmöglichkeiten sich häufen.

Eine komplikationsarme Anwendung des Verfahrens setzt jedoch eine kritische Indikationsstellung voraus [2, 3, 5, 6, 13, 14], und ohne die Beherrschung der konzeptionellen und technischen Finessen der Marknagelung kann der Zugang zur Verriegelungsnagelung nicht gefunden werden [11].

Wir unterscheiden zunächst allgemeine Komplikationen von sog. spezifischen Komplikationen, die verfahrensimmanent sind.

Die gefürchtetste Komplikation der operativen Knochenbruchbehandlung ist die Infektion. Es werden in der Literatur bei der gedeckt durchgeführten Marknagelung geschlossener Frakturen der Tibia Infektionsraten von 1,4–3,3% angegeben, am Femur 1–1,6%. Bei der offenen Marknagelung am Unterschenkel liegt eine Infektanfälligkeit von 7% vor. Ebenso ist die Entstehung von Pseudarthrosen bei Frakturen im Schaftbereich mit keiner Behandlungsmethode sicher zu vermeiden. Sie wird in der Literatur mit 2% für die Tibia und mit 1% für den Femur angegeben [6]. Ein weiterer Nachteil der Marknagelung wie auch der Verriegelungsnagelung ist der intraoperativ entstehende Rotationsfehler. In großen Statistiken werden Rotationsfehler nach Marknagelung von 2,3% am Femur und 2,6% an der Tibia berichtet. Senst u.a. berichten von einer Gesamtkomplikationsrate bis zu 17% [9, 13, 14] (Tabelle 1).

Tabelle 1. Komplikationen Marknagelung – Verriegelungsnagel (nach Pfister [6])

		%
Infektion	(Tibia)	1,4–3,3
Gedeckte Nagelung	(Femur)	1,0–1,6
Offene Marknagelung		7
Pseudarthrosen	Tibia	2
	Femur	1
Rotationsfehler	Tibia	2,6
Fehlstellungen	Femur	2,3
Nervenläsionen (Fux u. Thiess [11]; Vecsei et al. [11])		0,5–3,4
Kompartmentsyndrom (Unterschenkelfrakturen) (Schmit-Neuerburg [8])		10–17
Gesamtkomplikationen (sonstige) (Winkler u. Arens [13]; Senst et al. [9])		6,2–17

Hefte zu der Unfallchirurg, Heft 229
M. Börner/E. Soldner (Hrsg.)

An weiteren Komplikationen sind Nervenlähmungen, Embolien, Phlebothrombosen, das Kompartmentsyndrom sowie Ischämien zu nennen [4, 12]. Schmit-Neuerburg [8] berichtet über ein erhöhtes Kompartmentrisiko bei primären Osteosynthesen frischer Frakturen an den gelenknahen Schaftabschnitten der unteren Extremität und v.a. bei gedeckten Tibiamarknagelungen. Trotz Spaltung der Faszienräume im Verletzungsgebiet führt die postoperativ erneut einsetzende Muskelschwellung zum Anstieg des Gewebedruckes. Intraoperative Blutsperre und primärer Hautverschluß begünstigen den Druckanstieg.

Insgesamt wird die Häufigkeit des Kompartmentsyndroms für Unterschenkelfrakturen mit 10–17% angegeben. Über Nervenläsionen nach Unterschenkelmarknagelung berichten Fux u. Thies [5] in 3,4% ihrer Fälle [10].

Die spezifischen Komplikationen unterteilen wir in sog. intraoperative und postoperative Komplikationen. Nicht selten sind intraoperative Komplikationen durch eine zu weite oder auch falsche Indikationsstellung vorbestimmt [3]. Die Anwendung des Verriegelungsnagels sollte sich je nach Ausbildungsstand zunächst auf den erweiterten Indikationsbereich der konventionellen Küntscher-Nagelung beschränken und erst mit zunehmender Erfahrung weitere Bereiche erschließen, wie offene Frakturen, Gelenkfrakturen und auch Korrekturosteotomien. Bei erweiterter Indikation ist es wichtig, dennoch die Grenzen dieser Methode zu erkennen.

Unter den intraoperativen Komplikationen verstehen wir den knöchernen Ausbruch eines Fragmentes, zusätzliche Frakturen im Schaftbereich, abgebrochene Bohrer sowie auch das Abweichen oder Verklemmen des Markraumbohrers sowie die Verlagerung von Fragmenten in den Markraum; diese sind in erster Linie durch technische Unzulänglichkeiten bedingt. Als postoperative Komplikationen sind die Bolzenlockerung, der Bolzenbruch, der Nagelbruch und die Instabilität sowie Fehlstellungen insgesamt zu nennen [6, 7].

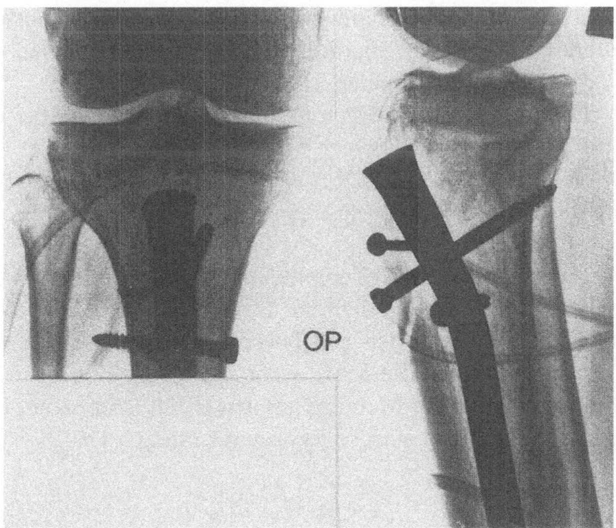

Abb. 1. Zusätzliche Fraktur im Bereich der Nageleintrittsstelle an der proximalen Tibia, Retten der Situation und somit Herstellung eines soliden proximalen Nagelsitzes durch zusätzliche Minimalosteosynthese. Eine Bewegungsstabilität ist so erreicht

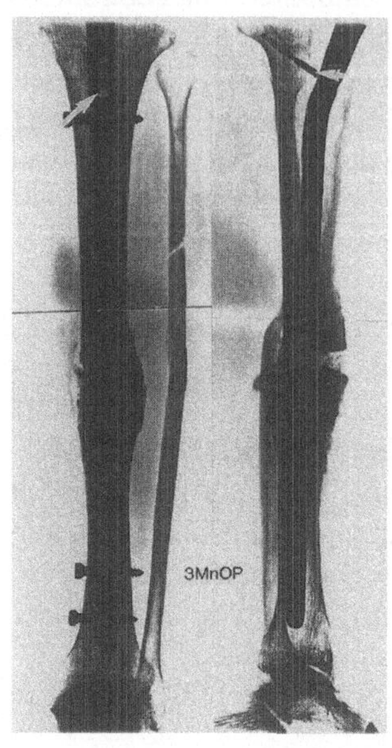

Abb. 2. Abgebrochener Bohrer im Schienbeinkopfbereich; dieser blockiert die proximale Verriegelung, daher mögliche Instabilität und mögliche Pseudarthrosenbildung

Der Ausbruch zusätzlicher proximaler Fragmente, evtl. infolge bestehender Haarrisse, stellt durchaus eine spezifische Komplikation dar, denn der Verriegelungsnagel begünstigt sie in zweifacher Hinsicht: einmal durch die Wahl einer falschen Einschlagstelle, weiterhin infolge der geringeren Elastizität des Nagels. Die Verriegelungsnagelung ist dann, um biomechanisch noch erfolgreich zu sein, nur noch durch Zusatzosteosynthesen zu retten (Abb. 1).

Eine weitere folgenschwere intraoperative Komplikation stellt auch das Abweichen des Markraumbohrers bei unzureichender Reposition und falscher Lage des Führungsdrahtes dar. Hierdurch sind Fehlstellungen und auch nicht selten zusätzliche Frakturen vorprogrammiert.

Ebenso kann ein an sich harmloser Bohrerbruch bei Durchführung der Verriegelung verhängnisvolle Folgen nach sich ziehen, indem er die Verriegelungsperforation des Nagels sperrt und so nur eine unzureichende Verriegelung erfolgen kann. In derartigen Fällen sind die sog. postoperativen Komplikationen ebenfalls schon vorgebahnt (Abb. 2).

Die postoperativen Komplikationen, wie Bolzenlockerung, Bolzenbruch, Nagelbruch, führen unweigerlich zur Instabilität. Die Querbolzen und deren Verankerung im Knochen begründen und begrenzen das Verfahren zugleich. Der zweite distale Bolzen übernimmt die Kraft, wenn der erste gelockert ist, und verbessert wesentlich die Kippqualität der Montage um den ersten Bolzen, nur hieraus resultiert eine Bewegungsstabilität und eine Teilbelastungsstabilität [10].

Eigenes Krankengut

Wir haben in den letzten 10 Jahren am Bergmannsheil Bochum 172 eigene und zugewiesene Patienten mit Verriegelungsnägeln behandelt. Hier entfallen 85 auf den Unterschenkel und 87 auf den Oberschenkel. In der Gruppe der Oberschenkelfrakturen fanden wir nach Verriegelungsnagelung 4 Pseudarthrosen. Ursache hierfür waren Instabilität durch schlechten Bolzensitz, zu weit gestellte Indikation sowie Osteoporose und falsche Nachbehandlung. In 5 Fällen kam es zur Bolzenlockerung bzw. zum Bolzenbruch. Hier waren teilweise die Bolzen nicht korrekt eingebracht und bei gleichzeitiger Instabilität die Belastung der Bolzen zu stark, so daß es sogar zum Bolzenbruch kam. In 2 Fällen brach in einer ähnlichen Situation der Nagel (Abb. 3). 2mal fanden sich Varus- bzw. Valgusfehlstellungen und ein Rotationsfehler. An allgemeinen Komplikationen traten bei 4 Patienten Thrombosen und Embolien, sowie bei 2 Patienten infizierte Hämatome auf; eine regelrechte knöcherne Infektion fand sich in keinem Fall.

Bei den 85 nachuntersuchten Patienten mit Unterschenkelverriegelungsnagel fanden sich 14 spezifische Komplikationen. 4mal war es intraoperativ bei der Verriegelung zu einem Bohrerbruch gekommen, diese Bohrer konnten teilweise nicht entfernt werden und versperrten so die Bolzenlöcher. 2mal traten postoperativ Bolzenlockerungen auf. In 2 Fällen lagen Fehlstellungen vor, 2mal wurde der Heilverlauf durch eine Pseudarthrose kompliziert, und in 2 Fällen war es intraoperativ zu einem Fragmentausbruch und zu einer zusätzlichen Fraktur gekommen. In einem Fall verursachten die Bolzen derart lokale Beschwerden, so daß die Bolzen frühzeitig entfernt werden mußten. Weiterhin fanden wir bei 3 Patienten Weichteilprobleme und auch ausgeprägte Kompartmentsyndrome, die gespalten werden mußten. Außerdem 4 Hä-

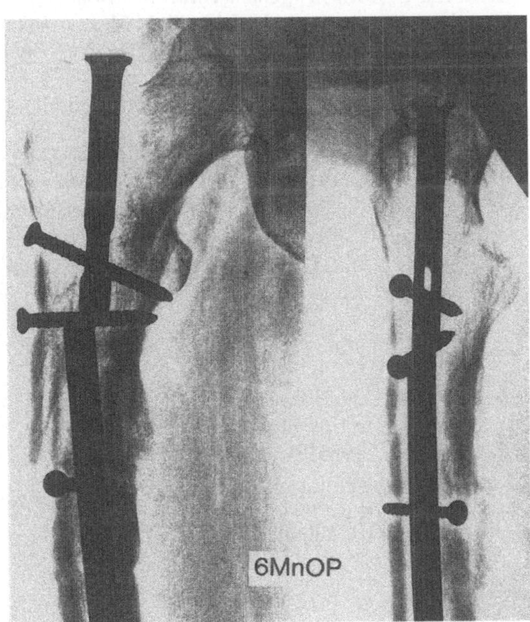

Abb. 3. 46jährige Patientin, relative Indikation, nach Fragmentverschraubung schlechte Vaskularisation, verzögerte Heilung, zu dünner Nagel, Nagelbruch in der Perforationsstelle für den Verriegelungsbolzen

Tabelle 2. Komplikationen (Bergmannsheil Bochum) (n = 172)

Allgemein		Spezifisch			
Infekte	2	Intraoperativ		Postoperativ	
Hämatome	6	(technische Fehler)			
Kompartment	3	Fragmentausbruch	2	Bolzenbruch	
Phlebothrombose	2	Bohrerbruch	4	Bolzenlockerung	7
Embolie	2			Nagelbruch	2
				Pseudarthrosen	6
				Fehlstellungen	4
n = 15 (8,7%)		n = 6 (3,56%)		n = 19 (11%)	

matombildungen und ein echter Infekt sowie eine dauerhafte Peronäuslähmung (Tabelle 2).

Die Verriegelungsnagelung ist ein technisch anspruchsvolles Verfahren. Verfahrensimmanente Komplikationsmöglichkeiten sind zahlreich [11]. Der Erfolg dieser Methode hängt in erster Linie von der korrekten Durchführung ab. Eine kritische Indikationsstellung wird auch eine komplikationslose Anwendung gewährleisten. Die Verriegelungsnagelung ist kein narrensicheres Verfahren, v.a. offensichtliche technische Fehler führen leicht zu Mißerfolg, bei korrekter Anwendung jedoch wird sie zum Verfahren der ersten Wahl.

Literatur

1. Asche G (1983) Ergebnisse nach Verriegelungsnagelungen in einem Krankenhaus der Regelversorgung. Hefte Unfallheilkd 161:131–142
2. Baranowksi D (1988) Prinzipien der Verriegelungsnagelung an Femur und Tibia. Akt Traumatol 18:110–116
3. Brug E, Pennig D (1988) Standortbestimmung der Verriegelungsnagelung. Jahrb Chir 1:145–160
4. Ecke H, Faupel L, Quoika P (1985) Gedanken zum Zeitpunkt der Operation bei Frakturen des Oberschenkelknochens. Unfallchirurgie 11:89
5. Fux HD, Thiess W (1987) Die Markraumnagelung der Unterschenkelfraktur. KrankenhausArzt 60:383–387
6. Pfister U (1988) Der heutige Stand der Marknagelosteosynthese. Akt Traumatol 18:40–45
7. Schärli HR, Huber A, Vogt B (1987) Vorteile und Nachteile der Verriegelungsnagelung. Z Unfallchir 80/2:137–139
8. Schmit-Neuerburg, KP (1988) Das Compartment-Syndrom als Traumafolge. Chirurg 59:713–721
9. Senst W, Scholz E, Zeumer B (1983) Fehlergebnisse nach Verriegelungsnagel-Osteosynthesen. Hefte Unfallheilkd 161:153–158
10. Teubner E (1985) Biomechanische Analyse des Marknagels und seiner Verriegelung. Chirurg 56:454–460
11. Vecsei V, Mockwitz F, Börner M, Wruhs O (1983) Fehlerhafte Technik und Komplikationen. Hefte Unfallheilkd 161:143–153

12. Wenda K, Ritter G, Degreif J, Rudigier J (1988) zur Genese pulmonaler Komplikationen nach Marknagelosteosynthesen. Unfallchirurg 91:432–435
13. Winkler H, Arens W (1987) Störungen im Heilverlauf bei operativer Behandlung nach Marknagelungsverfahren. BGU Med 63:81–90
14. Zeumer B, Senst W, Pohl L (1989) Zur Leistungsfähigkeit der Verriegelungsnagelung bei Frakturen der unteren Extremität. Zentralbl Chir 114:357–370

Prävention von Längen- und Rotationsfehlern bei Verriegelungsmarknagelung von Stück- und Trümmerbrüchen des Femurs

Th. Sennerich, G. Ritter und K. Wenda

Klinik und Poliklinik für Unfallchirurgie (Direktor: Prof. Dr. med. G. Ritter), Universitätsklinikum Mainz, Klinik und Poliklinik für Unfallchirurgie,
Klinikum der Johannes-Gutenberg-Universität, Langenbeckstraße 1, W-6500 Mainz

Einleitung

Die Behandlung von Femurschaftfrakturen des Erwachsenen ist eine Domäne der operativen Knochenbruchbehandlung. Als Osteosyntheseverfahren verwenden wir dabei, wenn immer möglich, die Marknagelung.

Bei Stück- und Trümmerfrakturen ist die konventionelle Marknagelung jedoch überfordert, da ein ausreichend fester Sitz des Nagels nicht gewährleistet ist. Diese instabilen Bruchformen lagen im eigenen Krankengut aber in mehr als 40% der Fälle vor. Erst durch die Entwicklung des Verriegelungsmarknagels konnten die Vorzüge einer intramedullären Stabilisierung auch hier zum Tragen kommen (Abb. 1).

Die Vorteile der Verriegelungsmarknagelung bei der Versorgung von Stück- und Trümmerfrakturen des Femurschaftes liegen zum einen in der günstigen Biomechanik eines intramedullären Kraftträgers, zum anderen ist die gedeckte Marknagelung ein besonders weichteilschonendes und atraumatisches Verfahren, wodurch es in aller Regel zu einer raschen Frakturheilung unter Ausbildung eines hochwertigen Kallus kommt (Abb. 2). Problematisch ist jedoch bei der operativen Versorgung dieser Brüche die Festlegung der Beinlänge und die Beurteilung der Rotation.

Operationstechnik

Zur exakten Wiederherstellung der Beinlänge bestimmen wir bei einseitigen Frakturen bereits präoperativ klinisch die Länge des gesunden Oberschenkels. Dazu wird der Abstand zwischen Trochanter-major-Spitze und äußerem Kniegelenkspalt gemessen. Die Nagellänge entspricht diesem Wert minus 2 cm. Intraoperativ läßt sich die Beinlänge dann, nach Einbringen der distalen Verriegelungsbolzen, durch Vor- und

Hefte zu der Unfallchirurg, Heft 229
M. Börner/E. Soldner (Hrsg.)

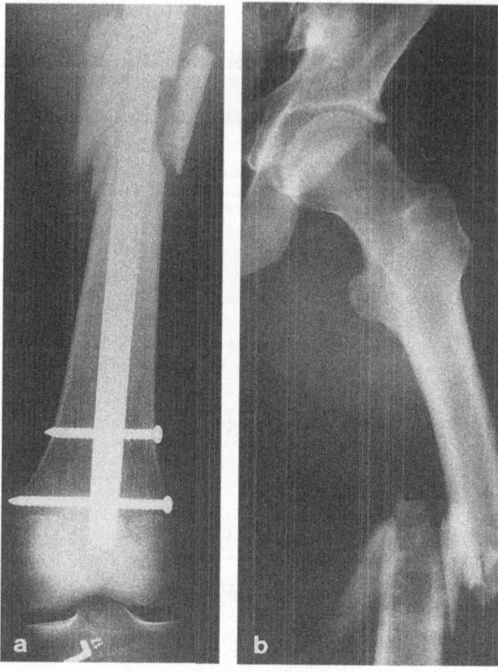

Abb. 1 a, b. Verriegelungsmarknagelung bei einem 20jährigen Patienten mit Trümmerfraktur des rechten Femurs

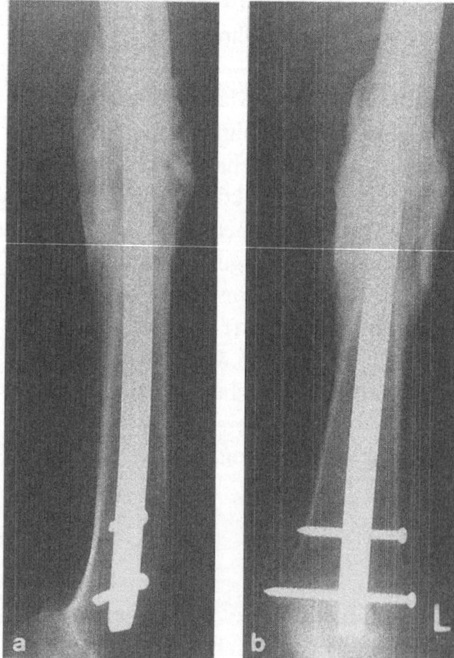

Abb. 2 a, b. Die Röntgenkontrolle nach 11 Wochen zeigt bereits einen weitgehenden Durchbau

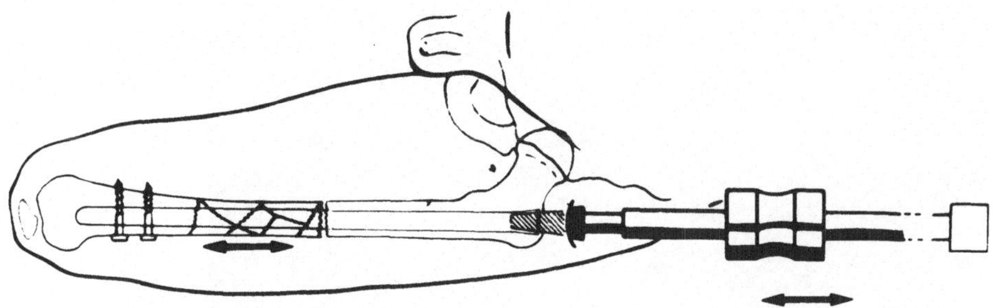

Abb. 3. Exakte Einstellung der Beinlänge durch Vor- und Zurückschlagen des distal bereits verriegelten Marknagels

Zurückschlagen des Nagels noch fein einstellen. Danach wird die Länge durch Einbringen der proximalen Verriegelungsbolzen endgültig fixiert (Abb. 3).

Etwas schwieriger wird die Festlegung der Beinlänge bei doppelseitigen Frakturen. In diesen Fällen wird zunächst die Seite operiert, an der aufgrund der Bruchform am ehesten die Länge des Oberschenkels rekonstruiert werden kann. Hierdurch ist die Beinlänge dann festgelegt und die Gegenseite wird entsprechend angepaßt. Bei doppelseitigen Trümmerbrüchen ist die korrekte Rekonstruktion der ursprünglichen Beinlänge nicht immer möglich, entscheidend ist jedoch, daß postoperativ beide Beine gleich lang sind [5].

Demgegenüber wird die Rotation des Beines bereits bei der Lagerung auf dem Extensionstisch festgelegt. Bei der von uns bevorzugten Seitlagerung muß das Becken exakt senkrecht zur Tischebene fixiert werden. Das verletzte Bein wird im Kniegelenk um 90 Grad gebeugt und der Oberschenkel, im eigenen Vorgehen durch Extension am Tibiakopf, gerade und in waagerechter Lage eingerichtet. Die Rotation des distalen Fragmentes wird durch Heben und Senken des Unterschenkels festgelegt, wobei man sich darüber im klaren sein muß, daß erhebliche Drehfehler möglich sind, da uns eine direkte Kontrolle der Drehstellung des Schenkelhalses bzw. des proximalen Fragmentes fehlt. Intraoperativ läßt sich die Drehachse dann kaum noch beeinflussen [2]. Die exakte Beurteilung der Rotation ist erst wieder postoperativ, am besten mit der Computertomographie möglich (Abb. 4). Die von Grote et al. [1] erstmals beschriebene Methode der computertomographischen Bestimmung des Antetorsionswinkels ergibt ohne großen Lagerungsaufwand und für den Patienten wenig belastend zuverlässige und gut reproduzierbare Werte. Dieses Verfahren hat damit erhebliche Vorteile gegenüber der bislang gebräuchlichen röntgenologischen Antetorsionswinkelbestimmung nach Rippstein [3]. Im einzelnen wird dabei für jedes Bein mit Hilfe eines Rechenprogramms eine zentrale Achse durch den Schenkelhals und eine Achse durch die höchsten Punkte der dorsalen Zirkumferenz der Femurkondylen gelegt. Die Winkel dieser beiden Achsen gegenüber der Horizontalen werden miteinander verrechnet und damit der Antetorsionswinkel bestimmt. Die Lage des Beines im CT ist unerheblich, entscheidend ist nur, daß das Bein während der Untersuchung nicht bewegt wird [7].

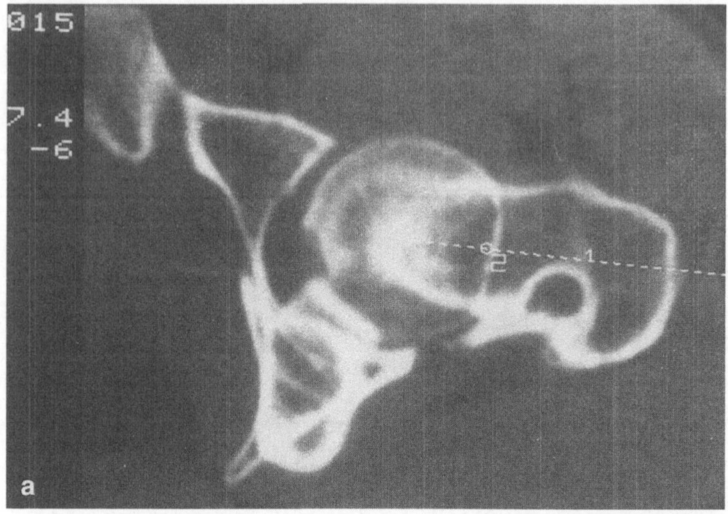

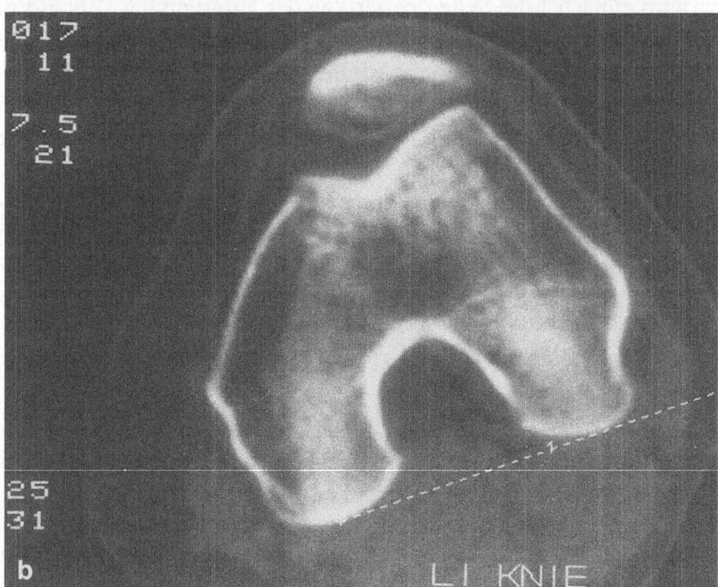

Abb. 4 a, b. Computertomographische Antetorsionswinkelbestimmung nach Verriegelungsmarknagelung des linken Femurs. Aus dem Winkel der Schenkelhalsachse sowie der Kondylenachse zur Horizontalen von 6 bzw. 21 Grad errechnet sich ein Antetorsionswinkel von 27 Grad, der mit dem Winkel der Gegenseite verglichen werden kann

Eigenes Krankengut

An unserer Klinik wurden in den letzten 7 Jahren von 105 Stück- und Trümmerfrakturen des Femurschaftes 44 mit einem Verriegelungsmarknagel versorgt. Im gleichen Zeitraum erhielten 58 Patienten mit analogen Verletzungen eine Plattenosteosynthese.

Diese vergleichsweise große Zahl erklärt sich dadurch, daß wir die Marknagelung nicht anwenden bei zweit- und drittgradig offenen Frakturen, zur Primärversorgung von Polytraumatisierten, die einer sofortigen operativen Stabilisierung bedürfen, und bei allen Patienten mit pulmonalen Risiken wegen der Gefahr einer Knochenmarkembolie [6].

Seit Einführung des Prototyps des heutigen AO-Universalmarknagels an unserer Klinik im Jahre 1983 haben wir alle mit einem Verriegelungsmarknagel versorgten Patienten erfaßt und im Rahmen einer retrospektiven Studie zu einer klinischen und radiologischen Nachuntersuchung einbestellt. Von den 44 Patienten mit Stück- bzw. Trümmerfrakturen des Femurs erschienen 34 zur Untersuchung. Neben einer Vielzahl sonstiger Parameter wurde bei jedem Patienten klinisch die Beinlänge gemessen. Dabei ergab sich bei 21 Patienten (62%) keine Differenz. 9 Patienten hatten eine Beinlängendifferenz von bis zu 1 cm, 4 Patienten eine Differenz zwischen 1 und 2 cm. Dabei waren Verkürzungen bzw. Verlängerungen des operierten Beines etwa gleich häufig. Eine Abweichung der Beinlänge über 2 cm lag bei keinem Patienten vor.

Zur Festlegung einer möglichen Abweichung der Drehachse des Oberschenkels wurde neben den subjektiven Angaben des Patienten und der klinischen Untersuchung in 25 Fällen auch eine computertomographische Bestimmung des Antetorsionswinkels des Schenkelhalses durchgeführt. Die vergleichende Wertung ergab, daß sowohl der subjektive Eindruck des Patienten als auch die klinische Untersuchung im Vergleich zum standardisierten computertomographischen Meßverfahren wenig verläßlich ist. Die computertomographische Messung ergab bei deutlich mehr als der Hälfte der Untersuchten keine oder nur eine geringfügige Abweichung des Antetorsionswinkels im Seitenvergleich. 7 Patienten hatten Rotationsabweichungen zwischen 10 und 20 Grad, und 4 Patienten über 20 Grad. Dabei lagen in 17 Fällen Abweichungen des Antetorsionswinkels nach außen, in 8 Fällen nach innen vor. Bemerkenswert ist, daß insgesamt nur 3 Patienten selbst eine Rotationsabweichung des operierten Beines bemerkt hatten, so daß Rotationsfehler bis ca. 20 Grad offensichtlich gut kompensiert werden können.

Zusammenfassung

Die Verriegelungsmarknagelung stellt ein vorzügliches Verfahren zur Stabilisierung von Stück- und Trümmerfrakturen des Femurschaftes dar. Bei sorgfältiger Operationsplanung und -technik treten relevante Beinlängendifferenzen nur selten auf. Geringfügige Abweichungen der Drehachse, die erst mit der computertomographischen Messung des Antetorsionswinkels nachweisbar sind, lassen sich kaum vermeiden, was aber auch bei der offenen Versorgung von Trümmerbrüchen mit Platten gilt. Sie beeinträchtigen jedoch bei einem Ausmaß bis etwa 20 Grad den Patienten, wie die eigenen Untersuchungen zeigen, in aller Regel nicht.

Literatur

1. Grote R, Elgeti H, Saure D (1980) Bestimmung des Antetorsionswinkels am Femur mit der axialen Computertomographie. Röntgenblätter 33:31–42

2. Höntzsch D, Weller S (1987) Die Lagerung bei Oberschenkelverriegelungsnagelung. OP J 3:16–19
3. Rippstein J (1955) Zur Bestimmung der Antetorsion des Schenkelhalses mittels zweier Röntgenaufnahmen. Z Orthop 86:345–360
4. Ritter G, Biegler M, Ahlers J (1987) Frakturheilung unter den besonderen Bedingungen einer hochstabilen Osteosynthese mit einem neuartigen Kompressionsverriegelungsnagel. Hefte Unfallheilkd 189:1197–1201
5. Ritter G, Biegler M (1987) Operationstechnik mit dem AO-Femur-Universalnagel. OP J 3:21–28
6. Wenda K, Ritter G, Ahlers J, Issendorff W-D von (1990) Nachweis und Effekt von Knochenmarkeinschwemmungen bei Operationen im Bereich der Femurmarkhöhle. Unfallchirurgie 93:56–61
7. Wissing H, Spira G (1986) Die Bestimmung von Rotationsfehlern am Femur durch computertomographische Bestimmung des Antetorsionswinkels des Schenkelhalses. Unfallchirurgie 12:1–11

Prinzipien und Möglichkeiten der distalen Verriegelung von Marknägeln mit transversalen Schrauben oder Bolzen

D. Höntzsch und S. Weller

BG Unfallklinik Tübingen (Ärztlicher Direktor Prof. Dr. med. Dr. h. c. S. Weller) Schnarrenbergstraße 95, W-7400 Tübingen

Einleitung

Durch die Verriegelung von Marknägeln konnte die Indikation für die Marknagelosteosynthese erweitert werden für Trümmerfrakturen sowie Frakturen im proximalen oder distalen Drittel.

Durch die Verriegelung ist es möglich, für die Marknagelung weniger aufzubohren und dünnere Nägel zu wählen.

Neben anderen Möglichkeiten kann die Verriegelung von Marknägeln mit quer durch das Knochenrohr und den Nagel gesetzten Schrauben oder Bolzen durchgeführt werden. Für die proximale Verriegelung haben sich auf das Nagelende aufgeschraubte Zielbügel bewährt. Wegen der Deformation, der der Nagel bei der Implantation unterliegt, muß für die distale Verriegelung das Loch im Knochenrohr in jedem Einzelfall neu gezielt werden. Durchgesetzt haben sich röntgenoptische Verfahren. Um die Röntgenbelastung herabzusetzen sowie die Treffsicherheit und die Zielgenauigkeit zu erhöhen, sind zahlreiche Instrumente entwickelt worden. Es wird auch nach Möglichkeiten gesucht, auf die Röntgendurchleuchtung zu verzichten (Ultraschall, Induktion u.a.). Vom Prinzip her arbeiten diese „bildgebenden Verfahren" gleich, nur daß der Röntgenstrahl durch eine „ungefährlichere" Strahlung ersetzt werden soll. Eine praxisnahe Lösung konnte noch nicht vorgestellt werden.

Hefte zu der Unfallchirurg, Heft 229
M. Börner/E. Soldner (Hrsg.)

Zieltechniken

Operationsvorbereitung

Die Operationsvorbereitung ist für das Gelingen der distalen Verriegelung von entscheidender Bedeutung und sollte vom Operateur durchgeführt oder überwacht werden.

Die Lagerung und Abdeckung muß die geplante distale Verriegelung berücksichtigen. Es ist auf genügend Bewegungsfreiheit und Abstand der Bildwandlerelemente zu achten. Extensionen müssen außerhalb der Verriegelungszone liegen (am Kondylus ist dies distal und dorsal, in Ausnahmefällen am Tibiakopf). Bei der Unterschenkelmarknagelung auf dem Extensionstisch darf kein Extensionsschuh, sondern eine Kalkaneusdrahtextension verwendet werden.

Auch bei Manipulationen mit Bildwandler und Zielinstrumenten muß die Sterilität absolut gewahrt bleiben.

Der Umgang mit dem Bildwandler muß geübt sein und das Bedienungspersonal ist mit dem Prinzip vertraut zu machen, damit auch verstanden wird, warum z.B. die Löcher des Verriegelungsnagels in der Mitte des Bildschirms rund einzustellen sind, warum der Bildwandler gekippt und geschwenkt werden muß, um aus dem nichtkongruenten elliptischen Bild ein kongruentes rundes Bild zu erzielen.

Die Einstellung des Bildwandlers muß genau so gedreht sein, daß das Fernsehbild unbedingt dem Operationsfeld entspricht, wie es vom Operateur gesehen wird (Abb. 1). Auf die Einstellung dieser Seitenkongruenz kann nicht genügend hingewiesen werden; der Zielvorgang ist sonst unharmonisch und beansprucht erheblich mehr Zeit.

Der Operateur muß das Zielinstrument und die Bohrbüchse selbst führen. Es ist höchstens einmal Hilfestellung durch den Assistenten am Zielinstrument möglich.

Die Hautinzisionen müssen in Fortsetzung der Verriegelungsachse liegen. Die Inzision sollte erst nach Bestimmung der Zielrichtung durchgeführt werden. Am distalen Unterschenkel ist dies wichtig, damit die Weichteile nicht unnötig verletzt werden; am distalen Oberschenkel, um die Zielinstrumente nicht gegen die Spannung des Tractus ileotibialis und gegen die Muskulatur drücken zu müssen. Der Femurmarknagel dreht sich im Regelfall nach innen, der Tibiamarknagel nach außen.

Ob am distalen Oberschenkel 2 Stichinzisionen oder eine längere Inzision notwendig ist, muß individuell entschieden werden. Stichinzisionen reichen dann aus, wenn sie exakt in der Achse der Verriegelungslöcher liegen. Wenn die Stichinzisionen falsch liegen oder zu klein sind, sollten die Weichteile nicht unnötig geschädigt werden. Dann bewährt sich die alte chirurgische Regel einer exakten Darstellung durch einen genügend großen Zugang.

Bei der distalen Verriegelung ist auf den Röntgenschutz von Patient, Operateur und Mitarbeiter zu achten.

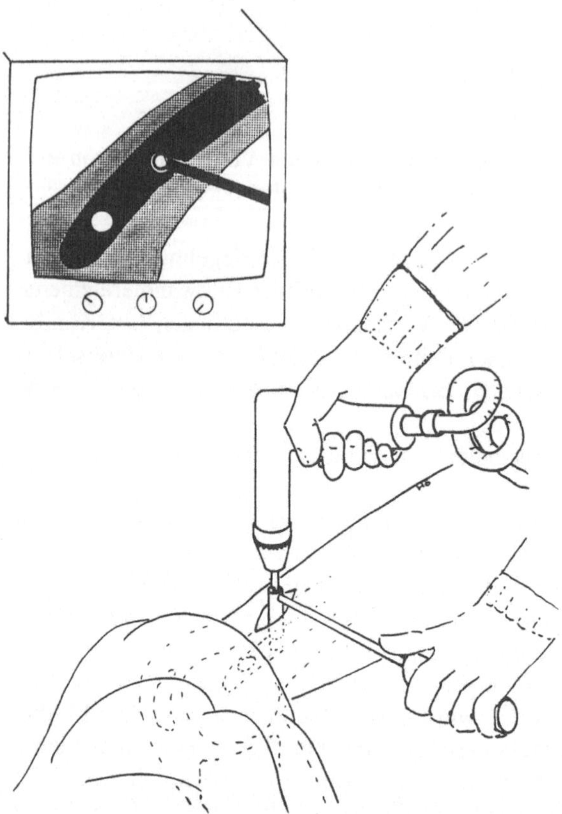

Abb. 1. Position des Bildwandlers und Einstellen des Fernsehbildes

Prinzip des röntgenoptischen Zielens

Mit dem Röntgenbild wird der Zielstrahl durch die Löcher des Nagels im Knochenrohr bestimmt. Entlang diesem Zielstrahl wird gebohrt und die Schrauben oder der Bolzen eingedreht (Abb. 2).

Der Zielvorgang teilt sich dann in 2 Komponenten:

1. Es ist der Punkt am Knochen zu suchen, welcher in Fortsetzung der Zentralachse durch die Löcher im Nagel liegt.
2. Anschließend ist die korrekte Richtung für das Bohren (Gewindeschneiden) und Eindrehen der Schrauben oder des Bolzens zu bestimmen und dann beizubehalten.

1. Schritt: Die Löcher des Nagels sind im Zentrum des Fernsehbildes zur Deckung zu bringen. Es entsteht im Fernsehbild ein Kreis (Abb. 3a).

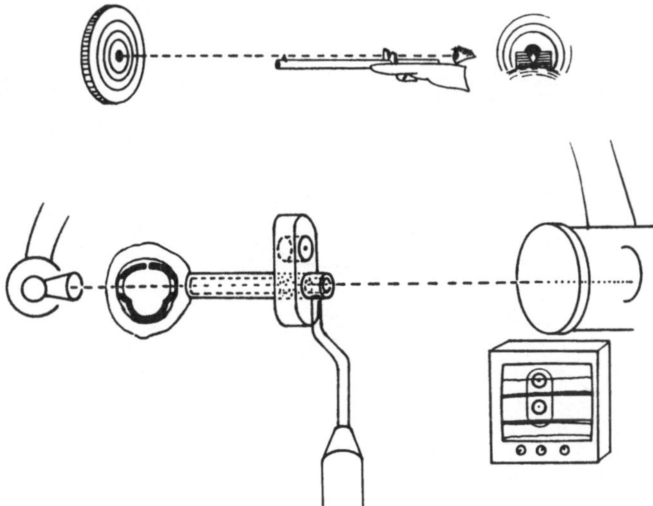

Abb. 2. Der Zielvorgang beim röntgenoptischen Verfahren kann mit dem Zielen über Kimme und Korn verglichen werden. Vom Röntgensender bzw. von der Zielscheibe entspringt ein Röntgen- bzw. Lichtstrahl. Diese werden vom BV-Empfänger oder dem menschlichen Auge aufgenommen. Entlang diesem Zielstrahl wird der Bohrer geführt, der wie das Geschoß in den Mittelpunkt der Zielscheibe treffen soll

2. Schritt: In Verlängerung der Achse durch die Verriegelungslöcher wird die Haut inzidiert, dann vorsichtiges Spreizen in die Tiefe, damit die Bohrbüchse gefahrlos bis zum Knochen vorgeschoben werden kann (Abb. 3b).

3. Schritt: Das Zielinstrument (unabhängig welches) wird mit der Spitze so auf den Knochen aufgesetzt, daß diese (im Röntgenbild kontrolliert) genau im Zentrum der kongruent abgebildeten Verriegelungslöcher liegt (Abb. 3c).

4. Schritt: Das Instrument wird in den Zielstrahl gekippt, so daß sich die Längsachse des Instrumentes mit der Zielachse, d.h. Zentralachse durch die Verriegelungslöcher, deckt. Das zentrale Loch der Bohrbüchse geht im Röntgenbild der Nagellöcher auf. Es ist nur noch das kleinere Bild des Zentrums der Bohrbüchse absolut rund dargestellt (Abb. 3d). Wenn mit Bohrer, Steinmann-Nägeln oder ähnlichem gezielt wird, wird das Instrument orthograd vom Röntgenstrahl getroffen und genau als Kreis abgebildet, der im Zentrum des Bildes der Verriegelungslöcher liegt.

5. Schritt: In diesem nun bestimmten Zielstrahl wird gebohrt, evtl. Gewinde geschnitten und die Schraube eingedreht. Besonders während des Bohrens muß auf den Zielstrahl geachtet werden. Dieser ist die Verbindungslinie zwischen Zentrum der Röntgenrohre und Zentrum des BV-Empfängers (Abb. 3e); d.h. der Bohrer muß auf das eine Zentrum und das „proximale“ Ende der Bohrmaschine zeigen. Durch Übung erlangt man ein Gefühl für die richtige Bohrrichtung und kann sich die korrekt eingestellte Richtung merken.

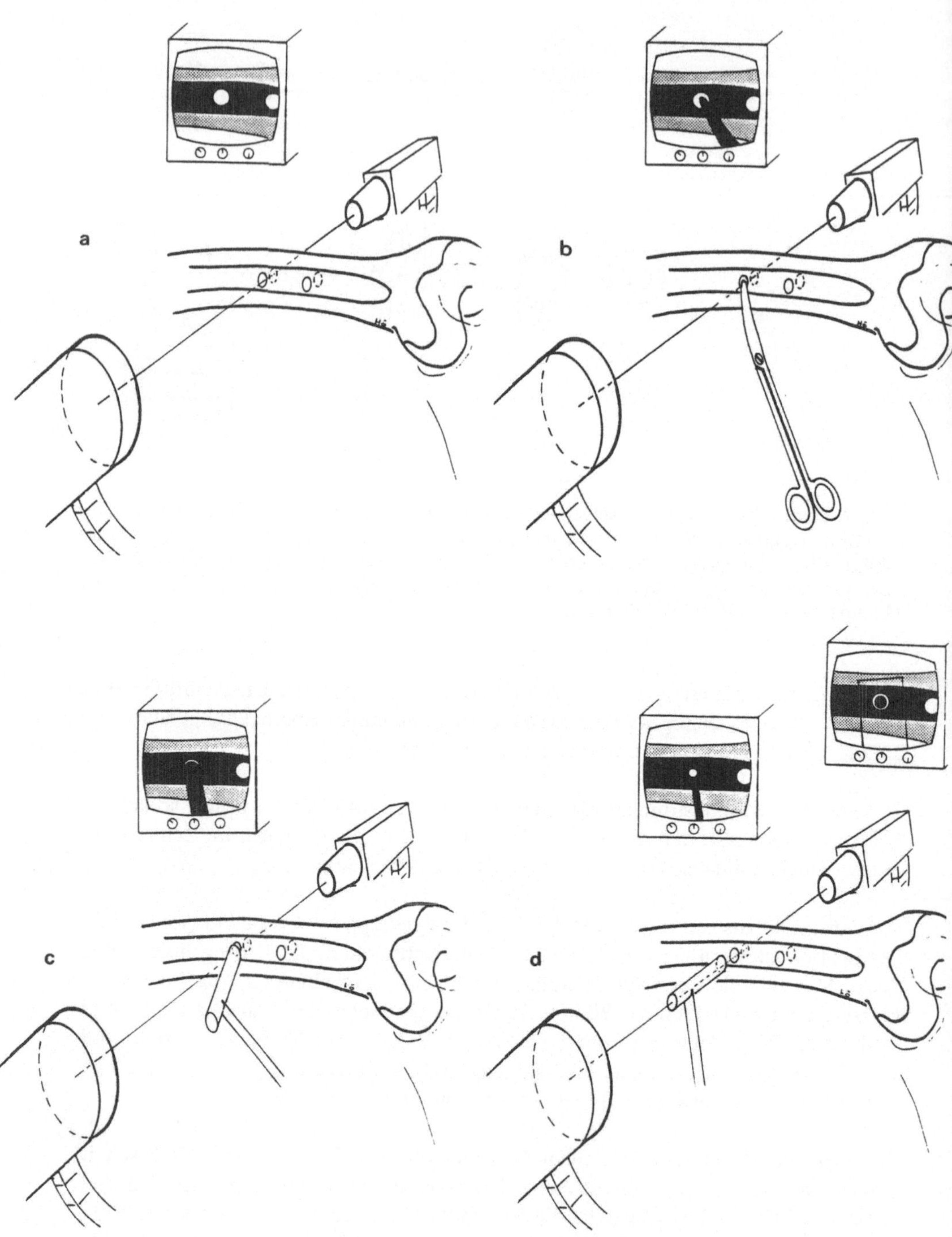

Abb. 3 a–d

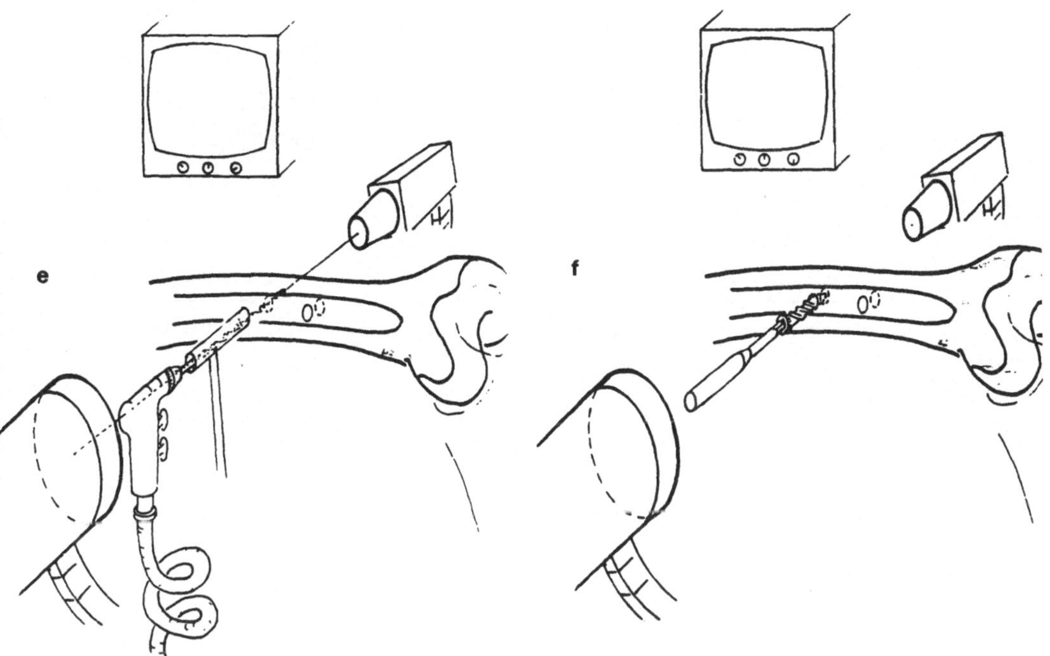

Abb. 3 a–f. Prinzip des röntgenoptischen Zielens (s. auch Text)

Um die Zielverfahren sicherer zu machen, wurden vielerlei Techniken entwickelt, um die Bohrbüchse beim Zielvorgang festzuhalten oder den Zielvorgang röntgenoptisch oder mit anderen Hilfsmitteln (Laserstrahl) zu kontrollieren.

6. Schritt: Bei Schaftschrauben muß ein Gleitloch gebohrt werden. Nicht selbstschneidende Gewinde müssen vorgeschnitten werden. Dann kann die Verriegelungsschraube eingedreht werden (Abb. 3f). Bei dem neuen Verriegelungsbolzen der AO genügt ein Bohrvorgang.

7. Schritt: Das Ergebnis muß mit dem Bildwandler in 2 Ebenen kontrolliert werden. In der einen Ebene verdeckt die orthograd getroffene Schraube oder der Bolzen das Verriegelungsloch. In der anderen Ebene muß die Schraube oder der Bolzen die Gegenkortikalis fassen.

Zieltechniken

Freihandtechnik mit Bohrbüchse (Abb. 4a): Die Technik ist im vorangegangenen Abschnitt genau beschrieben worden. Bewährt hat sich eine Bohrbüchse mit langem Griff und Röntgenschutzschild. Es handelt sich hier um eine einfache Instrumentation, die universell eingesetzt werden kann. Sie ist kostengünstig. Nach Übung ist diese eine der einfachsten und raschesten Methoden (Abb. 4a).

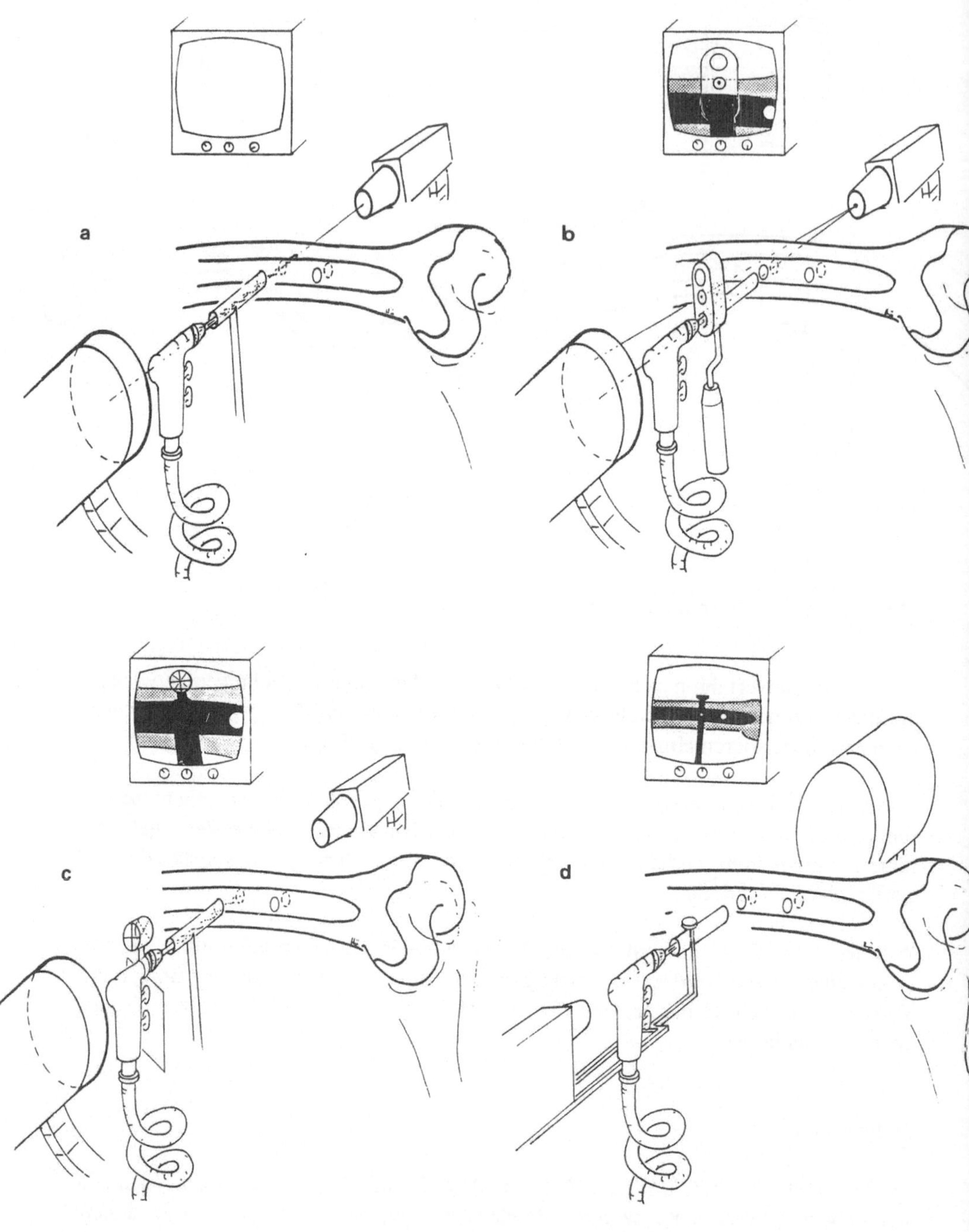

Abb. 4 a–d

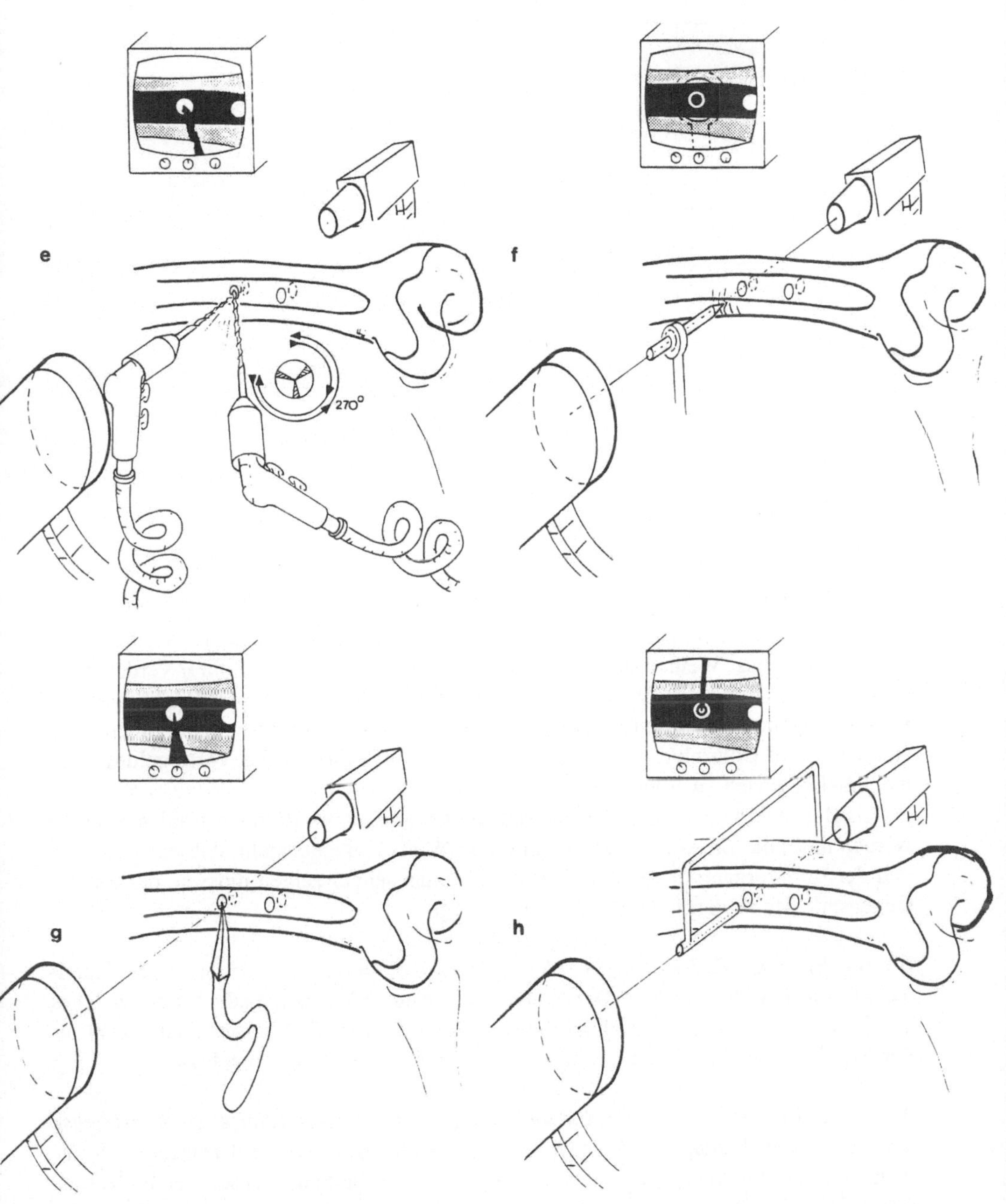

Abb. 4 e–h

i

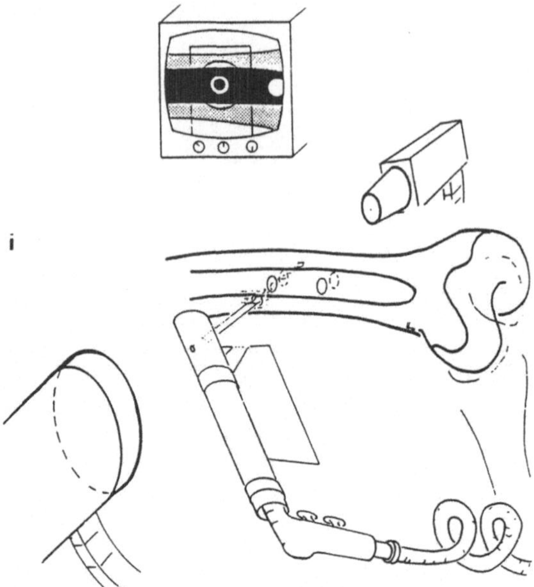

Abb. 4 a–i. Zieltechniken (s. auch Text)

Distales Zielgerät der AO (Abb. 4b): Der primäre Zielvorgang ist genau wie jener mit einer Bohrbüchse. Wenn dann das eigentliche Bohrloch mit dem Bohrer verdeckt ist, kann die Zielrichtung durch ein parallel versetztes Zielauge (zentraler Punkt in einem Kreis) röntgenoptisch ständig kontrolliert werden. Das Zielgerät ist dann gleichzeitig eine Ziel- und Bohrlehre für das zweite Loch, so daß das zweite Verriegelungsloch nicht mehr „gezielt" werden muß.

Als Besonderheit ist zu bedenken, daß die Divergenz des Röntgenstrahles beachtet werden muß; die Zielvorrichtung ist in ihrem Winkel so eingestellt, daß das Zielgerät und der Bohrvorgang in Richtung auf den Röntgensender zeigen müssen, der auf der Gegenseite des zu verriegelnden Knochens liegt.

Bohrbüchse mit „Fadenkreuz" (Abb. 4c): Der Zielvorgang entspricht der Freihandtechnik mit der Bohrbüchse. Der Zielvorgang kann mit einem Fadenkreuz, welches auf die Bohrmaschine aufgeschoben werden kann und parallel versetzt wird, kontrolliert werden. Gleichzeitig ist ein Röntgenschutz mit Bleieinlage eingebaut.

An einen Bildwandler gekoppelte und röntgenoptisch kontrollierte Zielbohrbüchse nach Grosse u. Kempf (1981) (Abb. 4d): Die Zielbohrbüchse wird zentral im Röntgenstrahl des Bildwandlers justiert. Dann wird diese Zielbohrbüchse, welche fest arretiert ist, über das kongruent eingestellte Zielloch im Nagel eingestellt. Wenn die Zielrichtung einmal richtig eingestellt ist, ist die Gefahr des Verwackelns reduziert. Die Röntgenbelastung wird durch dieses Verfahren minimiert. Die Technik ist anspruchsvoll, aber bewährt.

Freihandtechnik mit Bohrer und oszillierendem Bohrvorsatz (Abb. 4e): Durch dieses Verfahren wird die „Freihandtechnik“ weiter idealisiert. Der Bohrer wird mit seiner Spitze über das Zentrum der Verriegelungslöcher gebracht und dann in den „Zielstrahl“ aufgekippt. Durch den Vorsatz eines Getriebes, das die Rotation der Bohrmaschine in eine Oszillation von 270° verwandelt, kann auf eine Bohrbüchse verzichtet werden. Weichteile können nicht aufgewickelt werden.

Es handelt sich hier um eine einfache und rasche Verriegelungstechnik für den erfahrenen Operateur. Die Instrumentation ist besonders einfach, wenn das Oszillationsgetriebe vorhanden ist.

Vorkommen und Bestimmung der Zielrichtung mit Steinmann-Nagel (Abb. 4f): Mit einem Steinmann-Nagel oder einem besonders scharf geschliffenen Präzisionszielpin kann der Zielvorgang in seinen 2 Etappen exakt nachvollzogen werden: Zunächst Aufsetzen der Spitze über das Zentrum der Verriegelungslöcher und dann Aufkippen in den „Zielstrahl“. Dies kann röntgenoptisch kontrolliert werden. Der Nagel steht orthograd getroffen genau im Zentrum der kongruent abgebildeten Verriegelungslöcher. Der Präzisionszielpin kann durch einen röntgendurchlässigen Griff gehalten werden, welcher zusätzlich mit Zielkreisen, die zur Deckung gebracht werden müssen, armiert ist.

Mit dem Steinmann-Nagel oder Präzisionszielpin wird die zugewandte Kortikalis so weit eröffnet, damit die Zielrichtung zusammen mit den oben beschriebenen Grundsätzen vorbestimmt ist. Die Gegenkortikalis darf auf keinen Fall, auch mit dem Präzisionszielpin nicht, durchschlagen werden.

Vorkörnen des Bohrpunktes auf der Kortikalis mit dem Pfriem (Abb. 4g): Der Ansatzpunkt kann auch mit einem Pfriem vorgekörnt werden. Die Spitze eines handelsüblichen Pfriems aus dem Nagelinstrumentarium wird ins Zentrum der kongruent abgebildeten Verriegelungslöcher gesetzt und die Kortikalis mit Drehbewegung angekörnt. Der Bohrer wird dann entlang des gedachten „Zielstrahles“ geführt. Dies kann zusätzlich mit dem distalen Zielgerät oder dem aufsetzbaren Fadenkreuz geschehen.

Bestimmung der Zielrichtung mit einem Zielbogen (Abb. 4h): Die Zielrichtung kann mit einem handelsüblichen Zielbogen, wie er für die Bohrung bei den Kniebandoperationen verwendet wird, bestimmt werden. Auf der Haut wird zunächst die dem Operateur zugewandte Seite markiert und mit einer Stichinzision versehen. Nun wird auf der abgewandten Hautseite der Punkt zentral über den Verriegelungslöchern mit einem Kreuz markiert. Auf dieses Kreuz wird der Gegenstift des Zielinstrumentes aufgesetzt und in die Haut eingedrückt. Auf der zugewandten Seite wird die Bohrbüchse bis zum Knochenkontakt vorgeschoben. Dieser Vorgang kann dann röntgenoptisch noch einmal kontrolliert werden. Das Zielinstrument hält dann von selber.

Bei voluminösen und nicht straffem Weichteilmantel kann es zu Verwackelungen des Gegenpunktes kommen.

Röntgendurchlässiges Winkelgetriebe der AO (Abb. 4i): Es ist gelungen, eine technisch ideale Lösung zu entwickeln. Für das röntgenoptische Verfahren sichtbar bleibt nur noch der Bohrer. Der gesamte Bohrvorgang kann durch die orthograde Darstellung des Bohrers im Röntgenstrahl ständig intermittierend kontrolliert werden, und zwar ohne weitere sekundäre Hilfsmittel wie versetzte Zielpunkte oder das Führen durch einen Laserpunkt. Durch die Länge des Gerätes und ein aufgeschobenes Bleischild ist der Röntgenschutz optimal gewährleistet.

Auf die Bohrmaschine wird ein langes, röntgendurchlässiges Winkelgetriebe aus Kunststoff, Keramik oder ähnlichem Material aufgesteckt, welches röntgendurchlässig ist und somit im Röntgenstrahl nicht gesehen wird. Einzig „röntgensichtbar" bleibt der Bohrer. Der Bohrvorgang gestaltet sich nach dem Grundprinzip: Die Bohrspitze wird auf die zugewandte Kortikalis in das Zentrum der kongruent abgebildeten Löcher aufgesetzt; dann wird der Bohrer so weit aufgekippt, bis er genau orthograd im Zentrum der Verriegelungslöcher steht. Durch leichtes Anschlagen kann vorgekörnt werden. Dann kann der gesamte Zielvorgang ständig oder intermittierend absolut exakt kontrolliert werden. Der Bohrer für das röntgenoptische Winkelgetriebe hat nur in den ersten 10 mm Bohrwindungen. Der Rest des Schaftes ist glatt. Somit kann auf eine Bohrbüchse, welche zusätzlich gehalten werden müßte, oder ein Oszillationsgetriebe, welches technisch aufwendig wäre (besonders aus Kunststoff), verzichtet werden.

Kontrolle des Ziel- und Bohrvorganges mit Laserstrahl: Dieses Verfahren stellt zunächst den Zielstrahl im beschriebenen röntgenoptischen Verfahren dar. Nach korrekter Einstellung wird der Zielstrahl, der bei den anderen Techniken kontrolliert oder durch Anschalten des Bildwandlers erneut hergestellt werden muß, durch einen Laserstrahl ersetzt. Dieser Laserstrahl erzeugt sichtbare Lichtpunkte auf der Haut und auf den entsprechenden Vorrichtungen der Ziel- und Bohrinstrumente.

Beurteilung

Die Erfahrungen aus einer Klinik, wo sehr viele Verriegelungsmarknagelungen durchgeführt werden, und viele persönliche Mitteilungen zeigen, daß weniger die Instrumentation als vielmehr die korrekte Vorbereitung und Einstellung aller Parameter zum Erfolg bei der distalen Verriegelung führen. Vorteilhaft sind jene Methoden, die in Anwendung und Instrumentation einfach sind und die die Röntgenbelastung reduzieren.

Verriegelungsschrauben und Bolzen (Abb. 5)

Die Verriegelungsschrauben oder Bolzen übertragen den Kraftfluß von der Kortikalis proximal der Fraktur auf den Nagel, und wiederum vom Nagel auf die Kortikalis, distal der Fraktur. Die Kraftübertragung zwischen den Schrauben bzw. Bolzen und Nagel geschieht durch Abstützung unter Streß. Das Gewinde und/oder der Schaft der Schraube ist immer etwas dünner gehalten als das Loch im Verriegelungsnagel. Eine bündige oder sogar kraftschlüssige Übertragung wäre technisch sehr anspruchsvoll. Die Kraftübertragung von Schraube zu Knochen wird geleistet durch das Gewinde in

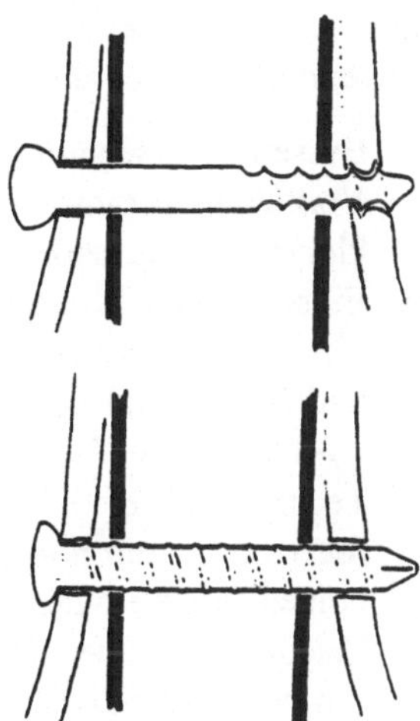

Abb. 5. Konventionelle Verriegelungsschraube (*oben*) und neuer Verriegelungsbolzen der AO (*unten*)

der Gegenkortikalis und der Spongiosa, wenn sie tragfähig ist, und auf der dem Schraubenkopf zugewandten Seite durch den Schraubenschaft im „Gleitloch". Da es sich um eine Zugschraube handelt, kommt diese unter eine Vorspannung, wenn die Gegenkortikalis und das Gewinde diese aufnehmen kann. Die Verriegelungsschrauben kommen im Regelfall im metaphysären Bereich zur Anwendung. Daraus ergibt sich, daß der Kraftübertragung und v.a. der Vorspannung der Schraube deutliche Grenzen gesetzt sind.

Den Ausweg, einen kürzeren Nagel im distalen Fragment zu verwenden, damit die Verriegelungslöcher im diaphysären Bereich liegen, sollte man aus den folgenden Gründen nicht wählen:

Das Nagelende, welches weit in die distale Metaphyse eingeschlagen wird, bietet noch so viel Stabilisierung und Kraftübertragung, besonders für Kippbewegungen im Sinne der Ante- bzw. Rekuroation und Valgus/Varus, daß darauf möglichst nicht verzichtet werden sollte.

Die andere Möglichkeit, nämlich den Nagel mit weiter nach diaphysär reichenden zusätzlichen Verriegelungslöchern zu versehen, konnte sich aus verschiedenen Gründen nicht durchsetzen. Einer dieser Gründe mag sein, daß die bisherige Anordnung der distalen Verriegelungsschrauben trotz der theoretisch geringen Haltekraft wenig Probleme bietet. Ein weiterer Grund ist, daß in vielen Fällen die Fraktur bei den Marknagelungen, welche verriegelt werden, so weit nach distal reicht, daß die Verriegelungsschrauben sonst bei diaphysärer Lage sehr nahe an die Fraktur zu liegen kämen.

Der Umstand, daß für die Verriegelungsschrauben mehrere Arbeitsgänge notwendig sind, wird immer wieder als mißlich empfunden. Trotz aller technischer Raffinesse oder Übung des Operateurs stellt das Zielen und Herstellen der Löcher für die distale Verriegelung doch immer wieder eine Aufgabe dar, welche möglichst technisch vereinfacht werden sollte.

Hier bietet ein neuer Verriegelungsbolzen, der von der AO vorgestellt wurde, entscheidende Vorteile, und zwar in bezug auf Haltekraft und den Schutz vor unerwünschtem „Zurücklaufen" der Verriegelungsschraube. Dieser Bolzen hat einen mit starken Kerndurchmesser von 4,4 mm und ein nasenförmiges Gewinde mit 4,9 mm Außendurchmesser auf der gesamten Schaftlänge (Abb. 5). Er bietet 3 Vorteile:

1. Bessere Verriegelung durch Verklemmung: Die Verriegelungskraft wird durch Verklemmen zwischen Kortikalis, Nagelwand und Gegenkortikalis erzeugt. Durch kleine Inkongruenzen zwischen Bohrloch und Nagelloch kommt es bereits beim Einschrauben zu einer Verklemmung, die bei Belastung verstärkt wird. Bei den Verriegelungsschrauben kommt es durch Mikrobewegungen zwischen Kortikalis und Nagelwand immer wieder zum Zurücklaufen der Schraube. Dieses Problem wird durch die Verriegelungsbolzen ausgeschaltet.
2. Technische Vereinfachung der Verriegelung: Es ist nur noch ein einmaliges Bohren von 4,0 mm notwendig. Nach Bestimmen der Länge kann der Verriegelungsbolzen sofort eingeschraubt werden.
3. Flacher Kopf: Der Kopf der neuen Verriegelungsschraube ist besonders flach, damit er bei der distalen Verriegelung an der Tibia wenig aufträgt und die Weichteile nicht irritiert.

Ganz wichtig bei den Verriegelungsschrauben und Verriegelungsbolzen ist, daß diese die Gegenkortikalis vollständig erfassen. Dies bedeutet, daß die Spitze aus der Gegenkortikalis herausragen muß.

Zusammenfassung

Die Verriegelung von Marknägeln konnte

- die Indikation der Marknagelung von Femur und Tibia erweitern,
- bisher relative oder erweiterte Indikationen in gute Indikationen verwandeln,
- die distale Verriegelung mit Ausklinkdrähten ersetzen,
- das Ausmaß der für die Stabilität notwendigen Aufbohrung reduzieren.

Es muß besonders darauf hingewiesen werden, daß neben der Instrumentation v.a. die Beachtung folgender Grundsätze die distale Verriegelung einfach und sicher macht:

- Die Vorbedingungen und Vorbereitungen zur distalen Verriegelung wie exaktes raumsparendes Abdecken, steriles Durchschwenken des Bildwandlers, *Einstellen des Bildwandlerbildes kongruent zum Operationsfeld* und andere sollten exakt eingehalten und eingeübt sein..
- Die gedankliche Einstellung des Operateurs muß stimmen.
- Die Übung am Phantom, z.B. Videosimulation, ist sehr hilfreich.
- Schulung von Pflegern und Schwestern.
- Verwendung möglichst einfacher Zieltechniken und Einüben auf eine der möglichen Techniken.
- Verwendung von einfach zu handhabenden Verriegelungsschrauben oder Bolzen.

Literatur

Contzen H (1987) Die Entwicklung der Marknagelung und des Verriegelungsnagels. Akt Traumatol 17:250–253

Frigg R (1989) Die Konstruktion des AO-Zielinstrumentariums für die distale Verriegelung. Persönliche Mitteilung

Grosse A, Kempf J (1981) Handbuch der Verriegelungsnagelung bei Schaftbrüchen von Femur und Tibia. Howmedica, Kiel Strassburg

Habernek H, Walch G (1988) Ein einfaches Instrument zur distalen Verriegelung. Akt Traumatol 18:87–95

Höntzsch D (1989a) Die distale Verriegelung von Marknägeln. 10. wissenschaftliche Sitzung DVM/AO, Berlin, November 1989

Höntzsch D (1989b) Intramedullary fixation. Simple, elaborate and fancy methods of aiming (distal locking). 51 st. AO Course (Advanced „Hands-On"), Davos, Dezember 1989

Höntzsch D (1989c) Der neue AO-Universalmarknagel für die Tibia. Akt Traumatol 19:237

Höntzsch D, Weller S, Perren St M (1989) Der neue AO-Universalmarknagel für die Tibia. Akt Traumatol 19:225–237

Kempf I, Grosse A, Beck G (1985) Closed locked intramedullary nailing. J Bone Joint Surg [Am] 67:709

Klemm K, Schellmann WD (1972) Dynamische und statische Verriegelung des Marknagels. Monatsschr Unfallheilkd 75:568

Küntscher G (1968) Die Marknagelung des Trümmerbruchs. Langenbecks Arch Klin Chir 322:1063

Mockwitz J, Contzen H (1983) Die Verriegelungsnagelung. Springer, Berlin Heidelberg New York (Hefte Unfallheilkd 161)

Mallin B (1989) Intramedullary fixation, elaborate and fancy methods of aiming (distal locking). 51 st. AO Course (Advanced „Hands-On"), Davos, Dezember 1989

Pennig D, Brug E (1989) Das Einbringen der distalen Bolzen bei der Verriegelungsnagelung mit einem neuen Freihand-Zielgerät. Unfallchirurg 92:331–334

Schatzker J (1989) Intramedullary fixation, elaborate and fancy methods of aiming (distal locking). 51 st. AO Course (Advanced „Hands-On"), Davos, Dezember 1989

Synthes (1989) Produktbeschreibung: AO-Universalmarknagel für Femur und Tibia

Weller S, Höntzsch D, Baumgart F (1990) Intramedullary nailing, chapt 4. In: Müller ME, Allgöwer M, Schneider R, Willenegger H (eds) Manual of internal fixation, 3rd edn. Springer, Berlin Heidelberg New York Tokyo

Der Pfriem

K. Klemm und R. Schnettler

Berufsgenossenschaftliche Unfallklinik Frankfurt am Main, (Ärztlicher Direktor: Priv. Doz. Dr. med habil. M. Börner), Abteilung für Posttraumatische Osteomyelitis, (Leitender Arzt: Dr. med. K. Klemm), Friedberger Landstr. 430, W-6000 Frankfurt am Main 60

Auf dem Jahreskongreß 1968 der Deutschen Gesellschaft für Chirurgie in München stellte Küntscher [1] erstmals sein neues Konzept für die intramedulläre Osteosynthese von Trümmerbrüchen des Oberschenkelschaftes mit dem Detensor vor und führte dabei aus: „Es ist der grundlegende Gedanke des Transfixationsgipses, durch je

Hefte zu der Unfallchirurg, Heft 229
M. Börner/E. Soldner (Hrsg.)

einen proximal und distal angebrachten Kirschnerdraht die Verkürzung zu verhindern. Mit dem Detensor wurde diese Vorrichtung gewissermaßen in das Innere des Knochens verlegt. Das Gerät ist äußerst einfach konstruiert. Ein Marknagel trägt an seinen beiden Enden zwei quere Durchbohrungen. Durch diese werden mittels zweier seitlicher Stiche zwei Bolzen eingeführt. Das ist alles."

Und nachfolgend: „Nun scheint es aber außerordentlich mühevoll und schwierig zu sein, selbst unter Benutzung des Röntgenfernsehers, den Bolzen in die Löcher des Nagels einzuschlagen. Ohne Hilfsmittel ist dies in der Tat auch beinahe unmöglich. Diese Aufgabe übernimmt aber das Zielgerät. Die Bolzen sind hohl und lassen sich über einen Kirschnerdraht einführen. Der Draht wird mit dem Zielgerät gewissermaßen automatisch durch den Nagel gefädelt. Bei richtiger Anwendung ist ein Verfehlen ausgeschlossen."

Diese Aussage Küntschers hat sich als ein großer Irrtum herausgestellt. Nichts hat die Akzeptanz und Verbreitung der von Klemm u. Schellmann [2, 3] aus dem Detensor entwickelten Verriegelungsnagelung so sehr behindert wie die operationstechnischen Probleme und Schwierigkeiten bei der Einbringung der distalen Verriegelungsbolzen. Schon das von Küntscher [1] konstruierte (s. Abb. 1) und später von Klemm u. Schellmann modifizierte Zielgerät mit einem am oberen Nagelende montierten Rahmen erwies sich als unbrauchbar, weil die Zielbuchse wegen der Verwindung des Detensors bzw. des Verriegelungsnagels im Markkanal von außen nicht auf die Querperforationen des Nagels ausgerichtet werden kann. Selbst wenn dies gelingt, verhindert das Nachfedern des Rahmens bei fehlender Fixierung am distalen Oberschenkel ein zuverlässiges Durchbohren des Kortikalis in Höhe der distalen Querperforationen mit dem Kirschner-Draht oder dem Bohrer.

Die Tatsache, daß in den 2 Jahrzehnten seit der ersten klinischen Anwendung des Verriegelungsnagels durch Klemm u. Schellmann [2, 3] mindestens 10 weitere Verriegelungsnagelsysteme mit unterschiedlichsten Zielvorrichtungen für die Einbringung der distalen Querbolzen entwickelt wurden, spricht dafür, daß es nicht allein an

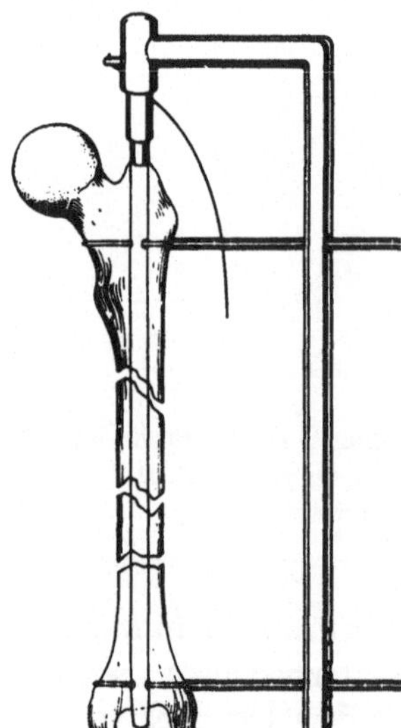

Abb. 1. Der Detensor nach Küntscher zur Osteosynthese von Trümmerbrüchen des Oberschenkels mit der Zielvorrichtung für die Einbringung der Querbolzen, die sich als nicht brauchbar erwiesen hat

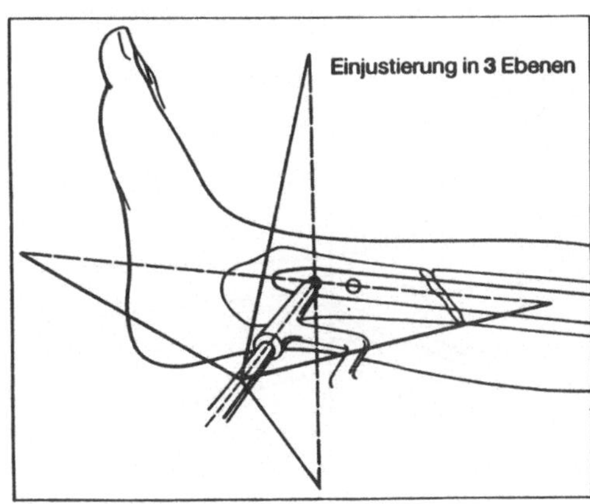

Abb. 2. Für die orthograde Durchbohrung der Eingangs- und Gegenkortikalis mit dem Bohrer muß die Zielbuchse in 3 Ebenen einjustiert werden

der von Küntscher geforderten operationstechnischen Geschicklichkeit liegen kann. Diese Zielvorrichtungen unter Benutzung von Röntgenstrahlen, Magnetfeldern und Laserlicht sind zum Teil technisch sehr aufwendig schwierig und zeitaufwendig, und zumeist auch sehr teuer.

Die Analyse aller dieser Vorrichtungen ergibt, daß die orthograde Durchbohrung des Knochens in Höhe der distalen Perforationen des Nagels durch 2 Faktoren erschwert wird:

1. Die bei fast allen Systemen verwendete Bohrbuchse muß in 3 Ebenen ausgerichtet werden, damit der Bohrer ungehindert durch die Perforation des Nagels hindurchgleiten kann (Abb. 2).
2. Bei fehlender fester Verankerung des Zielgerätes am Knochen reichen bereits geringe Bewegungen für eine Abweichung von der Loteinstellung und damit Fehlgängigkeit des Bohrers aus.

Es soll hier ein Verfahren vorgestellt werden, das diese Schwierigkeiten umgeht, so einfach ist, daß es auch von einem Ungeübten mühelos beherrscht wird, und praktisch bei allen Verriegelungsnagelsystemen, d.h. völlig unabhängig vom Hersteller, eingesetzt werden kann: der gerade Pfriem (Abb. 3).

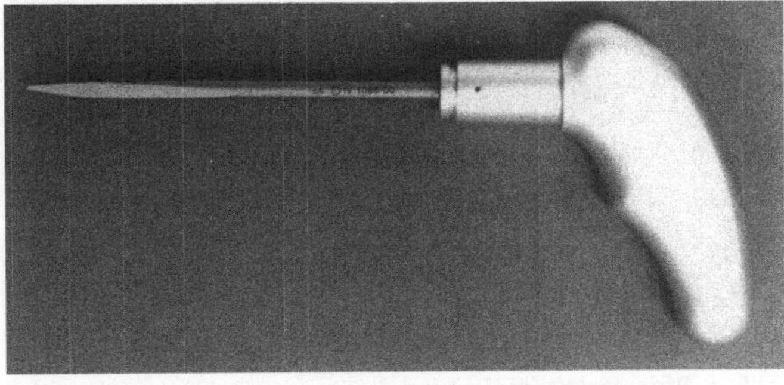

Abb. 3. Der gerade Pfriem

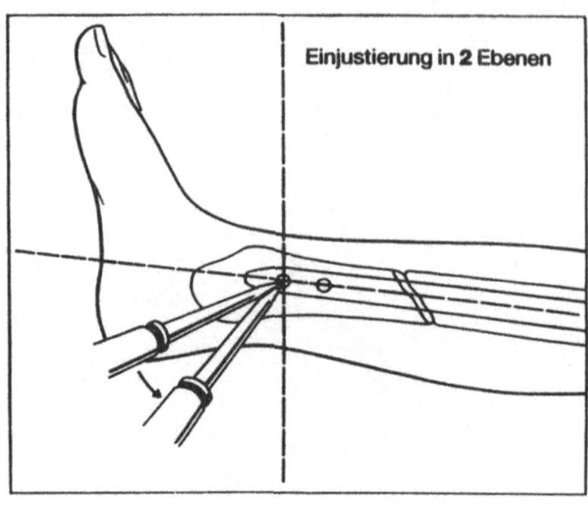

Abb. 4. Bei Verwendung des Pfriems zur Eröffnung der Eingangskortikalis muß nur in 2 Ebenen einjustiert werden

In der Operationsanleitung zur Verriegelungsnagelung nach Klemm und Schellmann wird die distale Verriegelung entweder die Benutzung einer manuell geführten Bohrbuchse oder ein freihändig geführter gerader Pfriem empfohlen. Das Instrumentarium für ihren Verriegelungsnagel enthält serienmäßig einen geraden Pfriem mit anatomischen Handgriff.

Analysiert man beide Verfahren, hinsichtlich ihrer Praktikabilität, so ergibt sich für die Bohrbuchse die bereits zuvor erwähnte Einstellung in 3 Ebenen als Voraussetzung für eine orthograde Durchbohrung des Knochens im Lot der Querperforation (Abb. 2).

Ganz anders beim Pfriem: Nach Inzision der Weichteile über die Distanz der mit dem Bildverstärker dargestellten Querperforationen wird der gerade Pfriem aus jeder beliebigen Richtung und in jedem beliebigen Winkel zur Knochenachse – also in nur 2 Ebenen (Abb. 4) – so eingestellt, daß die Spitze des Pfriems im Zentrum des auf dem Monitor des Bildverstärkers dargestellten Querloches erscheint (Abb. 5). Beide

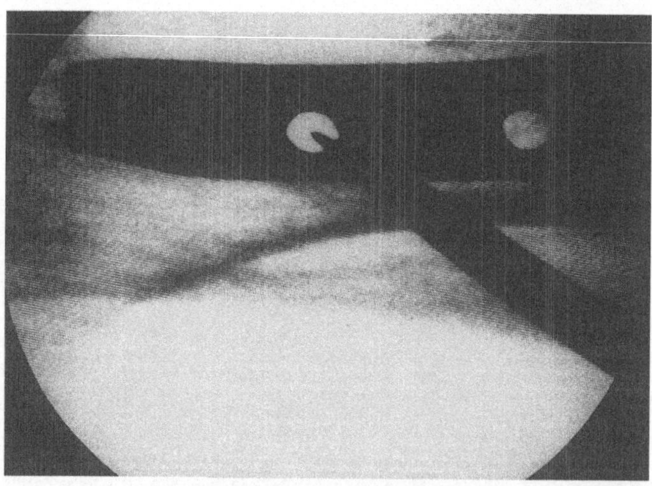

Abb. 5. Pfriemspitze im Zentrum der Querperforation auf dem Monitor des Bildverstärkers

bereits abgeschaltetem Bildverstärker wird dann der gerade Pfriem mit seinem anatomischem Handgriff in die Strahlachse des Bildverstärkers geschwenkt. Durch Hin- und Herdrehen des scharfkantigen Pfriems wird die Eingangskortikalis eröffnet, wobei sich der spitz zulaufende Pfriem durch Abstützen an der Wandung der Querperforation des Nagels selbst zentriert. Die exakte Lage der Pfriemspitze in der Querperforation kann durch kurze Bildverstärkerkontrolle überprüft werden. Für die Durchbohrung der Gegenkortikalis wird dann ein manuell geführter Spiralbohrer benutzt, was durch die Eröffnung der Eingangskortikalis an korrekter Stelle mit dem Pfriem mühelos möglich ist. Die Tiefenmessung des Bohrloches und Einbringung des Verriegelungsbolzens bereitet dann erfahrungsgemäß keine Schwierigkeiten. Für die Einbringung des zweiten Verriegelungsbolzens wird in gleicher Weise vorgegangen.

Dieses Verfahren wurde weltweit von zahlreichen klinischen Anwendern der Verriegelungsnagelung unabhängig von dem jeweils verwendeten System erprobt und fand wegen der Einfachheit, Zuverlässigkeit und Schnelligkeit bei der Durchführung einhellig Zustimmung.

Es ist zwar richtig, daß sich bei der Pfriemmethode die Hand des Operateurs im direkten Strahlengang des Bildverstärkers befindet, aber selbst beim Ungeübten nur für wenige Sekunden während Einstellung der Pfriemspitze. Diese extrem kurze Strahlenbelastung steht in keiner Relation zur sonstigen Strahlenbelastung bei der Reposition einer Fraktur, dem Aufbohrvorgang und der Einbringung des Nagels und kann deshalb als unbedenklich angesehen werden.

Zusammenfassend kann festgestellt werden, daß die Einbringung der distalen Verriegelungsbolzen bei der Oberschenkel- und Unterschenkelverriegelungsnagelung bei allen Systemen und Fabrikaten mit dem geraden Pfriem sehr einfach und sicher ist, auch in der Hand des noch Ungeübten problemlos gelingt und keinerlei aufwendige Investitionen erfordert.

Literatur

1. Küntscher G (1968) Die Marknagelung des Trümmerbruches. Langenbecks Arch Klin Chir 322:1063–1069
2. Klemm K, Schellmann WD (1972) Dynamische und statische Verriegelung des Marknagels. Monatsschr Unfallheilkd 75:568–575
3. Klemm K, Schellmann WD (1976) Die Verriegelungsnagelung. Akt Traumatol 6:377–380

IV. Indikation und Grenzindikationen

Verriegelungsnagelung am Femur und an der Tibia – Standortbestimmung auf der Basis eines 15jährigen Krankengutes

G. Berentey

Péterfy Krankenhaus, Unfallchirurgie, Semmelweis Med. Univ. Lehrstuhl für Traumatologie (Vorstand: Prof. Dr. med. G. Berentey) Pf. 76, H-1441 Budapest

Küntschers geniale Operationstechnik fundamentierte die Verriegelungsnagelung, und dadurch wurden die von ihm ausgearbeiteten Indikationen zur Marknagelung wesentlich erweitert. Ende der 60er Jahre entstand der Gedanke, daß das Zusammenrutschen und die Rotation durch Verriegelung unterbunden werden kann.

In den 70er Jahren, nach Küntschers Tode, wurde die Verriegelungsnagelung weiter ausgearbeitet und die Indikationen zu deren Anwendung fixiert.

Wir führten die Verriegelungsnagelung schon 1973 in Budapest ein und versuchten mit Konstruktion eines eigenen Zielgerätes die heute schon breiträumig angewandte Technik zu vereinfachen und populär zu gestalten. Unsere Situation in Ungarn war schwierig, da wir nur auf uns selbst gestellt waren und versuchten, mit unseren europäischen Kollegen Schritt zu halten.

Nach dem Femur begannen wir die Verriegelungsnagelung auch an der Tibia anzuwenden. Zu einer Zeit, als an vielen europäischen Schulen noch das Dogma galt, daß in der Behandlung von Unterschenkelfrakturen keine Indikation für die Verriegelungsnagelung besteht und daß die Stabilität des distalen Fragmentes nur der AO-Ausklinkdraht gewährleisten kann, wandten wir ähnlich wie andere eklektische Schulen, neben den AO-Techniken im breiten Maße die Verriegelungsnagelung dort an,

Tabelle 1. Behandlung von Pseudarthrosen an der Tibia (n = 172)

1967–78 n = 122 (%)	1979–88 n = 50 (%)	
34,4	Platte (66)	48
40,9	MN (60)	20
10,7	VN (19)	12
11,5	Sonstige (20)	12
2,5	Fibula pro Tibia (7)	8

Hefte zu der Unfallchirurg, Heft 229
M. Börner/E. Soldner (Hrsg.)

wo wir diese als vorteilhaft erachteten. Trotz unserer guten Ergebnisse nahmen wir keine Überbewertung dieser Methode vor. Dafür spricht, daß wir zwar sehr viele Pseudarthrosen am Unterschenkel behandelten, die Verriegelungsnagelung jedoch nur dann anwandten, wenn wir von einer einfachen Nagelung keine rasche knöcherne Heilung erhofften (Tabelle 1). Hindernis bei der Anwendung dieser vorteilhaften Operationstechnik kann das fehlende Instrumentarium sein; dies war noch in den 70er Jahren eine reale Gefahr.

Die Anwendbarkeit dieses Verfahrens bei offenen Frakturen und dessen Risiko ist auch heute noch eine offene Frage. Zu diskutieren ist ebenfalls die Behandlung einer gedeckten Trümmerfraktur mit teils avaskulären Fragmenten. Die Verriegelungsnagelung und eine gedeckte intramedulläre autologe Spongiosaplastik gilt für uns in diesen Fällen als Methode der Wahl. Zahlreiche Fälle bewiesen, daß der aus der Spongiosa rasch entstehende Kallus die Revitalisierung der Kortikalisfragmente innerhalb von Wochen einleitet (Abb. 1 und 2). Der Spalt, der aufgrund der gedeckten Reposition zwischen den Frakturteilen bleibt, wird durch Spongiosa ausgefüllt (Abb. 3 und 4), und die von der Elastizität des Nagels stammende frühe dynamische Belastung bietet Vorteile für das Remodelling in der Trümmerzone. Für die Behandlung von schweren, gedeckten Trümmerfrakturen bietet die Ergänzung der Verriegelungsnagelung mit einer intramedullären, autologen Spongiosaplastik besonders gute Aussichten.

Analyse unseres Krankengutes

Zur Demonstration unserer 15jährigen Erfahrungen zwischen 1975–1989 arbeiteten wir solche Frakturen am Femur und am Unterschenkel auf, welche für die Verriege-

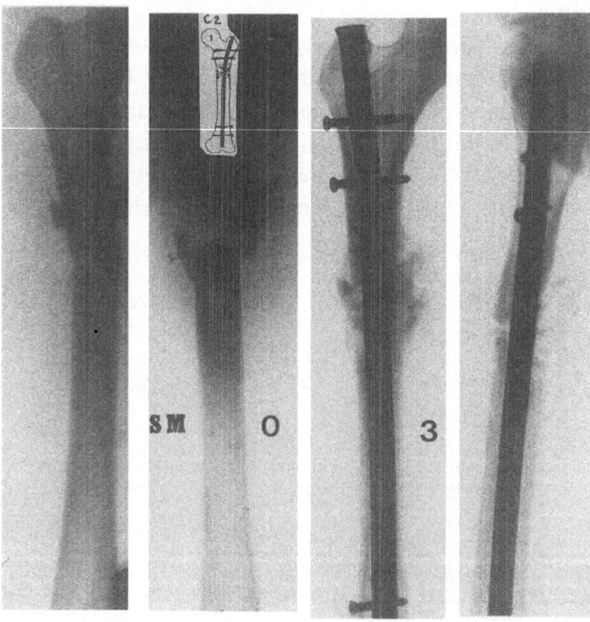

Abb. 1. S.M., 18jährige Patientin mit Trümmerfraktur (G.02). Statische Verriegelungsnagelung mit einer intramedullären autologen Spongiosaplastik

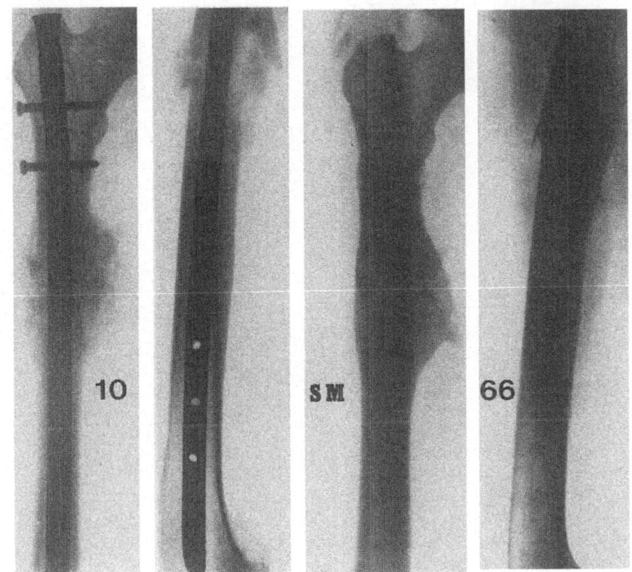

Abb. 2. S.M., nach der Dynamisierung (distal) in der 10. Woche sichtbarer Fixationskafallus. Endergebnis nach 1 Jahr (seitengleiche Funktion)

lungsnagelung in Frage kommen. Um die in diesen 15 Jahren vollzogenen Veränderungen besser erkennen zu können, bildeten wir 3 Gruppen, in denen die statistisch annehmbaren Unterschiede aufgeführt sind.

Von 557 Patienten mit Femurschaftfrakturen können 459 nach operativen Behandlungen verglichen werden. Nur 8 Patienten wurden konservativ behandelt (1,4%); alle anderen (16,1%) sind wegen Polytrauma vor der Zeit der endgültigen Frakturversorgung verstorben. Bei Analyse des gesamten Krankenguts geht hervor,

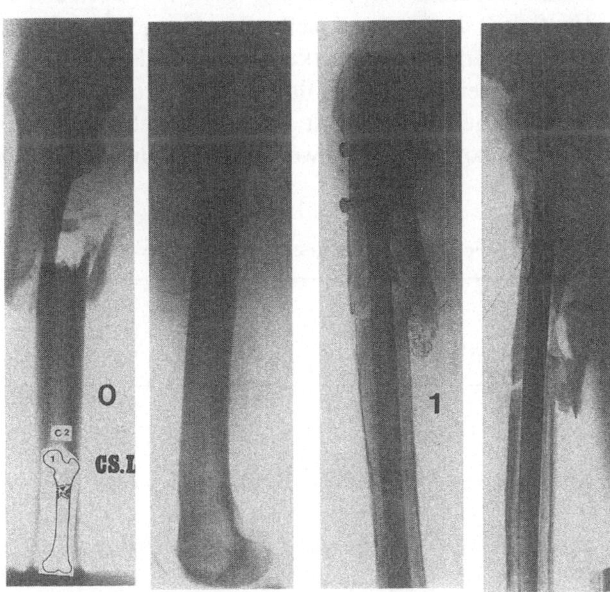

Abb. 3. Cs.L. Patient mit geschlossener Trümmerfraktur. Die Versorgung bestand aus einer dynamischen VN und Auffüllung des Bruchspaltes mit intramedullär eingesetzter autologer Spongiosa

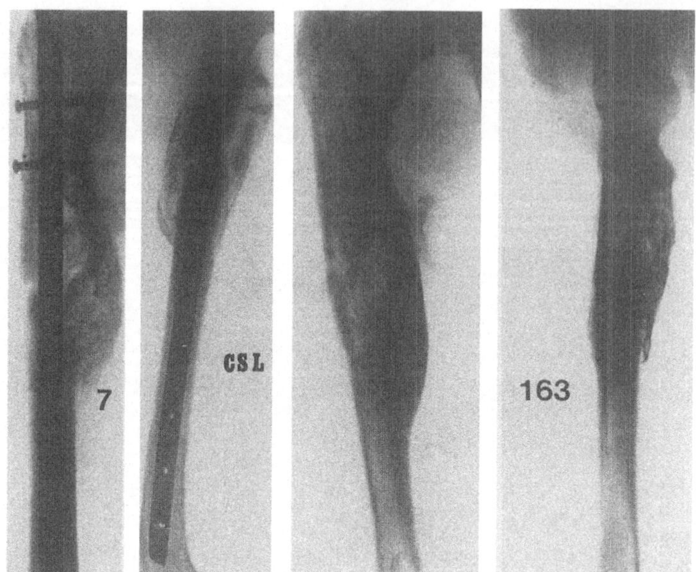

Abb. 4. Cs.L. Nach 7 Wochen war am Röntgenbild ein ausgeprägter Fixationskallus erkennbar. Ergebnis nach 3 Jahren: seitengleiche Funktion

daß wir zu 29% die Verriegelungsnagelung anwandten, die konventionelle gedeckte Aufbohrungsnagelung in 38,8%; die übrigen Techniken wurden mit 32,2% erfaßt, unter diesen finden sich auch offene Frakturen.

Die Häufigkeit der Verriegelungsnagelung erhöhte sich in den letzten 15 Jahren nicht wesentlich; in den letzten 10 Jahren wurde fast jede 3. Fraktur so behandelt. Beim Verhältnis der einzelnen Verfahren zueinander wurde festgestellt, daß in der Häufigkeit der konventionellen Nagelungen, der Platten und anderer Osteosynthesen größere Veränderungen erkennbar sind, als es bei der Verriegelungsnagelung der Fall ist. Dies weist darauf hin, daß wir 15 Jahre lang – im Wesentlichen auf unveränderten Kriterien aufbauend – mit selbsterarbeiteter Technik die Verriegelungsnagelung erfolgreich dort anwenden, wo wir von ihr die besten Ergebnisse erwarten (Tabelle 2).

Tabelle 2. Femurosteosynthesen 1975–89 (n = 459)

	MN %	VN %	Sonstige (Platte, Fixateur externe) %
Gruppe I (1975–79)	45,0	23,5	31,5
Gruppe II (1980–84)	46,0	30,3	23,7
Gruppe III (1985–89)	29,6	31,1	39,3

Tabelle 3. Tibiaosteosynthesen 1975–89 (n = 794)

	MN %	VN %	Sonstige (Platte, Fixateur externe) %
Gruppe I (1975–79)	53,3	19,2	27,5
Gruppe II (1980–84)	22,4	25,5	52,1
Gruppe III (1985–89)	26,1	27,9	46,0

Von den fast 1500 Unterschenkelfrakturen behandelten wir nur 55,8% operativ. Die Erklärung dafür können wir in der unfallchirurgischen Tradition und in der Zusammensetzung des Krankengutes einer Großstadt finden. Vom Gesamtkrankengut ausgehend war jede 4. Osteosynthese an der Tibia eine Verriegelungsnagelung, jede 3. eine einfache Marknagelung. Zu mehr als 40% verwendeten wir Platten oder Fixateure, und zwar v. a. bei II. oder III.-gradig offenen Frakturen.

Bei den Fünf-Jahres-Gruppen bieten sich noch bessere Möglichkeiten zum Vergleich. Nach den verschiedenen Techniken gegliedert, können wir ein leichtes Wachstum bei der Anwendung der Verriegelungsnagelung beobachten; so lag zu Beginn deren Häufigkeit bei 20% der operativen Behandlung von Unterschenkelfrakturen, später um die 25%, letztendlich nahe 30%. In den letzten 10 Jahren stieg die Zahl bei der Anwendung von Platten und v.a. von Fixateuren, die Quote der Marknagelungen sank dagegen (Tabelle 3). Aufgrund dessen sehen wir in unserem Material über 15 Jahre den Beweis dafür, daß wir schon zu Beginn die Verriegelungsnagelung real in die Osteosynthesemethoden an der Tibia eingegliedert haben. Aufgrund unserer guten Ergebnisse sind wir auch heute davon überzeugt, daß bei 1/3 unserer operativ behandelten Patienten von dieser Methode die besten Heilungsergebnisse zu erwarten sind.

Zusammenfassung

In den letzten 15 Jahren hat sich bei uns herauskristallisiert, daß auch heute alle Behandlungsmethoden notwendig sind und nur mit Hilfe des gesamten Verfahrensangebotes kann für jeden Patienten die optimale Behandlung ausgewählt werden. Wir wenden den Verriegelungsnagel am Femur und an der Tibia in ca. 30% der Fälle an. Wir erkannten den realen Platz der Verriegelungsnagelung in der Frakturbehandlung schon vor mehr als 10 Jahren und das Krankengut über 15 Jahre überzeugte uns davon, daß es keinen Grund gibt, dies in der Zukunft wesentlich zu verändern.

Erfahrungen mit der Verriegelungsnagelung bei distalen Unterschenkelschaftfrakturen

N. Boos[1], I. Bugyi[2] und R. Reinhardt[2]

[1] Universitätsklinik für Orthopädische Chirurgie, Inselspital, CH-3010 Bern
[2] Klinik für Unfallchirurgie, Handchirurgie, Plastische- und Wiederherstellungschirurgie der Krankenanstalten Konstanz (Chefarzt: Dr. R. Reinhardt), 7750 Konstanz

Die Versorgungsart der distalen extraartikulären Unterschenkelfraktur bleibt aufgrund der speziellen anatomischen Gegebenheiten in dieser Region nach wie vor umstritten. Im Gegensatz zu anderen Frakturtypen hat die konservative Therapie hier weiterhin ihren Platz behalten [2, 11]. Vor allem im angelsächsischen Sprachraum wird eine konservativ-funktionelle Behandlung dieses Frakturtyps mit guten Resultaten propagiert [1, 8]. Als Folge der geringen Weichteildeckung im distalen Tibiabereich ergeben sich Nachteile für eine Platten- und Zugschraubenosteosynthese im Hinblick auf die erforderliche Freilegung des Frakturgebietes und der damit verbundenen Gefahr der Denudierung. Die Verriegelungsnagelung ist ein alternatives Behandlungsverfahren, das aufgrund der intramedullären Stabilisierung und der Möglichkeit der frühen Belastbarkeit der Fraktur Vorteile gegenüber der Plattenosteosynthese aufweist. Obwohl dieses Verfahren schon seit über 10 Jahren angewandt wird, liegen nur wenige Literaturangaben vor [10, 12].

Ziel unserer Studie war es, die Resultate und Komplikationen mit diesem Osteosyntheseverfahren zu analysieren und mit der Literatur zu vergleichen.

Material und Methode

Von 1981–1987 wurden in der Unfallchirurgischen Klinik in Konstanz 49 konsekutive Patienten wegen einem frischen Unterschenkelbruch im unteren Drittel mit einer Verriegelungsnagelung behandelt. Bei 2 Patienten wurde eine beidseitige Fraktur genagelt. Zur Beurteilung der Ergebnisse konnten noch 44 Patienten nach durchschnittlich 32 Monaten (12–67) nachuntersucht werden. Das Durchschnittsalter der 37 Männer und 12 Frauen lag bei 37 Jahren (17–86 Jahren). Als Unfallursache dominierte der Verkehrsunfall, wobei besonders die Motorradunfälle im Vordergrund standen. In 2/3 der Fälle handelte es sich um einfache Schräg- und Querfrakturen. 8 Frakturen waren erst- bzw. zweitgradig offen (Tabelle 1). Die offenen Frakturen wurden erst nach Erreichen von blanden Wundverhältnissen genagelt. Zweimal wurde auch eine zweitgradig offene Fraktur bei günstiger Weichteilsituation stabilisiert.

Als Implantat verwendeten wir den Verriegelungsnagel nach Grosse-Kempf [4]. Die Patienten wurden zur Nagelung auf dem Rücken auf einem Extensionstisch gelagert. Die proximale Verriegelung wurde mit dem Zielgerät des Instrumentariums eingebracht, während die distale Verriegelung durchleuchtungsgezielt erfolgte. Alle Nagelungen wurden geschlossen durchgeführt. In 49 Fällen wurde eine dynamische und zweimal eine statische Verriegelung gewählt.

Hefte zu der Unfallchirurg, Heft 229
M. Börner/E. Soldner (Hrsg.)

Tabelle 1. Frakturtyp bzw. Weichteilverletzung (n = 51)

	n
Querbruch	17
Schrägbruch	13
Biegungsbruch	7
Stückbruch	1
Etagenbruch	2
Spiralbruch	8
Mehrfragment/Trümmerbruch	3
I°- offene Fraktur	6
II°- offene Fraktur	2

Die Mobilisation führten wir in der Regel am 2. postoperativen Tag durch, sofern dies die Begleitverletzungen zuließen. Die stationäre Verweildauer betrug durchschnittlich 32 Tage (8 Tage bis 3 Monate). Eine Teilbelastung konnte nach durchschnittlich 4,2 Wochen und eine Vollbelastung nach durchschnittlich 8,8 Wochen erzielt werden. Die beiden durchgeführten statischen Verriegelungen wurden erst nach 6 Monaten dynamisiert, da das Röntgenbild keinen ausreichenden Durchbau zeigte. Eine Entriegelung nahmen wir in 5 Fällen nach durchschnittlich 10 Monaten vor, in der Vorstellung, die Konsolidierung qualitativ zu verbessern. Die routinemäßige Metallentfernung erfolgte bei 29 Patienten nach durchschnittlich 20,5 Monaten.

Ergebnisse

19 der 44 nachuntersuchten Patienten waren vollständig beschwerdefrei. 14 Patienten klagten über Wetterfühligkeit oder Schmerzen an der Nageleinschlagstelle, während 11 Patienten eine Schwellneigung bzw. Beschwerden bei langdauernder oder extremer Belastung angaben. Die Beweglichkeit der angrenzenden Gelenke war bei 32 Patienten frei (73%). Über eine leichte Einschränkung (bis 10°) im Sprung- oder Kniegelenk klagten 10 Patienten. Bei 2 Verletzten (86 und 68 Jahre alt) fand sich eine Flexionseinschränkung im Kniegelenk bis 30° bei vorbestehender Arthrose. Ihr Bewegungsausmaß im Sprunggelenk war jeweils um 20° vermindert.

Die radiologische Nachuntersuchung ergab bei 40 Patienten (84%) anatomische Achsenverhältnisse, während die Fehlstellung in 4 Fällen weniger als 5° betrug. 3 Patienten hatten eine Beinverkürzung von 1 cm.

Nach den Beurteilungskriterien von Johner u. Wruhs [3] erzielten 42 nachuntersuchte Fälle (95,5%) ein gutes bis sehr gutes Resultat (Tabelle 2). 2 Patienten hatten ein mäßiges Ergebnis. Es handelte sich hierbei um die älteste Patientin (86 Jahre) sowie um einen deutlich vorgealterten 68jährigen Patienten. Bei beiden bestand eine erhebliche Bewegungseinschränkung v.a. im Kniegelenk mit entsprechenden Beschwerden, sowie ein hinkendes Gangbild. Kein Resultat unserer Serie von distalen Unterschenkelfrakturen mußte als schlecht bezeichnet werden.

Tabelle 2. Gesamtergebnisse (Beurteilungskriterien nach Johner und Wruhs [3])

	n	%
Sehr gut	22	95,5
Gut	20	
Befriedigend	2	4,5

Komplikationen

In dieser Serie kam es zu keiner schwerwiegenden Komplikation (Tabelle 3). 3 postoperative oberflächliche Infekte über der Nageleinschlagstelle bzw. an einer distalen Verriegelungsschraube heilten nach Wundrevision komplikationslos. In einem Fall führte die vorzeitige Konsolidierung der Fibula zu einer verzögerten Tibiaheilung, die durch eine Fibulaosteotomie angegangen wurde. Von 4 Hämatomen (Nageleinschlagstelle) wurden 2 chirurgisch ausgeräumt. 3 Wundrandnekrosen heilten spontan ab. In einem Fall war ein Bolzenbruch zu verzeichnen, der aber keine Reintervention erforderte. Dagegen mußte einmal ein Bolzen aufgrund einer Lockerung vorzeitig entfernt werden. Damit sind gesamt knapp 12% Zweiteingriffe notwendig geworden, die allerdings jeweils vergleichsweise klein waren.

Tabelle 3. Komplikationen der Behandlung, Reoperationen (n = 51)

	n	%
Keine	42	82,4
Lokale Komplikationen	13	17,6
Wundrandnekrosen	3	
Hämatom	4	
Infektion (oberflächlich)	3	
Bolzenlockerung	1	
Bolzenbruch	1	
Verzögerte Heilung	1	
Sekundäreingriffe	6	11,8
Infektrevisionen	2	
Hämatomausräumung	2	
Bolzenentfernung	1	
Fibulaosteotomie	1	

Diskussion

Das bevorzugte Anwendungsgebiet für den Verriegelungsnagel sind Frakturen des proximalen oder distalen Drittels, lange Schräg- oder Spiralbrüche sowie Stück- und Trümmerbrüche im Bereich von Tibia und Femur. Gerade bei distal gelegenen extraartikulären Tibiaschaftbrüchen ist der intramedulläre Kraftträger aufgrund der oftmals problematischen Weichteilverhältnisse von Vorteil [9]. Allerdings ist die Methode kontraindiziert, wenn eine sichere Verankerung der beiden distalen Schrauben nicht möglich ist [7, 10, 12].

Ein Vergleich unserer Ergebnisse mit der Literatur ist aufgrund der oftmals unterschiedlichen Bewertungsmaßstäbe erschwert. Darüber hinaus fehlen isolierte Angaben zur Behandlung von distalen Unterschenkelbrüchen mit der Plattenosteosynthese, und vergleichbare Untersuchungen mit dem Verriegelungsnagel [10, 12] sind sehr spärlich. Unter Berücksichtigung dieser Einschränkungen sind unsere klinischen Resultate ebenbürtig zu anderen Serien [1, 2, 6–8, 10–12]. Während in unserer Serie keine Osteitis oder Pseudarthrose auftrat, schwanken die Angaben in der Literatur (zwischen 0,2 und 6,3% bzw. zwischen 0 und 1,4%). Detaillierte Angaben zu anderen Komplikationen insbesondere der Reoperationsrate fehlen in den genannten Arbeiten.

Die Verriegelungsnagelung hat sich nach unserer Erfahrung bei der Versorgung distaler extraartikulärer Unterschenkelschaftfrakturen bewährt. Die klinischen Resultate sind gut und die Komplikationsrate vergleichbar mit der konservativen Behandlung und der Plattenosteosynthese.

Zusammenfassung

Wir berichten über 49 konsekutive Patienten, die zwischen 1981 und 1987 wegen einer frischen distalen extraartikulären Unterschenkelfraktur mit einem Verriegelungsnagel versorgt wurden. Nach durchschnittlich 32 Monaten (12–67 Monate) konnten noch 44 Patienten nachuntersucht werden. Die Reposition war anatomisch bei 84% der Patienten. In keinem Fall betrug die Fehlstellung mehr als 5° bzw. die Beinverkürzung mehr als 1 cm. Die lokale Komplikationsrate betrug 18%, Sekundäreingriffe waren in 12% notwending. Knocheninfektionen oder Pseudarthrosen traten in dieser Serie nicht auf. Ein gutes bis sehr gutes Ergebnis wurde bei 96% der Patienten erreicht. Kein Ergebnis mußte als schlecht beurteilt werden.

Literatur

1. Dehne E, Metz CW, Deffer PA, Hall RM, Johnson EV (1961) Nonoperative treatment of the fractured tibia by immediate weight bearing. J Trauma 1:514
2. Jahna H (1977) Die konservative Behandlung des frischen geschlossenen Unterschenkelschaftbruches. Unfallheilkunde 80:287
3. Johner R, Wruhs O (1983) Classification of tibial shaft fractures and correlation with results after rigid internal fixation. Clin Orthop 178:7
4. Kempf I, Grosse A, Lafforgue D (1978) L apport du verrouillage dans l'enclouage centromédullaire des os longs. Rev Chir Orthop 64:635

5. Klemm KW, Börner M (1986) Interlocking nailing of complex fractures of the femur and tibia. Clin Orthop 212:89
6. Matter P (1985) Ergebnisse der operativen Knochenbruchbehandlung am Beispiel der Unterschenkelfraktur nach Plattenosteosynthese. Hefte Unfallheilkunde 174:619
7. Ruedi T, Webb JK, Allgöwer M (1976) Experience with the dynamic compression plate (DCP) in 418 recent fractures of tibial shaft. Injury 7:252
8. Sarmiento A (1972) Functional bracing of tibial and femoral shaft fractures. Clin Orthop 82:2
9. Schellmann WD, Klemm K, Vitalli HP (1974) Die Verriegelungsnagelung des Unterschenkels. Hefte Unfallheilkunde 119:70
10. Vécsei V, Scharf W, Hertz H (1980) Die Verriegelungsnagelung als Behandlungsmethode der distalen Unterschenkelschaftfraktur. Unfallheilkunde 83:54
11. Wiedmer U, Gmür D, Stühmer G, Doerig M, Bianchini D (1977) Die Behandlung der Unterschenkelfraktur mit der funktionellen konservativen Methode (Dehne-Sarmiento). Unfallheilkunde 80:303
12. Ziegelmüller R, Mockwitz J (1983) Indikation für die Verriegelungsnagelung am Unterschenkel im distalen Drittel. Hefte Unfallheilkunde 161:105

15 Jahre Verriegelungsnagelung in Frankfurt/Oder – Leistungsfähigkeit des Verfahrens trotz improvisierter Technik

W. Senst, B. Zeumer und L. Pohl

Klinik für Chirurgie (Chefarzt: Prof. Dr. W. Senst) Klinikum Frankfurt/Oder, Müllroser Chaussee 7, O-1201 Markendorf

Angeregt durch die ersten Erfahrungen von Klemm und Schellmann und überzeugt von der Richtigkeit der Grundidee Küntschers haben wir bereits 1976 die Verriegelungsnagelung in das Programm der Frakturbehandlung unserer Klinik aufgenommen. Den Nachteil eines fehlenden Instrumentariums mußten wir bis 1990 durch eine strenge Indikationsstellung und eine Begrenzung auf wenige Operateure kompensieren.

Indikationen

Häufigste Indikationen waren die geschlossenen und erst- bis zweitgradig offenen Mehrfragment-, Etagen- und Trümmerbrüche im Schaftbereich von Femur (36%) und Tibia (14%), sowie Frakturen des distalen Schienbeindrittels (28%) (Tabelle 1).

Hefte zu der Unfallchirurg, Heft 229
M. Börner/E. Soldner (Hrsg.)

Tabelle 1. Verriegelungsnagelosteosynthesen (1976–1990, n = 173)

		n		
Femur	Mehrfragmentbrüche	21		
	Etagenbrüche	14	63	
	Trümmerbrüche	28		
	Gelenknahe Brüche	12		89
	Pseudarthrosen (infiziert)	2	26	
	Pseudarthrosen (nicht infiziert)	5		
	Pathologische Frakturen	7		
Tibia	Mehrfragmentbrüche	9		
	Etagenbrüche	12	25	
	Trümmerbrüche	4		
	Distale Brüche	49		84
	Pseudarthrosen (nicht infiziert)	8	59	
	Umstellungsosteotomien	2		

Technik

Da trotz intensiver Bemühungen keine Mittel für ein Originalinstrumentarium zur Verfügung standen, mußten wir in folgender Weise improvisieren: Küntscher-Nägel aus DDR-Produktion wurden mittels einer Bohrlehre mit querverlaufenden Bohrungen von 4,8 mm versehen. Als Verriegelungsbolzen dienten 4,5 AO-Kortikalisschrauben. Die proximale Verriegelung erleichterte ein primitiver, in der Krankenhauswerkstatt gefertigter Aufsatz mit Führungshülsen. Die distalen Schrauben bringen wir heute in Modifikation der traditionellen Technik von Klemm und Schellmann ein. Mit einem in das Winkelgetriebe der Minibohrmaschine eingespannten und unter Bildwandlerkontrolle plazierten Kirschner-Draht wird ein Leitkanal für die definitive Bohrung gelegt. Mit dieser Technik blieb bei eingespieltem Team die Strahlenbelastung gering. Dosimetrische Messungen ergaben an den Fingerspitzen Höchstbelastungen von 1 mGy bei einer Gesamtdurchleuchtungsdauer von 5 1/2 min.

Die Nagelung erfolgt in Rückenlage auf dem Extensionstisch ohne technische Repositionshilfen und fast ausnahmslos in gedeckter Technik. Von Beginn an verwenden wir möglichst dünne Nägel (Abb. 1), um die medulläre Traumatisierung zu minimieren.

Krankengut

Wir führten an 168 Patienten 173 Verriegelungsnagelungen durch. Als Unfallursache dominierten die Verkehrsunfälle mit etwa 50%. Männliche Patienten überwogen mit 73% deutlich. Das Durchschnittsalter betrug 37,5 Jahre (14–85 Jahre). 90% der Patienten waren im arbeitsfähigen Alter. Bei 35 der 37 Polytraumatisierten bestand ein hoher Traumatisierungsgrad des Knochens und der Weichteile. Unter den Komplikationen (Tabelle 2) fällt die hohe Rate an Infektionen besonders ins Gewicht. Eine

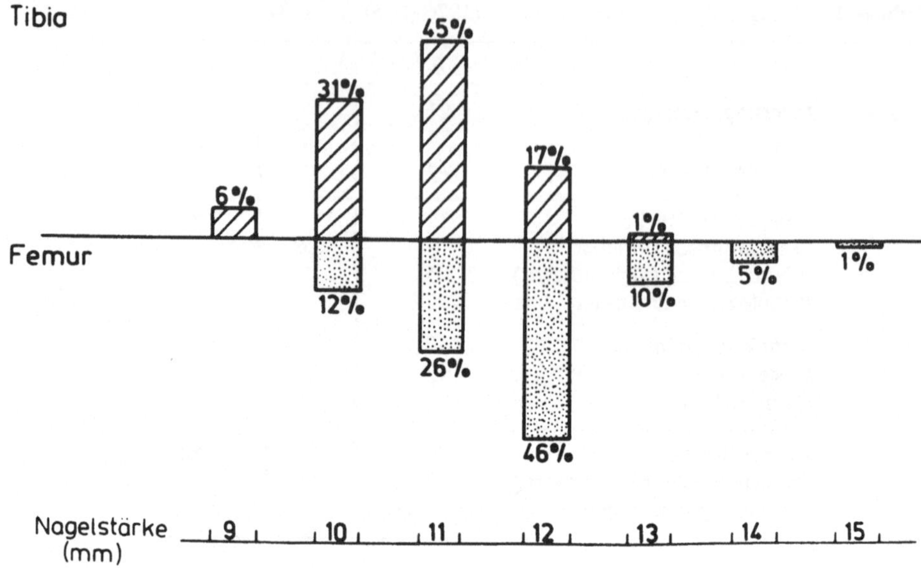

Abb. 1. Übersicht über die verwendeten Nagelstärken

Aufschlüsselung der septischen Komplikationen auf Frakturlokalisation und -form ist Tabelle 3 zu entnehmen.

Die meisten Spätkomplikationen sind der improvisierten Technik anzulasten.

2 Patienten verstarben. Die Todesursache war bei einer 85jährigen Patientin ein Multiorganversagen, bei einem 42jährigen Mann ein apallisches Syndrom.

Ergebnisse

Wir haben 139 Patienten mit 143 Frakturen (82,6% der Frakturen) nach durchschnittlich 4 Jahren nachuntersucht. Als Bewertungsgrundlage dienten die Kriterien nach Börner et al. [1, 2], die wir modifizierten (Tabelle 4). Der Anteil guter und sehr guter Resultate beträgt 87,4%, bei 18 Patienten (12,6%) registrierten wir insgesamt 23 anatomische und funktionelle Beeinträchtigungen (Tabelle 5). In all diesen Fällen bestanden fehlerbegünstigende Faktoren (Tabelle 6), die der Methode selbst nicht zur Last gelegt werden können.

Diskussion

Unsere Untersuchungen hatten eine Abschlußbilanz nach einem etwa 15jährigen Behandlungszeitraum zum Ziel, in welchem wir zu einer primitivtechnischen Improvisation der Verriegelungsnagelung gezwungen waren. Wir bewerten unsere Ergebnisse dahingehend, daß trotzdem eine höhere Leistungsfähigkeit sowohl gegenüber der Plattenosteosynthese als auch zu äußeren Stabilisierungen erreicht wurde, insbesondere bei höherer Traumatisierung der Diaphysen von Femur und Tibia. Die Verrie-

Tabelle 2. Früh- und Spätkomplikationen bei 173 Verriegelungsnagelosteosynthesen

Frühkomplikationen	Femur	Tibia	Gesamt	%
Exogene Osteomyelitis	2	2	4	2,3
Fettembolie	6	–	6	3,5
Kompartmentsyndrom	–	4	4	2,3
Phlebothrombose	4	4	8	4,6
Verzögerte Wundheilung	3	3	6	3,5
Septischer Schock	2	–	2	1,2
Ischämie (Gefäßverletzung)	1	–	1	0,6
Lungenembolie	2	–	2	1,2
Apallisches Syndrom	2	–	2	1,2
Streßulkus	1	–	1	0,6
Serumhepatitis	1	–	1	0,6
Delirium tremens	–	1	1	0,6
Fibularisparese	2	–	2	1,2
Sequesterbildung	2	–	2	1,2
Fadenfistelbildung	–	1	1	0,6
Hämatogene Osteomyelitis	1	–	1	0,6
Spätkomplikationen				
Exogene Osteomyelitis	–	2	2	1,2
Schraubenbruch	3	2	5	2,9
Nagelbruch	1	1	2	1,2
Pseudarthrosebildung	–	1	1	0,6
Refraktur	1	3	4	2,3

Tabelle 3. Osteomyelitis nach 171 Verriegelungsnagelosteosynthesen, darunter 11 erst- und 2 zweitgradig offene Brüche

Aufschlüsselung	Gesamt	Osteomyelitis
Femur Mehrfragment-, Etagen- und Trümmerbrüche	63	2 (3,2%)
Tibia Mehrfragment-, Etagen- und Trümmerbrüche	25	1 (4,0%)
Tibia Distale Brüche	49	1 (2,0%)
Tibia Pseudarthrosen	8	2 (25%)
Femur Pathologische Brüche	7	1 (14,3%)

Tabelle 4. Bewertungskriterien der Ergebnisse (modifiziert nach Börner et al. [1])

	Gruppe I Sehr gut	Gut	Gruppe II Schlecht
Gangbild	Unauffällig	Unauffällig	Hinkend/Stock
Verkürzung	Keine	≤ 2 cm	> 2 cm
Achsenfehler	Keine	≤ 10°	> 10°
Drehfehler	Keine	≤ 10 °	> 10°
Einschränkung der Gelenkfunktion	Keine	≤ 15°	> 15°

Tabelle 5. Zusammenfassung der Fehlergebnisse bei 143 nachuntersuchten Verriegelungsnagelungen

Fehler		Fehlergröße	n
Kniegelenk:	Flexionsdefizit	20°–55°	9
Kniegelenk:	Extensionsdefizit	20°	1
Hüftgelenk:	Flexionsdefizit	20°	1
Achsenfehler:	Rekurvation	15°	1
Drehfehler:	Außenrotation	12°–15°	2
Verkürzung		3–4 cm	2
Gangbild		Hinkend	7
Gesamt			18 (12,6%)

Tabelle 6. Faktoren, die Fehlergebnisse begünstigen

Ursachen	n
Zusatzverletzung	6
Zusatzerkrankung	2
Folge der Vorbehandlung	3
Falsche Indikation	3
Falsche Nachbehandlung	1
Fehlerhafte Operationstechnik	1
Folge lokaler Komplikation	2
Gesamt	18

gelungsnagelung hatte im gesamten Berichtszeitraum einen festen Platz in unserem Behandlungsprogramm und gilt bei den geschlossenen und erst- bis zweitgradig offenen Mehrfragment-, Etagen- und Trümmerbrüchen von Femur- und Tibiaschaft als das Verfahren der Wahl. Für die instabilen distalen Drehbrüche des Unterschenkels ist die Verriegelungsnagelung ein günstiges Verfahren. Bei diesen Brüchen führte die Anwendung relativ dünner Nägel anfangs zu einer hohen Zahl sekundärer Außenrotationsdislokationen. Seit wir daraufhin grundsätzlich für die Dauer von 8 Wochen statisch verriegeln, trat diese Komplikation nicht mehr ein.

Unsere hohe Infektionsrate von 4,1% muß auch unter Berücksichtigung des Anteils an polytraumatisierten Patienten, an Trümmerbrüchen und schweren Weichteilschäden als ungerechtfertigt hoch bewertet werden. Eine Ursache sehen wir in der – teilweise unvermeidbaren – Festlegung des Operationszeitpunktes zwischen dem 2. und 8. postoperativen Tag.

Zusammenfassend ist festzustellen, daß unsere unter ungünstigen Arbeitsbedingungen erzielten Ergebnisse grundsätzlich für die Verriegelungsnagelung sprechen. Trotz primitiver Technik kam das überzeugende mechanische (zentraler Kraftträger, ausgewogener und nicht rigider Stabilisierungsgrad) und biologische Konzept (maximale Schonung des Periostes und der noch erhaltenen Gefäße, Bewahrung des Frakturhämatoms) voll zum Tragen. Nach unserer Auffassung sollte die gedeckte Technik und die Verwendung dünner Nägel konsequent angestrebt werden.

Literatur

1. Börner M, Mockwitz J, Soldner E (1983) Indikationen für die Verriegelungsnagelung am Oberschenkel bei Trümmer-, Stück- und Etagenfrakturen. Hefte Unfallheilkd 161:61–66
2. Mockwitz J, Börner M, Soldner E (1983) Indikationen für die Verriegelungsnagelung am Unterschenkel bei Trümmer-, Stück- und Etagenbrüchen. Hefte Unfallheilkd 161:110–116
3. Senst W, Meyer H (1986) Osteomyelititis nach operativer Behandlung des Oberschenkelschaftbruches. Zentralbl Chir 111:127–133
4. Zeumer B, Senst W, Pohl L (1989) Zur Leistungsfähigkeit der Verriegelungsnagelung bei Frakturen der unteren Extremität. Zentralbl Chir 114:357–370

Die Unterschenkeletagenfraktur – eine gute Indikation für die Verriegelungsnagelung

J. Degreif, J. Ahlers und M. Runkel

Klinik und Poliklinik für Unfallchirurgie, (Direktor: Prof. Dr. G. Ritter), Klinikum der Johannes Gutenberg-Universität Mainz, Langenbeckstraße 1, W-6500 Mainz

Von einer Etagenfraktur spricht man, wenn ein großer Röhrenknochen an mindestens 2 Stellen unter Ausbildung großer diaphysärer Fragmente gebrochen ist. Zu diesen Verletzungen kommt es in aller Regel durch große direkte Gewalteinwirkung, so in typischer Weise, wenn Fußgänger von PKW angefahren werden und dabei die Stoßstange gegen den Unterschenkel trifft. Dementsprechend findet sich ein hoher Anteil offener Frakturen und schwerer Weichteilläsionen.

Hefte zu der Unfallchirurg, Heft 229
M. Börner/E. Soldner (Hrsg.)

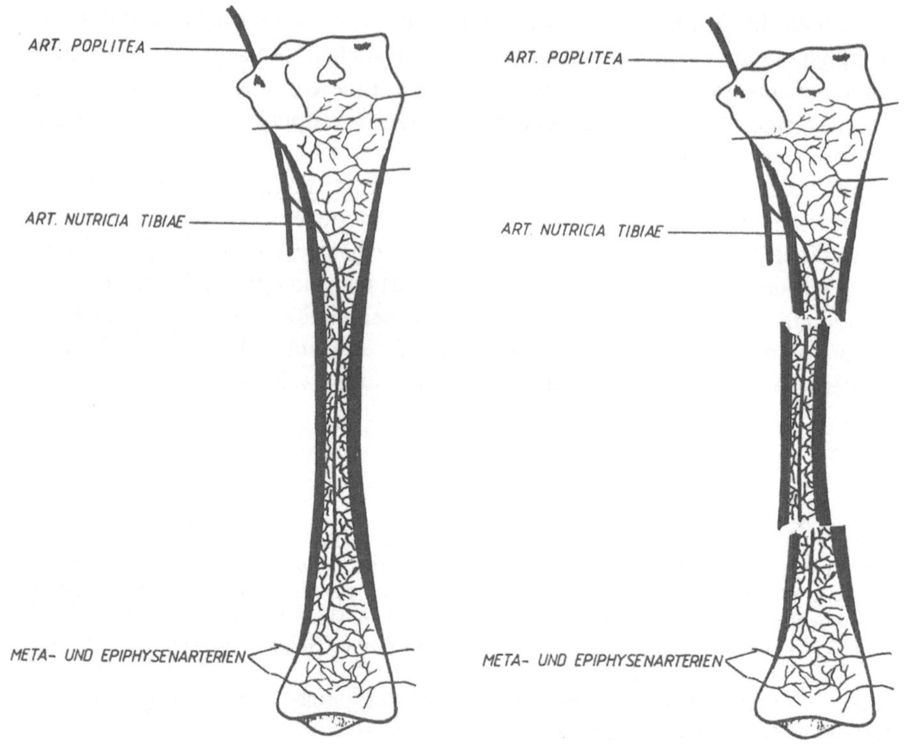

Abb. 1. a Schema der Durchblutung des Tibiaschaftes über Markraumgefäße. **b** Bei der Tibiaetagenfraktur kann das mittlere Fragment von der Durchblutung über die Markraumgefäße ausgeschlossen sein

Von daher ist auch bei der Einteilung der Primärbefunde das Ausmaß des Weichteilschadens zu berücksichtigen. Wir benutzen daher eine Klassifizierung in Anlehnung an Tscherne u. Brüggemann (1976).

Danach ergibt sich in unserem Krankengut der Jahre 1977–1988 folgendes Bild: Von den insgesamt 50 Frakturen waren 18 primär geschlossen und 32 offen. Bei den geschlossenen Verletzungen wurde in 11 Fällen und bei den offenen in 19 Fällen eine schwere Weichteilkontusion festgestellt.

Die besondere Problematik der Tibiaetagenfraktur ergibt sich aus der Blutversorgung der Tibia. Ungefähr 2/3 der Kortikalisurchblutung erfolgt über Markraumgefäße, die bei der Etagenfraktur infolge der zum Unfallzeitpunkt sicher anzunehmenden erheblichen Dislokation oft zerstört sind. Damit ist das diaphysäre Fragment von der Blutversorgung von innen ausgeschlossen und wird nur noch von außen, d.h. über Weichteile und Periost herangeführte Gefäße ernährt (Abb. 1). Bei der operativen Freilegung für die Plattenosteosynthese kann also die Ernährung des mittleren Fragmentes leicht in Gefahr kommen. Es empfiehlt sich von daher die innere Schienung mit dem Marknagel. Beim sparsamen Aufbohren muß allerdings auf jeden Fall verhindert werden, daß das diaphysäre Fragment vom Bohrer mitgedreht wird.

Gemäß dieser Überlegungen wurde mit 29 Fällen der überwiegende Anteil unseres Krankengutes durch die Marknagelung versorgt. Die Plattenosteosynthese kam in 10, der Fixateur externe in 11 Fällen zur Anwendung.

Bei der Nachuntersuchung wurden die Patienten hinsichtlich korrekter Knochenheilung, Gelenkbeweglichkeit und Restbeschwerden begutachtet und in 3 Kategorien eingeteilt. Danach konnte in 33 Fällen ein gutes, in 13 Fällen ein mäßiges und in 4 Fällen lediglich ein schlechtes Endergebnis verzeichnet werden.

Anschließend wurden die Behandlungsergebnisse den primär am Unfalltag erhobenen Verletzungsbefunden zugeordnet. Erwartungsgemäß zeigten die Patienten mit geschlossener Fraktur und einwandfreien Weichteilen überwiegend ein gutes Ergebnis. Bei den Patienten mit höhergradig offenen Verletzungen wurden häufiger mäßige oder schlechte Resultate gefunden. Interessant ist der Vergleich der Gruppe Ib, geschlossene Fraktur mit deutlicher Weichteilkontusion, und IIa, erstgradig offene Fraktur. In der Gruppe Ib finden sich häufiger mäßige und schlechte Ergebnisse als in der Gruppe der erstgradig offenen Frakturen. Das unterstreicht, wie wichtig die primäre Weichteilsituation für den Verlauf und die Prognose ist.

Zusammenfassend raten wir in der Versorgung der Unterschenkeletagenbrüche zu folge0ndem Vorgehen: Bei höhergradig offenen Verletzungen und ausgedehntem Weichteilschaden gibt es keine Alternative zum Fixateur externe. Die Plattenosteosynthese hat nach wie vor ihre Berechtigung bei der Gelenkbeteiligung und bei definitiv primär zu versorgenden Frakturen. In der großen Mehrzahl lassen sich die Unterschenkeletagenbrüche jedoch ausgezeichnet mit der Verriegelungsnagelung stabilisieren, was durch die guten Knochenheilungen und ausgezeichneten klinischen Ergebnisse bestätigt wird. Durch die Verriegelung wird die Indikation auf gelenknahe Frakturen und Trümmerbrüche erweitert. Bei ausbleibender Knochenheilung nach Plattenosteosynthese oder Fixateur externe bietet sich die Verriegelungsnagelung ebenfalls als Verfahrenswechsel an.

Literatur

Tscherne H, Brüggemann (1976) Die Weichteilbehandlung bei Osteosynthesen, insbesondere bei offenen Frakturen. Unfallheilkunde 79:467–475

Trümmerfraktur des Oberschenkels – die ideale Indikation für den Verriegelungsnagel

G. Schleidt

Berufsgenossenschaftliche Unfallklinik (Ärztlicher Direktor: Priv. Doz. Dr. med. habil. M. Börner), Friedberger Landstraße 430, W-6000 Frankfurt am Main 60

Anläßlich des 3. internationalen Verriegelungsnagel-Symposiums in Frankfurt am Main (2. und 3. April 1982) berichteten Börner und andere über Indikationen für die Verriegelungsnagelung am Oberschenkel bei Trümmer-, Stück- und Etagenfrakturen.

Bis zu diesem Zeitpunkt wurden 103 Patienten mit diesen Problemfrakturen am Oberschenkel mittels Verriegelungsnagel versorgt. Dabei handelte es sich bei 76 Patienten um Trümmer- und Stückfrakturen, bei 27 Patienten um Etagenfrakturen.

Für die Beurteilung der röntgenologischen Ausheilung sowie der funktionellen Ergebnisse wurden 3 Bewertungsgruppen aufgestellt:

Sehr gut: Keine Verkürzung, keine Drehfehler, freie Beweglichkeit in den benachbarten Gelenken,

Gut: Verkürzung 1–2 cm, Drehfehler unter 15°, Beweglichkeit in den benachbarten Gelenken bis 15° eingeschränkt,

Mäßig: Verkürzung mehr als 2 cm, Drehfehler über 15°, Beweglichkeit in den benachbarten Gelenken mehr als 15° eingeschränkt.

Die Auswertung entsprechend dieser Kriterien ergab, daß bei 98 Patienten (95,1%) ein sehr gutes bis gutes Ergebnis erzielt werden konnte.

Unter den konkurrierenden Osteosyntheseverfahren bei der operativen Stabilisierung von Trümmerfrakturen des Oberschenkels bevorzugen wir deshalb in der Berufsgenossenschaftlichen Unfallklinik Frankfurt am Main seit nunmehr 20 Jahren die intramedulläre Fragmentfixation mit dem Verriegelungsnagel.

Die operative Stabilisierung von Oberschenkeltrümmerfrakturen mit dem Verriegelungsnagel als eine der wichtigsten Fortentwicklungen des Küntscher-Nagels stellt ein standardisiertes und äußerst anspruchsvolles Osteosyntheseverfahren dar, das bei korrekter Anwendung die Möglichkeit eröffnet, gewichtstragende Stabilität über Trümmerzonen hinweg und weit außerhalb der Markraumtaille noch volle Rotationsstabilität unter Erhaltung der notwendigen Achsenstellung und Gliedmaßenlänge zu erreichen. Unabdingbare Voraussetzung für eine erfolgreiche Anwendung des Verriegelungsnagels bei Oberschenkeltrümmerfrakturen ist die konzeptionelle und technische Beherrschung der Marknagelung.

Die Verriegelungsnagelung führen wir bei Rückenlage des Patienten auf dem Extensionstisch durch, wobei sich unter der Extension die Fragmente bei Trümmerfrakturen erfahrungsgemäß gut ausrichten. Nach Eröffnung der Markhöhle gelingt die Auffädelung der Fragmente mit dem Führungsspieß meist ohne Schwierigkeiten. Selten ist es erforderlich, für die Reposition eines quer über dem Markhöhlenverlauf liegenden Fragmentes eine kleine Inzision zur Einführung eines Elevatoriums zu setzen.

Hefte zu der Unfallchirurg, Heft 229
M. Börner/E. Soldner (Hrsg.)

Von ganz entscheidender Bedeutung ist, daß im Bereich der Trümmerzone der Bohrkopf ruhend vorgeschoben wird, um ein Herauslösen von Fragmenten aus dem Weichgewebeverbund zu vermeiden. Zwingend erforderlich erscheint stets die statische Verrieglung, um spätere Sinterungen bzw. postoperative Rotationsfehler zu vermeiden.

Von 1981–1989 wurden in der Berufsgenossenschaftlichen Unfallklinik Frankfurt am Main 47 Patienten mit Oberschenkeltrümmerfrakturen, wann immer möglich, noch am Unfalltag mittels statischem Verriegelungsnagel operativ versorgt. 6mal (12,8%) lagen erstgradig offene Frakturen vor. Zweit- bis drittgradige offene Frakturen wurden entsprechend unfallchirurgischer Grundsätze durch andere Osteosyntheseverfahren versorgt.

42mal (89,4%) erfolgte eine gedeckte Verriegelungsnagelung der Oberschenkeltrümmerfraktur, 5mal (10,6%) wurde eine offene Verriegelungsnagelung notwendig.

Bei 18 Patienten (38,3%) lagen die z.T. unterschiedlichsten Mehrfachverletzungen vor, die dann einen nicht unerheblichen Einfluß, u.a. auf den Zeitpunkt der Operation und insbesondere auch auf den Zeitpunkt der zunehmenden Belastung der von der Oberschenkeltrümmerfraktur betroffenen Gliedmaße hatten und somit zu Kompromissen in der möglichen Belastung zwangen.

Mit der krankengymnastischen Übungsbehandlung an dem operierten Bein wurde sofort, d.h. am 1. postoperativen Tag begonnen, und zwar in Form von Spannungsübungen und Bewegungsübungen, z.T. auf der Motorschiene. Gerade die ausgedehnten Trümmerfrakturen erfordern eine frühzeitige und intensive Übungsbehandlung, um Schrumpfungen und Verwachsungen der Quadizepsmuskulatur zu verhindern.

Teilbelastung – abhängig vom postoperativen Verlauf und eventuellen Begleitverletzungen – war im Durchschnitt nach 3 Wochen (3 Tage bis 12 Wochen), Vollbelastung – sobald Röntgenkontrollaufnahmen eine beginnenden knöchernen Durchbau erkennen ließen – nach 6 Wochen (4–13 Wochen) möglich. In Abhängigkeit von den Röntgenverlaufskontrollen wurde die Dynamisierung durchgeführt, im Durchschnitt nach 12 Wochen (6–20 Wochen).

An Komplikationen beobachteten wir bei den 47 mit Verriegelungsnagel versorgten Trümmerfrakturen 3 tiefe Infektionen (6,4%) mit Sequestrierung von Fragmenten. 2 dieser 3 Fälle waren offen genagelt worden; in allen 3 Fällen konnte der Infekt durch entsprechende operative Interventionen auf unserer Abteilung für posttraumatische Osteomyelitis beherrscht und die Gliedmaße erhalten werden. Die knöcherne Konsolidierung war nach Infektberuhigung nicht wesentlich verzögert, nach Entfernung des Osteosynthesemateriales trat völlige Beruhigung der chronischen Osteomyelitis ein.

Pseudarthrosen beobachteten wir bei keinem der 47 operierten Oberschenkeltrümmerfrakturen. In keinem Fall kam es bisher zu einer Refraktur nach Metallentfernung, die im Durchschnitt nach 1 1/2 Jahren (1–2 1/4 Jahre) erfolgte.

Entsprechend den bereits erwähnten Beurteilungskriterien ergab die Auswertung unserer Befund- und Behandlungsunterlagen, daß bei 37 Patienten (78,7%) ein sehr gutes, und bei 8 Patienten (17,0%) ein gutes Ergebnis erzielt werden konnte. Bei 2 Patienten (4,3%) mußte das Ergebnis als mäßig bezeichnet werden.

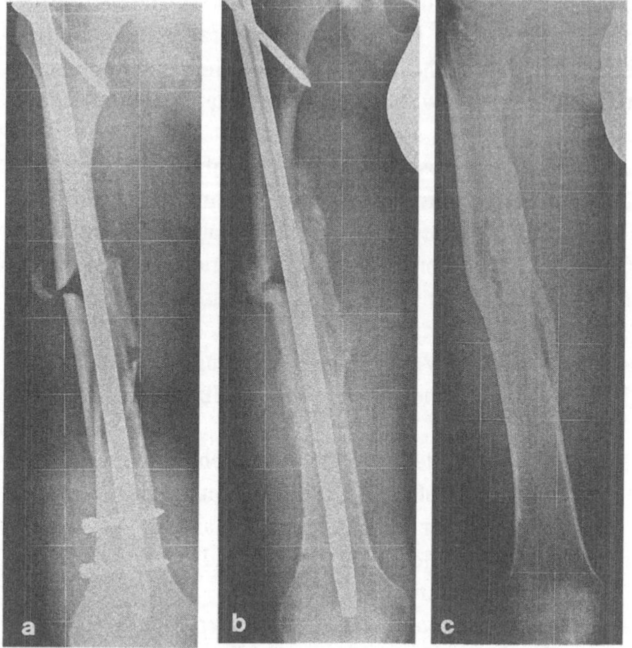

Abb. 1 a–c. 27jähriger Patient (Einzelheiten s. Text)

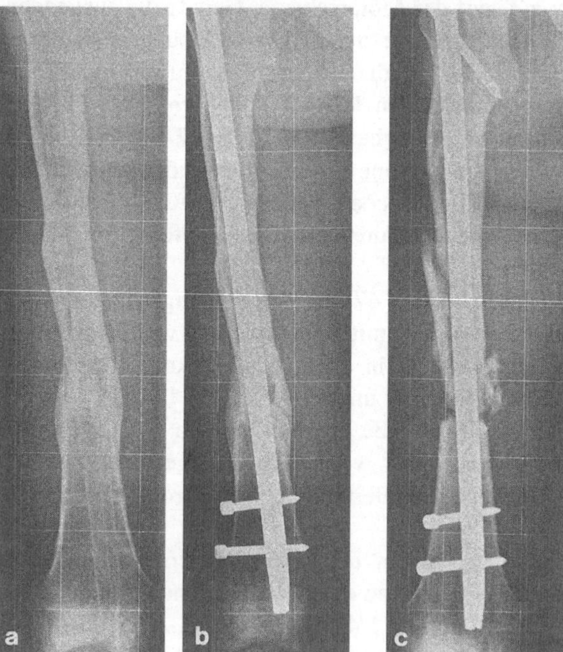

Abb. 2 a–c. 29jähriger Patient (Einzelheiten s. Text)

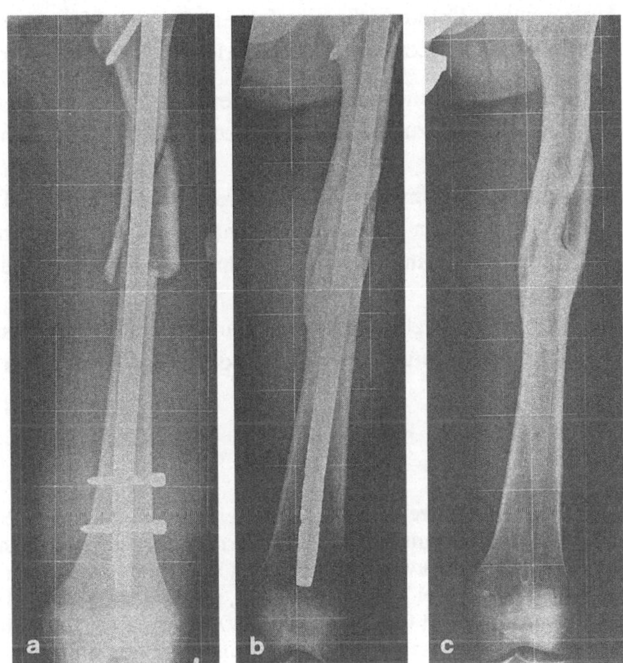

Abb. 3 a–c. 25jähriger Patient (Einzelheiten s. Text)

Fallbeispiele

27jähriger Mann. Gedeckte Versorgung mittels statischer Verriegelungsnagelung am Unfalltag. Komplikationsloser Heilverlauf. Teilbelastung nach 2 Wochen. Vollbelastung nach 4 Wochen. Dynamisierung nach 8 Wochen. Metallentfernung 1 1/2 Jahre nach Unfalltag. Sehr gutes funktionelles Ergebnis (Abb. 1).

29jähriger Mann. Gedeckte Versorgung mittels statischer Verriegelungsnagelung am Unfalltage. Komplikationsloser Heilverlauf. Teilbelastung nach 3 Wochen. Vollbelastung nach 9 Wochen. Dynamisierung nach 8 Wochen. Metallentfernung 14 Monate nach Unfalltag. Gutes funktionelles Ergebnis (Abb. 2).

25jähriger Mann. Gedeckte Versorgung mittels statischer Verriegelungsnagelung am Unfalltag. Komplikationsloser Heilverlauf. Teilbelastung nach 3 Wochen. Vollbelastung nach 7 Wochen. Dynamisierung nach 8 Wochen. Metallentfernung 12 Monate nach Unfalltag. Gutes funktionelles Ergebnis (Abb. 3).

Zusammenfassung

Aufgrund der sehr guten bis guten Ergebnisse (95,7%), die wir in der Versorgung von Trümmerfrakturen des Oberschenkels mit dem Verriegelungsnagel ermittelt haben, sind wir der begründeten Auffassung, daß die Trümmerfraktur des Oberschenkels für uns die ideale Indikation für den Verriegelungsnagel darstellt. Die Verfestigung erfolgt stets unter kräftiger Knochenneubildung im Sinne eines Transfixationskallus, primäre Knochenbruchheilung wird weder angestrebt noch erzielt. Gegenüber konkurrierenden Osteosyntheseverfahren für die Versorgung der Trümmerfraktur des Oberschenkels sehen wir in der Verriegelungsnagelung folgende Vorteile:

1. Vermeidung einer breiten Bruchereröffnung mit der Gefahr der Denudierung.
2. Verzicht auf zusätzliche Fixationsmittel (Schrauben, Platte, Drahtumschlingungen, Gips).
3. Sofortige Übungsstabilität sowie frühestmögliche Teil- bzw. Vollbelastung infolge der hohen Stabilität des zentralen Kraftträgers mit den Verriegelungsbolzen.
4. Vermeidung einer Spongiosierung des Knochens durch rechtzeitige Dynamisierung.
5. Risikoarme Metallentfernung nach knöcherner Konsolidierung mit geringer Gefahr einer eventuellen Refraktur durch die meist ausgeprägte Kallusbildung.

Literatur

1. Börner M, Contzen H (1978) Der Verriegelungsnagel BG-UMed 35
2. Börner M, Klemm K (1981) Die Verriegelungsnagelung. Chir Gegenwart 4a:59
3. Börner M, Mockwitz J, Soldner E (1983) Indikationen für die Verriegelungsnagelung am Oberschenkel bei Trümmer-, Stück-, und Etagenfrakturen. Hefte Unfallheilkd 161:61–66
4. Ecke H, Neubert Chr, Neeb W (1980) Analyse der Behandlungsergebnisse von 1.127 Patienten mit Oberschenkelfrakturen aus der Bundesrepublik Deutschland und der Schweiz Unfallchir 6:38–43
5. Klemm K, Börner M (1982) Die Verriegelungsnagelung bei Oberschenkelschaftbrüche. Hefte Unfallheilkd 158
6. Klemm K, Schellmann W-D (1972) Dynamische und statische Verriegelung des Marknagels. Monatsschr Unfallheilkd 75:568
7. Koudsi F, Kirschner P (1977) Die Behandlung der Mehrfachfrakturen am Femur. Unfallheilkunde 80:89–94
8. Küntscher G (1968) Die Marknagelung des Trümmerbruches. Langenbecks Arch Klin Chir 322:1063
9. Küntscher G (1964) Die Nagelung des Defekttrümmerbruches. Chirurg 6:35
10. Trentz O (1977) Verfahrenswahl bei der operativen Behandlung von Mehrfragment- und Trümmerbrüchen des Femurschaftes. Hefte Unfallheilkd 129:115–117
11. Tscherne H, Trentz O (1977) Operationstechnik und Ergebnisse bei Mehrfragment- und Trümmerbrüchen des Femurschaftes. Unfallheilkunde 80:221–230

Die primär statische Verriegelungsnagelung. – Indikation, Vorteile, Ausheilungsergebnisse

H. J. Helling[1], J. Rosenberger[2] und K. E. Rehm

[1] Klinik für Unfall-, Hand- und Wiederherstellungschirurgie (Direktor Professor Dr. K. E. Rehm), Universität zu Köln, Josef-Stelzmann-Straße 9, W-5000 Köln 41
[2] Allgemein- und Unfallchirurgie, (Chefarzt Professor Dr. J. Rosenberger), Caritas-Krankenhaus, 6638 Dillingen/Saar

Die Stabilisationsfähigkeit des Marknagels ist durch die Einführung des Verriegelungsprinzips deutlich erweitert worden. Nicht nur Brüche des mittleren Schaftdrittels der belasteten Röhrenknochen gelten als gute Indikation, sondern auch Frakturen der metaphysennahen Knochenabschnitte der Tibia und des Femurs.

Da der Marknagel nun als Biegetorsionsfeder die Stabilität der Montage über eine Längsverspannung erreicht [11], kann sein Hauptvorteil – die frühe axiale Belastung – ohne Verriegelung nur erreicht werden, wenn Quer- oder kurze Schrägbrüche vorliegen. Es dürfen zudem unfallbedingt oder während der Operation keine zusätzlichen Fissuren entstanden sein, die unter der späteren Belastung zu einer Gefährdung der Stabilität führen können [1].

Die statische Verriegelung erbringt durch ein einfaches zweites Bauelement (proximale und distale Quer-/Schrägbolzen) Rotations- und Kippfreiheit sowie Längensicherung.

Der Indikationsbereich zur intramedullären Nagelung wurde so nicht nur hinsichtlich der Frakturlokalisation erweitert, es können auch schwerere Frakturformen (Spiral-, Keil-, Stück-, Trümmerbrüche; – Typ-B- und C-Frakturen) mit dem Verriegelungsnagel versorgt werden.

Um die solchermaßen erweiterten Indikationen zu überprüfen, wurden die Verriegelungsmarknagelungen der zurückliegenden 10 1/2 Jahre retrospektiv klinisch und radiologisch überprüft. Die Ergebnisse sollen am Beispiel der Femurfrakturen dargestellt werden.

Material und Methode

Bis zum 30. Juni 1990 sind an der Chirurgischen Universitätsklinik Köln 162 Verriegelungsmarknagelungen an den langen Röhrenknochen der unteren Extremität durchgeführt worden, bei denen die Ausheilungsergebnisse aufgrund einer persönlichen Nachuntersuchung oder anhand der vorhandenen Aufzeichnungen und Röntgenbilder festgestellt werden konnten. Das Gesamtkollektiv ist nach Verletzungsform, Skelettabschnitt und Sonderindikationen in Tabelle 1 aufgeführt. Für die vorliegende Untersuchung wurden aus dem Gesamtkollektiv die Ergebnisse aller Femurmarknagelungen (n = 104) zusammengestellt.

In der Auswertung wurden die Sonderindikationen (Pseudarthrosen, pathologische Frakturen, Verlängerungsosteotomien, n = 6) nicht mehr berücksichtigt, so daß

Hefte zu der Unfallchirurg, Heft 229
M. Börner/E. Soldner (Hrsg.)

Tabelle 1. Frakturtypen (AO-Klassifikation) und Sonderindikationen (Pseudarthrosen, pathologische Frakturen, Verlängerungsosteotomien)

	Femur	Tibia
A	47	20
B	30	15
C	21	11
Pseudarthrosen	3	13
Pathologische Frakturen	2	0
Verlängerungsosteotomien	1	1
Gesamt	104	58

schließlich 98 Femurmarknagelungen wegen frischer Frakturen untersucht worden sind. Unfall- oder Versorgungszeitpunkt mußte mindestens 6 Monate zurückliegen.

Hiervon waren 24 offene und 74 geschlossene Frakturen (Tabelle 2). Die Bewertung erfolgte in Anlehnung an das 100-Punkte-Schema von Neer [8], welches Funktionszustand und klinische sowie radiologische Anatomie berücksichtigt (Tabelle 3).

Tabelle 2. Anteil der offenen und geschlossenen Femurfrakturen

Offen	I°	16	24
	II°	6	
	III°	2	
Geschlossen			74
Gesamt			98

Tabelle 3. Bewertungskriterien (Nach Neer [8])

Funktion	(70)	Anatomie	(30)
Schmerz	20	Röntgenfehlstellungen	15
Gehfähigkeit	20		
Arbeitsfähigkeit	10	Verkürzungen/	
Gelenkfreiheit	20	Rotation	15

Ergebnisse

Mit zunehmender Erfahrung wurde im Lauf der Jahre die Indikation zur primär statischen Verriegelung am Femur immer weiter gestellt. In den letzten 2 1/2 Jahren des Untersuchungszeitraumes wurden 75% aller Femurfrakturen primär mit statischer Verriegelung versorgt gegenüber 38% in den ersten 8 Jahren des Untersuchungszeitraumes.

Tabelle 4. Ausheilungsergebnisse (n = 98)

Sehr gut	41	41,8%
Gut	52	53,1%
Unbefriedigend	4	4,1%
Schlecht	1	1,0%

Über 94% der Femurfrakturen zeigten ein gutes bis sehr gutes Ausheilungsergebnis (Tabelle 4).

Bei 2 Patienten traten im Endergebnis Verkürzungen der betroffenen Extremität von 2 cm auf. Beide Frakturen waren dynamisch verriegelt worden. Bei einer weiteren Patientin resultierte im Endergebnis eine Verkürzung von 1,5 cm. Hier drohte der nur proximal verriegelte Nagel in den Kniegelenkspalt zu perforieren. Er mußte ausgetauscht werden, eine Längenkorrektur war nicht mehr möglich.

In 2 weiteren dynamisch verriegelten Fällen traten in den ersten postoperativen Tagen Rotationsinstabilitäten und in einem Fall eine teleskopartige Verkürzung auf. Alle 3 konnten nach Korrektur der Fehlstellung durch anschließende Umwandlung aus der dynamischen in die statische Verriegelung in guter Stellung zur Ausheilung gebracht werden.

Bei den 74 geschlossenen Frakturen traten 2 oberflächliche Wundinfektionen und ein tiefer Infekt mit Knochenbeteiligung auf. Bei den 24 offenen Frakturen traten 7 tiefe Infekte auf, von denen 6 in der Folge von ehemals zweit- und drittgradig offenen Brüchen entstanden, die zunächst mit einem Fixateur externe bis zur Stabilisierung der Weichteilverhältnisse versorgt worden waren.

Ein tiefer Infekt entwickelte sich, nachdem bei einem primär dynamisch verriegelten Femurbruch in kurzer Zeit 2 Korrektureingriffe wegen axialer Instabilität notwendig wurden.

Eine verzögerte Knochenbruchheilung wurde 6mal beobachtet (nach 4 Monaten noch keine genügenden Zeichen einer überbrückenden Kallusbildung). Davon hat sich bei einem Patienten mit statischer Verriegelung eine Pseudarthrose entwickelt, die nicht zur Ausheilung gebracht werden konnte, da der Patient (in sehr ungünstigen sozialen Verhältnissen) weitere operative Eingriffe ablehnte.

Die durchschnittlichen Ausheilungszeiten liegen für die dynamisch verriegelten Femurbrüche bei 5,9 Monaten und für die primär statisch verriegelten bei 5,5 Monaten, ein statistisch signifikanter Unterschied besteht nicht. Bei 3 statisch verriegelten Femurbrüchen wurde bisher die Ausheilung ohne Dynamisierung erreicht, alle übrigen wurden nach Ablauf von mindestens 6–8 Wochen und nach Maßgabe der Röntgenbefunde durch Entfernen der proximalen oder distalen Bolzen „dynamisiert".

Diskussion

Bei gegebener Indikation zur Marknagelung erfährt die primär statische Verriegelung eine immer häufigere Anwendung. Ihre Vorteile sind die frakturferne Verdrehsicherung und die Sicherung der Achsenlänge bei gleichzeitig verminderter biologischer Schädigung des Knochens, da nicht „maximal" aufgebohrt werden muß.

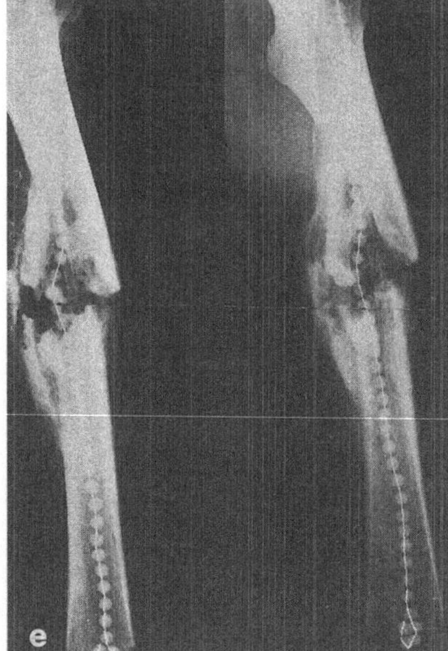

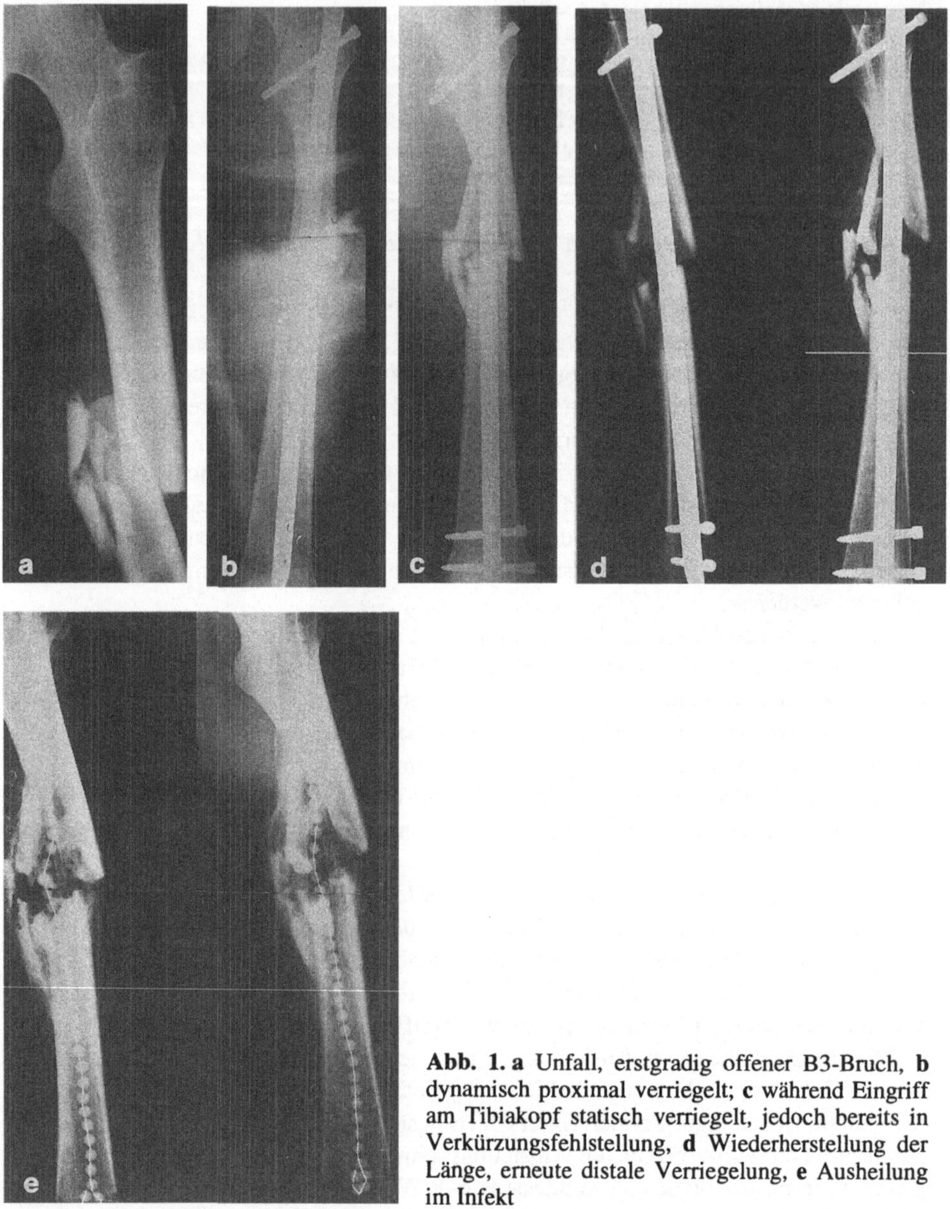

Abb. 1. a Unfall, erstgradig offener B3-Bruch, **b** dynamisch proximal verriegelt; **c** während Eingriff am Tibiakopf statisch verriegelt, jedoch bereits in Verkürzungsfehlstellung, **d** Wiederherstellung der Länge, erneute distale Verriegelung, **e** Ausheilung im Infekt

Das Auftreten der postoperativen Instabilität (Gleiten und Rotation) ist ein typisches Problem der dynamischen Marknagelung. Die in knapp 6% unserer Fälle aufgetretenen Verschiebungen liegen sogar noch unter den Angaben in der Literatur (um 10% bei dynamischer Nagelung [2, 12]). Der Versuch einer Längen- oder Rotationskorrektur mit der notwendigen erneuten Manipulation am Nagel zur endgültigen statischen Verriegelung ist mit einem erhöhten Infektrisiko behaftet (Abb. 1).

Auch bei sorgfältiger Analyse der präoperativen Röntgenbilder können Instabilitäten u.U. dadurch nicht erkannt werden, da sie durch Fissuren bedingt sind, die intraoperativ aufgesprengt werden oder durch z.B. eine unkorrekte Einschlagstelle erst intraoperativ entstehen [5]. Der Operateur kann der daraus folgenden größeren Instabilität nur durch eine primär statische Verriegelung begegnen.

Der zunächst erst sehr hoch erscheinende Anteil der tiefen Infektionen in unserem Krankengut von 8,2% erklärt sich aus der Tatsache, daß allein 6 dieser 8 Patienten ehemals zweit- und drittgradig offene Brüche hatten. Es liegen allerdings Mitteilungen vor, daß auch zweit- und drittgradige offene Femurfrakturen in Abhängigkeit von Kontamination und Periostschädigung primär mit Marknagelung versorgt werden können. Voraussetzung ist jedoch stets die statische Verriegelung [4, 7]. Bei erstgradig offenen Frakturen erscheint die Marknagelung regelhaft möglich, jedoch kann nur durch die primär statische Verriegelung ausreichend Ruhe als Voraussetzung zur Infektabwehr in die Frakturzone gebracht werden [6].

Auch wenn im eigenen Krankengut regelhaft die Dynamisierung nach primär statischer Verriegelung vorgenommen wird, so konnten wir doch an einigen Patienten die in der Literatur mitgeteilte Tatsache bestätigen, daß statisch verriegelte Markraumosteosynthesen auch *ohne* spätere proximale oder distale Bolzenentfernung zur Ausheilung zu bringen sind (Abb. 2). Brumback et al. [3] haben sogar bei 85 von 87 statisch verriegelten Femurbrüchen eine knöcherne Ausheilung ohne Dynamisierung beobachtet. Die angegebene Ausheilungszeit von 5,2 Monaten entspricht ohne wesentlichen Unterschied den von uns im Durchschnitt beobachteten Zeiten zwischen 5,5 und 5,9 Monaten. Eine primär statische Verriegelung hat also keine längere Ausheilungszeit zur Folge.

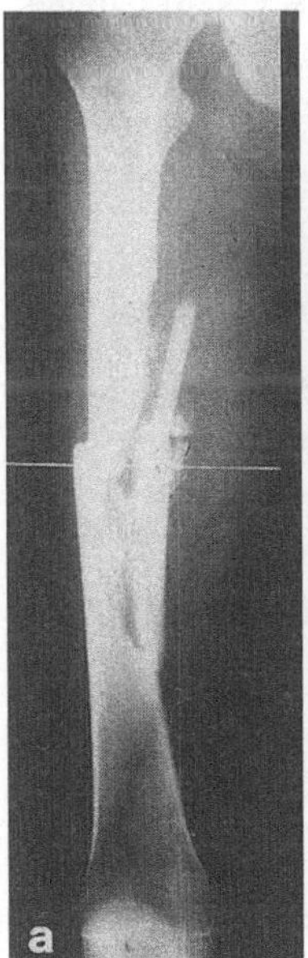
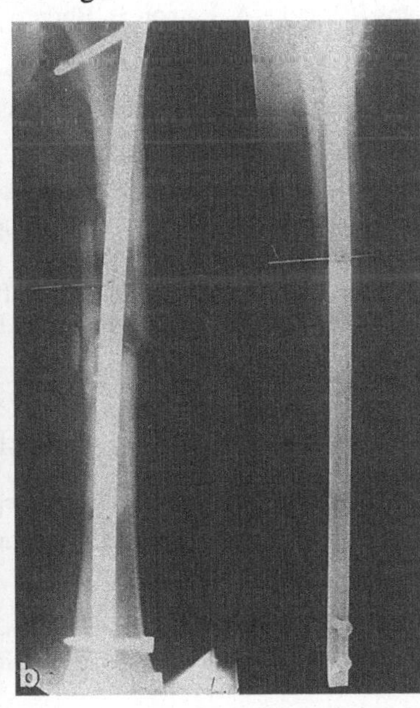
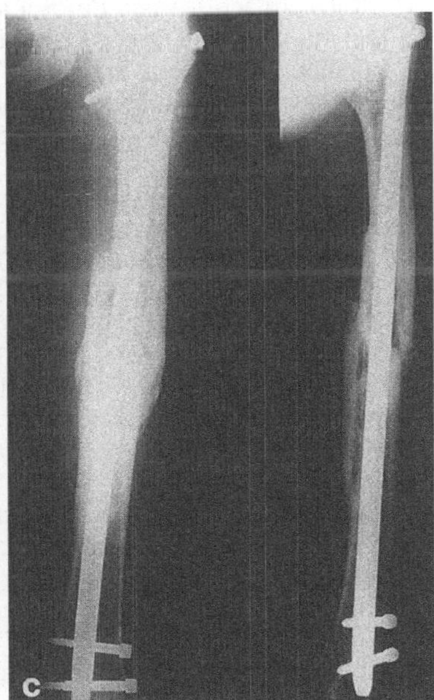

Abb. 2. a Geschlossener B3-Bruch, **b** primär statisch verriegelt, **c** knöcherne Ausheilung und Vollbelastung bei belassenen proximalen und distalen Bolzen nach 5 Monaten, 2 Wochen nach dem Unfall

Hierfür dürften mehrere in der Literatur diskutierte Faktoren verantwortlich sein [1, 12]:

- Das in den Frakturspalt eingebrachte Bohrmehl hat die Wirkung einer „Spongiosaplastik".
- Die periossale Kallusbildung bleibt bei gedeckter Marknagelung auf jeden Fall ungestört.
- Kleinere Mikrobewegungen im Sinne von Torsions- und Translationsbewegungen entstehen auch bei statischer Verriegelung wegen der langen Arbeitsstrecke des Marknagels und wirken stimulierend auf die Kallusbildung.

In der Zusammenfassung der vorgelegten Ergebnisse erscheint die primär statische Verriegelungsnagelung zwar ein technisch komplexeres Verfahren, das jedoch ein hohes Maß an Sicherheit bietet.

Der Chirurg sollte eher Gründe dafür finden, daß er *nicht* statisch verriegelt und zugleich die statische Verriegelung zumindest am Femur als das Regelverfahren ansehen [3].

Literatur

1. Browner BD (1986) Pitfalls, errors and complications in the use of locking Küntscher nails. Clin Orthop Relat Res 212:192–208
2. Brumback RJ, Reilly JP, Poka A, Lakatos RP, Bathon H, Burgess A (1988) Intramedullary nailing of femoral shaft fractures, part I: Decision-making errors with interlocking fixation. J Bone Joint Surg [Am] 70:1441–1452
3. Brumback RJ, Uwagie-Ero S, Lakatos RP, Poka A, Bathon H, Burgess A (1988) Intramedullary nailing of femoral shaft fractures, part II: Fracture-healing with static interlocking fixation. J Bone Joint Surg [Am] 70:1453–1462
4. Brumback RJ, Ellison PS Jr, Poka A, Lakatos R, Bathon GH, Burgess AR (1989) Intramedullary nailing of open fractures of the femoral shaft. J Bone Joint Surg [Am] 71:1324–1331
5. Johnson KD, Tencer AF, Sherman MC (1987) Biomechanical factors affecting fracture stability and femoral bursting in closed intramedullary nailing of femoral shaft fractures, with illustrative case presentations. J Orthop Trauma 1:1–11
6. Kaltenecker G, Wruhs O, Heinz T (1990) Die primäre Stabilisierung offener Frakturen an der unteren Extremität mit dem Verriegelungsnagel – Ergebnisse einer Untersuchung an 91 Patienten. Akt Traumatol 2:67–73
7. Kohlmann H, Vecsei V, Rabitsch K, Haupl J (1988) Zur Indikation der Verriegelungsnagelung bei offenen Frakturen Akt Traumatol 18:59–63
8. Neer SC, Grantham SA, Shelton ML Supracondylar fracture of the adult femur. J Bone Joint Surg [Am] 49:591–598
9. Stromsoe K, Thoresen BO, Ekeland A, Folleras G, Alho A (1990) Die Erfahrungen mit der Verriegelungsnagelung am Femur. Eine retrospektive Analyse 99 operierter Femurschaft-Frakturen. Chirurg 61:430–433
10. Tarr RR, Wiss DA (1986) The mechanics and biology of intramedullary fracture fixation. Clin Orthop Relat Res 212:10–17
11. Teubner E (1985) Zur Biomechanik des Marknagels und seiner Verriegelung. Zentralbl Chir 110:1169–1178
12. Wiss DA, Fleming CH, Matta JM (1986) Comminuted and rotational unstable fractures of the femur treated with an interlocking nail. Clin Orthop Relat Res 212:35–47

Die Verriegelungsnagelung in Kombination mit dem Thoraxtrauma

E. Soldner

Berufsgenossenschaftliche Unfallklinik (Ärztlicher Direktor: Priv. Doz. Dr. med. habil. M. Börner), Friedberger Landstraße 430, W-6000 Frankfurt am Main 60

Die primäre Stabilisierung der Oberschenkelfraktur wird von vielen als eine wichtige Maßnahme zur Vermeidung einer Freisetzung toxischer Mediatoren durch „Mikrotraumen" in Folge einer ungenügenden Fixierung durch Extension angesehen [7]. Damit stellt die stabile Osteosynthese eine wichtige Maßnahme zur Stabilisierung des Allgemeinzustandes des Patienten dar.

Seit Jahren ist jedoch die Femurmarknagelung als ein additives Trauma durch pulmonale Auswirkungen beim Aufbohrungsvorgang und Einschlagen des Nagels bekannt. Knochenmarkeinschwemmungen beeinflussen sowohl die Lungenfunktion als auch die Thrombozytenaggregation und die kapillare Obstruktion der Lunge. Die Erhöhung des intramedullären Druckes führt zum Austreten von Knochenmarkbestandteilen, die als Kern „gemischter Emboli" ausgeschwemmt werden und durch transösophageale Echokardiographie nachgewiesen wurden [11].

Bevor Wenda et al. [11] dies nachweisen konnten, wurden bereits vielfach pulmonale Beeinträchtigungen nach Druckerhöhungen in der femoralen Markhöhle, z.B. auch beim Implantieren von Hüftendoprothesen beobachtet [3a].

Besondere Beachtung ist daher den Kombinationsverletzungen Oberschenkelfraktur – Thoraxtrauma zu schenken, da hier 2 Verletzungen synergistische Auswirkungen auf dasselbe Organ zeigen.

Polytraumatisierte Patienten weisen in 45–60% der Fälle Thoraxverletzungen auf. Oberschenkelfrakturen stellen mit ca. 30% eine der häufigsten Verletzungsformen bei Polytraumatisierten dar [2]. Diese Zahlen unterstreichen, daß es relativ oft bei schwerstverletzten Patienten zu derartigen Verletzungskombinationen kommt.

Im folgenden sollen ausschließlich Kombinationsverletzungen von Oberschenkel und Thorax dargestellt werden. Polytraumatisierte Patienten mit weiteren Verletzungen, z.B. einem Schädel-Hirn-Trauma, werden von der Untersuchung ausgeschlossen, um die Einflüsse weiterer Verletzungen auf den Krankheitsverlauf möglichst gering zu halten.

In der BG-Unfallklinik Frankfurt wurden von 1979–1983 73 Patienten, 1984–1988 89 Patienten mit einer derartigen Kombinationsverletzung behandelt.

Da die unzureichende Stabilisierung stammnaher Schaftfrakturen trotz effizienter Behandlung vital bedrohlicher Verletzung immer wieder zu kardiopulmonalen Komplikationen, bis hin zum multiplen Organversagen führt [13], stellt sich die Frage nach einem Alternativverfahren zur intramedullären Osteosynthese.

Eine schonendere Methode zur primären Stabilisierung stellen die Anwendung des Fixateur externe und die Plattenosteosynthese dar. Nach dem Fixateur externe kann im Rahmen eines Verfahrenswechsels in einer späteren Phase nach Konsolidierung des Allgemeinzustandes evtl. eine Osteosynthese mit Verriegelungsnagelung durchgeführt werden.

Hefte zu der Unfallchirurg, Heft 229
M. Börner/E. Soldner (Hrsg.)

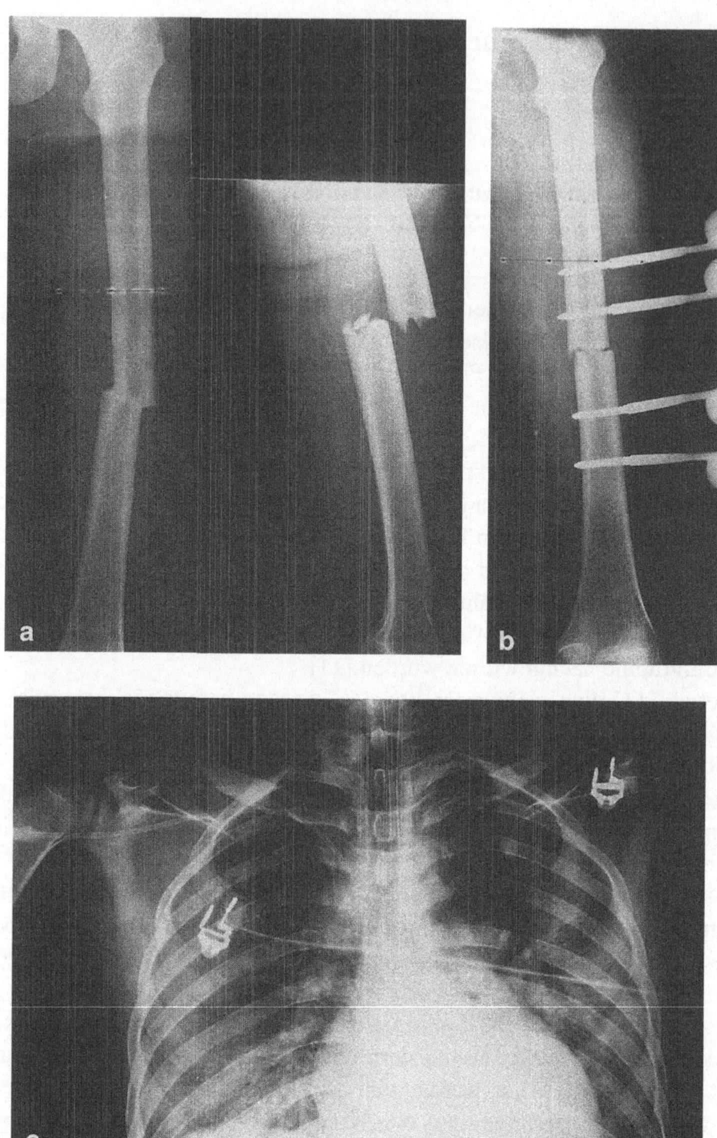

Abb. 1 a–c. 20jährige Patientin **a** mit Oberschenkelschaftfraktur und Thoraxkontusion. **b** Primäre Stabilisierung der Oberschenkelschaftfraktur mit Fixateur externe. **c** Schocklunge nach Thoraxkontusion bei gleichzeitiger Oberschenkelfraktur (3. Tag nach Unfall)

In unserer Klinik wurden von 1979–1983 in mehr als der Hälfte der Fälle (56,2%) Sofortversorgungen der Oberschenkelfraktur vorgenommen. Hier erfolgte in 75,6% der Fälle eine intramedulläre Stabilisierung, während in 19,5% eine Plattenosteosynthese, in 4,9% eine Stabilisierung mit Fixateur externe zur Anwendung kam (Abb. 1 und 2).

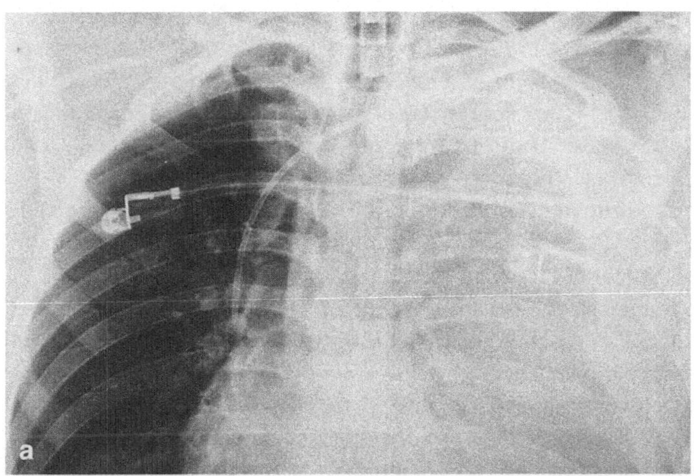

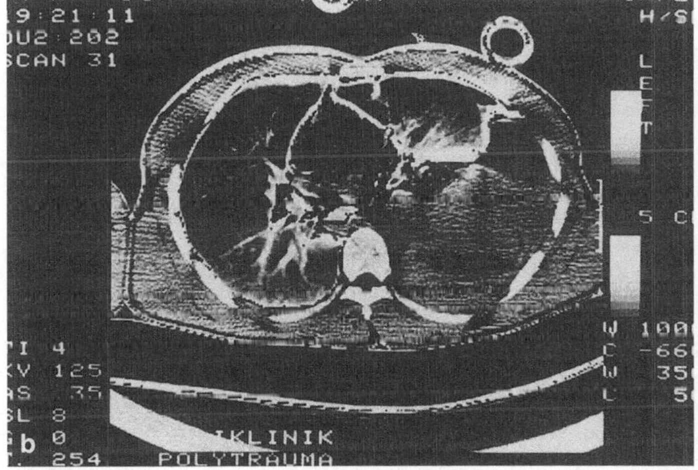

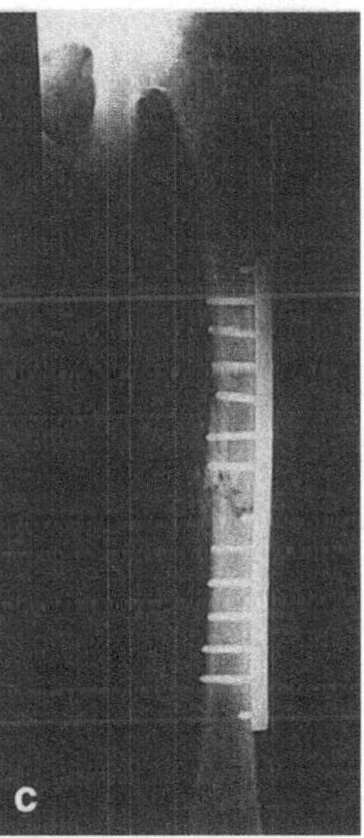

Abb. 2 a–c. 31jährige Patientin **a** mit Hämatothorax und Oberschenkelfraktur. **b** CT des linksseitigen, ausgedehnten Hämatothorax am Unfalltag. **c** Primäre Versorgung der Oberschenkelfraktur mit Plattenosteosynthese

26% der Patienten wurden innerhalb der 1. Woche, 17,8% der Patienten ab dem 8. Tag nach Unfall operativ versorgt.

In dem Untersuchungszeitraum von 1984–1988 wurde ein geändertes, therapeutisches Vorgehen praktiziert. Der Sofortversorgung wurde in 17,8% der Fälle Vorrang eingeräumt, während nur noch in 19,1% innerhalb der 1. Woche und in 10,1% nach 8 Tagen eine operative Stabilisierung der Schaftfraktur erfolgte.

Eine Osteosynthese mit Verriegelungsnagelung wurde jedoch nur noch bei 17,5% der sofort versorgten Patienten vorgenommen, während 28,6% mit einer Plattenosteosynthese und 53,9% mit einem Fixateur externe stabilisiert wurden.

Von 1979–1988 konnte in unserer Klinik bei 162 Patienten mit der Kombinationsverletzung Oberschenkelfraktur – Thoraxtrauma eine pulmonale Komplikationsrate von ca. 26% bei überwiegend primärer Stabilisierung mit dem Verriegelungsnagel, v.a. im Untersuchungszeitraum von 1979–1983 beobachtet werden. Die Zahl der tödlichen Komplikationen ließ sich von insgesamt 12,3% im Zeitraum von 1979–1983 auf 6,8% im Zeitraum von 1984–1988 senken. Insbesondere war ein Rückgang dieses schwerwiegenden Verlaufes bei den sofort versorgten Patienten (von 17,1 auf 7,9%) nach Änderung dieses operativen Vorgehens zu verzeichnen.

Überwiegend wird nach primärer Stabilisierung mit Fixateur externe nun die endgültige Versorgung mit einer Plattenosteosynthese zum frühest möglichen Zeitpunkt, meist am 2. bis 3. Tag nach Unfall, durchgeführt.

Eine intramedulläre Stabilisierung bei gleichzeitigem Thoraxtrauma stellt v.a. bei der primären Osteosynthese ein risikoreiches Verfahren dar, so daß hier anderen Techniken der Vorzug gegeben werden sollte.

Die Verriegelungsnagelosteosynthese hat ohne Zweifel ihren Platz in der Palette operativer Stabilisierung gefunden, sollte jedoch ebenso wie andere Osteosyntheseverfahren nicht monoman, sondern der Gesamtsituation angepaßt, angewendet werden.

Literatur

1. Arzinger-Jonasch H (1986) Die Behandlung der Oberschenkelbrüche bei Mehrfachverletzten. Hefte Unfallheilkd 182:292–295
2. Brug E, Pennig D, Gähler R, Haeske-Seeberg H (1988) Polytrauma und Femurfraktur. Akt Traumatol 18:125–128
3. Ecke H, Faupel L, Quoika P (1985) Gedanken zum Zeitpunkt der Operation bei Frakturen des Oberschenkelknochens. Unfallchirurgie 11:104–109

3a. Hochmeister M, Fellinger E, Denk W, Laufer G (1987) Intraoperativ tödliche Fett- und Knochenmarksembolie der Lunge bei Implantation einer Hüftendoprothese mit Polymethylmethacrylathaltigem Knochenzement. Z Orthop 125:337–339

4. Konold P (1985) Die aufgeschobene operative Versorgung isolierter geschlossener Femurschaftbrüche beim Erwachsenen. Akt Traumatol 15:104–109
5. Kwasny O, Orthner E, Hertz H (1986) Der Stellenwert der Primärstabilisierung von Oberschenkelfrakturen bei einfach- und mehrfachverletzten Patienten. Akt Taumatol 16:55–57
6. Nast-Kolb D, Keßler S, Duswald KH, Betz A, Schweiberer L (1986) Extremitätenverletzungen polytraumatisierter Patienten: stufengerechte Behandlung. Unfallchirurg 86:149–154
7. Nast-Kolb D, Waydhaas Ch, Jochum M, Spannagel M, Duswald KH, Schweiberer L (1990) Günstigster Operationszeitpunkt für die Versorgung Femurschaftfrakturen beim Polytrauma? Chirurg 61:259–265
8. Schüller W, Gaudernak T (1986) Lungenkomplikationen nach Oberschenkel-Marknagelung. Hefte Unfallheilkd 183:273–278
9. Tscherne H, Nerlich ML, Sturm JA (1988) Der schwerverletzte Patient – Prioritäten und Management. Hefte Unfallheilkd 200:394–410
10. Wenda K, Henrichs KJ, Biegler M, Erbel R (1989) Nachweis von Markembolien während Oberschenkelmarknagelungen mittels transösophagealer Echokardiographie. Unfallchirurgie 15:73–76

11. Wenda K, Ritter G, Degreif K, Rudigier J (1988) Zur Genese pulmonaler Komplikationen nach Marknagelosteosynthesen. Unfallchirurg 91:432–435
12. Wenda K, Ritter G, Ahlers J, Issendorff WD von (1990) Nachweis und Effekte von Knochenmarkeinschwemmungen bei Operation im Bereich der Femurmarkhöhle. Unfallchirurg 93:56–61
13. Wentzensen A, Evers KH (1988) Versorgungsstrategie von Mehrfachfrakturen langer Röhrenknochen im Rahmen des Polytraumas. Akt Traumatol 18:2–6

Ergebnisse von 50 schlitzlosen Oberschenkelverriegelungsmarknägeln nach Grosse-Kempf

F. Kroath

Unfallabteilung am Landeskrankenhaus, Hatschekstraße 24, A-4840 Vöcklabruck

An der Unfallabteilung des Landeskrankenhauses Vöcklabruck wurde der geschlitzte Verriegelungsnagel nach Grosse-Kempf seit 1980 verwendet. Dabei kam es immer wieder zum Verdrehen der Nägel, so daß das Einbringen der peripheren Verriegelungsschrauben oft sehr schwierig war. Gelegentlich sahen wir auch Nägelbrüche an der Sollbruchstelle am Schlitzende.

In Straßburg habe ich 1986 den schlitzlosen Nagel kennengelernt, der ursprünglich nur für Tumorpatienten, Patienten mit einer hochgradigen Osteoporose oder für völlig instabile Trümmerfrakturen konzipiert war.

Dieser Nagel hat einen Schwung im Sinne der Antekurvation des Oberschenkelschaftes, und es gibt deswegen eine Links- und Rechtsvariante, und er hat Löcher für 3 Schrauben. Die Spitze ist etwas steiler als beim geschlitzten Nagel.

Ursprünglich gab es ihn nur ab Stärke 12 mm, seit 1 1/2 Jahren ist eine Variante mit 10 und 11 mm Durchmesser auf dem Markt. Ein eigenes Einschlaginstrumentarium und eigene Schrauben sind allerdings notwendig.

Das Konzept des Nagels widerspricht zwar den Prinzipien von Küntscher, daß ein Nagel verformbar sein muß, um sich im Markraum verklemmen zu können und daß sich ein starres Rohr den anatomischen Gegebenheiten des Oberschenkelknochens nicht anpassen kann. Die absolute Stabilität und die Unmöglichkeit des Verwindens und Brechens haben mich aber zu einem Versuch mit diesem Nagel veranlaßt.

Um einem Mißerfolg mit diesem Nagel auszuschalten, muß einerseits die Einschlagstelle des Nagels exakt gewählt werden, die sich genau in der Verlängerung des Markraumes befinden muß; andererseits wird der Markraum so weit aufgebohrt, daß dieser starre Nagel nirgends den Knochen berührt und ihn so beschädigen kann.

Das Prinzip Küntschers, die Verklemmung, darf hier also nicht zur Anwendung kommen.

Hefte zu der Unfallchirurg, Heft 229
M. Börner/E. Soldner (Hrsg.)

Operationstechnik

Die Lagerung des Patienten erfolgt immer in Rückenlage auf dem Maquet-Tisch. Wie bei der ursprünglichen Nagelung wird ein Steinmann-Nagel parallel zur Gelenkfläche durch den Oberschenkelkondylus gebohrt und an diesem das Bein aufgehängt.

Damit wird die Rotation des Oberschenkels bestimmt und die Beinlänge eingestellt. Es wird nur so weit reponiert, daß der Bohrspieß das periphere Fragment auffädeln kann.

Das Aufsuchen der Nageleinschlagstelle ist sehr wichtig. Diese muß in der Verlängerung des Markraumes liegen. Man sucht die Mitte des Trochanter major auf und setzt exakt an der Spitze des Trochanters den Pfriem zur Markraumeröffnung an. Wir verwenden dazu immer einen Bildwandler und kontrollieren die Lage des Pfriems in beiden Ebenen.

Es wird prinzipiell 2 mm mehr aufgebohrt als die zukünftige Nagelstärke, d.h., man muß sich vor der Operation im klaren sein, daß ein zu enger Markraum für dieses Implantat nicht geeignet ist.

Nur 2mal konnten wir das Implantat nicht verwenden, weil der Markraum des Verletzten zu eng erschien.

Das Einschlaginstrumentarium ist auch das Zielinstrument für die proximale Schraube, so daß man während der Operation dieses nicht auswechseln muß.

Der Nagel soll ohne größere Kraftanstrengung mit 2 Händen in den Markraum eingeschoben werden können, er darf nicht mit Gewalt eingeschlagen werden.

Nur wenn der Zugang nicht richtig gewählt wurde, kommt es zum Aufliegen der Nagelspitze an der gegenüberliegenden Kortikalis; wenn man den Nagel dann mit Gewalt einschlägt, wird diese gesprengt. Der Nagel kann sich nicht verbiegen und nicht nachgeben.

Weil man den Markraum um 2 mm weiter aufbohrt, als der Nagel dick ist, muß prinzipiell statisch verriegelt werden. In 2 Fällen wurde nur eine Schraube peripher eingebracht; bei beiden Fällen entstand daraus kein Nachteil.

Zum Einbringen der proximalen Schraube ist beim Einschlagen das Zielgerät am Nagel montiert; die beiden peripheren Schrauben werden bei uns nach der Methode nach Klemm eingebracht, d.h. die Kortikalis wird mit einem Trokar angekörnt und dann wird unter Bildwandlerkontrolle aufgebohrt. Wir verwenden ein Zielinstrument, welches das Einbringen der 2. Schraube noch wesentlich vereinfacht.

Beim Einbringen der beiden peripheren Schrauben hatten wir selten Schwierigkeiten.

Der Wundschluß erfolgt durch eine mehrschichtige Naht und mit einer Redon-Drainage, die am 2. oder 3. postoperativen Tag entfernt wird. Im Anschluß daran kann der Patient stehen; ab dem 4. postoperativen Tag sollte er mit Krücken unter Teilbelastung des operierten Beines gehen.

Volle Belastung wird ab der 2. Woche erlaubt.

Der schlitzlose Verriegelungsnagel ist so stabil, daß dies auch bei Trümmerfrakturen möglich ist.

Für die Dynamisierung gibt es keine fixe Regel. Es wird in jedem einzelnen Fall entschieden, ob und wann dynamisiert werden kann.

Wie haben diesen Nagel seit Mai 1986 in Verwendung; er war anfangs nur als Ergänzung bei bestimmten Indikationen zum geschlitzten Nagel gedacht, und die ersten 30 Fälle wurden ausschließlich von mir operiert. Mit zunehmender Erfahrung wurde die Indikation und auch die Zahl der Operateure auf alle Fachärzte erweitert.

Bis Dezember 1989 haben wir 59 dieser Nägel an 57 Patienten implantiert, und zwar bei 47 Männern und 10 Frauen im Durchschnittsalter von 32,3 Jahren.

Der jüngste Patient war 15, der älteste 88 Jahre alt.

32mal war die linke, 22mal die rechte, 2mal beide Seiten betroffen.

53mal handelte es sich um das primäre Osteosyntheseverfahren, 6mal um einen Wechsel von anderen Implantaten, davon 4mal von einem Küntscher-Nagel und 2mal von einer Platte.

Der Operationszeitpunkt bei den 53 primären Osteosynthesen war 27mal sofort, 13mal zwischen dem 1. und 3. Tag, 5mal zwischen dem 4. und 7. Tag, und 8mal zwischen dem 8. und 15. Tag.

Die Dynamisierung erfolgte in 27 Fällen, 5mal proximal und 22mal distal.

Proximal entriegelt wird immer dann, wenn das operierte Bein länger war als das gesunde und wenn sich die Fraktur im subtrochantären Bereich befand. Bei den weiter distal gelegenen Frakturen und wenn die Fraktur nicht stark zusammensinken soll, entriegeln wir peripher.

Die Entriegelung erfolgt frühestens nach 6 Wochen. Sie wurde zwischen dem 43. und 70. Tag, im Durchschnitt am 51. Tag, durchgeführt, und zwar immer in Vollnarkose im Rahmen einer Tagesaufnahme.

Komplikationen

Wir hatten insgesamt 7 allgemeine Komplikationen, je eine Thrombose und Embolie, eine tiefe Infektion und 2 oberflächliche Infekte. Die 3 Infekte traten aber erst nach Schraubenentfernung auf und sind inzwischen folgenlos abgeheilt.

Ein lokales Hämatom gab Anlaß zu einer Revision, ebenso eine Fettembolie.

4 Komplikationen sind dem Verfahren anzulasten. 3mal mußten wir reoperieren, und einmal kam es zu einem so starken Zusammensinken des Bruches nach einer proximalen Dynamisierung nach 10 Wochen, daß daraus eine Beinverkürzung von 2 cm resultierte.

Die Ursache für eine Reoperation lag daran, daß der Erstoperateur den Nagel primär nicht statisch verriegelt hatte. Es kam unmittelbar nach dem ersten Belasten zum Zusammensinken der Bruchfragmente. Einmal mußte der Nagel gewechselt werden, nachdem die Beinlänge falsch bestimmt wurde; einmal wurde beim Einbringen des Nagels die Kortikalis so zersprengt, daß eine Reoperation erforderlich war.

Ein Nagelbruch kam nicht vor; ebenso gab es keine Schwierigkeiten beim peripheren Einbringen der Schraube.

Ergebnisse

Alle Frakturen sind in angemessener Zeit knöchern geheilt.

45 unserer 57 Patienten waren zur Zeit des Unfalles berufstätig, 40 haben ihre Arbeit wieder aufgenommen, 2 wurden umgeschult, 3 sind noch nicht oder nicht mehr arbeitsfähig. Bei diesen 3 Patienten handelt es sich in 2 Fällen um einen Plexusausriß der oberen Extremität, in einem Fall um eine Lähmung des nicht operierten Beines.

24 unserer Patienten hatten eine 20%ige Minderung der Erwerbsfähigkeit nach 1 Jahr, nur 4 Patienten erhalten eine Dauerrente von 20%.

80% unserer Patienten, die vorher Sport getrieben haben, erreichten ihr Leistungsniveau wieder.

Zusammenfassung

Der schlitzlose Verriegelungsnagel ist eine ideale Erweiterung des Verriegelungssystems. Er ist absolut belastungsstabil und hat den Vorteil, daß er sich nicht verwinden kann und daß deshalb das Einbringen der Verriegelungsschrauben dadurch überhaupt kein Problem darstellt.

Dem Nachteil, daß der Nagel durch seine Starre den Knochen zersprengen kann, kann man durch die exakte Wahl der Nageleinschlagstelle, durch weiteres Aufbohren und durch vorsichtiges Einbringen des Nagels vorbeugen.

Mit den 10 mm und 11 mm starken Nägeln ist es auch möglich, diesen Nagel bei sehr engen Markräumen anzuwenden.

Der Verriegelungsnagel in der Geriatrotraumatologie

E. Sim und K. Höcker

Unfallkrankenhaus Wien-Meidling (Vorstand: Prim. Univ. Doz. Dr. H. Kuderna), Kundratstraße 37, A-1120 Wien

Einleitung

Von 1982–1988 wurden im Unfallkrankenhaus Wien-Meidling insgesamt 66 Patienten mit 67 Oberschenkelfrakturen mittels eines Verriegelungsnagels operativ versorgt. Davon waren 24 Patienten 65 Jahre und älter. Das Durchschnittsalter lag bei 77,7 Jahren (65–88).

Das Problem der Zuordnung der Patienten in eine „geriatrische Gruppe" wurde so gelöst, daß das derzeit in Österreich für Männer geltende Pensionsalter als – sicherlich etwas willkürlich gewählte – Altersgrenze herangezogen wurde.

Hefte zu der Unfallchirurg, Heft 229
M. Börner/E. Soldner (Hrsg.)

Der Grund für die Aufarbeitung der Dokumentationen war das Interesse an der Frage, ob die Verriegelungsnagelung auch für die Versorgung von Frakturen im gehobenen und hohen Alter geeignet und mit welchen Besonderheiten zu rechnen ist.

System

Zur Verwendung kam der Verriegelungsnagel des Systems Grosse-Kempf (Howmedica).

Patientengut und Unfallursachen

Entsprechend der derzeitigen Alterspyramide bezüglich Geschlechtsverteilung war das weibliche Geschlecht mit insgesamt 17 Fällen eklatant häufiger vertreten als das männliche mit 7.

Bei den Unfällen handelte es sich in 16 Fällen um Stürze aus verschiedensten Ursachen, wobei diese 2mal auch aus größerer Höhe erfolgten, so u.a. ein Fall von einem Baum.

In 8 Fällen erfolgten die Verletzungen im Rahmen von Verkehrsunfällen. Das linke Bein war 14mal, das rechte 9mal betroffen. In einem Fall lag eine beidseitige Oberschenkelfraktur vor, wobei jedoch nur die linke Seite mit einem Verriegelungsnagel stabilisiert wurde.

Ausnahmslos handelte es sich um geschlossene Frakturen.

Strukturveränderungen im Sinne einer Osteoporose bzw. -malazie lagen in 18 Fällen vor, wobei das weibliche Geschlecht 5mal häufiger betroffen war (15:3). Die Beurteilung dieser Veränderungen erfolgte ausschließlich im konventionellen Röntgenbild. Knochenbiopsien wurden in keinem Fall durchgeführt. Knochendichtemessungen postoperativ an entsprechenden Fachabteilungen wurden im genannten Zeitraum nicht durchgeführt. Aus Kosten- und Kapazitätsgründen werden diese nur in geeigneten, somit sehr wenigen Fällen sinnvoll sein.

Frakturtypen

Entsprechend der AO-Klassifikation fanden sich folgende Frakturformen:

32 A1 – 1:	5 Fälle	32 B1 – 2:	2 Fälle
32 A1 – 2:	2 Fälle	32 B1 – 3:	1 Fall
32 A1 – 3:	2 Fälle	32 B2 – 2:	2 Fälle
32 A2 – 2:	3 Fälle	32 B3 – 2:	1 Fall
32 A3 – 2:	1 Fall	32 C2 – 2(1):	1 Fall
32 B1 – 1:	2 Fälle	33 C2 – 2(1):	1 Fall

Ein Fall mit einem Bruch distal einer vorgängig erfolgten Osteosynthese nach einer Fraktur am proximalen Oberschenkelende wurde nicht in die Klassifikation miteinbezogen.

Begleitverletzungen

Die Begleitverletzungen hatten letztlich keine besonderen Rückwirkungen auf den Verlauf und Erfolg der Verriegelungsnagelung und werden daher lediglich der Vollständigkeit halber angeführt.

In 7 Fällen fanden sich Begleitverletzungen (z.T. in Kombination) unterschiedlichen Schweregrades:

- Commotio cerebri: 3 Fälle
- Contusio cerebri: 1 Fall
- Fract. dia- et infracondyl. tib. ipsilateral: 1 Fall
- Fract. clavic. ipsilateral: 1 Fall
- Fract. supracondyl. hum. kontralateral: 1 Fall
- Fract. crur. bilat.: 1 Fall
- Fract. fem. kontralateral: 1 Fall
- Fract. humeri kontralateral: 1 Fall
- Lux. poll. kontralateral: 1 Fall.

Behandlung

In 21 Fällen wurde zunächst eine Anbehandlung mittels Extension nach den Richtlinien der konservativen Knochenbruchbehandlung durchgeführt. Der Grund für dieses Vorgehen war in erster Linie die Multimorbidität des zur Behandlung kommenden Patientengutes und die deswegen erforderliche intensive Vorbereitung auf den operativen Eingriff. Dieser erfolgte zeitversetzt nach durchschnittlich 4,4 Tagen (1–8 Tage). In einem Fall wurde die Stabilisierung sofort, in einem weiteren nach 104 Tagen nach frustran verlaufenem Behandlungsversuch bei einer supra- und diakondylären Oberschenkelfraktur durchgeführt. In einem 3. Fall erfolgte ein Umstieg von einem konventionellen AO-Nagel wegen Gleitens auf einen Verriegelungsnagel nach 27 Tagen.

16mal wurde eine statische, 3mal eine dynamisch-proximale und 5mal eine dynamisch-distale Verriegelung durchgeführt.

In 18 Fällen erfolgte das Vorgehen gedeckt, 6mal offen.

Die Lagerung bei der gedeckten Vorgehensweise war 9mal auf dem Wittmoser-Tisch, also in Seitenlage, 9mal in Rückenlage. Je 3mal wurde in Rückenlage und Seitenlage offen reponiert und stabilisiert.

Die Verwendung des Wittmoser-Tisches als externe Repositionshilfe hat sich im Gegensatz zur „konventionellen Rückenlagerung" wegen der Zugangsmöglichkeit und der bei geeigneter Frakturhöhe vorgängig erzielbaren Reposition ausgezeichnet bewährt.

Die Verwendung des Originalzielgerätes für die distale Verriegelung ist sowohl in Rückenlage als auch bei Lagerung im Wittmoser-Tisch möglich, aber etwas mühsam. In einigen Fällen wird es bei entsprechender Frakturlokalisation notwendig sein, die distale Verriegelung nach Abschluß der sonstigen Operationsschritte und nach Entfernung der Repositionsringe und neuerlicher steriler Abdeckung gesondert durchzuführen.

Mit zunehmender Erfahrung wird es einigen wenigen, besonders geübten Operateuren durchaus möglich sein, auf das distale Zielgerät zu verzichten und die Einbringung der Bolzen freihändig vorzunehmen. Die Röntgenbelastung bei diesem Vorgehen trotz kurzer Expositionszeiten ist jedoch wegen der Summationseffekte trotzdem nicht zu vernachlässigen.

Eine Thromboseprophylaxe ist obligat.

Eine antibiotische Abschirmung erfolgte in lediglich 4 Fällen. Dynamisiert wurde in 6 Fällen nach durchschnittlich 95 Tagen (85–104 Tagen).

Ergebnisse

Die postoperativ beobachteten Seitverschiebungen waren ohne Auswirkungen auf den Behandlungsverlauf und es erübrigt sich daher, darauf weiter einzugehen. Eine achsengerechte Stellung lag in 13 Fällen vor. Zu einer Valgusfehlstellung kam es in 7 Fällen mit durchschnittlich 5,8 Grad (2–12), zu einer Varusfehlstellung 3mal mit 10 Grad.

Eine Antekurvationsfehlstellung bestand bei 3 Patienten mit durchschnittlich 11,6 (5–20), eine Fehlstellung im Sinne einer Rekurvation bei 6 Patienten mit durchschnittlich 7,1 (2–20) Grad.

Verkürzungen um durchschnittlich 15 mm (8–25) mußten in 4, Verlängerungen von durchschnittlich 5 mm in 3 Fällen hingenommen werden.

Wesentliche Differenzen zwischen der „geriatrischen Gruppe" und dem Gesamtkollektiv ließen sich nicht objektivieren.

Klinische Nachuntersuchungsergebnisse sind in ihrer Aussagekraft nicht relevant, da die meisten Patienten aufgrund der bereits zum Aufnahmezeitpunkt bestehenden Multimorbidität innerhalb des Nachuntersuchungszeitraumes ad exitum kamen.

Infektionen wurden nicht beobachtet.

Besonderheiten

Ziel der Aufarbeitung der Dokumentationen war es, mögliche Besonderheiten bei der Verriegelungsnagelung im hohen Alter zu analysieren, um Konsequenzen bei der praktischen Anwendung ziehen zu können.

In erster Linie können sich Probleme durch die veränderte Knochenstruktur bei den Verriegelungsbolzen bzw. -schrauben ergeben. Die Lage der proximalen Schraube ist vorgegeben nicht zu beeinflussen.

Anders bei den distalen Bolzen: Läßt es die Höhe der Fraktur zu, wird der Nagel nicht so weit nach distal wie sonst üblich eingeschlagen, sondern die distale Verriegelung wird etwas weiter proximal durchgeführt, da trotz Osteoporose die Strukturen doch noch fester sind als im Kondylenbereich.

Lockerungen der Bolzen bei dynamisch-distaler Verriegelung können eine unterstützende Ursache in einer Rotationsbelastung, also in der Transversalebene, haben.

Um Rotationskräfte auf die distalen Bolzen zu minimieren, kommt nunmehr gerade im hohen Alter vermehrt die statische Verriegelung an unserem Haus zur Anwendung, obwohl manche Bruchformen dies a priori nicht erfordern würden. Das Einbringen der proximalen Verriegelungsschraube bedeutet zudem nur einen zu vernachlässigenden zeitlichen Mehraufwand.

Bedingt durch die Knochenstruktur kann es – wenn nicht ständig eine Bildverstärkerkontrolle erfolgt – zu einem zu weiten Eindrehen besonders der proximalen Verriegelungsschraube kommen. Der Verriegelungseffekt wird dadurch zumindest in Frage gestellt.

Der Verwendung von Marknägeln mit dem größtmöglichen Durchmesser wird der Vorzug gegeben. Begründet wird dies mit einer Vergrößerung der Kontaktflächen und dadurch gegebener weiterer Herabsetzung der Beanspruchung der Schrauben und Bolzen bzw. deren Verankerungspunkten.

Frakturstauchungen bei Diastasen durch Zurückschlagen des Nagels bei liegender distaler Verriegelung sind unter allen Umständen zu unterlassen, da die Auswirkungen auf die Bolzenverankerung nicht absehbar sind.

Sollten brüske Repositionsmanöver auch bei einem gesunden jugendlichen Knochen vermieden werden, können sie gerade bei osteoporotisch veränderten Knochen wegen der erhöhten Gefahr von Fragmentspregungen und Erzeugung zusätzlicher Fragmente fatale Folgen nach sich ziehen. Zudem sind als unterstützender Faktor in der zur Diskussion stehenden Altersgruppe zusätzliche Fissuren erfahrungsgemäß meist etwas schlechter zu erkennen.

Schlußfolgerung

Die Grundsätze der Verriegelungsnagelung haben auch für die Versorgung von Frakturen bei geriatrischen Patienten ihre Gültigkeit. Lediglich geringe Modifikationen sind bei speziellen Fällen erforderlich.

Dem gedeckten Vorgehen ist im Hinblick auf die Vermeidung von Weichteilproblemen der Vorzug zu geben, letztlich sollte es aber wegen der erhöhten Komplikationsmöglichkeiten unter keinen Umständen erzwungen werden. Ein rechtzeitiges Umsteigen auf die offene Reposition und minutiöse Einrichtung wird dann der sichere Weg sein.

Die Verriegelungsnagelung hat sich bei exakter Durchführung und in der Hand eines erfahrenen Operateurs auch bei der Versorgung von Frakturen im hohen Alter bewährt.

Klinische Erfahrungen in der Anwendung des Verriegelungsnagels bei offenen Frakturen an Ober- und Unterschenkel

G. Kaltenecker und O. Wruhs

I. Univ. Klinik f. Unfallchirurgie, (Vorst: Univ. Doz. Dr. W. Scharf), Spitalgasse 2, A-1090 Wien

Einleitung

Im Laufe der letzten 2 Dekaden erfuhr der Verriegelungsnagel (VN) – im Grundkonzept auf Küntschers „Detensor“ zurückzuführen – bei der Versorgung geschlossener Schaftfrakturen breiteste Anwendung. An den langen Röhrenknochen der unteren Extremität ist das die Belastungsstabilität und somit volle Funktion des Beines gewährleistende Implantat in der Traumatologie unumstritten.

Grundsätzlich werden vielerorts die Behandlungsrichtlinien bei der Versorgung offener Schaftfrakturen unterschiedlich diskutiert. Wegen der großen Sorge vor der Ausbildung einer Markraumphlegmone wurde jeder Form der intramedullären Osteosynthese lange Zeit die Eignung zur Versorgung offener Frakturen abgesprochen.

An der I. Univ. Klinik f. Unfallchirurgie, Wien, wurden in den letzten 15 Jahren über 700 Verriegelungsnagelungen an Ober- und Unterschenkel durchgeführt. In diesem Krankengut finden sich 12% erst- und zweitgradig offene Schaftfrakturen nach der Klassifikation von Tscherne (1983), welche mit einer intramedullären Osteosynthese versorgt wurden.

Die Behandlungsergebnisse sollen in dieser retrospektiven Studie erläutert werden.

Patientengut

In den Jahren 1974–1989 wurden 84 Patienten mit erst- und zweitgradig offenen Schaftfrakturen an Ober- und Unterschenkel primär mit VN versorgt. Es handelte sich um 61 Männer und 23 Frauen zwischen 15 und 93 Jahren (durchschnittlich 42,2 Jahre).

Als Unfallsursache fanden sich zu 78% Verkehrsunfälle. Der Rest teilt sich in Unfälle im Haushalt, sowie Sport und Freizeit auf (Abb. 1).

In 59 Fällen (70%) lagen erstgradig offene Frakturen vor, 25 Frakturen (30%) waren zweitgradig offen.

Bei 37 Patienten war es zu Mehrfachverletzungen gekommen, 13 Patienten waren polytraumatisiert.

Der Stück- und Trümmerbruch waren mit über 50% die häufigste Bruchform. Die Fraktur wurde am häufigsten im mittleren Schaftdrittel vorgefunden (Abb. 2 und 3).

Bei den 84 offenen Schaftfrakturen konnte 72mal (86%) die gedeckte Reposition erfolgen. In 12 Fällen (14%) mußte die Fraktur offen reponiert werden.

Hefte zu der Unfallchirurg, Heft 229
M. Börner/E. Soldner (Hrsg.)

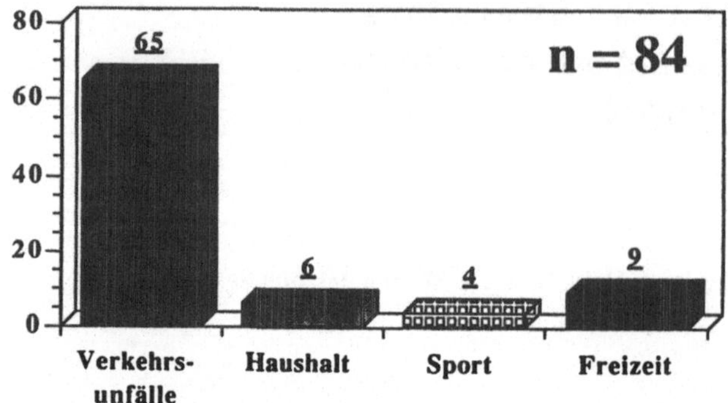

Abb. 1. Unfallursache

In 70 Fällen (83%) kam aufgrund des Frakturtyps die statische Verriegelung zur Anwendung, bei 14 Frakturen (17%) wurde die dynamische Form der Stabilisierung gewählt. 2mal wurde bei länger zurückliegenden Frakturen am Oberschenkel zusätzlich mit Cerclagen stabilisiert.

Die postoperative Bettruhe betrug im Durchschnitt 6,2 Tage (1–87 Tage) bis zur ersten Mobilisation mit Stützkrücken. Der stationäre Aufenthalt lag im Durchschnitt bei 18 Tagen (1–90 Tage).

Die statistischen Werte für diese längeren Zeitabschnitte bis zur ersten Mobilisierung bzw. für den Spitalaufenthalt ergeben sich aus der Tatsache der gehäuften Zusatzverletzungen.

Frükomplikationen

Bei einem Patienten kam es zu einer Frühinfektion. Es handelte sich um eine Oberschenkeltrümmerfraktur, welche offen reponiert und mit Cerclagen versorgt wurde. Nach Verfahrenswechsel im Sinne einer Osteotaxis mittels Wagner-Apparat und 2maliger Spongiosaplastik konnte die Fraktur zur Ausheilung gebracht werden.

Bei einem polytraumatisierten Patienten mit Leberruptur und der damit im Zusammenhang stehenden protrahierten Schocksymptomatik trat eine Fettembolie auf. Der Patient konnte nach intensivtherapeutischer Betreuung am 33. postoperativen Tag in häusliche Pflege entlassen werden.

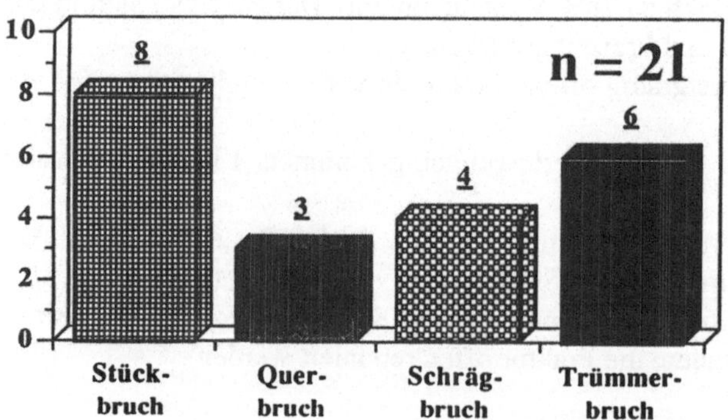

Abb. 2. Frakturform am Oberschenkel

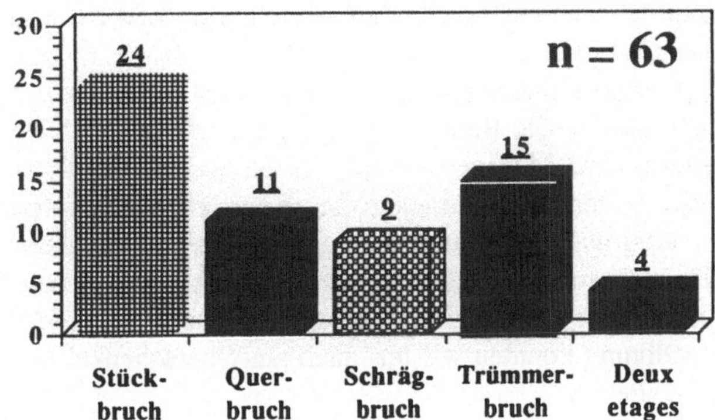

Abb. 3. Frakturform am Unterschenkel

Bei 2 Patienten trat eine verzögerte Heilung der Komplikationswunde auf. Ohne weitere chirurgische Maßnahmen konnten zwar verzögert, aber dennoch blande Wunden erzielt werden.

Bei 4 Patienten war es zu Bolzenlockerungen gekommen. Die Ursachen dafür lagen am osteoporotischen Knochen älterer Patienten, der Lokalisation der Fraktur zusammen mit einer zu forcierten Mobilisierung. In einer Zweitoperation wurden die gelockerten Bolzen durch Dübelbolzen ersetzt.

Bei einem Patienten mit Unterschenkelfraktur kam es zum Bruch des VN in der 32. postoperativen Woche.

Nachuntersuchungsergebnisse

Von 84 Patienten mit offenen Ober- und Unterschenkelfrakturen konnten 78 (93%) nachuntersucht werden.

Zum Zeitpunkt der Nachuntersuchung lagen bei allen Patienten stabile Knochen- und Weichteilverhältnisse vor.

Die Infektionsrate lag aufgrund eines Frühinfektes bei 1,2%.

Die Implantate wurden im Durchschnitt nach 23 Monaten entfernt (12–49 Monate). Bei 19 Patienten sind die Implantate noch in situ.

Entsprechend der Frakturform wurde in Abhängigkeit vom Knochenheilungsverlauf eine Dynamisierung bei 11 Fällen der mehrheitlich durchgeführten statischen Montageanordnung vorgenommen, und zwar durchschnittlich nach 4,8 Monaten (3–13 Monate). Wir konnten in keinem Fall das Auftreten von „Krallenzehen" als Hinweis für ein durchgemachtes und evtl. primär übersehenes Kompartmentsyndrom feststellen.

Diskussion

Aufgrund dieser Ergebnisse sehen wir eine Rechtfertigung unserer Vorgangsweise und glauben daher, daß die intramedulläre Osteosynthese in Form des VN im Repertoire der Stabilisierungsmöglichkeiten von offenen Schaftfrakturen ihren festen Platz gefunden hat.

Grundvoraussetzung ist nach unserer Meinung die strenge Indikationsstellung, insbesondere die Berücksichtigung der lokalen Weichteilsituation, weiter das exakte präoperative Management mit antibiotischer Prophylaxe, subtile operative Technik durch erfahrene Chirurgen und eine konsequente postoperative Betreuung.

Aufgrund der anatomischen Verhältnisse am Oberschenkel wird von verschiedenen Autoren propagiert, auch die drittgradige offene Fraktur mit dem VN zu versorgen. Wegen der definitionsgemäß damit verbundenen ausgedehnten Weichteilschädigung konnten wir uns auch am Oberschenkel bisher nicht zu dieser Indikation entschließen.

Es bleibt abzuwarten, inwieweit neuere Implantate, wie z.B. der „unreamed nail", bei der Versorgung drittgradig offener Unterschenkelfrakturen Vorteile bringen werden.

Aussagen über die klinische Anwendung des VN zur Distraktionsosteogenese bei Defektfrakturen bleiben ebenfalls der Zukunft vorbehalten.

Literatur

Chapman MW, Blackman RC (1976) Closed intramedullary nailing of femoral-shaft fractures: A comparison of two techniques. J Bone Joint Surg [Am] 58:732

Clancey GH, Hansen ST (1979) Open fractures of the tibia. J Bone Joint Surg [Am] 60:118

Gustilo RB, Anderson JT (1976) Prevention in infection in the treatment of one thousand and twentyfive open fractures of long bones. J Bone Joint Surg [Am] 58:453

Kaltenecker G, Wruhs O, Quaicoe S (1990a) Lower infection rate after interlocking nailing in open fractures of femur and tibia. J Trauma 30:474

Kaltenecker G, Wruhs O, Heinz T (1990b) Die primäre Stabilisierung offener Frakturen an der unteren Extremität mit dem Verriegelungsnagel – Ergebnisse einer Untersuchung an 91 Patienten. Akt Traumatol 20:67

Tscherne H (1983) Prinzipien der Primärversorgung von Frakturen mit Weichteilschaden. Orthopaedie 12:9

Winquist RA, Hansen ST Jr, Clawson DK (1984) Closed intramedullary nailing of femoral fractures. A report of five hundred and twenty cases. J Bone Joint Surg [Am] 66:529

Das Risiko der mehrfachen Verriegelungsnagelung in einer Sitzung

Frhr. L. von Bodman

Berufsgenossenschaftliche Unfallklinik Frankfurt am Main, Friedberger Landstraße 430, W-6000 Frankfurt am Main 60

In der heutigen hochmotorisierten Zeit wird der Unfallchirurg häufig mit polytraumatisierten oder mehrfachverletzten Patienten konfrontiert. Diese Patienten haben oft nicht nur eine, sondern mehrere Extremitätenverletzungen, so daß sich dem Operateur die Frage stellt, zu welchem Zeitpunkt die optimale operative Versorgung dieser Frakturen erfolgen sollte. Es stellt sich ihm ferner die Frage, ob es günstig ist, mehrere Verriegelungsnagelungen in einer Sitzung durchzuführen.

Vom 1.1.1980 bis 31.12.1989 wurden an der Berufsgenossenschaftlichen Unfallklinik Frankfurt am Main 483 Patienten mit einer gedeckten statischen Verriegelungsnagelung versorgt.

139 Patienten erhielten einen dynamischen gedeckten, 37 Patienten einen offenen statischen, sowie 8 Patienten einen offenen dynamischen Verriegelungsnagel.

Insgesamt wurden 667 Patienten mit einer Verriegelungsnagelung versorgt, 58 Patienten erhielten mehr als einen Nagel.

Zunächst stellt sich die Frage nach dem günstigsten Operationszeitpunkt. Küntscher vertrat immer eine gewisse Zurückhaltung; er empfahl die Operation bei geschlossenen Frakturen erst am 5. bis 7. Tag, bei offenen Frakturen nach Abheilung der Wunden.

Heute neigen wir mehr zur unverzüglichen Operation, dies aber in Abhängigkeit vom Allgemeinzustand des Patienten und evtl. von vorhandenen weiteren Verletzungen.

Im Greisenalter kann die Verriegelungsnagelung eine unzumutbare Belastung für einen hinfälligen Patienten nach schwerem Trauma bedeuten. Hier kann erst nach Verbesserung des Allgemeinzustandes sowie der Kreislaufsituation unter intensivmedizinischen Bedingungen die absolut indizierte operative Versorgung vorgenommen werden.

Der Beurteilung des Volumenmangels gebührt bei der Indikationsstellung zum operativen Eingriff eine besondere Bedeutung.

Die Tatsache, daß sich bereits bei einer Oberschenkelfraktur 1–2 l Blut in die Weichteile des geschlossenen Oberschenkels ergießen können, zeigt die Gefahr des Volumenmangelschocks.

Hier sind weniger die älteren Patienten betroffen, die deutlich auf diese Volumenschwankungen reagieren, sondern speziell jüngere Patienten, die den Volumenverlust längere Zeit kompensieren können und evtl. im lavierten Schock zur Operation kommen.

Kardiopulmonale Störungen sowie Stoffwechselerkrankungen können die Belastbarkeit des Patienten so weit herabsetzen, daß unter bestimmten Konstellationen die Verriegelungsnagelung im direkten Anschluß an das Trauma zu einem unzumutbaren

Hefte zu der Unfallchirurg, Heft 229
M. Börner/E. Soldner (Hrsg.)

Eingriff wird. Zusatzverletzungen können zusammen mit dem Risiko der Osteosynthese zu einer nicht tolerierbaren Belastung führen.

Grundsätzlich muß der nicht lebensbedrohende Knochenbruch auf seine operative Versorgung warten, bis vitale Störungen aufgrund von Verletzungen des Schädels, des Thorax oder des Abdomens beseitigt sind.

Bei chronischen Durchblutungsstörungen ist eine normale Bruchheilung nicht immer zu erwarten, sondern eine gewebeschonende Stabilisierung der Fraktur mit intramedullärer geschlossener Stabilisierung anzustreben.

Mehrfache Verriegelungsnagelungen einer Extremität sollten dann nicht in einer Sitzung erfolgen.

Akute Durchblutungsstörungen infolge begleitender Gefäßverletzungen erhöhen das Risiko der Nagelung.

Im Rahmen der präoperativen Diagnostik muß die Gefäßverletzung klinisch Doppler-sonographisch sowie angiographisch nachgewiesen sein. Im Bedarfsfall ist die unverzügliche Revision und Rekonstruktion der Arterienläsion erforderlich. Sie sollte nach Stabilisierung der Fraktur erfolgen. Die Plattenosteosynthese ist hier die Methode der Wahl.

Die Kombination Gefäßverletzung und posttraumatisches Ödem mit Ausbildung eines Kompartmentsyndroms verbietet eine geschlossene Verriegelungsnagelung.

In diesem Fall könnte die Nagelung zu schwersten Schäden der Weichteile und evtl. zum Verlust der Extremität führen.

Bei diesen Risiken handelt es sich um die typischen Gefahren der Nagelung, die auch durch die mehrfache Verriegelungsnagelung in einer Sitzung keine wesentliche Steigerung erfahren.

Hier soll jedoch die mehrfache Verriegelungsnagelung in einer Sitzung dargestellt werden.

Häufig handelt es sich bei diesen Patienten um Polytraumatisierte mit Kombinationsverletzungen, Frakturen langer Röhrenknochen, Beckenverletzungen, Thorax-, Abdomen- und Schädelverletzungen.

Bei diesem Verletzungsmuster ist die posttraumatische Fettembolie keineswegs eine klinische Rarität. Eine zusätzliche Ursache der Fettembolie ist in der Drucksteigerung in der Markhöhle bei der Verriegelungsnagelung zu sehen (s. Beitrag Wenda u. Ritter, S. 7 ff).

Bereits Wehner konnte 1966 das intramedulläre Druckverhalten bei Marknagelungen dokumentieren.

Stürmer und Schuchard konnten 1980 im Tierexperiment Druckspitzen bis zu 1500 mm Hg während der Aufbohrungsvorgänge bei der Marknagelung nachweisen.

Klinisch wichtig wird diese exzessive intramedulläre Drucksteigerung dadurch, daß sie den physiologischen Blutdruck um ein Vielfaches übertrifft. Durch diese Drucksteigerung besteht theoretisch die Möglichkeit des Übertretens von Markfett in die verletzten Blutgefäße der Kortikalis. Dieser Mechanismus konnte durch Stürmer und Schuchard im Tierexperiment nachgewiesen werden.

Wenda u. Ritter wiesen in ihrer Arbeit (s. S. 7 ff) durch transösophageale Echokardiographie bei allen Aufbohrvorgängen und der Nagelimplantation im rechten Vorhof sonographisch Echos nach. Die Elimination der Partikel erfolgte in der Lunge.

Das von Becker 1987 als das Epiphänomen des Schocks beschriebene Fettemboliesyndrom läßt sich wie folgt erklären:

„Durch die Markeinschwemmung kommt es bei gleichzeitig bestehender Hypovolämie infolge des verminderten Flows und der Verstopfung pulmonaler Kapillaren zu einer Thrombozytenaggregation mit resultierender pulmonaler Beeinträchtigung und bei fehlenden Kompensationsmechanismen zum Lungenversagen."

Ecke fand in einer Sammelstudie der Arbeitsgemeinschaft für Osteosynthese 1985 bei insgesamt 1257 Marknagelosteosynthesen wegen isolierter Femurfraktur in 4% der Fälle schwere pulmonale Komplikationen, Schocklunge und Pneumonien vor.

Im eigenen Krankengut wurden insgesamt 667 Patienten mit Verriegelungsnagel versorgt. 58 Patienten erhielten mehr als einen Verriegelungsnagel. 17 Patienten wurden in einer Sitzung mit mehr als einem Nagel versorgt. Bei diesen 17 Patienten handelt es sich ausschließlich um junge Patienten zwischen 18 und 35 Jahren. Mehrfach verletzte Patienten, die unmittelbar am Unfalltag versorgt wurden, zeigten in 1/4 der Fälle Zeichen einer Fettembolie mit Tachykardie, Zyanose und Hypotonie. Eine ältere Patientin, die am Unfalltag mit 2 Verriegelungsnägeln versorgt wurde, starb 4 Wochen nach dem Trauma an einem nicht beherrschbaren Multiorganversagen.

Bei verzögerter operativer Versorgung und isolierten Extremitätenverletzungen war die Komplikationsrate deutlich geringer, lag aber bei der mehrfachen Verriegelungsnagelung mit knapp 10% doch deutlich über den von Ecke angegebenen Werten.

Komplikationslos verliefen mehrfache Verriegelungsnagelungen in einer Sitzung bei Verfahrenswechsel oder der Versorgung von Pseudarthrosen.

Zusammenfassend würden wir aufgrund des dargelegten hohen Risikos und der statistisch nachgewiesenen Steigerung der Komplikationsrate die mehrfache Verriegelungsnagelung in einer Sitzung lediglich in speziell ausgewählten Fällen empfehlen.

Literatur

Becker HD, Martell J, Buchardi H (1984) Fettembolie-Syndrom. Grundlagen der Chirurgie G 19, Beilage zur Mitteldeutschen Gesellschaft. Chirurgie 13/2

Böttger G, Strick W (1970) Fettembolie. MMW 112:511

Ecke K, Vaupel L, Quoika P (1985) Gedanken zum Zeitpunkt der Operation bei Frakturen des Oberschenkelknochens. Unfallchirurgie 11:89

Hutschenreuther S, Zimmermann WE (1970) Entstehung und Behandlung einer experimentellen Fettembolie in Schock, Stoffwechselveränderung und Therapie. In: Zimmermann WE, Steib J (Hrsg) Schattauer, Stuttgart

Haus J, Stellklug H, Müller KH, Frank W, Bruck E (1978) Beitrag zur Pathogenese und Klinik der Posttraumatischen Fettembolie. Unfallheilkunde 81:558

Kaschny O, Orthner E, Herz H (1986) Der Stellenwert der Primärstabilisierung von Oberschenkelschaftfrakturen bei einfach und mehrfach Verletzten Patienten. Akt Traumatol 16:55

Peltier LF (1954) Fat-embolism: The detection of fat-embolism in the circulating blood. Surgery 36198

Rüedith-Wolff G (1975) Vermeidung posttraumatischer Komplikationen durch frühe definitive Versorgung von polytraumatisierten mit Frakturen des Bewegungsapparates. Helv Chir Acta 42:507

Stürmer KM, Schuchart DTW (1980) Neue Aspekte der gedeckten Marknagelung und des Aufbohrens der Markhöhle im Tierexperiment. Unfallheilkunde 83:346
Trentz O, Oestern HJ, Hempelmann G, Kolboff H, Sturm J, Krentz OA, Tscherne H (1978) Kriterien für die Operabilität von Polytraumatisierten. Unfallheilkunde 81:451
Wehner W, Morgenstern C, Seumer G (1966) Das Verhalten des intramedullären Druckes bei Markbohrung und Nagelung. Zentralbl Chir 91:209
Wenda C, Ritter G, Degreif/Rüdigier J (1988) Zur Genese pulmonaler Komplikationen nach Marknagelosteosynthese. Unfallchirurg 91:432

Der Wert des Verriegelungsnagels bei Wechsel der Behandlungsmethode an den unteren Extremitäten

E. Lambiris, N. Vandoros, N. Kurtsis und S. Skriviliotakis

Orthopädische Universitätsklinik Patras, 26 500 Rion, Patras/Griechenland

Als ich 1985 aus der Orthopädischen Klinik und Poliklinik der Freien Universität Berlin nach Griechenland zurückkam und die Leitung einer Orthopädischen Abteilung im General Hospital von Athen übernommen habe, fand nach kurzer Zeit der Verriegelungsnagel Anwendung; es war die erste Verriegelungsnagelung in Griechenland. Etwa 3 Jahre später mit der neuen Gründung der Orthopädischen Klinik an der Universität Patras hat sich auch hier das Verfahren durchgesetzt. Das dargestellte Krankengut stammt aus diesen beiden orthopädischen Abteilungen.

Material und Methoden

Vom 1.3.1985 bis 31.3.1990 wurden 540 Patienten mit 557 Schaftfrakturen (209 Oberschenkel- und 348 Unterschenkelfrakturen) operiert. Hierzu gehören 15 Frakturen, die uns von anderen Kliniken überwiesen wurden, nachdem der Verlauf bei der Behandlung Probleme aufwies.

Während der Behandlung der 557 Schaftfrakturen sind verschiedene Probleme in bezug auf die knöcherne Konsolidierung eingetreten.

Die Erstbehandlung für diese Frakturen war hauptsächlich operativ, und zwar fanden die Plattenosteosynthese, der Fixateur externe und die Marknagelung Anwendung. Einen problematischen Verlauf zeigten 114 Frakturen; 20 Fälle (17,5%) stammen aus der konservativen Behandlung, 26 Frakturen (21,05%) waren mit Platten versorgt und 74 (56,1%) mit Fixateur externe. 4 Frakturen waren bereits mit einem konventionellen Marknagel versorgt, der später durch einen Verriegelungsnagel ausgetauscht wurde. In diesem Krankengut befinden sich 47 offene Frakturen. Die erste Versorgung der offenen Frakturen wurde ausschließlich durch Osteosynthese mit Fixateur externe durchgeführt. Bei 15 Schaftfrakturen war die erste Versorgung außer-

Hefte zu der Unfallchirurg, Heft 229
M. Börner/E. Soldner (Hrsg.)

halb unserer Klinik erfolgt. Insgesamt war der Methodenwechsel bei 114 Schaftfrakturen (20,4%) erforderlich.

In 45 Fällen (39,4%) wurde ein Sarmiento-Gips angelegt. Eine Plattenosteosynthese wurde in 14 Fällen (14%) durchgeführt; ein Fixateur externe in 2 Fällen und eine Fibulaosteotomie war ebenfalls in 2 Fällen erforderlich; eine Spongiosaplastik in 1 Fall. Der Verriegelungsnagel wurde bei 48 Patienten (51 Fälle 42,1%) angesetzt. In 2 Fällen war die Amputation des Unterschenkels unvermeidlich (aerobes Gangrän und Avitalität des Fußes). Daraus geht hervor, daß in der Mehrzahl der Fälle der Verriegelungsnagel für die Endversorgung von Frakturen, die einen problematischen Verlauf in bezug auf die knöcherne Konsolidierung zeigten, Anwendung fand.

In folgenden Fällen haben wir eine sekundäre Versorgung beschlossen: 69mal bei der verspäteten Knochenneubildung. Wenn wir während der klinischen und röntgenologischen Kontrolluntersuchung festgestellt haben, daß eine knöcherne Konsolidierung nicht stattfindet, haben wir uns frühzeitig für eine sekundäre Versorgung entschieden. Bei 16 Pseudarthrosen (davon waren 5 septisch) wurde ebenfalls eine sekundäre Behandlung bzw. ein Wechsel der Behandlung beschlossen. In 13 Fällen ging eine Materialinsuffizienz hervor. In 4 Fällen gab es mehrere Ursachen, wie z.B. Pseudarthrose und Achsenabweichung oder Materialinsuffizienz und Pseudarthrose, für die sekundäre Versorgung.

Eine Verriegelungsnagelung wurde 51mal durchgeführt, und zwar 20mal bei der verspäteten Knochenneubildung, 16mal bei Pseudarthrosen (hierzu gehören auch die 5 septischen Pseudarthrosen), 9mal bei Materialinsuffizienz und 6mal bei Achsenfehler. Die Lokalisation der Fraktur lag 16mal im Oberschenkel, 35mal an der Tibia, 4mal (3,5%) im proximalen Drittel und 7mal (6,1%) am Übergang vom proximalen zum mittleren Drittel des Schaftes. Im mittleren Drittel lag 12mal (12,5%) eine Fraktur und im unteren Drittel 25mal (21,9%). Etagenfrakturen waren 14mal vorhanden (12,2%).

Ergebnisse und Komplikationen

Die Beobachtungszeit der Patienten dauerte 5–24 Monate (Durchschnitt 35 Monate).

Bis zur vollen Belastung dauerte es bei der Marknagelung 7,22 Wochen (3–28 Wochen), bei den anderen Methoden dagegen betrug diese Zeit durchschnittlich 29,3 Wochen (5–160 Wochen).

Röntgenologisch

Die knöcherne Konsolidierung fand bei der 1. Gruppe der Marknagelung nach 3,7 Monaten statt, bei der 2. Gruppe im Durchschnitt nach 5 Monaten. Septischen Pseudarthrosen sind ebenfalls knöchernen konsolidiert, Infektionen gab es bis heute nicht.

Komplikationen

In 4 Fällen lag eine Verkürzung zwischen 1 und 2 cm vor; in 9 Fällen ist eine Achsenabweichung zwischen 6 und 16 ° festzustellen. Intraoperativ wurde ein Schaft gesprengt, da unnötigerweise eine Aufbohrung der Markhöhle versucht wurde, ohne die entsprechende Regel zu beachten. In diesem Fall war dann eine statische Verriegelung notwendig, bei der die Dynamisierung möglich war. Verkürzungen sind eingetreten, wenn eine Dynamisierung, d.h. keine statische Nagelung durchgeführt wurde, obwohl es sich nicht um einen glatten Querbruch oder eine Indikation für die dynamische Marknagelung handelte, sondern um eine Fraktur, z.B. mit Biegungskeil oder Trümmerbruch, vorlag. Dies gilt auch bei der Achsenabweichung, d.h. bei intraoperativen technischen Fehlern, wie z.B. das Marknagelende exzentrisch zu plazieren. Eine Verkürzung ist in 6 Fällen eingetreten, die Hauptursache der Verkürzung war der frühzeitige Wechsel der statischen zur dynamischen Verriegelung oder wenn von vornherein keine statische Verriegelung durchgeführt wurde, obwohl eine Indikation vorlag.

Zusammenfassung und Schlußfolgerungen

Der Verriegelungsnagel erlaubt eine schnelle Lösung unerwünschter Behandlungsergebnisse bzw. bei Versagen anderer Methoden, nach Verzögerung von Frakturen im gesamten Schaftbereich des Femurs und der Tibia. Beim Wechsel von der statischen zur dynamischen Marknagelung muß insbesondere beachtet werden, daß keine Ver-

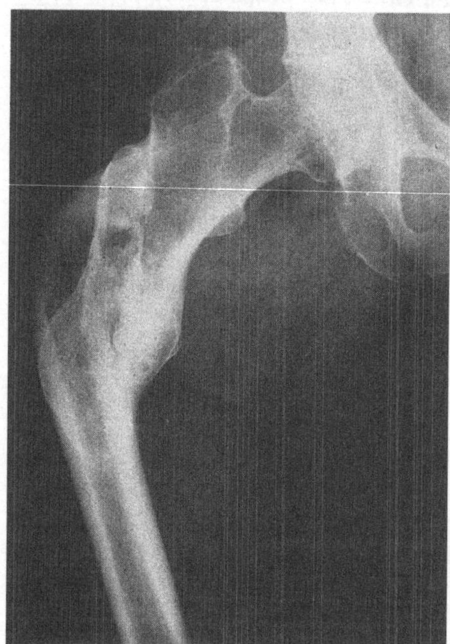

Abb. 1. (*links*) Oberschenkelbruch vor 30 Jahren, in Varusposition knochenfest geheilt und 5 cm Verkürzung

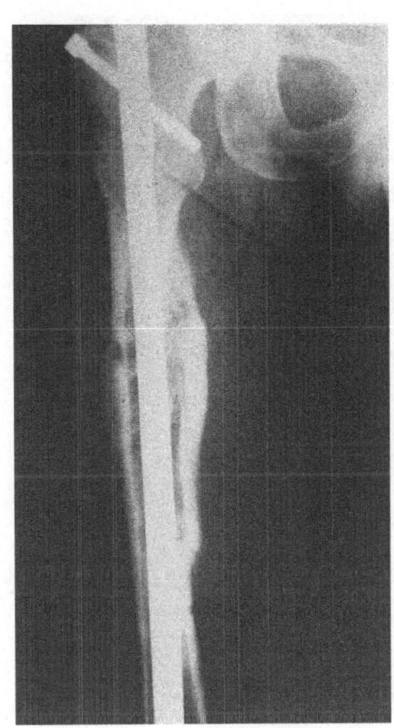

Abb. 2. (*rechts*) Osteotomien und proximale Verriegelung, Längenausgleich

kürzung oder Achsenabweichungen eintreten. Das Plazieren des Marknagelendes muß in beiden Ebenen zentral im Schaftbereich liegen.

Die Vorteile des Marknagels machen sich, insbesondere bei der geschlossenen Marknagelung, bei der Pseudarthrosenbehandlung bemerkbar. Hierbei ist die Infektionsgefahr sehr gering und die Pseudarthrose wird ohne zusätzliche Maßnahmen, wie z.B. Spongiosaplastik, behandelt. Eine Achsenkorrektur oder die mit einer Fehlstellung geheilte Fraktur im Schaftbereich, sowohl des Femurs als auch der Tibia ist in Abb. 1 und 2 dargestellt.

Die geschlossene Marknagelung bei Etagenfrakturen, die zunächst konservativ oder mit Fixateur externe versorgt sind, z.B. bei offenen Frakturen, bringt einen besonderen Vorteil, und im Vergleich zu anderen Verfahren kann der Patient das Bein sehr schnell belasten (Abb. 3–8). Die schnelle Belastbarkeit des Beines ist – bei Versagen anderer Behandlungsmethoden – einer der großen Vorteile, die der Verriegelungsmarknagel sowohl für die primäre als auch für die sekundäre Versorgung bietet (Abb. 9–11). Somit treten keine Weichteil- und Knochenatrophien auf und die Beweglichkeit der naheliegenden Gelenke bleibt erhalten.

Als Nachteil gilt die erforderliche technische Ausrüstung und die Erfahrung, die der Operateur mitbringen muß, um unnötige Komplikationen zu vermeiden.

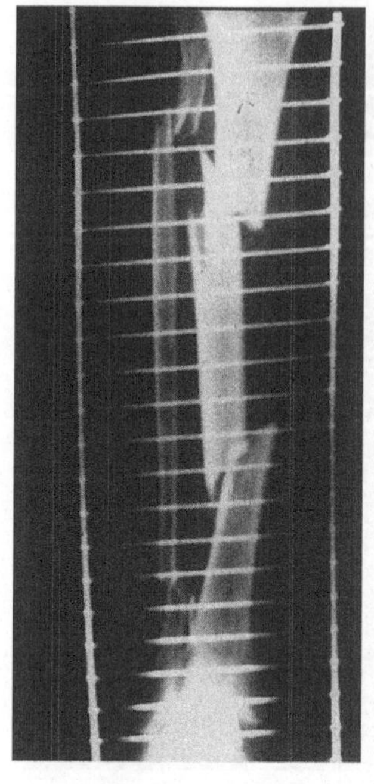

Abb. 3. (*links*) 30jähriger Patient, Etagenfraktur

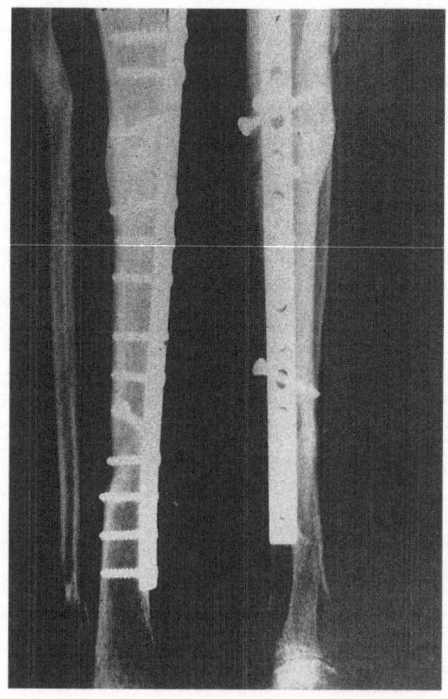

Abb. 4. (*rechts*) Plattenosteosynthese, 4 Monate später Spätinfektion, septische Pseudarthrose

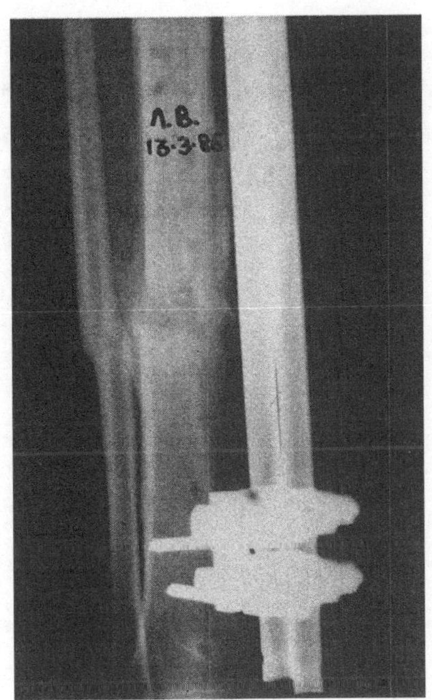

Abb. 5. (*links*) Nach chirurgischem Débridement Stabilisierung mit Fixateur externe

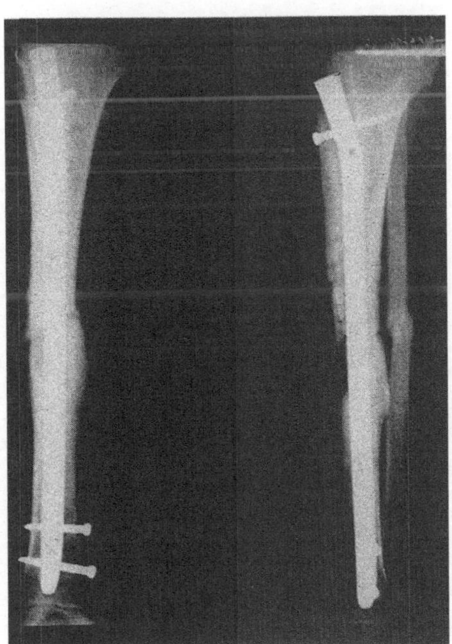

Abb. 6. (*rechts*) Statische Verriegelungsnagelung – knöcherne Konsolidierung

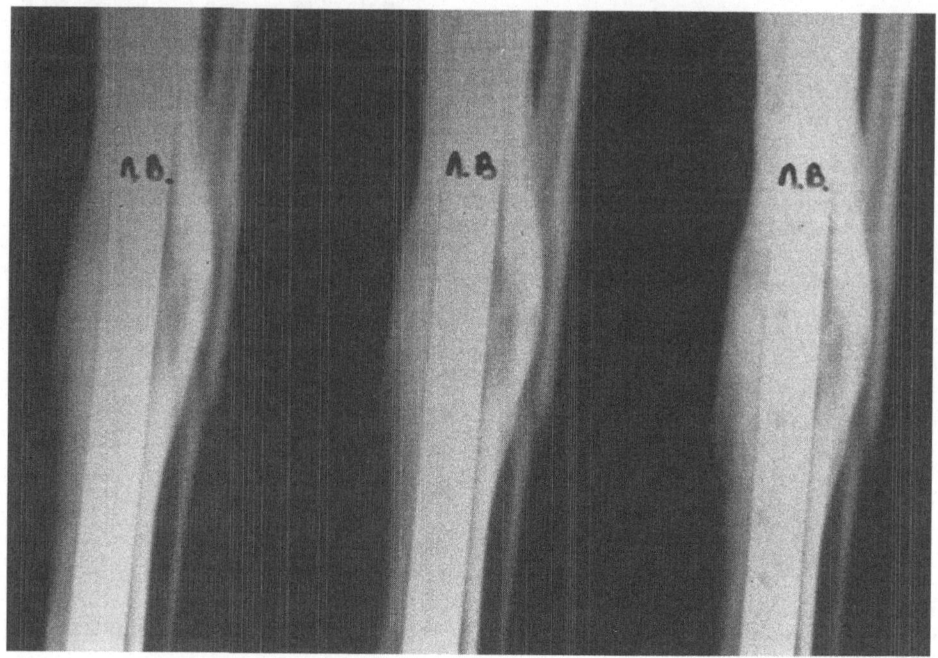

Abb. 7. Statische Verriegelungsnagelung mit knöcherner Konsolidierung

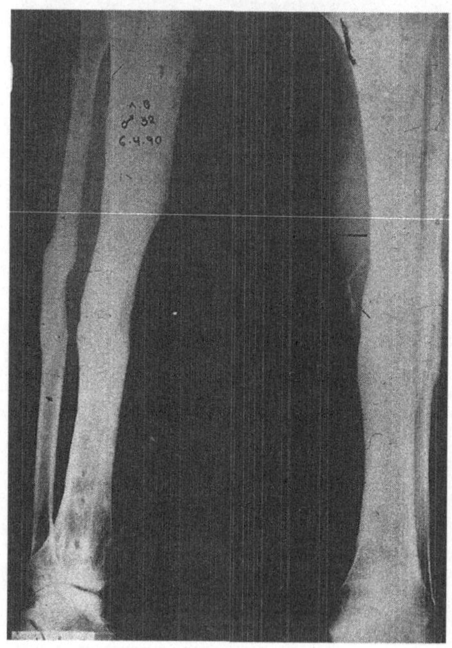

Abb. 8. (*rechts*) Nach Materialentfernung. Die Infektion ist seit 2 Jahren völlig ausgeheilt

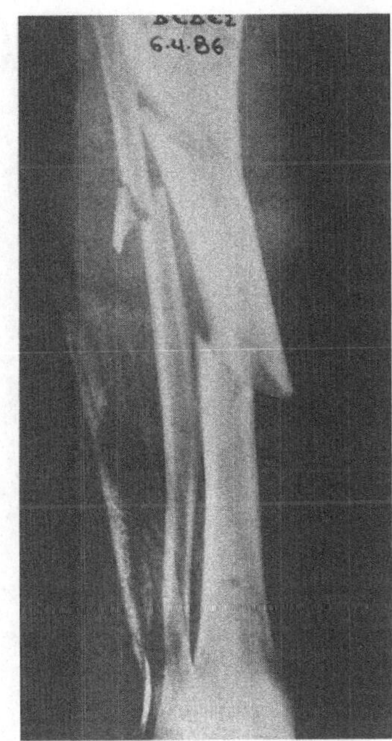

Abb. 9. (*links*) Unterschenkeletagenfraktur

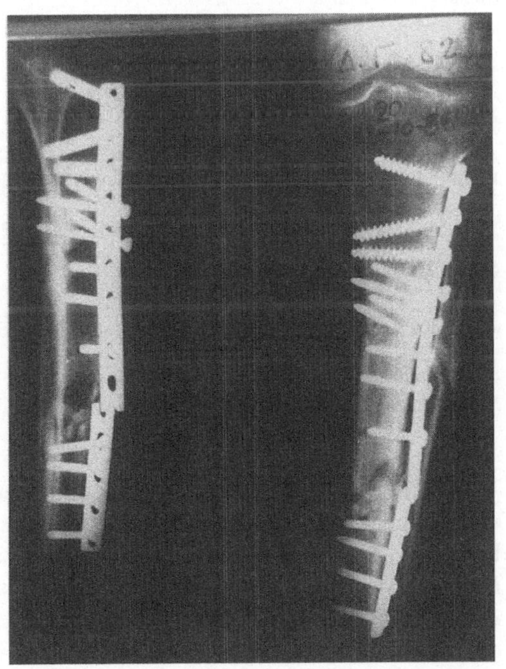

Abb. 10. Refraktur

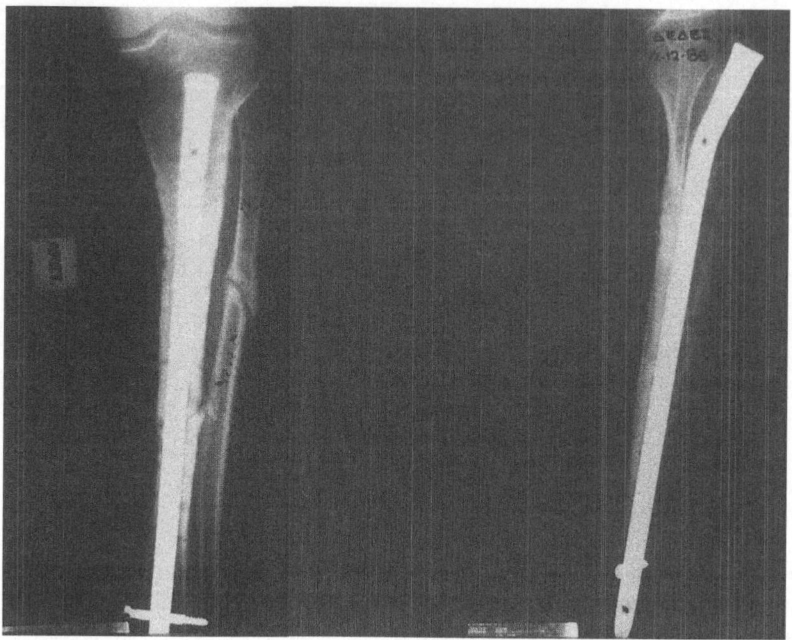

Abb. 11. 6 Wochen nach der statischen Verriegelung wurde dynamisiert; knöcherne Konsolidierung der Fraktur

Die Verriegelungsmarknagelung als Sekundäreingriff nach vorangegangener Fixateur-externe-Osteosynthese des Unterschenkels

J. Ahlers, G. Ritter und W. D. v. Issendorff

Klinik und Poliklinik für Unfallchirurgie (Direktor: Prof. Dr. G. Ritter), Universitätsklinikum Mainz, Langenbeckstraße 1, W-6500 Mainz

Art und Zeitpunkt einer operativen Stabilisierung von Unterschenkelfrakturen werden von zahlreichen Faktoren bestimmt. Der Fixateur externe hat bei höhergradig offenen Frakturen, Frakturen mit schweren Weichteilschäden, sowie bei bestimmten Frakturformen und -lokalisationen eine klare Indikation. Wenngleich durch einen Fixateur externe in vielen Fällen eine definitive knöcherne Ausheilung erzielt wird, gibt es jedoch oft Frakturen, die eine ausgesprochen verzögerte oder gar ausbleibende knöcherne Ausheilung aufweisen, bedingt im wesentlichen durch die Schwere der Primärverletzung sowie die problematischen Frakturformen selbst. Den nicht zu übersehenden Vorteilen der guten Beherrschung der Weichteilsituation und der relativ nied-

Hefte zu der Unfallchirurg, Heft 229
M. Börner/E. Soldner (Hrsg.)

rigen Infektquote stehen also die Nachteile einer stark verzögerten oder gar ausbleibenden Frakturheilung gegenüber. Diese Komplikation stellt nach unserer Auffassung eine Indikation für einen erneuten Eingriff dar, da längeres Zuwarten keine Vorteile bringt. Bei der gestörten Frakturheilung nach einer primären Anwendung eines äußeren Spanners sind 2 Gruppen zu unterscheiden:

1. Durch eine Auslockerung der Schanz-Schrauben bzw. Steinmann-Nägel, gefördert durch eine zunehmende Knochenatrophie, ist eine ausreichende Stabilisierung im Frakturgebiet nicht erreichbar. Ein Überwechseln auf eine stabile Montageform des Fixateur externe wäre indiziert, wenn die primäre Montageform des äußeren Festhalters mechanische Mängel aufweist.
2. Trotz stabiler Fixateur-externe-Osteosynthese kommt es zu keiner ausreichenden Kallusbildung. Ein Belassen des Fixateur externe über einen längeren Zeitraum als 6 Monate ist für die Frakturheilung unvorteilhaft. Ein rechtzeitiger Wechsel auf ein anderes Osteosyntheseverfahren kann eine rasche knöcherne Ausheilung erreichen. Grundsätzlich stehen 2 Verfahren zur Reosteosynthese zur Wahl:
   - Die Plattenosteosynthese im Schaftbereich ist oft sehr problematisch, da die Weichteilverhältnisse nach der vorangegangenen Verletzung kritisch sind und das Freilegen der Frakturzone nicht nur die Vitalität des Knochens, sondern auch des Weichteilmantels gefährdet, was besonders bei langstreckigen Frakturen von entscheidender Bedeutung sein kann. Häufig finden auch die Schrauben keinen ausreichenden Halt mehr, da der Knochen durch die Inaktivität während des langen Heilungsverlaufes oft hochgradig atrophisch verändert ist.
   - Die Marknagelung besitzt als das biomechanisch günstigere Verfahren durchaus Vorteile. Es kommt hierbei zu keiner neuerlichen oder zusätzlichen Devastierung und Traumatisierung der Weichteile. Ferner unterbleibt die Denudierung des Knochens von außen, was insbesondere bei Stück- und Mehrfragmentfrakturen sowie bei langstreckigen Frakturen für die knöcherne Ernährung mitentscheidend sein kann. Gerade bei diesen Frakturen kann man davon ausgehen, daß das intramedulläre Gefäßsystem durch das Trauma unterbrochen wurde und somit dem Periost für die Erhaltung der Knochenvitalität jetzt eine entscheidende Rolle zukommt. Demgegenüber spielt ein maßvolles Aufbohren der Markhöhle hinsichtlich einer Schädigung des intramedullären Gefäßsystems nur eine geringe Rolle. Vielmehr führt das Aufbohren und damit das Eindrücken des Bohrmehls in die Frakturbereiche zu einem starken biologischen Reiz für die Kallusbildung durch die hohe osteogenetische Potenz des verdichteten und homogenisierten Markraumgewebes. Die biomechanischen günstigen Voraussetzungen nach einer sekundären Marknagelung führen i.allg. zu einer raschen Frakturheilung.

Seit 1979 haben wir in 24 Fällen bei 23 Patienten wegen einer stark verzögerten oder ausbleibenden Frakturheilung den Fixateur externe entfernt und eine sekundäre Marknagelung vorgenommen, und zwar anfänglich als einfache Nagelung. Der Nachteil dieser Vorgehensweise bestand darin, daß wir seinerzeit relativ stärker aufbohren mußten und bei bestimmten Frakturformen und -lokalisationen eine unzureichende Stabilität erreichten. Mit dem neuen Unterschenkel-AO-Marknagel steht nun ein funktionell-vollständiges System zur Verfügung, das eine Erweiterung der Indikation auf Brüche im proximalen und distalen Bereich erlaubt. Durch die Verriegelung kann auf ein stärkeres Aufbohren der Markhöhle verzichtet werden. Voraussetzungen für ein derartiges Vorgehen sind:

- In der Zeit bis zur Durchführung der sekundären Marknagelung darf kein Infekt vorangegangen sein. Ein bestehender oder vorangegangener Infekt stellt eine Kontraindikation für eine sekundäre Marknagelung dar.
- Die Unterschenkelfraktur muß sich von der Frakturform und -lokalisation her für eine Marknagelung eignen.
- Nach der Entfernung des Fixateur externe und der Ruhigstellung des Beines in einem gefensterten Gipsverband oder in einer Gipsschale über einen Zeitraum von ca. 2 Wochen muß ein problemloses Abheilen der Bohrkanäle der Steinmann-Nägel bzw. der Schanz-Schrauben eingetreten sein.

Zusammenfassend ergibt sich: Sollten die Voraussetzungen für eine sekundäre Marknagelung gegeben sein, so sollte dem Osteosyntheseverfahren der Vorzug gegeben werden. Dafür sprechen im wesentlichen 3 Gründe:

1. Es handelt sich um ein biomechanisch außerordentlich günstiges Prinzip.
2. Die zusätzliche neuerliche Schädigung des Weichteilmantels wird vermieden.
3. Die Devastierung des Knochens von außen unterbleibt.

Management des Verfahrenswechsels von Fixateur-externe-Stabilisierung zur intramedullären Frakturstabilisierung an der unteren Extremität

M. Petto, B. F. Engels und F. J. Birtel

Chirurgische Abteilung, St. Michael-Krankenhaus, Kühlweinstr. 103, W-6620 Völklingen

Von Januar 1987 bis September 1990 wurden in der 80 Betten umfassenden chirurgischen Abteilung unserer Klinik, einem Krankenhaus der Grundversorgung, insgesamt 74 Schaftbrüche der unteren Extremität operativ versorgt. Davon entfielen 30 auf den Oberschenkel, bei 44 Patienten lag ein Unterschenkelschaftbruch vor. Nur in 6,7% der Fälle fand sich eine offene Fraktur des Oberschenkels im Vergleich zu 22,7% erst- bis zweitgradig offenen Unterschenkelbrüchen.

Nahezu 75% unserer Patienten waren jünger als 55 Jahre mit einem deutlichen Altersgipfel bei den 20- bis 30jährigen; dies korreliert gut mit der Unfallursache, in der Mehrzahl Verkehrsunfälle (Fußgänger und Motorradfahrer). Die Geschlechtsverteilung war mit 63% eindeutig zugunsten der Männer verschoben.

Hefte zu der Unfallchirurg, Heft 229
M. Börner/E. Soldner (Hrsg.)

Mehr als die Hälfte aller Schaftbrüche wurde primär oder sekundär durch einen Marknagel mit oder ohne Verriegelung versorgt, Plattenosteosynthesen kamen am Oberschenkel in 43%, am Unterschenkel in knapp 3% zur Anwendung; genau umgekehrt ist das Verhältnis bei der Fixateur-externe-Stabilisierung, die am Unterschenkel deutlich überwiegt.

Lediglich 5mal sahen wir uns zur Durchführung eines Verfahrenswechsels veranlaßt. Auf den Bereich des Unterschenkelschaftes entfielen 4 Verfahrenswechsel, wobei es sich jeweils um erst- bis zweitgradig offene Brüche und einmal um eine geschlossene Refraktur handelte. Der Verfahrenswechsel im Bereich des Oberschenkelschaftes betrifft einen mehrfach verletzten Patienten, der am gleichen Bein zusätzlich eine zweitgradig offene Patellatrümmerfraktur erlitten hatte. Drittgradig offene Schaftbrüche, ohnehin keine Indikation für die Nagelung, lagen in unserem Patientengut nicht vor.

Nach Schweiberer unterscheidet man 3 Arten von Verfahrenswechseln: einmal vom Fixateur über eine temporäre Gipsruhigstellung zur internen Stabilisierung, dann vom Fixateur zur definitiven konservativen Behandlung, und von der primären Versorgung im Gipsverband zur Marknagelung.

Indikationen zu einem solchen Wechsel des Therapiekonzepts sind eine verzögerte bzw. nicht zu erwartende Bruchheilung, eine manifeste Pseudarthrose, die Instabilität der Fixateurmontage und nicht zuletzt die Infektionsprophylaxe: dabei sei an die nicht seltenen Spannerlochinfekte erinnert.

Im Vergleich zu anderen Verfahren bietet dabei die Verriegelungsnagelung unbestreitbare Vorteile: zunächst die günstige Biomechanik durch die zentrale Kraftübertragung mit daraus resultierender sofortiger Übungs- und früher Belastungsstabilität, die zu einer besseren Akzeptanz des Verfahrens durch den Patienten und damit zu einer rascheren Rehabilitation führt; daneben ist die Potenz des anfallenden Bohrmehls zur Knochenneubildung zu erwähnen, und nicht zuletzt die Schonung der Weichteile, da eine Freilegung der Bruchzone im Regelfall nicht erforderlich ist.

Allerdings muß es sich um eine für die Marknagelung geeignete Bruchform handeln, und es müssen blande Weichteilverhältnisse vorliegen (nach offenen Frakturen; reizlose Spannerlöcher).

Daraus ergibt sich bei bestehender Indikation zum Verfahrenswechsel das folgende, in unserer Abteilung seit 1987 praktizierte Konzept: Bei erst- und zweitgradig offenen Schaftbrüchen erfolgt nach sofortiger Einleitung einer Antibiotikatherapie ein aggressives Wunddébridement mit primärer Naht oder plastischer Deckung sowie die primäre Frakturstabilisierung mittels Fixateur externe.

Bei reizlosen Wundverhältnissen wird der äußere Festhalter entfernt und die Fraktur mit Gips oder Extension ruhiggestellt. Nach abgeschlossener Lokalbehandlung der Schraubeneintrittsstellen kann dann unter perioperativer Kurzzeitantibiotikaprophylaxe, im Regelfall nach 10–20 Tagen, die gedeckte Marknagelung durchgeführt werden.

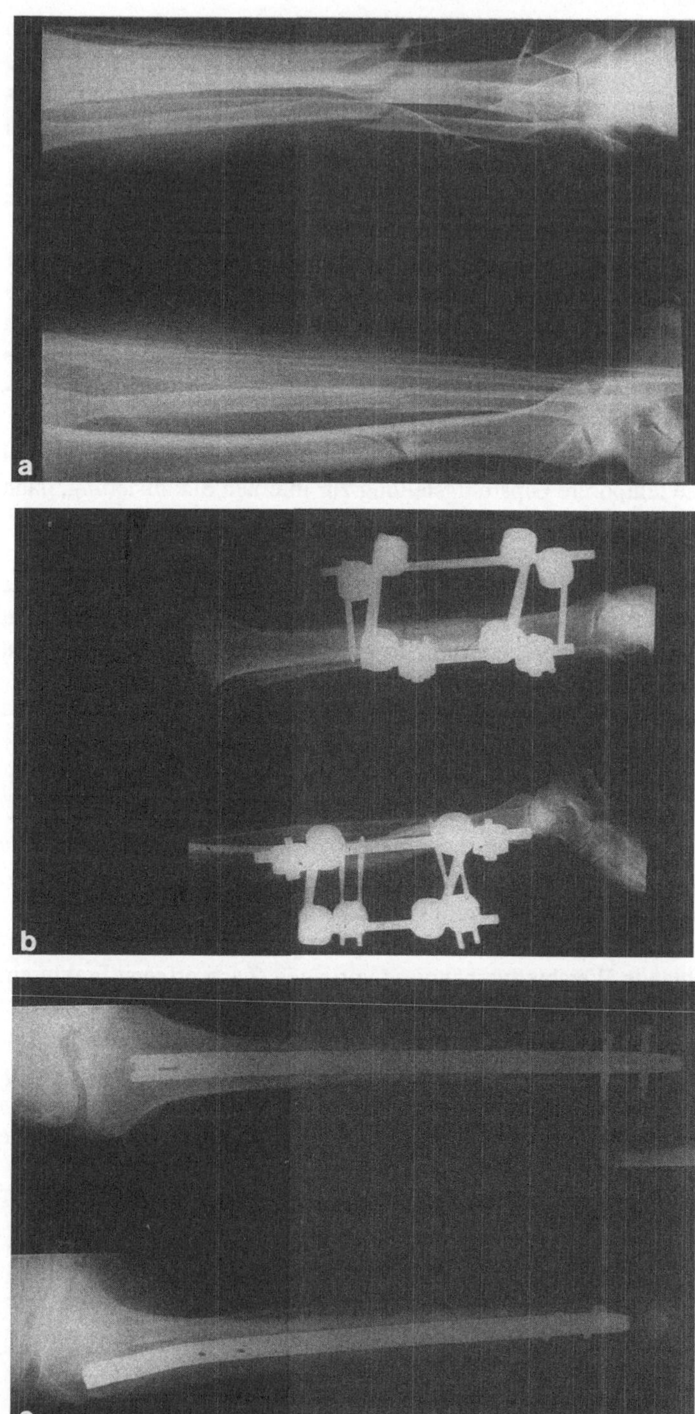

Abb. 1 a–c. 78jährige Patientin mit erstgradig offener Unterschenkelfraktur

Unter diesem Regime haben wir insgesamt 4 Patienten versorgt:

Beispiel 1: 78jährige Frau mit einer erstgradig offenen Unterschenkelfraktur (Abb. 1), die geschlossen reponiert und nach Wundversorgung durch einen ventromedialen V-Fixateur stabilisiert wurde. Nach 2 Wochen stürzte die Patientin beim Waschen, so daß wegen Dislokation der Fragmente der Fixateur entfernt und der Bruch im gefensterten Oberschenkelgips ruhiggestellt wurde. 13 Tage später bei verheilten Eintrittsstellen dann gedeckte Marknagelung mit distaler Verriegelung und frühzeitiger Vollbelastung.

Beispiel 2: 24jähriger Motorradfahrer (Abb. 2), der sich bei einem Unfall einen geschlossenen Oberschenkelschaftbruch sowie eine gleichseitige erstgradig offene proximale Unterschenkelfraktur zugezogen hatte.

Erstversorgung in einem auswärtigen Krankenhaus durch statische Femurverriegelungsnagelung sowie unilateralen Fixateur am Unterschenkel. Nach 7 Wochen stationäre Aufnahme in unserer Klinik zur intensiven krankengymnastischen Übungsbehandlung wegen ausgeprägter Beugekontraktur im Kniegelenk bei massiver Quadrizepsatrophie; nach Dynamisierung des Oberschenkelmarknagels und des Fixateurs am Unterschenkel dann Entlassung unter Vollbelastung. 1 Monat später wurde der Fixateur ambulant entfernt, der Patient konnte schmerzfrei belasten. Bei einer Kontrolle fielen dann eine Verkürzung mit Varus- und Antekurvationsfehlstellung auf, so daß insgesamt 14 Wochen nach dem Unfall die Fibulaosteotomie und die gedeckte Tibiamarknagelung mit proximaler Verriegelung vorgenommen wurde.

Beispiel 3: Dieser Patient (Abb. 3) hatte ebenfalls als Motorradfahrer einen geschlossenen Oberschenkelbruch mit großem Drehkeil sowie eine zweitgradig offene Patellatrümmerfraktur

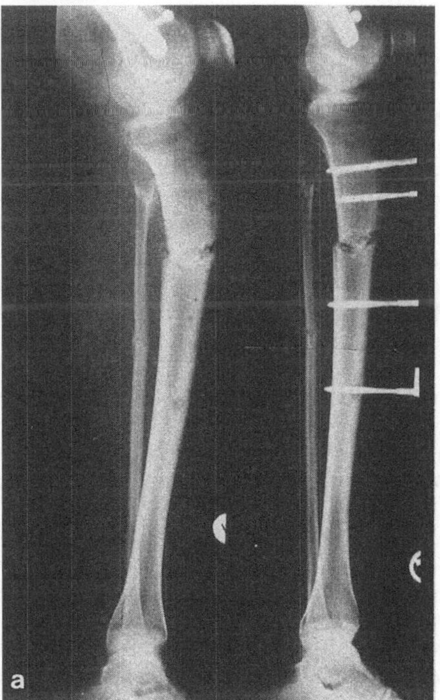

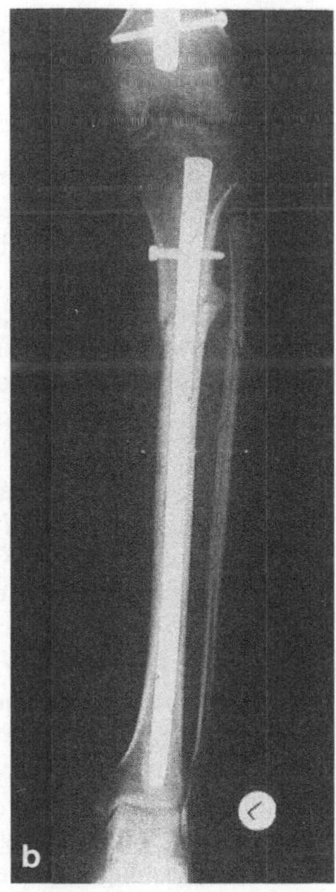

Abb. 2 a, b. 24jähriger Motorradfahrer mit geschlossenem Oberschenkelschaftbruch und gleichseitiger erstgradig offener proximaler Unterschenkelfraktur

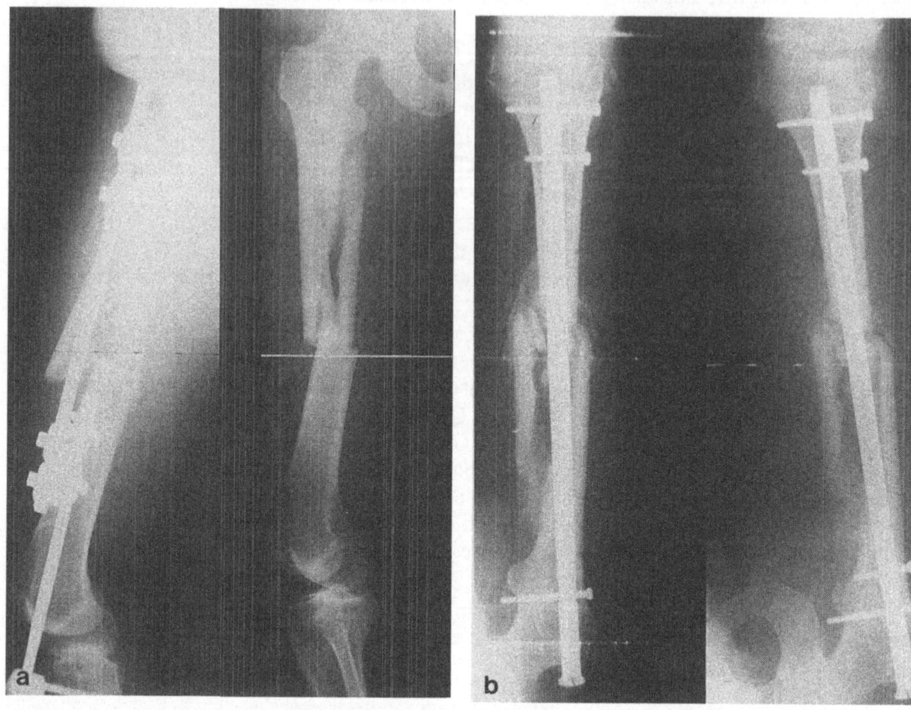

Abb. 3 a, b. Motorradfahrer mit geschlossenem Oberschenkelbruch mit großem Drehkeil, sowie zweitgradig offene Patellatrümmerfraktur mit Décollement und partiellem Fragmentverlust

mit Décollement und partiellem Fragmentverlust erlitten. Zunächst erfolgte die Stabilisierung des Oberschenkelbruches durch lateralen Klammerfixateur, anschließend die Kniegelenkrevision mit radikalem Débridement, Patellektomie sowie Transfixation durch Erweiterung der Fixateurmontage.

Wegen eines Spannerlochinfektes mußte nach 10 Tagen der Fixateur entfernt und eine Steinmann-Nagel-Extension angelegt werden. Weitere 9 Tage später konnte dann die statische Verriegelungsnagelung durchgeführt werden mit anschließender frühzeitiger Teilbelastung; nach 7 Wochen Dynamisierung und sofortige Vollbelastung.

Beispiel 4: 53jähriger Patient (Abb. 4) mit einer zweitgradig offenen Unterschenkelmehrfragmentfraktur, die nach Wundversorgung durch einen V-Fixateur stabilisiert wurde. Da nach 4 Wochen noch keinerlei Kallusbildung erkennbar war, wurde der Spanner entfernt und nach Ruhigstellung im gefensterten Gips die statische Verriegelungsnagelung durchgeführt.

Beispiel 5: Ein einfacher Verfahrenswechsel bei einem 59jährigen Alkoholiker (Abb. 5) mit einer geschlossenen distalen Unterschenkelfraktur, bei dem wegen einer peripheren arteriellen Verschlußkrankheit eine konservative Behandlung geplant war. Nach Extensionsbehandlung und Teilbelastung im Oberschenkelgehgips war 5 Wochen röntgenologisch eine Rekurvationsstellung bei deutlich verzögerter Bruchheilung erkennbar, so daß eine gedeckte Marknagelung mit distaler Verriegelung erfolgte. Der Patient konnte zwei Wochen später beschwerdefrei unter Vollbelastung entlassen werden.

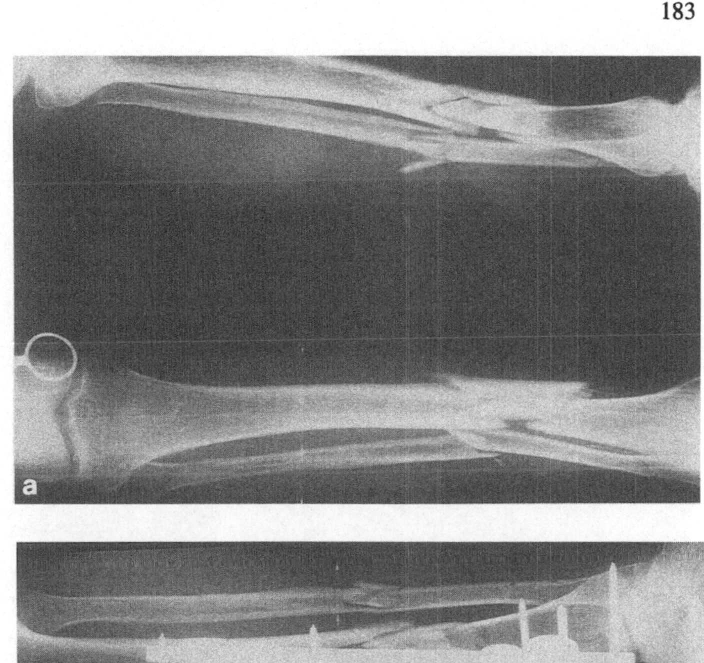

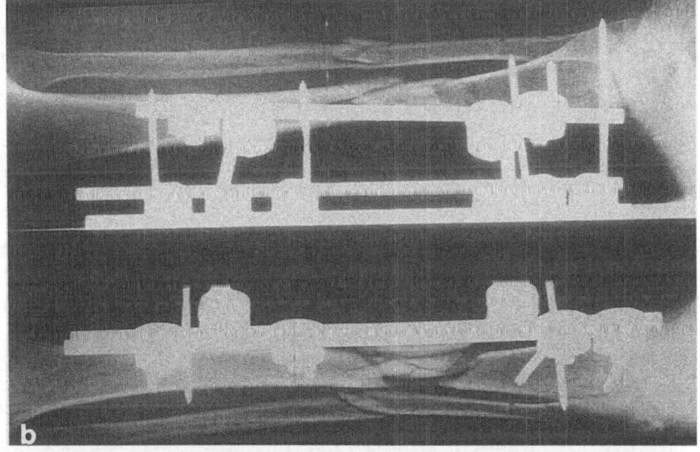

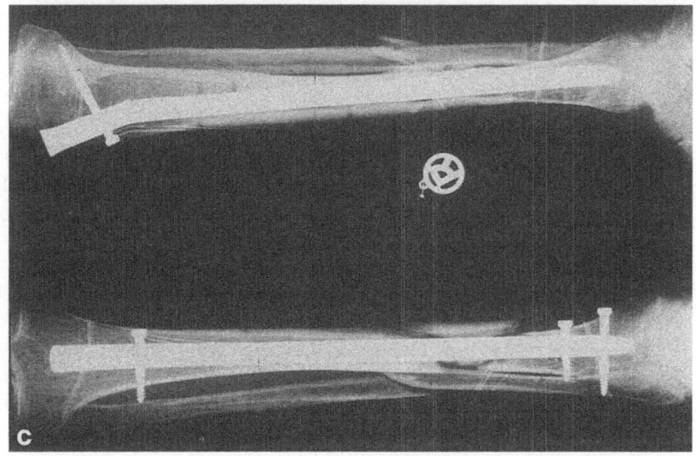

Abb. 4 a–c. 53jähriger Patient mit einer zweitgradig offenen Unterschenkelmehrfragmentfraktur

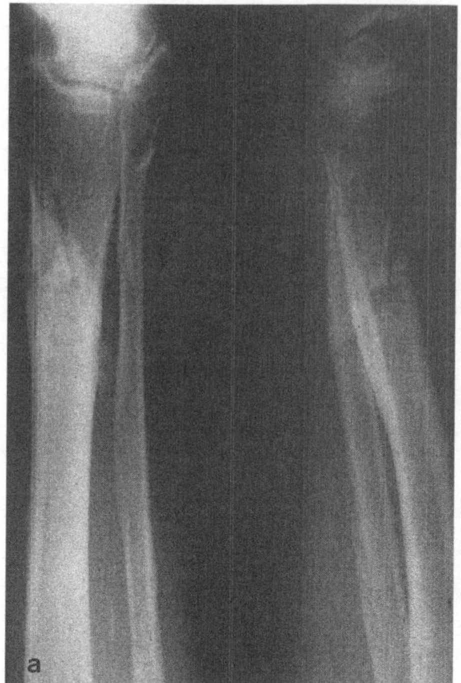

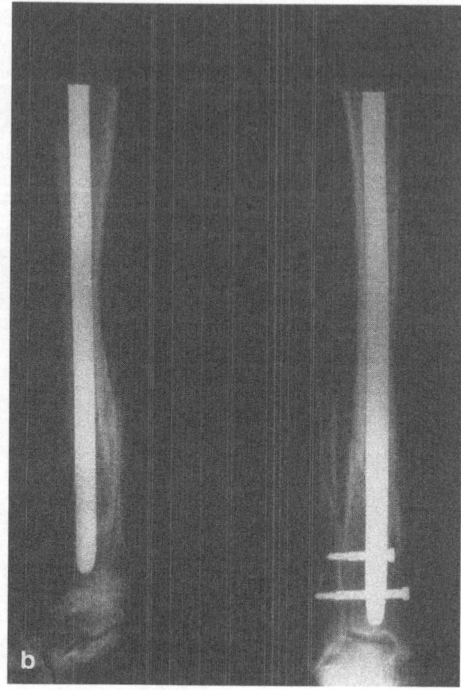

Abb. 5 a, b. 59jähriger Patient (Alkoholiker) mit einer geschlossenen distalen Unterschenkelfraktur

Obwohl die Heilungsverläufe in allen Fällen komplikationslos waren, dürfen die Risiken eines Verfahrenswechsels, insbesondere das der Infektion, nicht unterschätzt werden. Das mit dem Wechsel des Therapiekonzeptes verbundene aufwendige Procedere sollte somit Ausnahmesituationen vorbehalten bleiben.

Literatur

Ahlers J, Ritter G, Weigand H (1983) Die Marknagelung als Sekundäreingriff nach vorausgegangener Anwendung des Fixateur externe. Unfallchirurgie 9:83–91

Augeneder M, Boszotta H, Sauer G (1989) Zur Behandlung der offenen Unterschenkelfraktur mit dem Fixateur externe. Unfallchirurg 531–536

Börner M (1985) Ergebnisse der operativen Knochenbehandlung am Beispiel der Unterschenkelfraktur nach Verriegelungsnagelung. Hefte Unfallheilkd 174:627–635

Hansis M, Höntzsch D (1988) Infektionsgefahr und -prophylaxe beim Verfahrenswechsel vom Fixateur externe zum Unterschenkelmarknagel. Unfallchirurg 465–468

Lindenmaier HL, Kuner EH, Henkes M (1987) Die geschlossene Unterschenkelfraktur, Fixateur externe und Verfahrenswechsel. 19. Freiburger Chirurgengespräch 91–106

Verfahrenswechsel bei anaeroben Infektionen: Anstelle Unterschenkelamputation Fixateur externe, Fixateur interne, retrograde, statische Verriegelungsnagelung

A. Sárváry und A. Bokrétás

Semmelweis Med. Univ. [Unfallchirurgie], Lehrstuhl für Traumatologie, (Vorstand: Prof. Dr. med. G. Berentey), Péterfy Krankenhaus, Budapest, Pf. 76, M-1441 Budapest

Eine drittgradig offene, mit Erde verschmutzte, intraartikuläre Unterschenkelfraktur im distalen Drittel (A3, M43A33), eines 59jährigen Mannes, wurde auf der erstversorgenden Station mit Débridement und nach idealer Reposition mit Fixateur externe behandelt; die Weichteildefekte deckte man mit Epigard (Abb. 1a).

Die in der frühen postoperativen Phase auftretende akute Sepsis bestätigte der bakteriologische Befund (Clostridium perfringens, Gram-negative Darmflora), trotzdem traten auf der Wundfläche und in deren Umgebung keine Entzündungssymptome auf.

Nach Übernahme des Patienten nahmen wir einen Second-look-Eingriff vor. Da wir in den Weichteilen keine Retentionen fanden, hoben wir ein reponiertes Fragment und öffneten die Markhöhle (Abb. 1b). Die Spongiosa der Metaphyse war grünschwarz verfärbt, aus der Markhöhle trat putrides Sekret hervor.

Nach Abbau der Fixateurmontage luxierten wir die Fraktur. Aufgrund der ausgedehnten Osteonekrose erwogen wir die Amputation.

Als letzte Möglichkeit führten wir ein radikales Débridement durch (Abb. 1c), entfernten auf eine Länge von 12 cm den distalen Teil der Tibia, das devitalisierte, ausgebrochene Fibulasegment, die Sehne des M. flexor hallucis longus sowie die Achillessehne, und entknorpelten die Trochlea tali.

Anstelle der Amputation planten wir die Erhaltung des Unterschenkels mittels einer Kompromißlösung (Abb. 1d). Aufgrund des Doppeldefektes verkürzten wir den Unterschenkel um 4 cm und in dieser Position fixierten wir, nach partieller Umsetzung der Schanz-Schrauben mit einem Fixateur externe. Die Verkürzung bietet unserer Meinung nach 2 Vorteile: die Verbesserung der Blutversorgung auf der gewebespannungsmindernden Wirkung, andererseits die Möglichkeit für einen späteren Fixateur externe.

Die offengehaltene Wunde spülten wir täglich mit Ringer-Lösung, am 3. Tag wurde der Patient fieberfrei. In den ersten 8 Tagen verabreichten wir Aminoglykoside, Metronidasol und Cephalosporine.

Am 7. Tag nach der Rekonstruktion legten wir als ersten Schritt – neben der Erhaltung der Fixateur externe, durch eine fibulotalare und -tibiale Schraubenüberbrükkung eine Fixateur externe an. Die Überbrückung verstärkten wir mit einer freien autologen Spongiosaplastik (ASP).

Gegen Ende der 3. postoperativen Woche wurde nochmals am Tibiadefekt in der tibiofibularen und fibulotalaren Region, eine ausgedehnte ASP durchgeführt.

In der 5. postoperativen Woche erlaubten wir die Teilbelastung, nach ihrer Dynamisierung entfernten wir schrittweise den Fixateur externe.

Hefte zu der Unfallchirurg, Heft 229
M. Börner/E. Soldner (Hrsg.)

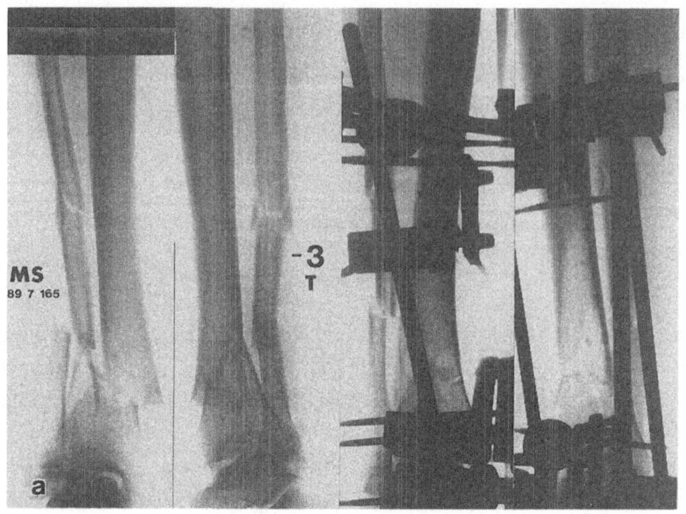

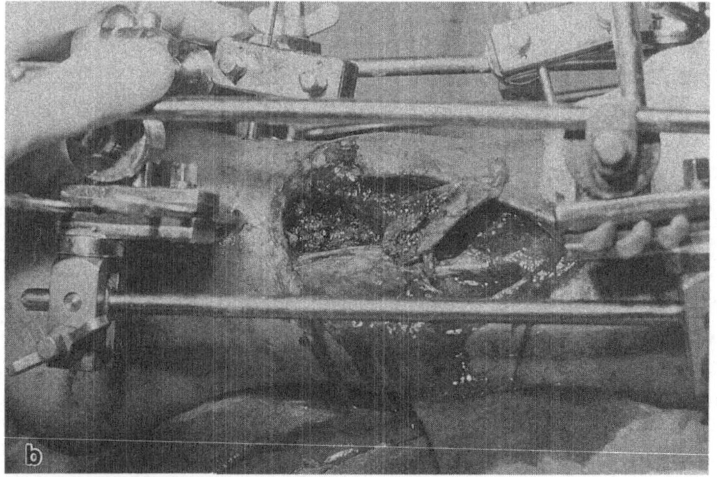

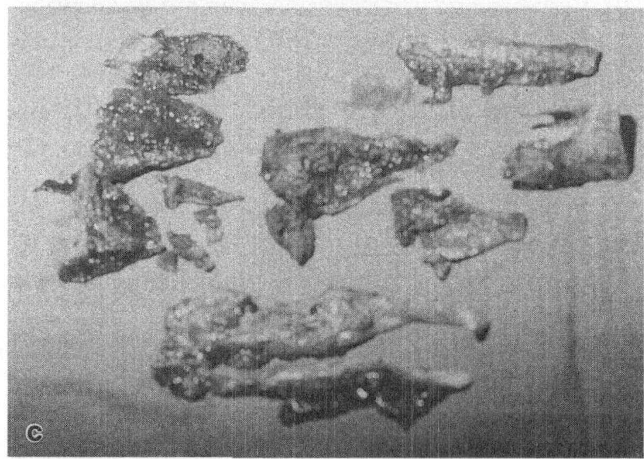

Abb. 1 a–c

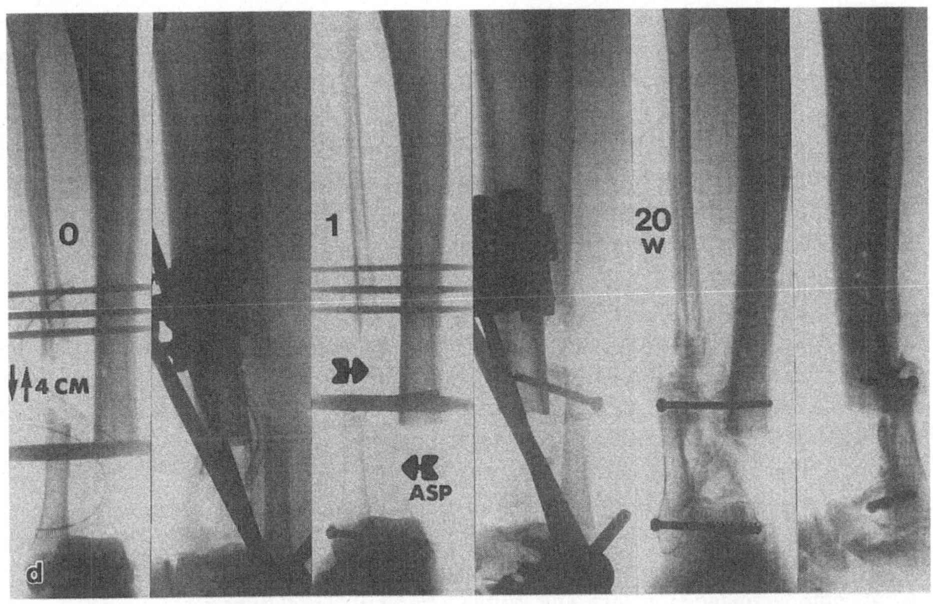

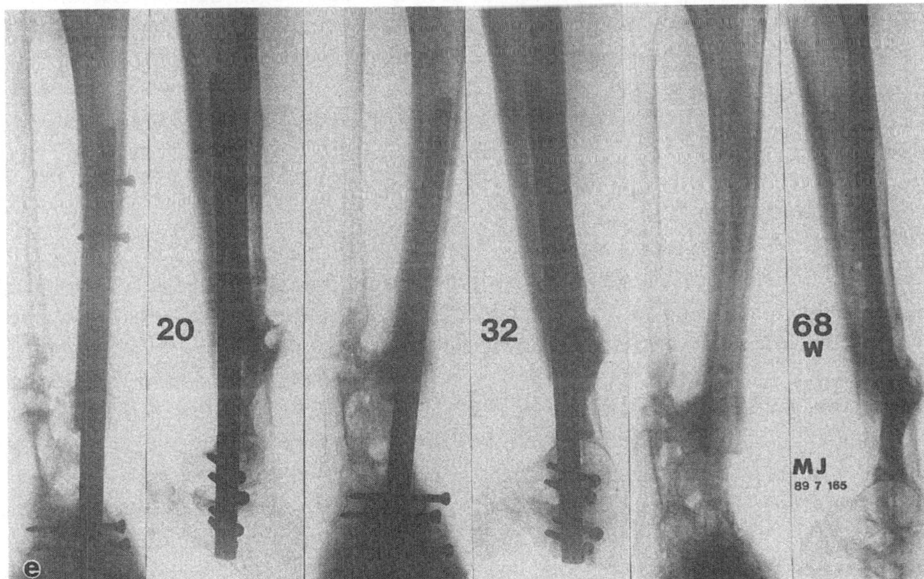

Abb. 1 a–e. 59jähriger Patient mit drittgradig offener, mit Erde verschmutzter, intraartikulärer Unterschenkelfraktur im distalen Drittel

In der 12. Woche war der Patient nach Wundverschluß fistelfrei. Neben täglicher Hautpflege und Krankengymnastik belastete der Patient das Bein in einem abnehmbaren Gehgips.

In der 20. Woche war die knöcherne Heilung der tibiofibulotalaren, knöchernen Überbrückung noch nicht vollendet; so wählten wir als Verfahrenswechsel die statische Verriegelungsnagelung als weichteilschonendste und stabilste Methode. Diese wurde in retrograder Technik durchgeführt, da durch die Intakthaltung des Kniegelenkes bei einer fatalen septischen Komplikation nur die Unterschenkelamputation notwendig ist (Abb. 1e).

Nach Entfernung der Schrauben des Fixateur externe führten wir aus einem Hautschnitt in der Fersenregion einen Kirschner-Draht durch Kalkaneus, Talus und den Defekt in die Tibia. Mit einem steifen Bohrer bohrten wir vor, führten einen Bohrspieß ein, und mit einem flexiblen Bohrer bohrten wir bis 13 mm auf; den Bohrkopf schoben wir durch den Defekt. Die Fixierung nahmen wir mit einem für den Patienten individuell angefertigten 13 x 270 mm AO-Femurmarknagel vor. Die Nagellöcher brachten wir so an, daß je 2 Schrauben in den Kalkaneus, in den Talus und in die Tibia gelangten. Nach Einführung des Nagels wurde die Verriegelung in freier Technik vorgenommen. Alle Hautschnitte blieben nach der Operation offen. In den Nagel wurde eine Drainage eingelegt. Die Wunden verheilten reaktionsfrei.

Nach 12 Wochen dynamisierten wir proximal den Nagel. Schrittweise belastete der Patient bis zum vollen Körpergewicht. Seine vorherige Arbeit konnte er fortführen. Später verursachte das Nagelende beim Gehen Beschwerden. 10 Monate nach der Nagelung entfernten wir die Implantate. In den Defekt brachten wir durch den Nagelkanal hindurch aus dem Beckenkamm stammende autologe Spongiosa ein.

Schlußfolgerungen

Das Débridement bezieht sich obligatorisch auch auf das Knochengewebe. Bei idealer Reposition bilden sich in der Markhöhle Retentionen heraus, die schwerwiegende, septische Komplikationen mit sich bringen.

Das während eines frühzeitigen Second look vollzogene radikale Débridement bietet die Möglichkeit zur Umgehung der Amputation.

Einen Kompromiß bedeutet die Verkürzung, die neben der Verbesserung der Blutversorgung einen Defektersatz erleichtert.

Die offene Wundbehandlung kann die Bildung einer chronischen Osteitis verhindern.

Die gewebeschonende Technik und ihre biomechanischen Vorteile der intramedullären Stabilisierung erlauben die Anwendung als Verfahrenswechsel auch nach Abklingen septischer Komplikationen.

Die parallele Anwendung verschiedener Stabilisierungsverfahren (Fixateur externe + Fixateur interne, statische Verriegelungsnagelung, abnehmbarer Gehgips) erhöht die Heilungschancen in risikoreichen Fällen.

Die Verriegelungsnagelung im Verfahrenswechsel nach Fixateur-externe-Osteosynthese an der unteren Extremität

P. M. Rommes, M. J. Miserez und P. L. Broos

Abteilung für Unfallchirurgie, Universitätsklinik der katholischen Universität Leuven, Herestraat 49, B-3000 Leuven, Belgien

Der Fixateur externe hat in der Primärversorgung von Extremitäten- und Beckenringverletzungen des polytraumatisierten Patienten einen festen Platz erobert. Er ist leichter anzubringen als andere Implantate und spart damit Zeit, so daß den anderen Läsionen und der Weichteilversorgung mehr Aufmerksamkeit gewidmet werden kann [2, 12].

Darüber hinaus ist die äußere Fixation auch die Vorzugsbehandlung für Extremitätenverletzungen mit schwerem Weichteilschaden. Er entwickelt keine absolute, aber eine ausreichende Stabilität im Frakturspalt und ist damit ein geeignetes Implantat im Sinne der Infektionsprophylaxe [11]. Aus der Literatur ist aber genügend bekannt, daß mit dem Fixateur mehr Frakturheilungsstörungen auftreten als mit anderen Implantaten. Wegen der mangelnden Durchblutung der Frakturfragmente und der mangelnden Stabilität im Frakturbereich gelingt es oft nicht, die komplizierten, aber auch die einfacheren Frakturen allein mit dem Fixateur zu behandeln [9]. Um die Frakturheilung anzuregen, ist sowohl ein mechanischer als auch ein biologischer Stimulus erforderlich. Beide können zusammen durch eine sekundäre Verriegelungsnagelung erreicht werden. Einerseits erhöht dies die Stabilität im Frakturspalt, andererseits wird durch das Aufbohren eine „geschlossene" autologe Spongiosaplastik durchgeführt. Da der Fixateur externe ohne Aufwand aus jeder Extremität aufzubauen ist, läßt sich ein Verfahrenswechsel vom Fixateur zum Verriegelungsnagel meistens ohne Probleme vollziehen [1, 4, 8].

In der Abteilung für Traumatologie des Universitätskrankenhauses Gasthuisberg wurden zwischen 1987 und 1990 bei 31 Patienten 35 sekundäre Verriegelungsnagelungen an der unteren Extremität durchgeführt. Es betraf 10 Femurschaft- und 25 Tibiaschaftfrakturen. Da die Problematik der Femurschaftfraktur sich wesentlich von der des Tibiaschaftes unterscheidet, werden beide Gruppen getrennt vorgestellt und diskutiert.

Femur

Bei 9 Patienten wurden 10 Femurfrakturen sekundär genagelt. Es betraf 7 Männer und 2 Frauen. Das durchschnittliche Alter der gesamten Gruppe betrug 25,4 Jahre, das der Männer 20,2 und das der Frauen 46,1 Jahre.

8 Patienten erlitten einen Verkehrsunfall (88,9%), eine Patientin einen Sturz. Alle Patienten waren schwerverletzt. Das durchschnittliche ISS der Patienten betrug 33,5 Punkte. Anzahl und Art der Begleitverletzungen sind Tabelle 1 zu entnehmen.

Hefte zu der Unfallchirurg, Heft 229
M. Börner/E. Soldner (Hrsg.)

Tabelle 1. Primäre äußere Fixierung von Oberschenkelfrakturen (n = 10). Begleitverletzungen bei 9 Patienten

Untere Extremität	11
SHT	5
Abdomen	2
Obere Extremität	2
Gefäßtrauma	2
Thoraxtrauma	1
Beckenringtrauma	1
Urogenitales Trauma	1
Degloving injury	1

4 Frakturen gehörten zum Typ A der AO-Klassifikation (40%), 2 zum Typ B (20%) und 4 zum Typ C (40%). 9 der 10 Frakturen waren in der Schaftmitte lokalisiert, und eine Fraktur im distalen Schaftdrittel.

8 Frakturen waren geschlossen (80%) und 2 offen (20%). 8 der 10 Frakturen hatten einen zweit- oder drittgradigen Weichteilschaden (80%) (Tabelle 2). 2 Patienten erlitten eine Läsion der A. femoralis in der Nähe der Fraktur.
Alle Patienten wurden primär versorgt. Alle Frakturen wurden mit einem lateralen Monofixateur externe stabilisiert. Oberhalb und unterhalb der Fraktur wurden je 2 oder 3 Schanz-Schrauben angebracht. Alle geschlossenen Frakturen wurden geschlossen reponiert. Der Qualität der Reposition wurde keine große Aufmerksamkeit gewidmet. Zugschrauben wurden nicht verwendet.

2 Patienten hatten nach der primären Operation pulmonale, einer hatte kardiale Probleme. Darüber hinaus entwickelte ein Patient ein ARDS.

Sobald der allgemeine Zustand des Patienten und die lokale Weichteilsituation es zuließen, wurde ein Verfahrenswechsel geplant und durchgeführt. Dies war bei 9 Patienten nach durchschnittlich 21 Tagen, bei einem Patienten erst nach 169 Tagen möglich.

Tabelle 2. Primäre äußere Fixierung von Oberschenkelfrakturen (n = 10). Primärer Weichteilschaden

	Geschlossen	Offen	Gesamt
I	2	–	2
II	4	–	4
III	2	2	4
Gesamt	8	2	10

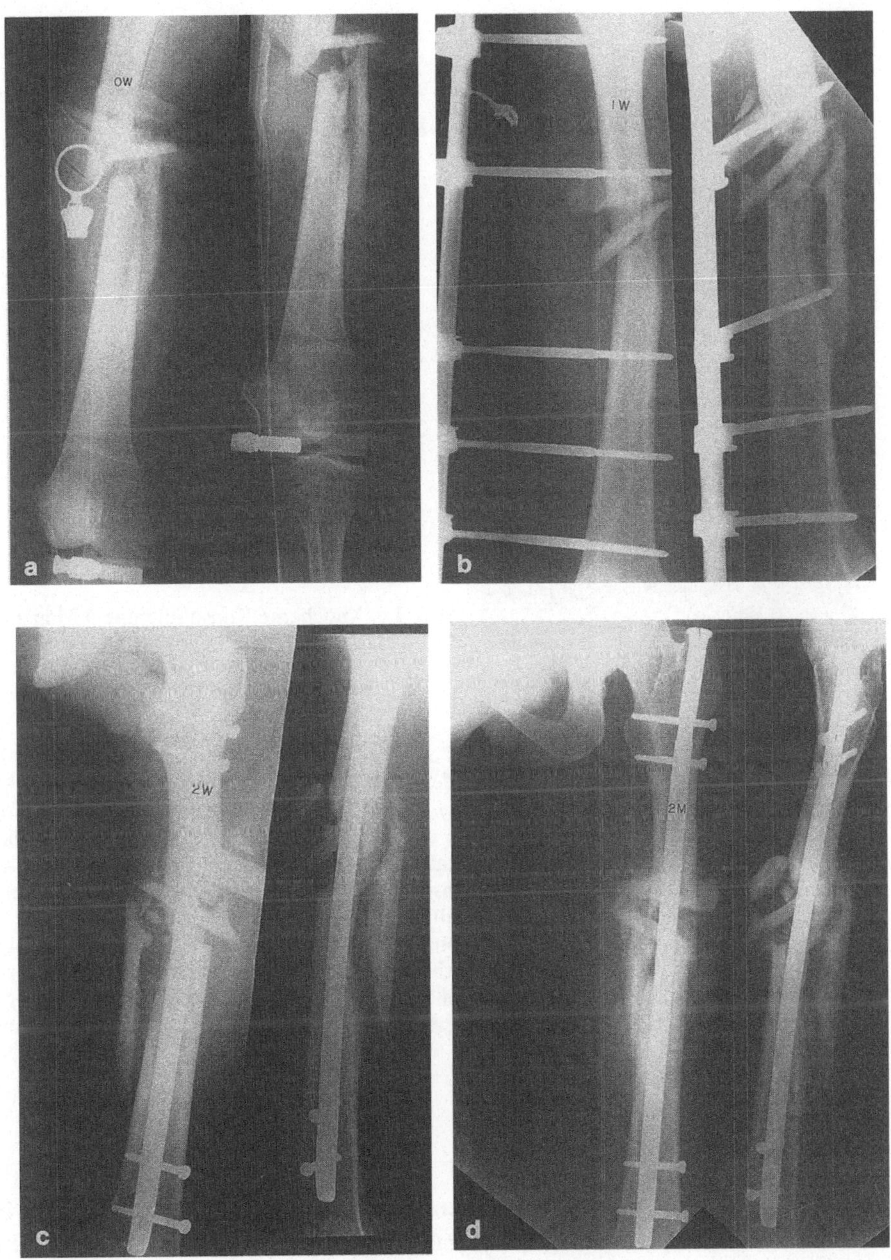

Abb. 1. a 25jähriger Autofahrer mit schwerem Schädel-Hirn-Trauma, mehrere Einrisse im Mesenterium des Ileums und Jejunums, geschlossene Mehrfragmentfraktur des linken Femurs und drittgradige Unterschenkelfraktur mit Kompartmentsyndrom. **b** Primäre Versorgung des Oberschenkels mittels Monofixateur externe. Röntgenaufnahme des Femurs 1 Woche nach Trauma. **c** Der Fixateur externe am Femur wird nach 2 Wochen entfernt. Anschließend wird eine Verriegelungsnagelung durchgeführt. **d** Es folgt eine problemlose Einheilung aller Frakturfragmente.

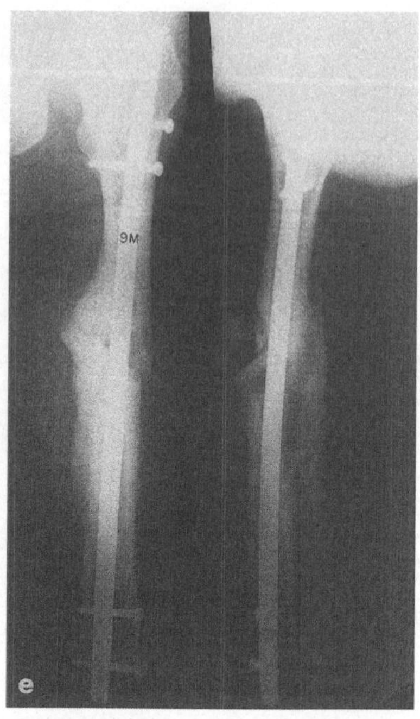

Abb. 1 e. Knöcherne Konsolidierung 5 Monate nach dem Unfall. Röntgenaufnahme nach 9 Monaten

Beispiel: Ein 25jähriger Autofahrer erlitt bei einem Verkehrsunfall ein schweres Schädel-Hirn-Trauma, mehrere Einrisse im Mesenterium des Ileums und Jejunums, eine geschlossene Mehrfragmentfraktur des linken Femurs und eine drittgradige Unterschenkelfraktur mit Kompartmentsyndrom (Abb. 1a). Nach Laparotomie und intrakranieller Druckmessung wurde die Femur- und die Tibiafraktur mit dem Monofixateur versorgt (Abb. 1b). Der Fixateur externe am Femur wurde nach 2 Wochen entfernt und anschließend mit einem Verriegelungsnagel versorgt (Abb. 1c). Es folgte eine problemlose Einheilung aller Frakturfragmente mit knöcherner Konsolidierung 5 Monate nach dem Unfall (Abb. 1d,e). Infektiöse oder Frakturheilungsprobleme wurden bei keinem dieser 10 Verfahrenswechsel gesehen. Im Durchschnitt 14,6 Wochen nach der Nagelung waren alle Frakturen konsolidiert. Zwischen Unfalltag und Frakturheilung vergingen im Durchschnitt 19,9 Wochen. Insgesamt konnten wir 5 sehr gute und 4 gute funktionelle Endergebnisse erreichen.

Tibia

Bei der Tibiaschaftfraktur sieht die Problematik ganz anders aus. Im gleichen Zeitraum sind in unserer Abteilung bei 24 Patienten 25 sekundäre Nagelungen des Tibiaschaftes durchgeführt worden. Es betraf hier 21 Männer und 3 Frauen. Das Durchschnittsalter der Patienten betrug 29,3 Jahre, das der Männer 28,7, das der Frauen 42,8 Jahre. 22 Frakturen entstanden durch einen Verkehrsunfall (88%), eine durch einen Sportunfall, und bei einer Patientin entstanden 2 Tibiaschaftfrakturen durch einen Sturz aus großer Höhe.

Tabelle 3. Verriegelungsnagelung nach äußerer Fixierung von Unterschenkelfrakturen (n = 25). Primärer Weichteilschaden

	Geschlossen	Offen	Gesamt
I	–	2	2
II	5	9	14
III	1	6	7
IV	–	2	2
Gesamt	6	19	25

Nur 3 Frakturen gehörten zum Typ A der AO-Klassifikation (12%), 17 zum Typ B (68%) und 5 zum Typ C (20%). 19 der 25 Frakturen waren primär offen (76%); von diesen waren 9 zweitgradig, 6 drittgradig und 2 viertgradig offen nach der Klassifikation von Tscherne u. Oestern [10] (Tabelle 3).

Keine der Frakturen befand sich im proximalen Schaftdrittel, 14 im mittleren und 6 im distalen Schaftdrittel. 5 Frakturen waren Stückfrakturen. Bei 8 Frakturen kamen kleinere und bei 5 größere Knochendefekte vor.

10 Patienten hatten keine Begleitverletzungen (40%), die anderen 14 Patienten insgesamt 34 Begleitverletzungen. Art und Anzahl dieser Verletzungen sind in Tabelle 4 dargestellt.

19 Frakturen wurden primär versorgt (76%), 5 am nächsten Tag und eine Fraktur wurde nach Überweisung 3 Tage nach dem Unfall operativ versorgt.

12mal wurde der Monofixateur ohne (48%) und 13mal mit Zugschrauben verwendet. Im Gegensatz zu den Femurfrakturen wurde hier immer die bestmögliche Reposition angestrebt. Postoperativ kamen bei 2 Patienten pulmonale, bei einem Patienten kardiale Probleme vor. 2 Patienten entwickelten ein ARDS.

An 18 Unterschenkeln waren ein oder mehrere sekundäre Weichteiloperationen notwendig (72%). Die Zahl der Weichteiloperationen variierte von 1–5. 18mal wurde

Tabelle 4. Verriegelungsnagelung nach äußerer Fixierung von Unterschenkelfrakturen (n = 25). Begleitverletzungen bei 14 Patienten

Untere Extremität	17
SHT	7
Beckenringtrauma	3
Abdomen	2
Obere Extremität	1
Gefäßtrauma	1
Thoraxtrauma	1
Urogenitales Trauma	1
Degloving injury	1

eine Spalthautplastik oder eine Sekundärnaht durchgeführt. 6mal war ein zusätzliches Débridement und 4mal ein sekundärer plastischer Eingriff notwendig.

Der Fixateur externe blieb im Durchschnitt 16,3 Wochen am Unterschenkel. Bei 10 Patienten war die Umnagelung von Anfang an geplant (40%). Bei diesen Patienten wurde die Umnagelung im Durchschnitt 6 Tage nach Entfernung des Fixateur externe vorgenommen. Bei 8 Patienten wurde die Umnagelung wegen verspäteter Frakturheilung und im Durchschnitt 24 Tage nach Entfernung des Fixateur externe durchgeführt (32%). Bei 4 Patienten war der Grund der Umnagelung eine Refraktur (16%), bei 3 Patienten eine Pseudarthrose (12%). Diese Umnagelungen wurden 26 bzw. 204 Tage nach Entfernung des Fixateur durchgeführt.

Beispiel: Ein 18jähriger Motorradfahrer erlitt eine zweitgradig offene distale Femurschaftfraktur, eine drittgradig offene Patellafraktur, eine mediale Tibiakopffraktur und eine drittgradig offene Tibiaschaftfraktur an der linken Seite (Abb. 2a,c). Bereits im Schockraum wurde der Unterschenkel gespült und debridiert (Abb. 2b). Der Unterschenkel wurde primär versorgt mittels Monofixateur und Zugschraube (Abb. 2d). 4 Wochen nach dem Trauma bestand noch ein großer Weichteildefekt an der anteromedialen Seite des Unterschenkels (Abb. 2e). Die Tibiaschaftfraktur zeigte keine Heilungstendenz (Abb. 2f). Nach 1 Monat wurde zur Weichteildekkung eine freie Transplantation des M. latissimus dorsi durchgeführt. 2 Monate nach dem Unfall ist der freie Muskellappen völlig eingewachsen und der Patient kann sein linkes Bein teilbelasten (Abb. 2g). Eine autologe Spongiosaplastik wurde 2 Wochen zuvor durchgeführt (Abb. 2h). Wegen verzögerter Knochenheilung wird nach 5 Monaten ein Verfahrenswechsel geplant (Abb. 2i). Die Röntgenaufnahmen des Unterschenkels 8 Monate nach dem Unfall zeigen eine vollständige Frakturheilung (Abb. 2j). Ein Jahr nach dem Unfall hat der Patient nur noch eine mäßige Funktionseinschränkung des Kniegelenkes (Abb. 2k, l).

Postoperativ setzte bei allen Patienten eine rasche Frakturheilung ein. Alle Frakturen waren 4 Monate nach Umnagelung konsolidiert. Die Zeit zwischen Unfall und Frakturheilung betrug im Durchschnitt 37,5 Wochen.

Bei 6 Patienten entwickelte sich nach der Umnagelung infektiöse Probleme (24%), 3mal in Form einer Fistelöffnung und 3mal als tiefe Infektion. Diese Frakturen waren primär alle offen. Wie bereits erwähnt, störten die Infektionen die knöcherne Heilung aber nicht. Sie wurden alle mit zunächst intravenöser und anschließend oraler Gabe von Antibiotika behandelt. Der Nagel und die Schrauben wurden erst nach der knöchernen Heilung entfernt. Bei allen Patienten trat die Infektion nach Entfernung des Nagels völlig zurück. Ein Infektionsrezidiv wurde bis jetzt nicht festgestellt.

Bei 12 Patienten konnten wir nach Ausheilung der Fraktur ein ausgezeichnetes (50%), bei 11 ein gutes (45,8%) und bei 3 ein mäßiges (4,2%) funktionelles Endergebnis erreichen.

Abb. 2. a Ein 18jähriger Motorradfahrer erlitt eine drittgradig offene Tibiaschaftfraktur, eine zweitgradig offene distale Femurschaftfraktur und eine drittgradig offene Patellafraktur an der linken Seite. **b** Klinische Aufnahme des linken Unterschenkels nach erstem Débridement im Schockraum. **c** Die primären Röntgenaufnahmen zeigen eine Mehrfragmentfraktur des distalen Femurs, eine Trümmerfraktur der Patella, eine mediale Tibiakopffraktur und eine Mehrfragmentfraktur des Tibiaschaftes. **d** Primärversorgung des Unterschenkels mittels Monofixateur und Zugschraube

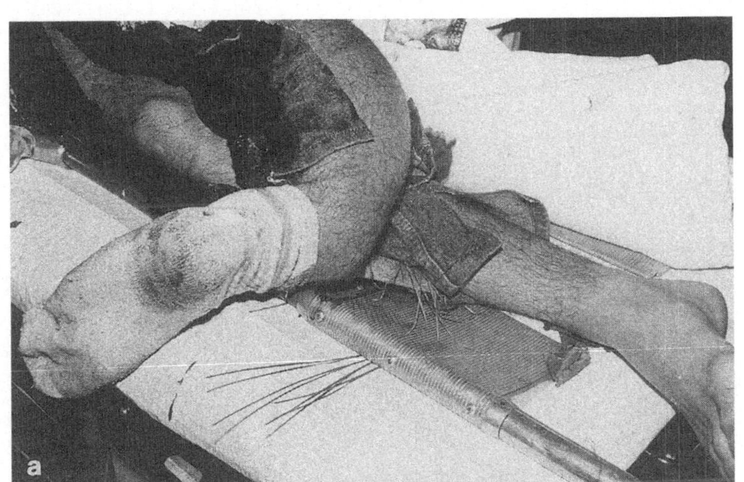
a

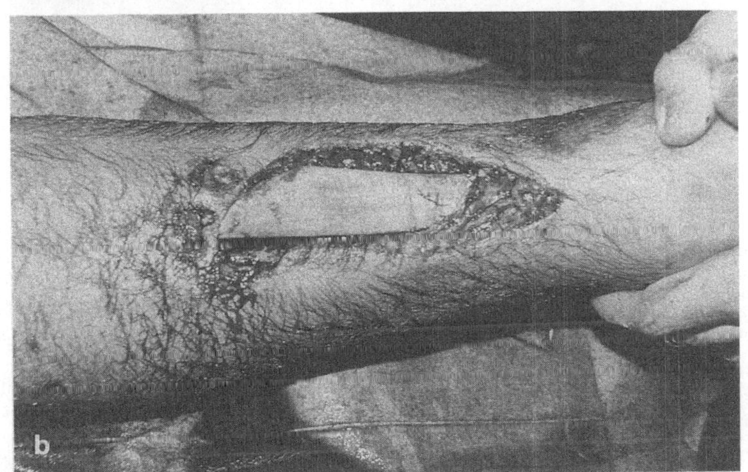
b

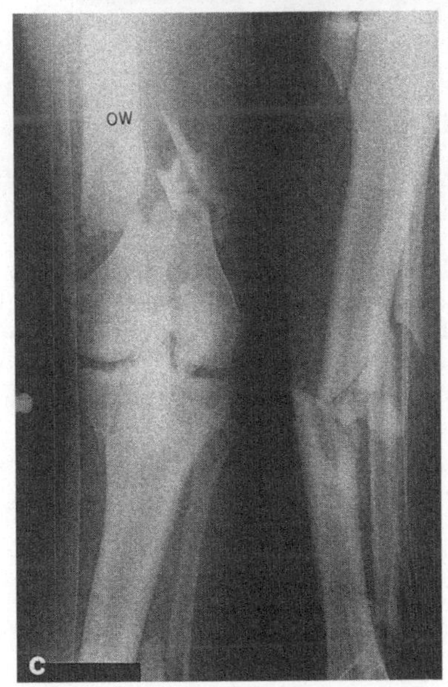
OW
c

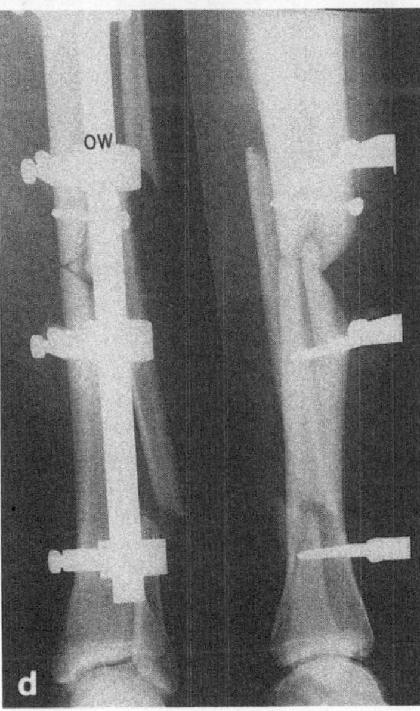
OW
d

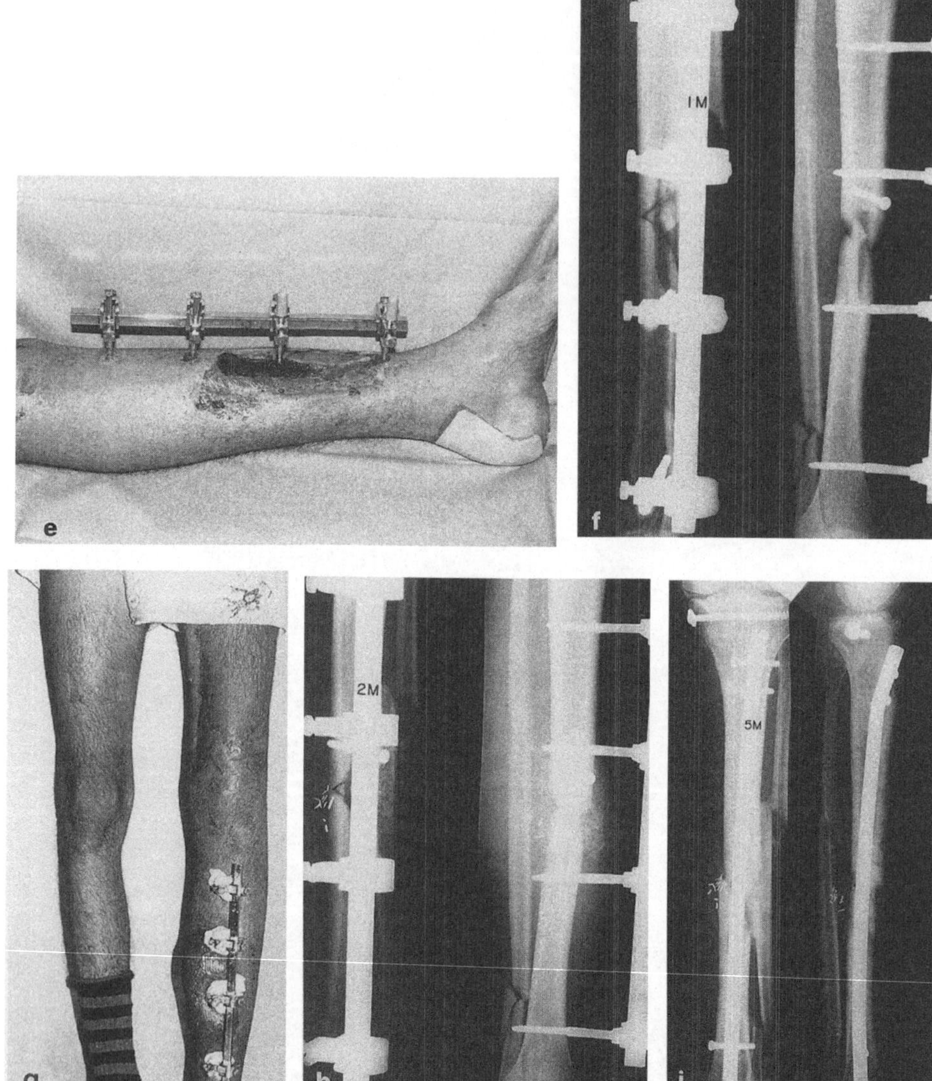

Abb. 2 e–i. e Klinischer Zustand 4 Wochen nach Trauma. **f** Röntgenaufnahme 4 Wochen nach Trauma. **g** Nach 1 Monat wird zur Weichteildeckung eine freie Transplantation des M. latissimus dorsi durchgeführt. Klinischer Zustand 2 Monate nach Trauma. **h** Röntgenaufnahme 2 Monate nach Trauma. 2 Wochen zuvor war eine autologe Spongiosaplastik durchgeführt worden. **i** Wegen verspäteter Knochenheilung wird nach 5 Monaten ein Verfahrenswechsel vorgenommen

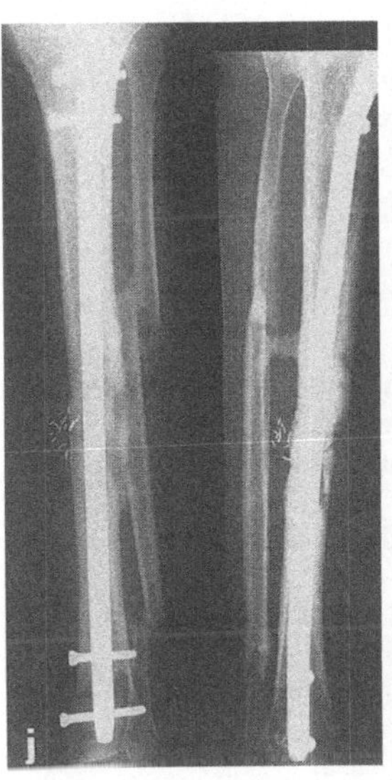

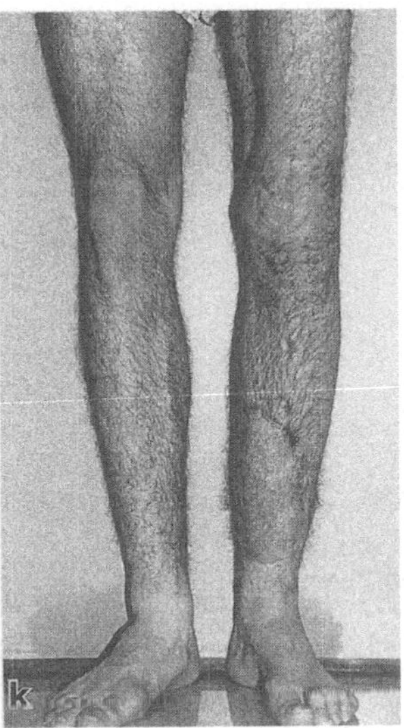

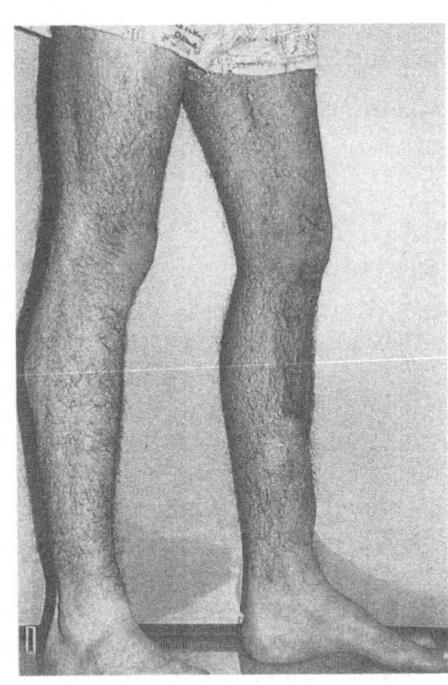

Abb. 2 j–l. j Die Röntgenaufnahmen des Unterschenkels 8 Monate nach Unfall zeigen eine vollständige Frakturheilung. **k, l** Klinische Aufnahme 1 Jahr nach Unfall

Diskussion

Mit der Umnagelung nach primär mit Fixateur externe versorgten Femurschaftfrakturen verfügen wir über eine gute und sichere Möglichkeit, um die knöcherne Heilung dieser Frakturen zu beschleunigen. Bei sorgfältiger Planung des Zeitpunktes der Umnagelung sind infektiöse Probleme wegen der immer vorhandenen Weichteildeckung selten oder niemals zu erwarten.

Bei der Unterschenkelschaftfraktur sieht die Problematik wegen der manchmal prekären Weichteilbedeckung ganz anders aus. Zwischen 1987 und Anfang 1990 haben wir bei 24 Patienten 25mal eine Umnagelung des Tibiaschaftes vorgenommen. 19 dieser Frakturen waren offen und hatten einen schweren Weichteilschaden. Fast alle dieser Frakturen erhielten ein oder mehrere sekundäre Weichteiloperationen. Nach der Umnagelung heilten alle Frakturen ohne weitere Eingriffe aus. Bei einer hohen Zahl der primär offenen Frakturen entwickelten sich nach der Umnagelung infektiöse Probleme. Einer dieser Patienten hatte vorher eine Infektion einer Schanz-Schraube, bei allen anderen Patienten bestanden noch kleine Hautdefekte am Ober- oder Unterschenkel zum Zeitpunkt der Nagelung. Die Infektion störte die Frakturheilung aber nicht. Alle Infektionszeichen verschwanden nach Entfernung der Implantate, die stets nach knöcherner Ausheilung durchgeführt wurde. Wenn wir diese Ergebnisse mit früheren Resultaten aus unserer Klinik vergleichen, wird deutlich, daß wir bei diesen Problemfrakturen heute eine frühere knöcherne Konsolidierung und auch bessere funktionelle Ergebnisse erzielen [6, 7]. Der Zeitpunkt der sekundären Nagelung konnte mit Sicherheit noch früher gewählt werden. Um die infektiösen Probleme so gut wie möglich zu vermeiden, muß der Weichteilmantel des Unterschenkels zum Zeitpunkt der Nagelung vollständig verheilt sein. Auch sollen das Entfernen des Fixateur und die Nagelung stets zweizeitig vorgenommen werden [3, 5]. Unseres Erachtens ist es bei Infektionen nach der Umnagelung nicht notwendig, das Implantat sofort zu entfernen, da die knöcherne Heilung dadurch nicht behindert wird.

Literatur

1. Blachut PA, Meek RN, O'Brien PJ (1990) External fixation and delayed intramedullary nailing of open fractures of the tibial shaft. J Bone Joint Surg [Am] 72:729–735
2. Brug E, Pennig D, Gähler R, Haeske-Seeberg H (1988) Polytrauma und Femurfraktur. Akt Traumatol 18:125–128
3. Johnson E, Simpson LA, Helfet DL (1990) Delayed intramedullary nailing after failed external fixation of the tibia. Clin Orthop 253:251–257
4. Klemm KW, Börner M (1986) Interlocking nailing of complex fractures of the femur and tibia. Clin Orthop 212:89–100
5. Maurer DJ, Merkow RL, Gustilo RL (1989) Infection after intramedullary nailing of severe open tibial tractures initially treated with external fixation. J Bone Joint Surg [Am] 71:835–838
6. Rommens P, Broos P, Gruwez J (1986) External fixation of tibial shaft fractures with severe soft tissue injuries by Hoffmann-Vidal-Adrey osteotaxis. Arch Orthop Trauma Surg 105:170–174
7. Rommens P, Broos PL, Stappaerts KH, Gruwez JA (1988) Internal stabilisation after external fixation of the tibial shaft fractures, sense or nonsense? Injury 19:432–436
8. Rommens P, Van Raemdonck DE, Broos PL (1989) Reosteosynthesis of the tibial shaft. Part I: Changement of procedure after external fixation. Acta Chir Belg 89:281–286
9. Sisk TD (1983) External fixation. Historic review, advantages, disadvantages, complications. Clin Orthop 180:15–22
10. Tscherne H, Gotzen L (1984) Fractures with soft tissue injuries. Springer, Berlin Heidelberg New York Tokio
11. Weller S (1982) Der Fixateur externe im Dienst der Prophylaxe und Therapie von Infektionen. Akt Traumatol 12:43–47
12. Wentzensen A, Evers KH (1988) Versorgungsstrategie von Mehrfachfrakturen langer Röhrenknochen im Rahmen des Polytraumas. Akt Traumatol 18:2–6

Derotationsosteotomie mit der Innensäge

R. Schnettler

Berufsgenossenschaftliche Unfallklinik, Friedberger Landstraße 430, W-6000 Frankfurt am Main 60

Die Korrekturen der Beinachse sind von der Art und dem Grad des Achsenfehlers sowie des subjektiven Beschwerdebildes abhängig. Sinn der Beinachsenkorrektur ist zum einen, stärker beanspruchte und arthrotisch veränderte Gelenkanteile zu entlasten, zum anderen aber, eine mögliche Arthrose zu verhindern oder aufzuhalten. Des-

Hefte zu der Unfallchirurg, Heft 229
M. Börner/E. Soldner (Hrsg.)

halb sollte die Indikation zur Korrekturosteotomie bei stark ausgeprägten Fehlstellungen großzügig gestellt werden. Im Bereich der Extremitäten nach Schaftfrakturen führen Fehlstellungen häufig zu Beschwerden im Bereich der angrenzenden Gelenke, aber auch der Wirbelsäule.

In unserem Krankengut haben wir es im wesentlichen mit sog. posttraumatischen Fehlstellungen, die nach Platten- oder Nagelosteosynthese entstanden sind, zu tun.

Korrekturosteotomien haben schon immer Chirurgen und Orthopäden beschäftigt. Sie sind technisch anspruchsvolle Operationen und stellen demgemäß hohe Anforderungen an den Operateur. Das Ausmaß einer Korrektur richtet sich zum einen nach dem klinischen Bild, zum anderen aber auch nach dem exakten Röntgenbefund.

Darüber hinaus müssen bei allen kniegelenksnahen Femurosteotomien die exakte anatomische Achse des Beinskelettes sowie die Verhältnisse der angrenzenden Gelenke mitberücksichtigt werden.

Prinzipiell sind an den unteren Extremitäten sämtliche Formen der Korrekturosteotomie – wie etwa die Korrektur einer Längsachsenfehlstellung oder die Korrektur von Rotationsfehlern, aber auch die Verlängerungs- und Verkürzungskorrekturen – mit Hilfe der Innensäge durchführbar.

An der Berufsgenossenschaftlichen Unfallklinik Frankfurt am Main wird jedoch ausschließlich in geeigneten Fällen die gedeckte Osteotomie zur Korrektur von Rotationsfehlern im Bereich des Oberschenkels angewandt.

Technik

Vor Beginn der eigentlichen Operation wird ein Kirschner-Draht durch das distale Ende des Femurs in der Achse des Drehfehlers gelegt, und nach Anbringen eines Extensionsbügels erfolgt die Lagerung des Patienten auf dem Extensionstisch. Im weiteren Vorgehen wird der Hautschnitt an typischer Stelle im Bereich des proximalen Femurs angelegt und wie bei der konventionellen Marknagelung schließt sich nunmehr der Aufbauvorgang an. Das Aufbohren der Markhöhle muß so weit wie möglich erfolgen, damit eine Sägeblatt mit großem Durchmesser zur Anwendung kommen kann.

Um zu verhindern, daß die nach knöcherner Konsolidierung verdickte Kortikalis durchgesägt werden muß, erfolgt die Osteotomie mit der Innensäge immer an der engsten Stelle der Markhöhle proximal oder distal der in Fehlstellung verheilten Fraktur. Das größtmögliche Sägeblatt wird nunmehr mit Hilfe eines auf den Stiel aufgesetzten Handgriffes in die Markhöhle eingeführt, über den Sägestiel wird die exzentrische Muffe mit dem Sägeschaft aufgeschoben. Unter kurzer Durchleuchtung wird die Säge nunmehr in der vorgegebenen Osteotomiestelle positioniert, der Sägeschaft mit der exzentrischen Muffe etwa 2–3 cm vom Sägeblatt zurückgezogen und das Getriebe für den rotierenden Sägeantrieb am Sägestiel und Antriebsmotor angeschlossen.

Unter langsamer Steigerung der Drehzahl der Säge wird der Knochen unter jeweils kurzer Durchleuchtungskontrolle durchgesägt. Um zu erreichen, daß die unterschiedlich dicke Kortikalis exakt durchtrennt wird, muß der Sägeschaft mit der exzentrischen Muffe am Handgriff kontinuierlich um den Sägestiel gedreht werden (Abb. 1).

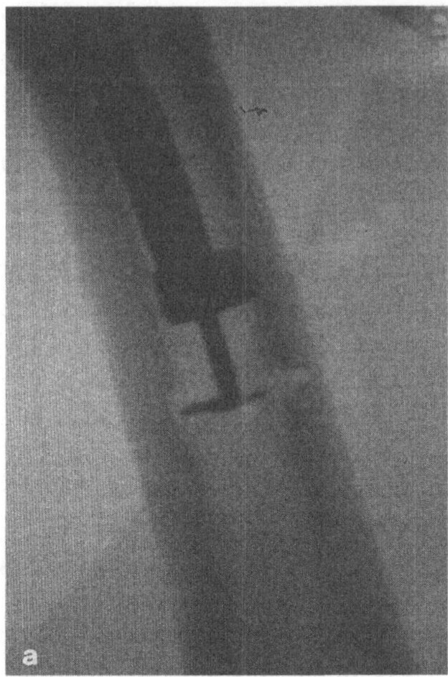

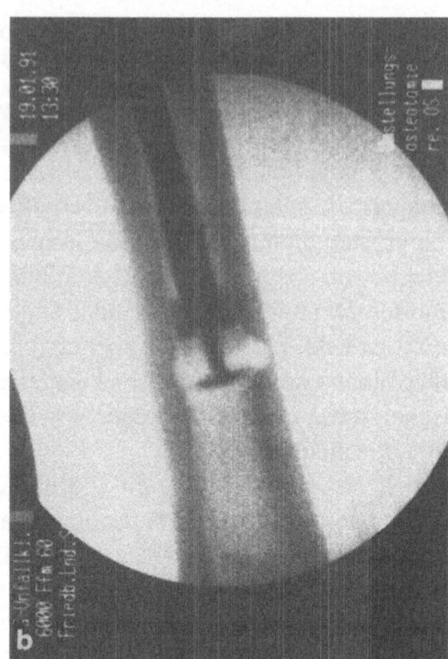

Abb. 1 a, b. Interoperativer Sägevorgang

Auf diese Weise gelingt es problemlos, den Knochen von innen her zu osteotomieren. Ist der Knochen an einer Stelle sehr dick und gelingt es nicht, durch die beschriebenen Sägevorgänge die Kortikalis an diese Stelle zu durchtrennen, so besteht die Möglichkeit des Einsatzes einer sog. Bombine (Abb. 2).

In der Regel bricht jedoch meist aufgrund der Schwere der Extremität die letzte Knochenbrücke von selbst oder wird nach Einführen des Führungsspießes von Hand gebrochen (Abb. 3).

Die nachfolgende Osteosynthese wird in allen Fällen zur Rotationsstabilisierung mit einer Verriegelungsnagelung kombiniert, wobei wir zunächst die statische Verriegelungsnagelung bevorzugen und nach 6–8 Wochen eine Dynamisierung durchführen (Abb. 4). Durch die zunächst statische Verriegelungsnagelung kann eine postoperative Beinverkürzung bzw. erneute Rotationsfehlstellung verhindert werden.

Voraussetzung zum Einsatz dieses Instrumentariums ist ein leistungsfähiger Röntgenbildwandler mit Fernsehkette.

Kasuistik

Ein 34 Jahre alter Patient erlitt einen Motorradunfall und zog sich dabei eine Oberschenkelschaftfraktur der rechten Seite zu. In einem auswärtigen Krankenhaus erfolgte zunächst eine konventionelle Marknagelung, dabei kam es zu einer Außendrehfehlstellung von 21°.

Bei zunehmender Beschwerdesymptomatik im rechten Kniegelenk erfolgt nach präoperativer Achsfehlermessung im CT (Abb. 5) die korrigierende Derotationsosteo-

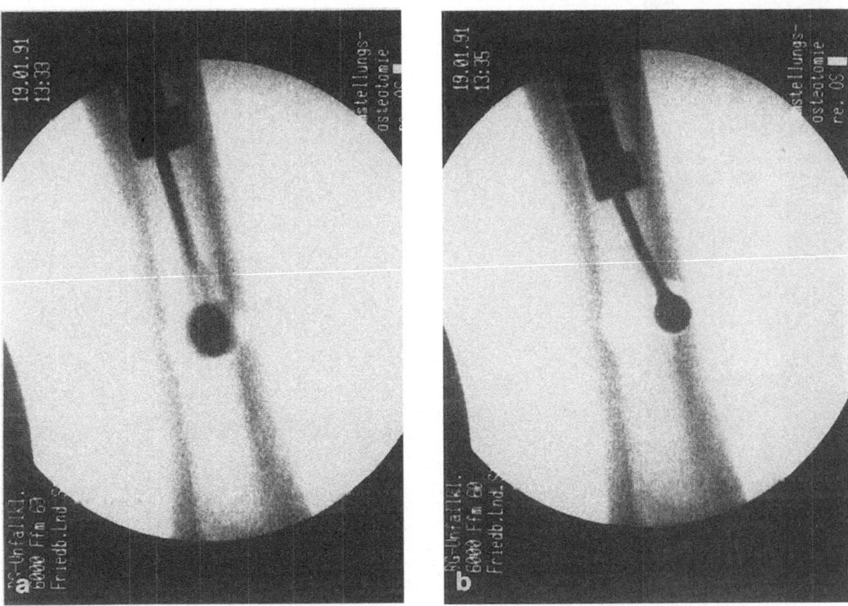

Abb. 2 a, b. Anwendung der Bombine zur Durchtrennung der verdickten Kortikalis

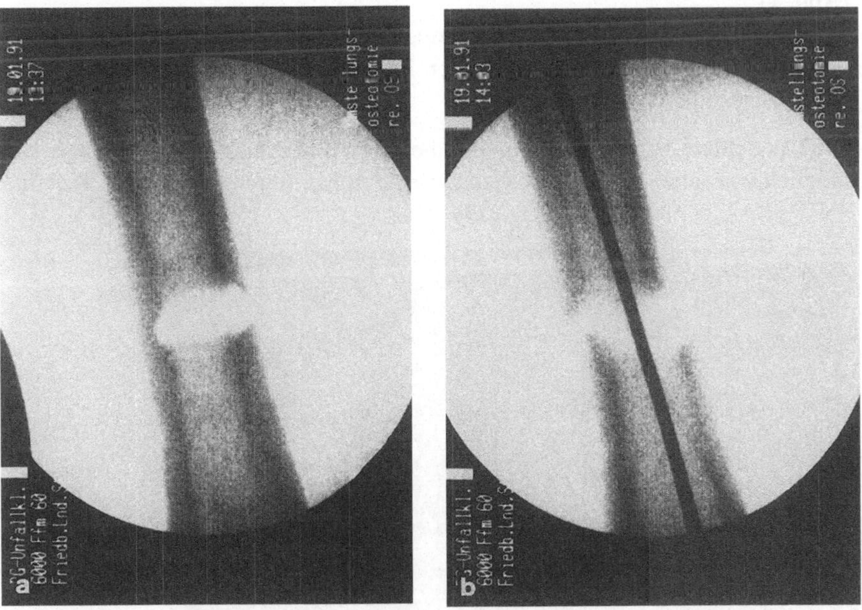

Abb. 3 a, b. Nach Beendigung der Osteotomie Entfernen der Säge. Nach Einführen des Führungsspießes wird die statische Verriegelungsnagelung durchgeführt

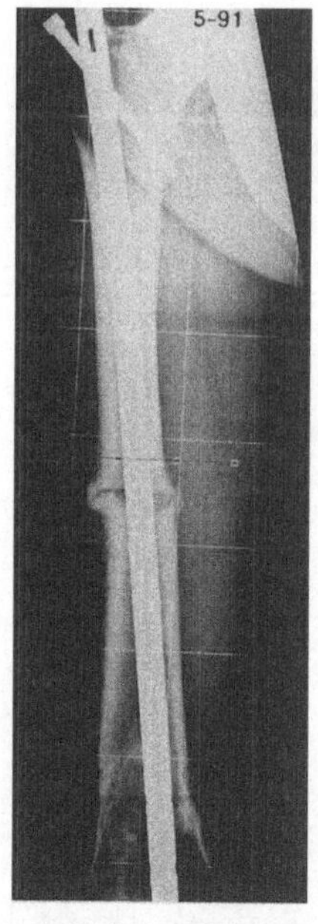

Abb. 4. Distale Dynamisierung

tomie mit Hilfe der Innensäge und nachfolgender statischer Verriegelungsnagelung (Abb. 6). Die postoperative CT-Kontrolle zeigt eine exakte Stellung der Beinachse (Abb. 7).

Zum Zeitpunkt der distalen Dynamisierung belastet der Patient mit vollem Körpergewicht. Der Patient ist bei freier Beweglichkeit des angrenzenden Hüft- und Kniegelenkes beschwerdefrei.

1962 berichtete Küntscher erstmals über die Anwendung der Innensäge, mit der es möglich war, eine „gedeckte Osteotomie" durchzuführen. Mit dieser Technik gelingt

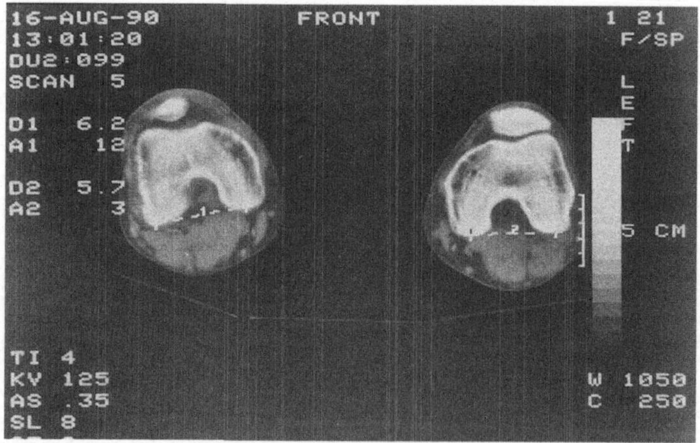

Abb. 5. Präoperative Drehfehlerbestimmung im Computertomogramm

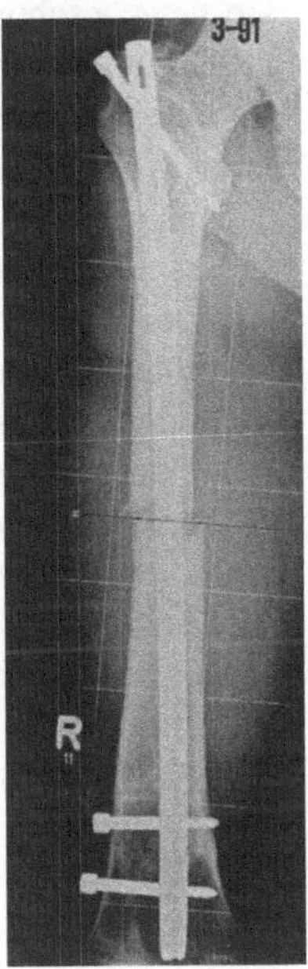

Abb. 6. Statische Verriegelungsnagelung

es, an den großen Röhrenknochen der unteren Extremität die Osteotomie als geschlossenen Eingriff auszuführen.

Das Problem, den Korrekturwinkel am Knochen direkt einstellen zu können, ist mit dem Winkelmeßgerät nach Hempel (1980), welches sich im distalen Fragment verklemmt und durch Fixation am proximalen Fragment bei Verdrehung beider Knochenstücke gegeneinander den Winkel am Gerät direkt ablesbar macht, gut zu lösen.

Die Anwendung der gedeckten Osteotomie mit Hilfe der Innensäge nach Küntscher (1964) stellt bei ausreichender Übung eine technisch leicht zu handhabende so-

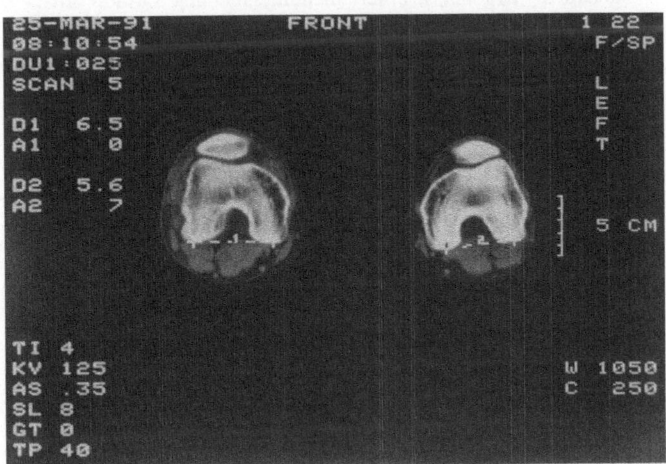

Abb. 7. Postoperative Bestimmung der Achse im CT: exakte Stellung

wie gewebeschonende Methode zur Behebung der Rotationsfehlstellung im Bereich des Femurs und der Tibia dar. Die Möglichkeit der genauen Bestimmung des Ausmaßes eines Drehfehlers nach Oberschenkelschaftfraktur mittels computertomographischer Meßtechnik hat in unserer Klinik zu vermehrter Intervention und operativer Korrektur isolierter posttraumatischer Drehfehler am Oberschenkel geführt.

Neben der Schonung der Weichteile und des Periostes sehen wir den Vorteil der korrigierenden Derotationsosteotomie mit Hilfe der Innensäge in der frühen Belastbarkeit im Vergleich zu anderen Osteosyntheseverfahren. Da der Nagel im Sinne eines kompressionsübertragenden Kraftträgers wirkt, erreicht man eine frühzeitige und stabile knöcherne Konsolidierung des osteotomierten und derotierten Femurs.

Die offene Osteotomie wird jedoch erforderlich bei unterschiedlichen Kallusreaktionen mit erheblicher Verdickung der Kortikalis. Auch bei Kombinationsverletzungen mit z.B. begleitender Intimaverletzung der A. femoralis ist ebenfalls der offenen Korrekturosteotomie der Vorzug zu geben.

Aufgrund der technisch leichten Handhabung bei ausreichender Übung kann das Verfahren bei klarer Indikationsstellung empfohlen werden.

Literatur

1. Gotzen L, Tscherne H, Ilgner A (1984) Korrekturosteotomien am Schaft. In: Hierholzer G, Müller G (Hrsg) Korrekturosteotomien nach Traumen an der unteren Extremität. Springer, Berlin Heidelberg New York
2. Hempel D (1980) Korrektur von Rotationsfehlstellungen an Femur und Tibia mit geschlossener Osteotomie und neuem Winkelmeßgerät. Chirurg 51:480–481
3. Küntscher G (1962) Die geschlossene Osteotomie der langen Röhrenknochen. Chirurg 33:273–277
4. Küntscher G (1964) Die Innensäge (Intramedulläres Osteotom). Chirurg 35:413–415
5. Kreusch-Brinker R, Schwetlick G (1990) Korrekturosteotomien an Femur- und Tibiaschaft mit dem Verriegelungsnagel. Unfallchirurgie 16/5:236–243
6. Maatz R (1971) Der Sägenagel. Monatsschr Unfallheilkd 74:416–421
7. Winter Th, Wolff R, Bansky G (1989) Operative Behandlung von Deformitäten des Femurschaftes – Ergebnisse einer Nachuntersuchung. Orthop Praxis 9:552–555

Verriegelungsnagelung nach gescheiterten Plattenosteosynthesen und Refrakturen am Femur

H.-D. Reutter[1], L. Kempf[2] und K.-O. Jung

[1] Unfallchirurgische Klinik des Klinikums Mannheim, Theodor-Kultzer-Ufer, W-6800 Mannheim
[2] Médical du Centre de Traumatologie et d'Orthopedie, 10, Avenue A. Baumann, F-67400 Illkirch-Graffenstaden

Mit der Entwicklung der Verriegelungstechnik ist die Marknagelung von Femurfrakturen auch außerhalb des mittleren Schaftdrittels zum konkurrierenden Verfahren gegenüber der Plattenosteosynthese geworden. Die kritische Abwägung der Ergebnisse und Risiken beider Methoden muß die Wahl des Operationsverfahrens entscheidend beeinflussen.

In der Unfallchirurgischen Klinik Mannheim wurden von 1980–1989 461 diaphysäre Femurfrakturen mit Plattenosteosynthese oder Mark- bzw. Verriegelungsnagelung versorgt. Sonstige Osteosynthesen, wie interfragmentäre Verschraubung oder Fixateur externe, wurden nicht berücksichtigt, da sie eine besondere Indikation besitzen. Die Jahresverteilung (Abb. 1) zeigt, daß die intramedulläre Stabilisierung im gesamten Beobachtungszeitraum in etwa 60%, in den letzten 5 Jahren sogar in 70% der Fälle favorisiert wurde.

Die Indikation zur Plattenosteosynthese einer Femurfraktur (Abb. 2) fand sich dagegen bei kindlichen Frakturen mit offener Epiphysenfuge, bei Frakturbeteiligung des metaphysären Bereichs oder gleichzeitig einliegender Totalendoprothese von Hüft- bzw. Kniegelenk. Auch offene Frakturen wurden (anfänglich) häufiger zum Anlaß genommen, von einer intramedullären Stabilisierung abzusehen. Bei 59 von 185 Osteosynthesen (31,9%) aber war die Entscheidung zugunsten der Platte nicht sicher

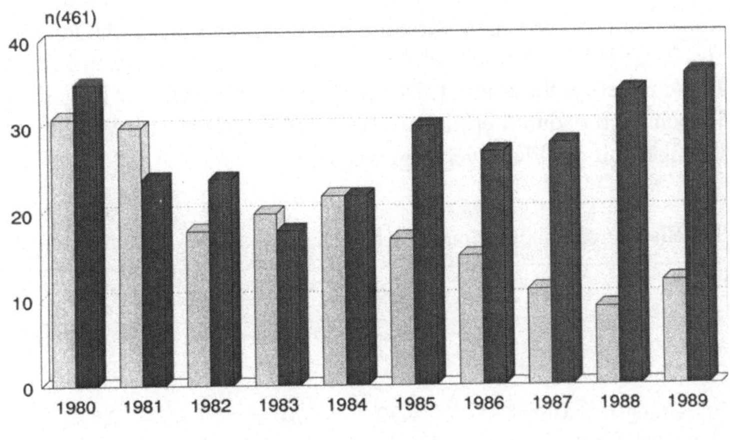

Abb. 1. Plattenosteosynthesen bzw. Marknagelungen von Femurschaftfrakturen 1980–1989 (n = 461)

Hefte zu der Unfallchirurg, Heft 229
M. Börner/E. Soldner (Hrsg.)

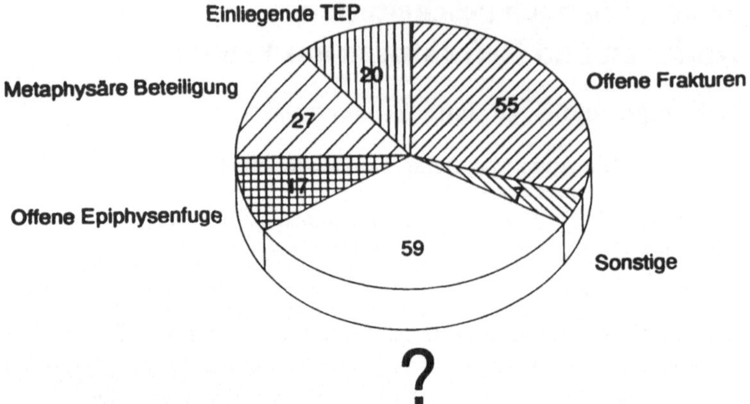

Abb. 2. Indikation zur Plattenosteosynthese

nachzuvollziehen, zumindest ließ sich im Nachhinein keine sichere Kontraindikation für eine Nagelung erkennen.

In diesen Fällen einer „offenen" Indikation sollte *das* Verfahren zum Einsatz kommen, das bei mindestens gleichwertigem Ergebnis die geringeren Risiken bietet. Natürlich läßt sich der Erfolg einer Osteosynthese an der unteren Extremität v.a. auch daran messen, in welcher Zeit die volle Belastbarkeit erreicht ist und wie lange Behandlung und Arbeitsunfähigkeit andauern. Ein Vergleich beider Verfahren unter diesem Aspekt hat sich als sehr schwierig erwiesen, da häufig vorhandene Begleitverletzungen und sehr unterschiedliche Frakturtypen ein statistisch korrektes Urteil kaum zulassen. Die dennoch erkennbare Tendenz spricht unseres Erachtens deutlich für die Mark- bzw. Verriegelungsnagelung.

Die Analyse der Früh- bzw. Spätkomplikationen gestattet jedoch einen verwertbaren Vergleich (Tabelle 1). Schwere pulmonale Komplikationen, die wir mit der Operation direkt in Verbindung brachten (Fettembolie?), entlastungsbedürftige Hämatome und Serome sahen wir nach beiden Operationsmethoden annähernd gleich häufig. Tiefe Infekte bei geschlossenen und erstgradig offenen Frakturen traten nach der Plattenosteosynthese mit 1,6% häufiger auf als nach der Nagelung (0,7%). Dies kann jedoch auch dadurch erklärt werden, daß Frakturen mit Weichteilschädigung deutlich häufiger mit der Platte versorgt wurden.

Tabelle 1. Frühkomplikationen nach operativ versorgten Femurfrakturen

	Platte	(n = 185)	Nagel	(n = 276)
Schwere postoperative pulmonale Komplikation	1,6%	(3)	1,8%	(5)
Entlastungsbedürftiges Hämatom/Serom	2,2%	(4)	2,5%	(7)
Revisionsbedürftiger Infekt	1,6%	(3)	0,7%	(2)

Tabelle 2. Spätkomplikationen nach operativ versorgten Femurfrakturen

	Platte	(n 185)	Nagel	(n = 276)
Revisionsbedürftige Kallusbildung	1,1%	(2)	3,3%	(9)
Implantatbruch / Pseudarthrose	7,6%	(14)	1,8%	(5)
Refraktur nach Metallentfernung	2,7%	(5)	0%	(0)

Die Auswertung der Spätkomplikationen (Tabelle 2) erbrachte eine hohe Anzahl von Implantatbrücken und Pseudarthrosen (7,6%) nach Plattenosteosynthesen, die einer kritischen Betrachtung bedarf. Als Ursache für das Scheitern der Osteosynthese fand sich nahezu immer die unzureichende Rekonstruierbarkeit der medialen Abstützung oder eine Fragmentnekrose in diesem Bereich (Abb. 3). Hier führt weder eine lange Entlastung zum Erfolg, noch läßt sich durch eine Spongiosaanlagerung die Pseudarthrose oder (späte) Refraktur in jedem Fall vermeiden. Erwähnt werden muß, daß nicht alle von uns operierten Patienten auch postoperativ von uns nachbetreut wurden und erst mit der manifesten Komplikation wieder in unsere Behandlung kamen. Somit bestand in diesen Fällen keine Möglichkeit einer rechtzeitigen Korrektur.

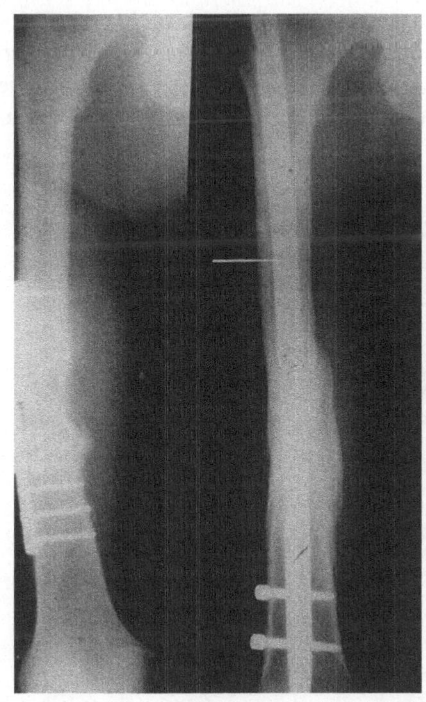

Abb. 3. Implantatbruch bei Fragmentnekrose im Bereich der medialen Abstützung

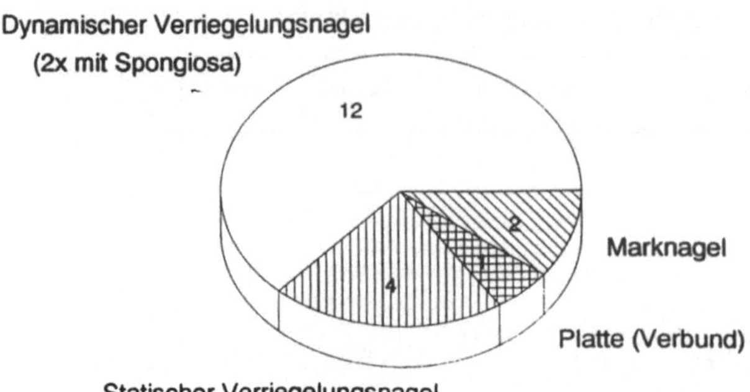

Abb. 4. Reoperationsverfahren bei Pseudarthrosen und Refrakturen

Nach intramedullärer Stabilisierung waren diese Komplikationen deutlich seltener: Wir sahen 2 Nagelbrüche wegen zu dünn gewählten Implantats sowie 3 Pseudarthrosen nach nicht aufgehobener statischer Verriegelung, die dementsprechend rasch saniert waren. Refrakturen nach Nagelentfernung haben wir ohne adäquates Trauma überhaupt nicht beobachtet.

Zur Behandlung der Femurpseudarthrose oder -refraktur setzten wir überwiegend den dynamisch verriegelten Nagel ein (Abb. 4), in 2 Fällen hielten wir zusätzlich eine Spongiosaanlagerung für erforderlich. Seltener kam der vorübergehend statisch verriegelte Nagel bzw. der Marknagel zur Anwendung. Damit war in den meisten Fällen nicht nur die frühe Vollbelastbarkeit der betroffenen Extremität, sondern auch eine rasche und dauerhafte knöcherne Konsolidierung zu erzielen (Abb. 5). Allerdings kam es auch nach der Nagelung in 2 Fällen zur erneuten Instabilität mit Implantatbruch, so daß die nochmalige Verriegelungsnagelung erforderlich wurde.

Zusammenfassend hat sich für uns der Verriegelungsnagel als relativ einfach anwendbar und frühbelastbare Stabilisierung nach gescheiterter Plattenosteosynthese

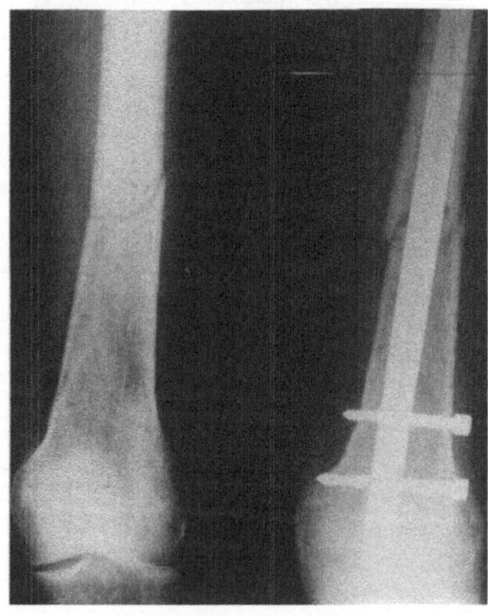

Abb. 5. Dynamische Verriegelung nach Femurrefraktur

und Refraktur am Femur bewährt. Auch bei der Primärversorgung der diaphysären Femurfraktur ist er der Plattenosteosynthese wegen der früheren Belastungsstabilität und wegen der geringeren Risiken überlegen. Erscheint dennoch die Plattenosteosynthese angezeigt, ist der medialen Abstützung kritische Aufmerksamkeit zu widmen. Gelingt in diesem Bereich keine spaltfreie und vitale Rekonstruktion, sind verzögerte Frakturheilung, Implantatbruch und späte Refraktur auch durch Spongiosaanlagerung nicht immer zu vermeiden. Zeichnet sich eine Komplikation dieser Art ab, sollte alternativ zur Spongiosaanlagerung ein frühzeitiger Verfahrenswechsel zugunsten der Verriegelungsnagelung diskutiert werden.

Der Stellenwert des Verriegelungsnagels in der Behandlung aseptischer Komplikationen nach Eingriffen an langen Röhrenknochen

W. Klein, D. Pennig und E. Brug

Klinik und Poliklinik für Unfall- und Handchirurgie (Direktor: Univ. Prof. Dr. med. E. Brug), Westfälische Wilhelms-Universität Münster, Jungeblodtplatz 1, D-4400 Münster

Der Verriegelungsnagel hat sich in den letzten 20 Jahren als erfolgreiches Implantat in der Behandlung von Schaftfrakturen bei langen Röhrenknochen erwiesen. Das Indikationsschema des klassischen Marknagels konnte durch die Möglichkeit der proximalen und distalen Verriegelung erheblich erweitert werden. Ein weiteres Anwendungsgebiet ist die Revision von fehlgeschlagenen Osteosynthesen oder konservativen Behandlungen, z.B. nach Plattenbruch, Refraktur oder bei Auftreten von Pseudarthrosen und Deformitäten.

Wir setzen den Verriegelungsnagel an Femur und Tibia zur Behandlung dieser Komplikationen ein. Voraussetzung ist unserer Meinung nach, daß in der Krankengeschichte kein infektiöses Geschehen vorgelegen hat. In einer septischen Situation ist der Verriegelungsnagel als Revisionsimplantat ungeeignet.

Ist zur Einbringung des Nagels eine Metallentfernung notwendig, so führen wir diese über den vorgegebenen alten Zugang durch und verschließen die Wunde wieder vor Beginn der Nagelung. Eine eingelegte Drainage bleibt im Normalfall abgeklemmt und dient nur als Sicherheit bei exzessiver Hämatombildung. Durch dieses Vorgehen stellen wir sicher, daß das Bohrmehl nicht einfach aus der Wunde abläuft, sondern im Bereich der Refraktur/Pseudarthrose verbleibt. Das beim Aufbohren anfallende Material ist, wie wir experimentell zeigen konnten, kein lebloser Debris, sondern enthält vitale Knochenzellen (Abb. 1). Eine primäre Spongiosaplastik ist bei dieser Vorgehensweise nur ganz selten erforderlich und sollte mit großer Zurückhaltung durchgeführt werden.

Hefte zu der Unfallchirurg, Heft 229
M. Börner/E. Soldner (Hrsg.)

Abb. 1. Zellkultur aus Bohrmehl; die vitalen Osteoblasten kommen zur Darstellung

Wann immer möglich, sollte die Nagelung dynamisch durchgeführt werden, um dem in der Regel durch vorausgegangene Inaktivität osteoporotisch gewordenen Knochen die Möglichkeit des Remodelling unter physiologischer Belastung zu geben (Abb. 2). Ist dies wegen einer instabilen Situation nicht primär möglich, ist die se-

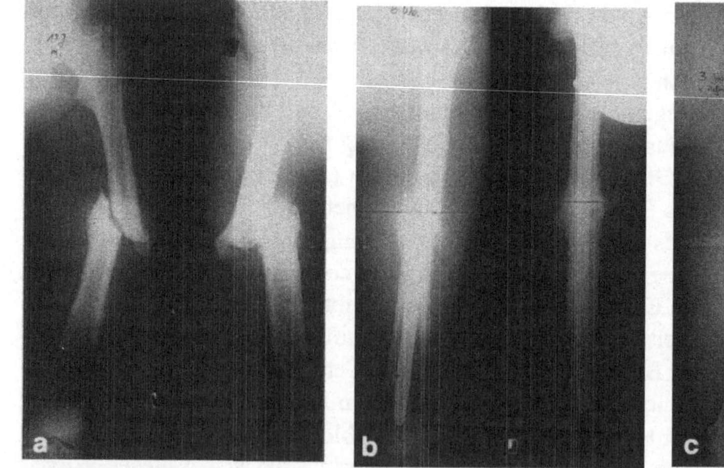

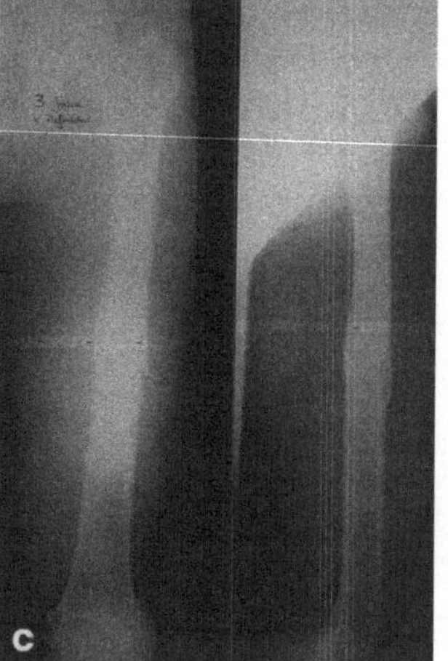

Abb. 2 a–c. 18jähriger Patient. **a** Oberschenkelrefraktur nach Bagatelltrauma bei vorausgegangener Plattenosteosynthese und Metallentfernung 4 Monate zuvor. Die Fraktur verläuft genau durch ein Zugschraubenloch. **b** Durchführung einer distal dynamischen Nagelung, nach 6 Wochen bereits Kallusbildung sichtbar. **c** Ausheilungsbild 3 Jahre nach Refraktur

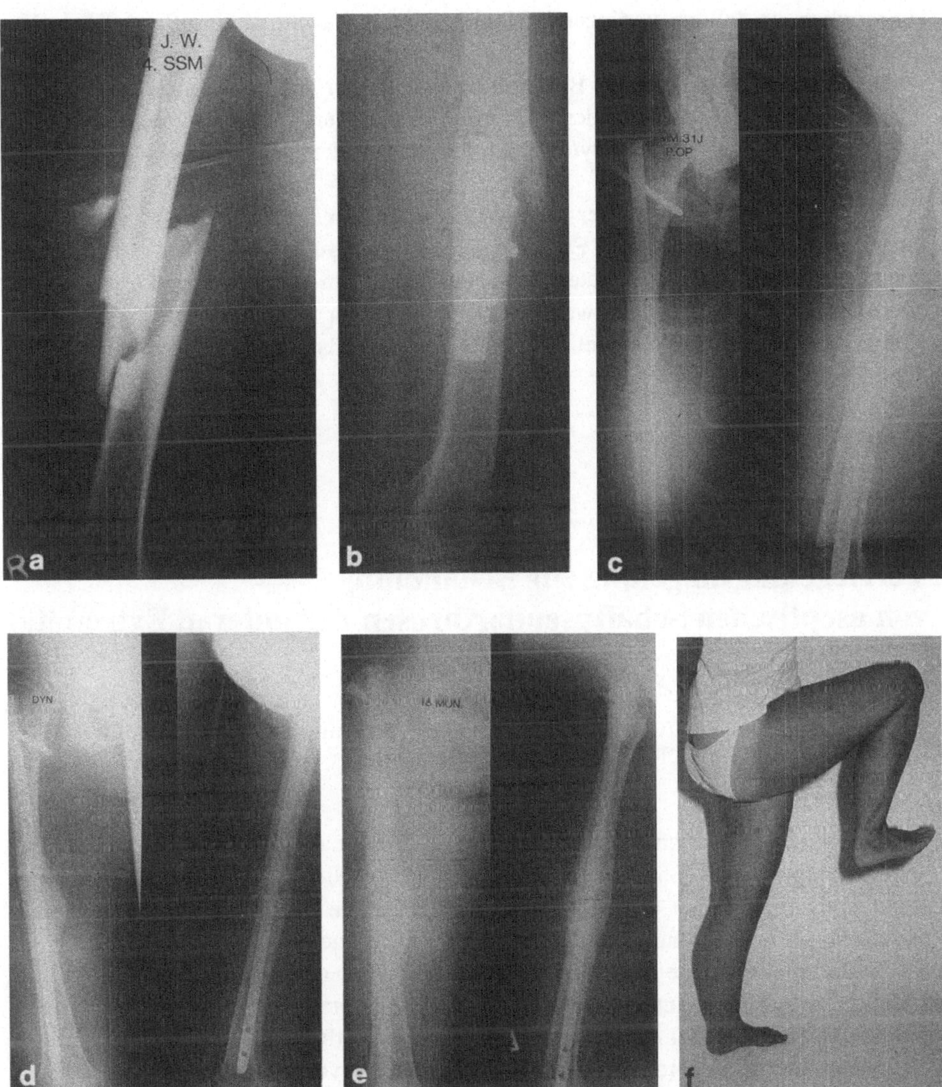

Abb. 3 a–f. 31jährige Patientin, 4. Schwangerschaftsmonat. **a** Oberschenkelschaftfraktur nach adäquatem Trauma. Wegen Unmöglichkeit der intraoperativen Bildwandlerkontrolle Durchführung einer Plattenosteosynthese. **b** Plattenbruch nach 7 Monaten. **c** Durchführung einer Verriegelungsnagelung, bei instabiler Situation zunächst statisch. **d** Dynamisierung nach 8 Wochen bei bereits deutlich sichtbarer neuer Kallusbildung. **e** Vollständig ausgeheilte Fraktur nach 18 Monaten. **f** Metallentfernung nach 26 Monaten, 2 Monate danach vollständig freie Funktion bei voller Belastbarkeit

kundäre Dynamisierung nach radiologisch sichtbarer beginnender Kallusbildung durchzuführen (Abb. 3).

Ist eine Osteotomie bei Fehlstellung erforderlich, so kann diese mit der von Küntscher entwickelten Innensäge durchgeführt werden. Dies ist jedoch nicht in allen Fällen möglich, so daß bei vorliegender Deformierung manchmal ein offenes Vorgehen nicht vermieden werden kann.

Die Nagelentfernung nach Behandlung aseptischer Komplikationen sollte nicht vor 2 Jahren erfolgen, um dem Knochen ausreichend Zeit für eine suffiziente Regeneration zu geben. Die Dynamisierung als Teil der Nachbehandlung spielt hier eine wichtige Rolle.

Wir haben mittlerweile über 40 Revisionsoperationen bei Refrakturen, Pseudarthrosen und posttraumatischen Fehlstellungen durchgeführt und halten den Verriegelungsnagel für ein sehr geeignetes Implantat bei diesem Indikationsspektrum. Es soll allerdings nicht verschwiegen werden, daß es sich hier um ein anspruchsvolles Verfahren handelt, welches nur bei entsprechender Ausrüstung und Erfahrung Anwendung finden sollte.

Verriegelungsnagelung zur Behandlung von aseptischen Schaftpseudarthrosen der unteren Extremität

B. F. Engels und F. J. Birtel

St. Michael Krankenhaus, (Chefarzt: Dr. med. F. J. Birtel) Chirurgische Abteilung, Kühlweinstr. 103, 6620 Völklingen/Saar

Lorenz Böhler [1] berichtete schon 1942, also 2 Jahre nach Küntschers Vorstellung des Marknagels, im 3. Band seiner Monographie über die *Technik der Knochenbruchbehandlung im Frieden und im Kriege* über Beispiele der Versorgung von Schaftpseudarthrosen des Femurs und der Tibia mittels Marknagel.

Er führte eine offene Nagelung durch, nachdem er die Pseudarthrose angefrischt hatte, in Form einer „Entdeckelung". Des weiteren verzichtete er auf ein Aufbohren des Markraumes, wobei er zum einen nur wenige Heilungsverläufe beobachtete, jedoch gehäufte postoperative Markraumphlegmonen vorfand. Als Schlußfolgerung hieraus verbietet er die offene Marknagelung von insbesondere Tibiaschaftpseudarthrosen, empfiehlt jedoch, diese bei Pseudarthrosen des Femurs oberhalb der Mitte durchzuführen.

Erst 1949 erschien die Veröffentlichung von Küntscher [3] über die Marknagelung von Schaftpseudarthrosen, wobei er eine ausreichend weite Markraumaufbohrung zwecks langstreckiger Verklemmung des Marknagels und damit ausreichender Stabilisierung des Knochens empfahl.

Dieses Therapiekonzept hat sich bei hyper- und hypotrophen Pseudarthrosen im Bereich der Schaftmitte des Femurs und der Tibia bis zum heutigen Tage als Standardtherapie bewährt.

Schon im Jahre 1922 hat sich Lexer [4] mit der Definition und der Entstehung der Pseudarthrose beschäftigt.

Hefte zu der Unfallchirurg, Heft 229
M. Börner/E. Soldner (Hrsg.)

Die heute gültige Definition sowie die Einteilung der aseptischen Pseudarthrosen unter Berücksichtigung der Entstehungsursachen basieren auf der Veröffentlichung von Weber [9] aus dem Jahre 1973.

Er definiert jene Frakturen als Pseudarthrosen, bei denen ohne zusätzliche therapeutische Maßnahme aufgrund allgemeiner Erfahrung nicht mit einer knöchernen Konsolidierung gerechnet werden kann.

Hiermit gibt er eine zeitunabhängige, eindeutige Definition.

Fehlt also einer der zur Frakturheilung notwendigen Faktoren, wie Fragmentkontakt, Vaskularität oder Stabilität, so verzögert sich der ossäre Durchbau oder bleibt überhaupt aus [7].

Wir unterteilen heute die aseptischen Pseudarthrosen [5] in

1. biologisch vitale oder reaktive Pseudarthrosen, auch hypertroph genannt,
2. biologisch avitale oder reaktionslose Pseudarthrosen, auch hypotroph genannt,
3. Defektpseudarthrosen.

Die Erkenntnis der biologischen Wertigkeit des durch Instabilität an der Ausdifferenzierung gehemmten Pseudarthrosenkallus bestimmt das heutige Grundprinzip [7]:

Zur Ausheilung und knöchernen Überbrückung ist mechanische Ruhe notwendig. Die weiteren Voraussetzungen für eine ossäre Konsolidierung sind Vaskularität und Fragmentkontakt.

Da insbesondere für die knöcherne Konsolidierung einer Pseudarthrose die endostale Revaskularisierung durch die A. nutricia, welche für etwa 70% der Kortikalisdurchblutung verantwortlich ist, eine vermehrte Bedeutung besitzt, wird seitdem für alle außerhalb der Schaftmitte sich befindenden diaphysären Pseudarthrosen und auch bei Defektpseudarthrosen die Plattenosteosynthese als die ideale Stabilisierungstechnik angesehen.

Durch die Entwicklung und Verbreitung der Verriegelungsnagelung [8] steht uns heute ein alternatives Implantat zur Verfügung, welches sich bei allen diaphysären Frakturen, auch im Grenzbereich zur Metaphyse, am Femur und an der Tibia bewährt hat, wobei wir die Vorteile der intramedullären Stabilisierung wesentlich höher einschätzen als die der Plattenosteosynthese, da diese besonders am Unterschenkel die Biologie aufgrund des reduzierten Weichteilmantels stört und so vermehrte postoperative Komplikationen hervorruft.

Aufgund dieser guten Erfahrungen hinsichtlich der intramedullären Stabilisierung frischer diaphysärer Frakturen mit signifikanter Reduzierung der Komplikationsrate in unserer Abteilung sehen nicht nur wir, sondern auch Ahlers (s. S. 176), Keßler (s. S. 30) und Klein (s. S. 209) die Verriegelungsnagelung als das Implantat der Wahl für die Reosteosynthese bei der Behandlung der aseptischen Pseudarthrose im diaphysären Bereich und deren Grenzzone zur Metaphyse der unteren Extremität an.

Seit Anfang 1987 haben wir in unserer chirurgischen Abteilung, ein Krankenhaus der Grundversorgung, 6mal eine aseptische Tibiaschaftpseudarthrose mittels Verriegelungsnagelung erfolgreich behandelt.

3 Pseudarthrosen waren nach fehlerhafter plattenosteosynthetischer Versorgung entstanden, wobei 2mal eine autologe Spongiosaplastik wegen einer Defektpseudarthrose durchgeführt werden mußte.

2 Tibiaschaftpseudarthrosen entstanden nach primärer Fixateur-externe-Stabilisierung und eine nach primärer konservativer Behandlung.

Im Bereich des Femurschaftes waren wir lediglich 2mal zu einer Reosteosynthese gezwungen, wobei bei beiden Patienten die Erstzversorgung in einem auswärtigen Krankenhaus erfolgt war.

Beispiele: 35jähriger Mann, bei dem eine erstgradig offene distale Unterschenkelfraktur primär am Unfalltage durch eine fehlerhafte Plattenosteosynthese stabilisiert wurde. Die entstandene aseptische Defektpseudarthrose wurde sodann mittels dynamischer Verriegelungsnagelung mit relativ weiter Markraumaufbohrung und gleichzeitiger autologer Spongiosaplastik versorgt. Nach zwischenzeitlich erfolgter vollständiger Metallentfernung liegt ein sehr gutes Ausheilungsergebnis vor.

Bei einem 58jährigen, alkoholkranken Mann kam eine distale Tibiaschrägfraktur unter konservativer Behandlung nicht zur knöchernen Konsolidierung, so daß eine gedeckte dynamische Verriegelungsnagelung erfolgte, worunter es zur Ausheilung kam.

Bei einem 55jährigen Mann erfolgte die Versorgung einer erstgradig offenen Unterschenkelfraktur mittels einer anatomischen May-Platte. Nach Pseudarthrosenausbildung erfolgte zwischenzeitlich eine Fixateur-externe-Stabilisierung mit Spongiosaanlagerung sowie eine spätere Fibulaosteotomie. Nach einer 1 Jahr später durchgeführten Verriegelungsnagelung mit erneuter autologer Spongiosaplastik nach Dekortikation konnte die Defektpseudarthrose zur Ausheilung gebracht werden. Nach erfolgter Metallentfernung zeigt sich ein befriedigendes Ausheilungsergebnis ohne klinisch relevante Beinverkürzung.

30jähriger Mann, bei dem im Rahmen einer Polytraumatisierung eine proximale Unterschenkelfraktur mit Hilfe eines ventralen Klammerfixateurs stabilisiert wurde. Die ausgebildete hypotrophe Pseudarthrose konnte durch dynamische Verriegelungsnagelung, im Sinne eines Verfahrenswechsels, unter gleichzeitig durchgeführter hoher Fibulaosteotomie ausgeheilt werden.

53jähriger Mann mit einer zweitgradig offenen, distalen Unterschenkelmehrfragmentfraktur, die nach Wunddébridement unter intensiver Lavage durch einen ventromedialen V-Fixateur externe stabilisiert wurde. Da nach 7 Wochen noch keinerlei knöcherne Konsolidierung erkennbar war, wurde der äußere Spanner entfernt und nach Ruhigstellung im gespaltenen Gipsverband nach Abheilung der Pineintrittsstellen die statische, gedeckte Verriegelungsnagelung, ebenfalls im Sinne eines Verfahrenswechsels, durchgeführt. Der Patient führt z.Z. eine schmerzfreie Vollbelastung durch, wobei kürzlich erst der Verriegelungsnagel proximal dynamisiert wurde. In diesem Falle ist zu beachten, daß bei der gedeckten Nagelung nur eine sehr sparsame Markraumaufbohrung erfolgte.

Beispiele für Reosteosynthesen am Femurschaft

15jähriger Junge von 1,83 m Körpergröße, bei dem eine Femurschaftmehrfragmentfraktur mittels dynamischer Kompressionsplatte stabilisiert wurde.

Nach Pseudarthrosenausbildung kam es 6 Monate später zu einem Plattenausriß. Die anschließende Versorgung erfolgte mittels offener statischer Verriegelungsnagelung unter gleichzeitiger Durchführung einer autologen Spongiosaplastik nach Dekortikation, da es durch die Plattenosteosynthese zu einer Beinverkürzung von nahezu 3 cm gekommen war. Aufgrund einer noch offenen Trochanterepiphysenfuge auf der kontralateralen Seite erfolgte zusätzlich noch die Zerstörung derselben mittels Pfriem. Nach Dynamisierung führt der junge Patient eine beschwerdefreie Vollbelastung bei freier Beweglichkeit sämtlicher Gelenke mit abgeschlossener knöcherner Konsolidierung der Fraktur durch. Die Beinlänge konnte korrekt ausgeglichen werden.

Bei einer 68jährigen Patientin war eine pathologische Femurschaftfraktur bei metastasierendem Mammakarzinom mittels Verbundosteosynthese mit langer Platte stabilisiert worden. 7

Monate später kam es zur Refraktur mit Plattenbruch. Die erneute Stabilisierung erfolgte nach Plattenentfernung und vollständiger Pallakosausräumung, und zwar durch eine statische Verriegelungsnagelung mit Auffüllung des Knochendefektes mittels Knochenzement und zusätzlichem Ausfüllen des Nagelhohlraumes durch Palacos. Bei korrekt wiederhergestellter Beinlänge erlangte die Patientin eine beschwerdefreie Gehfähigkeit.

Zusammenfassend ist zu sagen, daß uns mit der Verriegelungsnagelung ein fast ideales, ausreichend stabilisierendes Implantat für notwendige Reosteosynthesen im Rahmen der Behandlung aller aseptischen Pseudarthrosen im diaphysären Bereich der unteren Extremität zur Verfügung steht

Empfehlenswert ist jedoch, zur Schonung der endostalen Vaskularisierung lediglich eine sparsame Markraumaufbohrung durchzuführen, um sodann statisch den intramedullär eingebrachten Nagel zu verriegeln. Des weiteren sollte bei allen hypo- und hypertrophen Pseudarthrosen eine gedeckte Marknagelung angestrebt werden, um die osteogene Potenz des Bohrmehles, was von Brug [2] histologisch eindeutig nachgewiesen werden konnte, auszunutzen. Dieses bedeutet, daß die Markraumaufbohrung erst dann, auch bei einer zuvor notwendigen Metallentfernung, erfolgt, wenn der Wundverschluß nach Metallentfernung wieder durchgeführt worden ist.

Bei korrekter Handhabung der Verriegelungsnagelung lassen sich postoperative Fehlstellungen, wie Achsabknickung, Verkürzungen und Rotationsfehlstellungen, durch die Reosteosynthese beheben. Die Komplikationsrate ist im Vergleich zu anderen Osteosyntheseformen deutlich reduziert, wobei es in unserem Krankengut zur Ausheilung aller aseptischen Pseudarthrosen kam. Diese hohe Ausheilungsquote mit niedriger Komplikationsrate wurde auch von Ahlers (s. S. 176), Keßler (s. S. 520), Klein (s. S. 209) und Tomiczek [6] mit höheren Fallzahlen berichtet.

Einen postoperativen Infekt hatten wir bei unseren Patienten nicht zu verzeichnen, wobei wir bei allen Reosteosynthesen eine Antibiotikakurzzeitprophylaxe mit einem Cephalosporin der zweiten Generation durchführten.

Literatur

1. Böhler L (1942) Die Technik der Knochenbruchbehandlung im Frieden und im Krieg, Bd III, 9. bis 11. Aufl. Maudrich, Wien
2. Brug E (1988) Standortbestimmung der Verriegelungsnagelung. Regensberg & Biermann, Münster (Jahrbuch der Chirurgie 1988)
3. Küntscher G (1949) Die Marknagelung der Pseudarthrose. Unfallheilkunde 52:1
4. Lexer E (1922) Über die Entstehung von Pseudarthrosen nach Frakturen und nach Knochentransplantationen. Langenbecks Arch Klin Chir 119:520
5. Schlosser V, Kuner E (1980) Traumatologie, Thieme, Stuttgart
6. Tomiczek H (1987) Indikation und Anwendung der Verriegelungsnagelung bei pathologischen Oberschenkelschaftfrakturen. Unfallheilkunde 90:67
7. Tscherne H (1976) Die Behandlung von verzögerten Knochenbruchheilungen und Pseudarthrosen. Baumgartl F (Hrsg) Spezielle Chirurgie für die Praxis. Thieme, Stuttgart
8. Vécsei (1981) Ergebnisse nach Verriegelungsnagelung. Unfallheilkunde 84:387
9. Weber BG (1973) Pseudarthrosen. Huber, Bern

Korrekturosteotomien an Femur- und Tibiaschaft mit dem Verriegelungsnagel*

R. Kreusch-Brinker[1] und G. Schwetlick[2]

[1] Chefarzt der Orthopädischen Klinik, Hubertusstraße 12, O-1403 Birkenwerder bei Berlin
[2] Orthop. Universitäts- und Poliklinik im Oskar-Helene-Heim Berlin (Ärztl. Direktor: Prof. Dr. U. Weber) Clayallee 229, W-1000 Berlin 33

Einleitung

Art und Ausmaß eines Achsfehlers der unteren Extremität ergeben als präarthrotische Deformität in Abhängigkeit vom Alter und Mobilitätsanspruch sowie der subjektiven Beschwerdesymptomatik die Indikation zur Umstellung (Zenker 1972). Aufgrund der besseren Durchblutung der spongiösen Metaphyse im hüft- und kniegelenknahen Femur- und Tibiabereich werden Osteotomien am Oberschenkel intertrochantär bzw. suprakondylär bevorzugt mit Platte, und am Unterschenkel infrakondylär, vorwiegend mit Fixateur externe, durchgeführt (Wagner 1984; Hörster 1984; Kroedel 1985).

Beinverlängerungen erfolgen mit externen Distraktoren dynamisch bis zur spontanen Defektauffüllung nach Kortikotomie oder werden in einer zweiten Sitzung mit Spongiosatransplantation und Plattenosteosynthese beendet (Wagner 1977; Durbin u. Oest 1983; Winter et al. 1989). Posttraumatische Fehlstellungen an Femur- und Tibiaschaft sind im Gegensatz zur Korrektur idiopathischer Deformitäten nicht am Ort der Wahl zu operieren, sondern zwingen zur Osteotomie im Scheitel der Fehlstellung (Gotzen et al. 1984; Hörster 1984). Die präoperative Planung erfordert neben der klinischen Ausmessung des Rotationsfehlers die exakte Bestimmung von Längendifferenz und Achsfehler in der frontalen und sagittalen Ebene durch eine Röntgenaufnahme mit definierten Abstand. Die röntgenologische Gesamtachse ergibt jedoch nach Morscher (1984) nur eine zweidimensionale Summation, so daß wesentliche Komponenten der physiologischen Kurvation und Torsion von Femur und Tibia nur unzureichend berücksichtigt sind. Eine exakt additive oder subtrahierende Keilentnahme führt somit bei bogenförmig langstreckiger Fehlstellung zur Seitverschiebung (Hörster 1984), die durch Verlagerung der Schwerpunktachse erneut eine präarthrotische Deformität darstellt. Mit der Plattenosteosynthese ergeben sich für den Operateur bei der Durchführung der Korrekturosteotomie hohe Anforderungen, um letztlich eine exakte Adaptation der Fragmente zu erreichen, die durch statische Kompression zur knöchernen Konsolidierung in der angestrebten Achsposition führt. Dabei bedarf es nicht nur einer Deperiostierung der Osteotomiezone mit exakter Festlegung der Schnittflächen, sondern auch einer relativ langstreckigen Freilegung der Diaphyse zur Anlage einer möglichst weit exzentrisch übergreifenden Platte unter Berücksichtigung der veränderten Knochenoberflächen.

Um der Schwierigkeit im Spannungsfeld zwischen angestrebter Korrektur und ordnungsgemäßer Plattenosteosynthese zu begegnen, entwickelte Wagner (1984) die „Verschiebeosteotomie als Korrekturprinzip" mit Einstauchung der peripheren Dia-

* Herrn Prof. Dr. G. Friedebold zum 70. Geburtstag.

Hefte zu der Unfallchirurg, Heft 229
M. Börner/E. Soldner (Hrsg.)

physe in die breitere Metaphyse und Überbrückung mit Platte. Er berücksichtigte dabei die Erfahrung mit einer relativ hohen Versagerquote der Plattenosteosynthese an Femur- und Tibiaschaft bei Korrekturosteotomien (Giebel et al. 1984; Winter et al. 1989). Auch in der Behandlung von Ober- und Unterschenkelschaftbrüchen ergab sich in den letzten Jahren eine Tendenzwende von der exakten Reposition und Rekontruktion aller Femur- und Tibiafragmente zur „Überbrückungsosteosynthese“ mit Platte (Heitemeyer et al. 1986) oder monolateralen Fixateur (Gotzen et al. 1984) sowie der intramedullären Stabilisierung, vorwiegend in Form des Verriegelungsnagels nach Klemm u. Schellmann (1986) oder Kempf et al. (1986).

Küntscher (1962, 1965, 1966) hatte in Anwendung seines Prinzips der angestrebten Kallusheilung die geschlossene Osteotomie der langen Röhrenknochen mit der Innensäge beschrieben. Theoretische Grundlage war die von ihm beschriebene periostale Reaktion des Knochens nach Aufbohrung sowie die „Bedeutung der heilsamen Unruhe im Bruchspalt für die Frakturheilung“ (Käßmann et al. 1987). Experimentell zeigten Stürmer u. Schuchardt (1980) die Reaktion des Schaftknochens auf gedeckte Marknagelung und Aufbohrung. Der anfallende „Bohrschlamm“ hat mit der unter Belastung resultierenden dynamischen Wechsellast osteogenetische Potenz und führt zur überschießenden, defektüberbrückenden Knochenneubildung mit Flächenträgheitsmomenterhöhung. Es erklärt die klinische Erfahrung, daß Störungen der Fraktur- und Osteotomieheilung nach Nagelung seltener auftreten als nach Plattenosteosynthese (Giebel et al. 1984; Gotzen et al. 1984).

Neben guten Erfahrungen mit der Innensäge bei Verkürzungs- und Derotationsosteotomie (Fischer 1972, 1973) gab es Mitteilungen über die technischen Probleme bei mehrachsigen Korrekturen und ungenügender Rotationsstabilität des Küntscher-Nagels (Liedberg u. Persson 1978; Winquist 1986). Wie in der Frakturbehandlung konnte mit dem Verriegelungsnagel die mangelnde Drehfixation der Hauptfragmente beherrscht und bei statischer Montage eine Beinverkürzung vermieden werden (Klemm u. Schellmann 1986), so daß mit dem Instrumentarium eine leicht zu handhabende, schonende Methode zur Behebung von Fehlstellungen im Bereich von Femur- und Tibiadiaphyse vorhanden ist (Kempf et al. 1986). Den unbestreitbaren biologischen Vorteilen der geschlossenen Osteotomie stehen zeitliche und technische Aspekte entgegen, die den Aufwand bei Verlängerung der Röntgenexposition mit dem Bildwandler im Verhältnis zur Weichteilschonung nicht rechtfertigen. Bei offener Osteotomie ohne breite Exposition des Schaftes mit einer kurzen Hautinzision unter gezielter Spülung kann der mechanische und thermische Schaden in engen Grenzen gehalten und mit gezielter Drainierung die Gefahr eines Kompartments bei gedeckter Aufbohrung verringert werden.

Methodik

Bei Planung einer Korrekturosteotomie mit dem Verriegelungsnagel ist zu berücksichtigen, daß die Form des heutigen Instrumentariums bei zentraler Einführung in den Markraum die Reposition in beiden Ebenen vorgibt und die Rotation über die Verriegelungsschrauben im kürzeren Fragment bei wandständiger Nagelführung im längeren Fragment gesichert ist. Bei Dreh- und Verkürzungsosteotomien wird eine

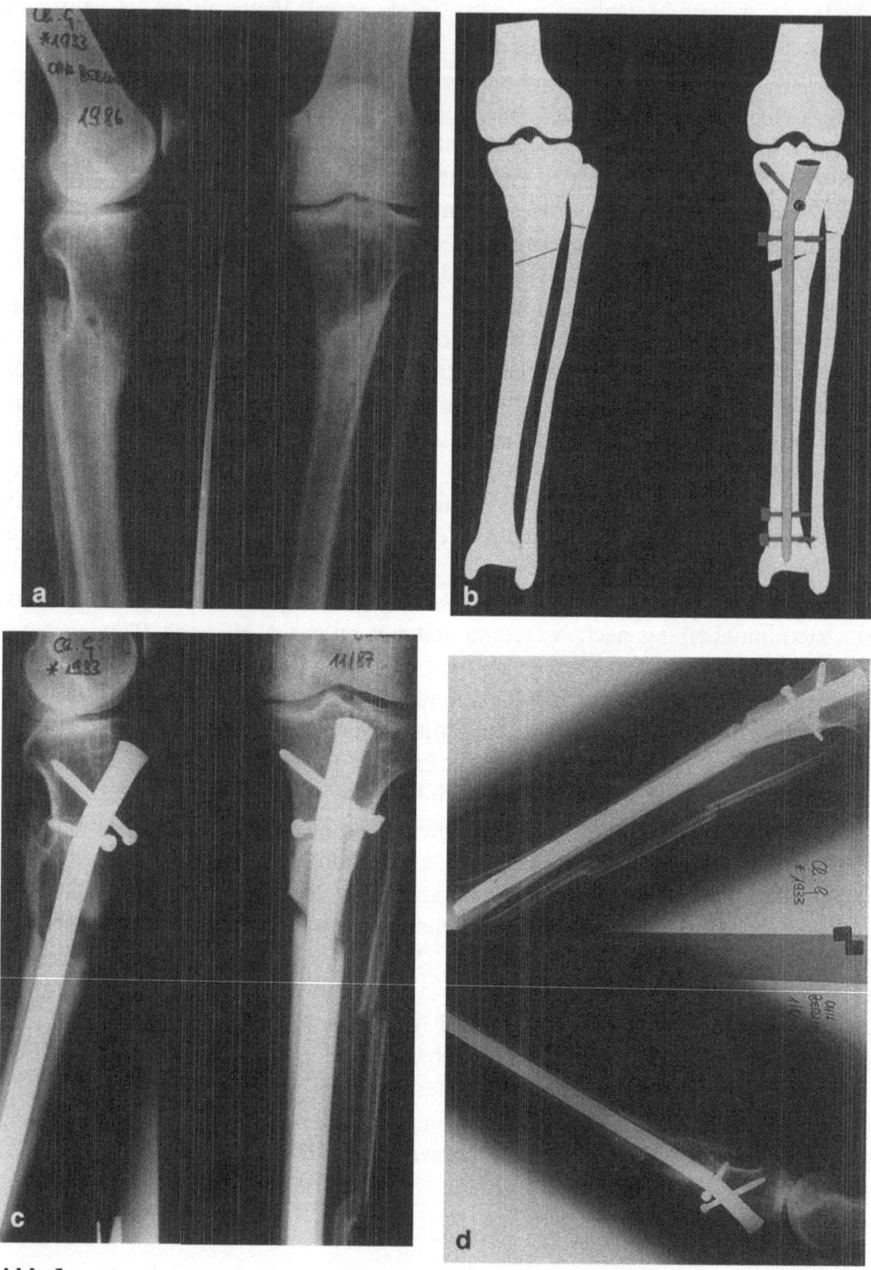

Abb. 1

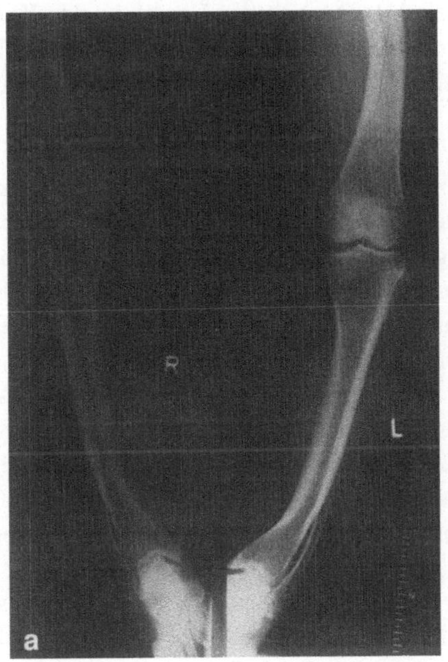

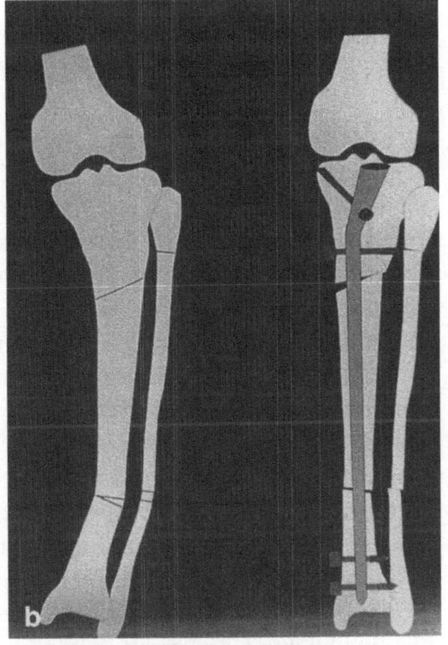

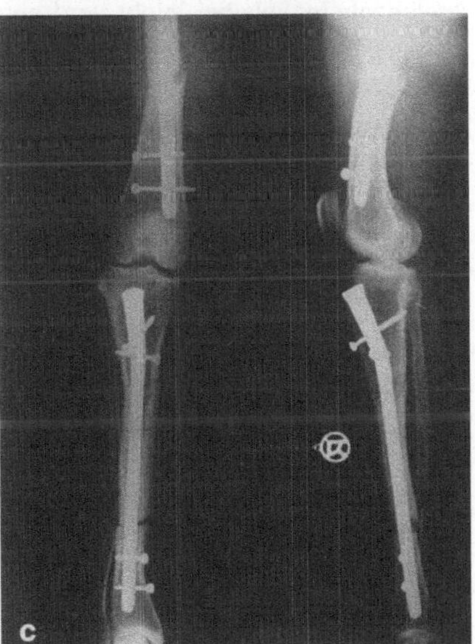

Abb. 2

quere Durchtrennung des Knochens in der proximalen Diaphyse zwischen dem Niveau der Verriegelungsschrauben und der Schaftenge durchgeführt. Die mehrachsige Korrektur erfolgt durch eine kurze Schrägosteotomie in Höhe der Fehlstellung ohne Keilentnahme mit Verriegelung des kurzen Fragmentes (Abb. 1). Wenn ein Verlängerungseffekt gewünscht ist, wird statisch verriegelt (Abb. 2). In allen Fällen ist nach Auffädelung des distalen Fragmentes unter Sicht das weitere Vorgehen gedeckt. Die Achse wird über die Extension ausgerichtet und der Knochen nach Wundverschluß mit Drainage über der Osteotomie aufgebohrt. Der mit der Korrektur des Knochens entstandene Defekt wird durch Einpressen des Bohrmehls aufgefüllt, so daß über die periostale Knochenheilung aus dem Weichteilmantel eine Kalluskonsolidierung eintritt.

Falls keine Verlängerung angestrebt wird, bestehen nach der Korrektur mit dem Verriegelungsnagel belastungsstabile Verhältnisse, so daß der Patient mit Abklingen der Weichteilschwellung und Wiedererlangung einer ausreichenden muskulären Führung rasch gehfähig wird. Die vollständige Rehabilitation wird in der Regel schon vor dem kompletten röntgenologischen Durchbau erreicht, da durch die offene Osteotomie die Kallusreaktion im Gegensatz zur gedeckten Frakturnagelung verzögert auftritt, ohne daß die Belastungsstabilität gefährdet ist (Bähren 1986).

Falls bei gewünschter Verlängerung eine statische Montage erfolgt und wie bei Mehrfragmentfrakturen lediglich Übungsstabilität vorhanden ist, erfolgt die Dynamisierung entsprechend der sichtbaren Kallusbildung nach 12–16 Wochen, je nach Länge der Defektstrecke. Korrekturen am Unterschenkel bedürfen in jedem Fall einer zusätzlichen Fibulaosteotomie in Schaftmitte, evtl. mit Keilresektion. Liegt der Scheitel der Fehlstellung an der Tibia im metaphysären Bereich, kann durch eine Osteotomie zentripetal diaphysär unter- oder oberhalb des Achsknickes eine sichere Verriegelung im kurzen Fragment erreicht werden. Wird dabei an der proximalen Tibia eine leichte Überkorrektur angestrebt, kann über den Rekurvationsknick des Unterschenkelnagels bei leicht verdrehtem Einschlagen durch einen seitlich des Lig. patellae gelegten Zugang die gewünschte Stellung erzielt werden. So wird eine Tibiakorrektur von Varus auf Valgus durch eine Osteotomie von proximal medial nach distal lateral proximal diaphysär mit Einschlagen des leicht nach außen verdrehten Nagels vom medialen Schienbeinkopf vorgenommen. Der Nagel führt den Schaft in eine geringe X-Position gegenüber der epimetaphysären Tibia, die Osteotomie verhakt sich und die Verriegelungsschrauben fixieren die Nagelspitze dreidimensional im Tibiakopf (Abb. 1, 2).

Ergebnisse

Von 1982–1989 wurden an der Orthopädischen Universitätsklinik im Oskar-Helene-Heim, Berlin, 57 Korrekturosteotomien an Femur und Tibia bei 50 Patienten (22 Frauen und 28 Männer) im Durchschnittsalter von 35 Jahren (16–71) durchgeführt. 34mal erfolgte der Eingriff an der Tibia, 23mal am Femur, in 3 Fällen wurden beide Oberschenkel umgestellt, bei einer Patientin wurden beide Ober- und Unterschenkel korrigiert. Bei Verlängerung des Beines wurde nach Z-förmiger Osteotomie des Femurs über den Wagner-Spanner distrahiert, dann in 2. Sitzung am Extensionstisch der Fixateur abmontiert und der Knochen nach Aufbohren über den Nagel statisch verriegelt. Alle anderen Eingriffe erfolgten einzeitig (Tabelle 1).

Tabelle 1. Korrekturosteotomie mit Verriegelungsnagel (n = 57)

Verkürzung	9
Verlängerung (allein)	2
Derotation (allein)	12
Mehrachsig	34
Davon mit Verlängerung bis 3,5 cm	11

Die Fehlstellungen waren in 37 Fällen posttraumatisch, dabei lagen die Verletzungen bei 2 Patienten 22 bzw. 28 Jahre zurück, die primäre Therapie war konservativ. Die anderen Frakturen waren 0,8–6,4 Jahre vor Korrektur erlitten worden, die Erstbehandlung war in 20 Fällen konservativ, bei 12 Patienten erfolgte zunächst eine Plattenosteosynthese, 3 offene Brüche waren mit dem Fixateur externe stabilisiert worden. Von den 15 primär operativ behandelten Patienten waren 12 z.T. mehrfach weiteren Eingriffen bis zum Durchbau in der Fehlstellung unterzogen worden (Methodenwechsel, Spongiosaplastik, Versuch der Achskorrektur bei Fixateur externe) (Abb. 3). In 5 Fällen lag zum Zeitpunkt der Umstellung eine straffe Pseudarthrose vor, die gedeckt nicht mobilisiert werden konnte.

Alle Komplikationen traten am Unterschenkel auf: Das Kompartmentsyndrom folgte der Umstellung eines Crus valgum von 18 Grad als Folge einer Knochenbrücke zwischen proximaler und distaler Tibia- und Fibulametaphyse bei multipler Exostosenbildung im Wachstum. Die Infekte brachen bei 2 Patienten auf, die in der Anamnese passagere Entzündungszeichen bei Heilung der offenen Frakturen geboten hatten. Die Indikation zur Umstellung erfolgte mit einer Latenz von 5 Jahren nach dem Bruch bei einem stummen Infektparameter. Ein weiterer Patient entwickelte eine lokale Weichteilinfiltration mit Sekretion nach Derotation über den liegenden Orthopedia-Nagel bei Querosteotomie mit Gigli-Säge. Die Entzündungen heilten in 2 Fällen nach vorzeitiger Nagelextraktion und erneutem Aufbohren aus, wobei der Knochen in gewünschter Position durchbaute.

Bei Verkürzungs-, Derotations- und mehrachsiger Korrektur ohne Verlängerungseffekt entsprachen die Ergebnisse objektiv dem angestrebten Ziel, subjektiv klagten die Patienten gelegentlich über Beschwerden in Höhe der Osteotomie und des Nageleinschlags.

Beide Verlängerungsosteotomien erreichten nicht vollständig das angestrebte Ziel des kompletten Ausgleichs, weil bei Entriegelung mit Entfernung der distalen Schrauben nach 4 Monaten eine Valgusposition des Knies von 8 bzw. 12 Grad resul

Tabelle 2. Korrekturosteotomie mit Verriegelungsnagel (n = 57), Ergebnisse

Geheilt in gewünschter Achse und Länge	48
Korrektur-/Längenverlust	7
Persistierende Fußheberschwäche	1
Chronischer Infekt	1

tierte. Weitere 4 Fälle von mehrachsiger Umstellung mit Verlängerung von 1,5–3,5 cm hatten einen Korrekturverlust nach Umstieg von statischer auf dynamische Montage von bis zu 5 Grad und eine Einsinterung bis maximal 1 cm. Die Fußheberschwäche war Folge des Kompartmentsyndroms, die Osteotomie heilte in gewünschter Position aus. Lediglich bei der persistierenden Infektion erfolgte bis zum Nachuntersuchungszeitpunkt kein Durchbau (Tabelle 2).

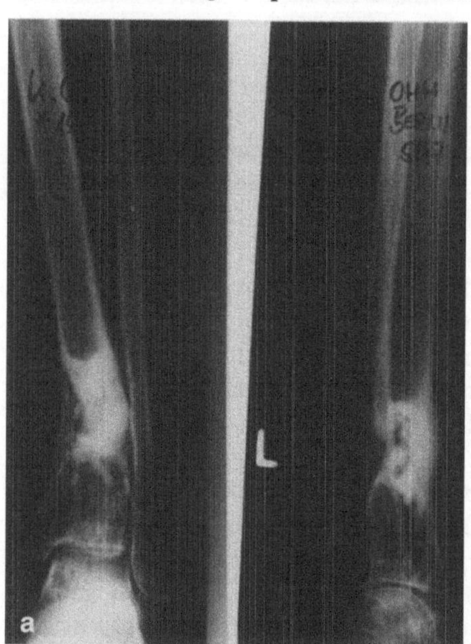

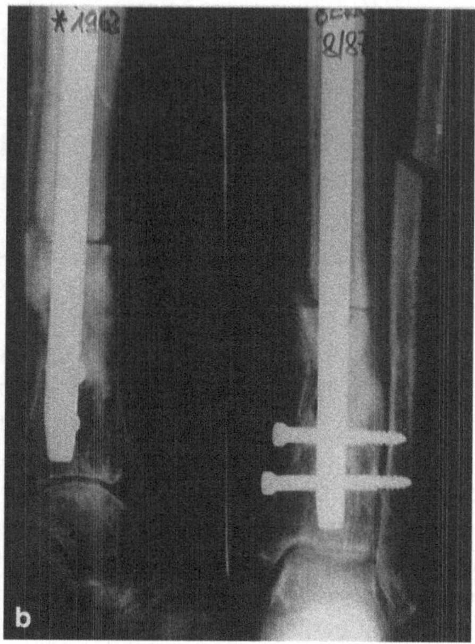

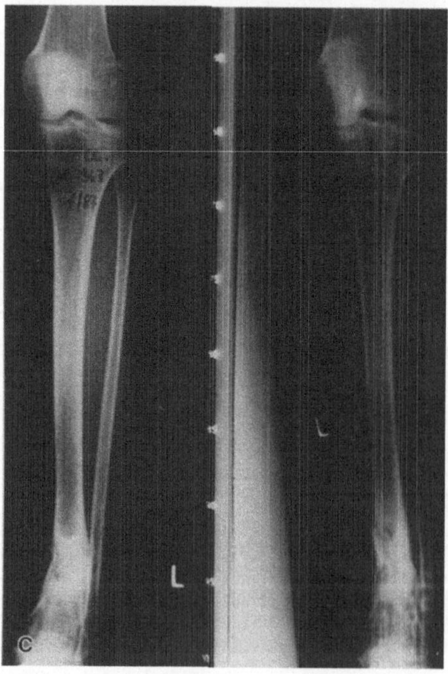

Abb. 3

Diskussion

Die Korrekturosteotomie im Bereich der langen Röhrenknochen der unteren Extremität ist ein Wahleingriff prophylaktischer Natur. Die Indikation wird gestellt bei klinisch relevanten und subjektiv belastenden Beinlängendifferenzen, bei kosmetisch entstellenden und biomechanisch wirksamen posttraumatischen Rotations- und Achsfehlern im Sinne einer präarthrotischen Deformität (Zenker 1972). Seltener erfolgt eine diaphysäre Umstellung bei manifesten degenerativen Veränderungen eines Kompartments von Knie- und Sprunggelenk, im Gegensatz zu den metaphysären Femur- und Tibiaosteotomien bei unilateraler Arthrose als Folge idiopathischer Fehlstellungen. Der Eingriff wird also in der Regel bei Patienten vorgenommen, die aktiv im Berufsleben stehen und durch das vorangegangene Trauma mit protrahierter Behandlungsphase einen hohen Leidensdruck haben. Zusätzlich haben sie längere Phasen mangelnder Mobilität erlebt mit dem Zwang, ein Bein zu entlasten. Insofern bietet die Methode wesentliche Vorzüge in der frühen Rehabilitation mit einem internen Kraftträger, der ein Laufen mit vollem Körpergewicht auf der operierten Extremität erlaubt und im Sinne der gewünschten Kallusheilung erfordert (Käßmann et al. 1987).

Vom biologischen Standpunkt werden alle Voraussetzungen für eine maximale Reduzierung des Operationstraumas erfüllt:

1. Geringe Devitalisierung des Knochens in Höhe der Osteotomie
2. Minimale Weichteilbelastung bei kleinen Hautinzisionen
3. Kraftflußverteilung über den gesamten osteotomierten Knochen während der Heilungsphase ohne Kortikalisatrophie
4. Keine Schwächung der Osteotomiezone nach Materialentfernung
5. Frühe Mobilisation und Gehfähigkeit mit Verringerung der thromboembolischen Komplikationsrate

Überragend sind die Ergebnisse bei Korrekturen des Femurschaftes, insbesondere im Vergleich zu anderen Methoden (Winter et al. 1989). Die Entwicklung in der Frakturbehandlung der diaphysären Femurfraktur von der Plattenosteosynthese spiegelt sich verzögert auch bei der Umstellungsosteotomie wider, insbesondere wenn eine biologische Reduktion des knöchernen Lagers nach mehrfachen Operationen mit Ausbildung einer straffen Pseudarthrose vorliegt (Abb. 3).

Zurückhaltend ist das Vorgehen bei Verlängerungsosteotomie zu bewerten, da zunächst ein zweitzeitiges Vorgehen mit Methodenwechsel von ex- auf internen Kraftträger Infektionsgefahren aufwirft und der wesentliche Vorteil der Frühbelastbarkeit entfällt. Gegenüber dem von Wagner (1977) beschriebenen Vorgehen verbleibt lediglich der Verzicht auf den zusätzlichen Eingriff der Spongiosaentnahme. Dagegen steht das Risiko der Korrektur und des Längenverlustes nach Dynamisierung der Montage, allerdings zeigt sich auch hierbei wie in der Frakturbehandlung die Tendenz zum Belassen der statischen Verriegelung in der Belastungsphase. Sicherlich erscheint jedoch die Methode nach Ilisarow mit Kortikotomie und dynamischer Extension in Zukunft der Weg zur Beinverlängerung mit geringerem Aufwand und Risiko sowie höherer Erfolgsquote.

Am Unterschenkel stellt sich bei allen Indikationen mit dem Nagel die Frage nach dem Infektionsrisiko und eines Kompartmentsyndroms, evtl. mit Peronäusparese. Die

Komplikationsrate mit 9,5% konnte durch Beherrschung von 2 Weichteilentzündungen ohne Verlust der Korrektur eingegrenzt werden. Eine Markphlegmone führte zur Ausbildung einer Defektpseudarthrose. Diese Patienten hatten im Verlauf der Frakturbehandlung nach offenem Bruch 6 Jahre vorher ein Infektintervall, ohne bei Indikationsstellung zur Korrektur Entzündungsparameter lokal oder systemisch zu bieten. Die Osteotomie wurde in Höhe des Übergangs vom mittleren zum distalen Drittel an der Tibia durchgeführt, dem Bereich mit einer geringen Weichteildeckung und lokalen Durchblutungsdichte. Jede Methode zur Umstellung des Tibiaschaftes ist bei dieser Lokalisation und Anamnese mit hohen Risiken belastet, so daß bei dieser Patientin retrospektiv ein Indikationsfehler vorlag, der als Mißerfolg der Nagelung nicht angelastet werden kann.

Auch das Kompartmentsyndrom bei einer Umstellung von Valgus auf Varus um 20 Grad mit konsekutiver Peronäusschwäche muß weniger dem Nagel als vielmehr der großen Amplitude mit Weichteilverlängerung in einem Schritt angelastet werden, so daß der Druck in der Loge der Unterschenkelextensoren als Summation von Einblutung aus der Osteotomie und Anspannung unter Zug kritisch anstieg.

In diesen risikoträchtigen Fällen wird in unserer Klinik heute die Korrektur mit einem dynamischen Fixateur bevorzugt.

Die Erfolgsquote von 80% sehr guten, 15% guten und 5% schlechten Ergebnissen spricht für die Umstellungsosteotomie mit einem intramedullären Kraftträger an Femur und Tibiaschaft, insbesondere wenn der Knochen durch lange Entlastungsphasen nach Trauma und Weichteilschädigung ernährungsgestört ist. Die Methode verbindet in einem Schritt Korrektur, biologische Anfrischung und biomechanisch belastungsstabile Osteosynthese.

Zusammenfassung

Seit 1983 wurden im Oskar-Helene-Heim Berlin an 50 Patienten im Bereich von Femur- und Tibiaschaft 57 Korrekturosteotomien mit dem Verriegelungsnagel durchgeführt. Die Methode der intramedullären Stabilisierung von offen osteotomierten langen Röhrenknochen der unteren Extremität hat bei Fixierung des kürzeren Fragmentes mit Schrauben eine große Indikationsbreite vom proximal diaphysären bis zum distal metaphysären Abschnitt. Der Nagel gibt in 2 Achsen die Korrekturebene vor, und die Verriegelung sichert die Rotationsstabilität. Die erwünschte sekundäre Knochenheilung unter Kallusbildung erfordert eine Frühbelastung der Extremität, so daß bei ausreichend stabiler Osteosynthese der Patient noch in der Heilungsphase rehabilitiert ist. Die bei Plattenosteosynthese notwendige plane Osteotomieadaptation, die bei mehrachsiger Korrektur aufwendige Schnitte erfordert, erübrigt sich mit dem Nagel, da der bei der Aufbohrung entstehende Bohrschlamm in Zusammenhang mit der Frühbeanspruchung des Beines knöcherne Defektzonen auffüllt und osteoinduktiv wie Beckenkammspongiosa eine Überbrückung mit Kallus bewirkt. Insbesondere auch bei Pseudarthrosen in Fehlstellung oder nach Ermüdungsrefrakturen erweist sich die Methode als biologisch adäquat und mit der Möglichkeit der Vollbelastung des Beines von hoher Akzeptanz für den Patienten.

Literatur

Bähren H (1986) Mechanische Prinzipien der operativen Frakturbehandlung – am Beispiel der Tibiaschaftfrakturen. MOT 106:90–94

Durbin F, Oest W (1983) Die operative Beinverlängerung, Technik, Indikation und Ergebnisse. Z Orthop 121:722–732

Fischer S (1972) Operative Beinverkürzung und Beinverlängerung nach dem Verfahren von Küntscher. Orthopäde 1:51–56

Fischer S (1973) Die Marknagelung von in Fehlstellung verheilten Frakturen und Pseudarthrosen. Chirurg 44:548–552

Giebel G, Tscherne H, Oestern HJ (1984) Fehlschläge der Fraktur- und Osteotomieheilung. Chirurg 55:725–730

Gotzen L, Tscherne H, Illgner A (1984) Korrekturosteotomien am Femurschaft. In: Hierholzer G, Müller KH (Hrsg) Korrekturosteotomien nach Traumen an der unteren Extremität. Springer, Berlin Heidelberg New York, S 123–134

Heitemeyer U, Hierholzer G, Terhorst J (1986) Der Stellenwert der überbrückenden Plattenosteosynthese bei Mehrfragmentbruchschädigung des Femur im klinischen Vergleich. Unfallchirurg 89:533–538

Hörster G (1984) Korrekturosteotomien am Tibiaschaft. In: Hierholzer G, Müller KH (Hrsg) Korrekturosteotomien nach Traumen an der unteren Extremität. Springer, Berlin Heidelberg New York, S 135–150

Käßmann HJ, Gerstner JC, Strotmann HJ, Volkers U (1987) Die Bedeutung einer „heilsamen Unruhe" im Bruchspalt für die Frakturheilung. Akt Traumatol 17:9–15

Kempf I, Grosse A, Abalo C (1986) Locked intramedullary nailing – its application to femoral and tibial axial, rotational, lengthening, and shortening osteotomies. Clin Orthop 212:165–173

Klemm K, Schellmann J (1986) The interlocking nail. In: Maatz, Lenz, Arens, Beck (eds) Intramedullary nailing and other intramedullary osteosyntheses. Saunders & Schattauer, Philadelphia Stuttgart, pp 95–104

Kreusch-Brinker R (1987) Ermüdungsbrüche an Tibia und Femur, 8 Jahre nach Korrekturosteotomie mit Platte. Z Orthop 125

Kroedel A (1985) Korrektur posttraumatischer Fehlstellungen am Femur. Unfallchirurg 88:432–436

Küntscher G (1962) Die geschlossene Osteotomie der langen Röhrenknochen. Chirurg 33:273–277

Küntscher G (1965) Intramedullary surgical technique and its place in orthopedic surgery. J Bone Joint Surg [Am] 47:809–818

Küntscher G (1966) Erfahrungen mit der geschlossenen Osteotomie. Chirurg 37:69–71

Liedberg E, Persson B (1978) Technical aspects of midshaft femoral shortening with Küntscher nailing. Clin Orthop 136:62–65

Morscher E (1984) Pathophysiologie posttraumatischer Fehlstellung an der unteren Extremität. In: Hierholzer G, Müller KH (Hrsg) Korrekturosteotomien nach Traumen an der unteren Extremität. Springer, Berlin Heidelberg New York, S 3–8

Stürmer KH, Schuchardt W (1980) Neue Aspekte der gedeckten Marknagelung und des Aufbohrens. Unfallheilkunde 83:346–352; 433–445

Wagner H (1977) Prinzipien der Korrekturosteotomie am Bein. Orthopäde 6:145–177

Wagner H (1984) Die Verschiebeosteotomie als Korrekturprinzip. In: Hierholzer G, Müller KH (Hrsg) Korrekturosteotomien nach Traumen an der unteren Extremität. Springer, Berlin Heidelberg New York

Winquist RA (1986) Close intramedullary osteotomies of the femur. Clin Orthop 212:155–164

Winter T, Wolff R, Bansky G (1989) Operative Behandlung von Deformitäten des Femurschaftes. Orthop Praxis 25:552–555

Zenker H (1972) Zur Indikation und Technik korrigierender Osteotomien im Schaftbereich langer Röhrenknochen. Arch Orthop Trauma Surg 74:205–223

Korrektureingriffe bei posttraumatischen Fehlstellungen, Refrakturen und Pseudarthrosen an der unteren Extremität mit der Verriegelungsnagelung

W. Schüz und J. Mockwitz

Chirurgische Klinik II-Unfallchirurgie, Kliniken des Main-Taunus-Kreises, Lindenstraße 10, W-6238 Hofheim

Einleitung

Die Verriegelungsnagelung hat sich seit vielen Jahren in der Primärbehandlung von Frakturen an Femur und Tibia bewährt. Aber auch gerade in Problemsituationen, wie bei Refrakturen, verzögerter Knochenheilung nach anderen Operationsverfahren sowie bei posttraumatischen Achsenfehlstellungen und Pseudarthrosen ist die sekundäre Verriegelungsnagelung ideal geeignet, die knöcherne Konsolidierung in anatomiegerechter Stellung zu gewährleisten.

Die Vorzüge der Marknagelung sind für die Indikationen bei Sekundäreingriffen von besonderer Bedeutung:

1. Der umgebende Weichteilmantel und die noch intakte periostale Blutversorgung müssen nicht erneut traumatisiert werden.
2. Das Osteosynthesematerial wird fernab der bereits geschädigten Frakturzone eingebracht.
3. Achsenfehlstellungen bzw. Drehfehler lassen sich nach entsprechender präoperativer Planung weitgehend exakt ausgleichen.
4. Der intramedulläre Kraftträger schafft biomechanisch die günstigsten Bedingungen für sofortige frühfunktionelle Behandlung und alsbaldige Belastung.
5. Sowohl das bei der Aufbohrung produzierte Bohrmehl als auch die physiologische Kraftübertragung vom proximalen zum distalen Fragment fördern die rasche Kallusbildung und damit Heilung der Fraktur bzw. Pseudarthrose.
6. Durch Vermeidung der Spongiosierung des Markraumes ist das Risiko einer Refraktur nach Metallentfernung nahezu ausgeschlossen.

Indikationen für die sekundäre Verriegelungsnagelung

Refrakturen nach Plattenosteosynthese und Marknagelung

Die Nachteile der Plattenosteosynthese an der unteren Extremität sind hinreichend bekannt. Als gravierendster Nachteil ist die oft erst nach Monaten mögliche Belastung der Extremität im Vergleich zu primären Marknagelosteosynthese anzusehen. Nach fehlgeschlagener Plattenosteosynthese (verzögerte Heilung oder Refraktur) stellt die sekundäre Verriegelungsnagelung das Verfahren der Wahl dar.

In einer Sitzung kann die Metallentfernung und die sekundäre Nagelung erfolgen, intakte Weichteilverhältnisse und Infektfreiheit vorausgesetzt (Abb. 1).

Hefte zu der Unfallchirurg, Heft 229
M. Börner/E. Soldner (Hrsg.)

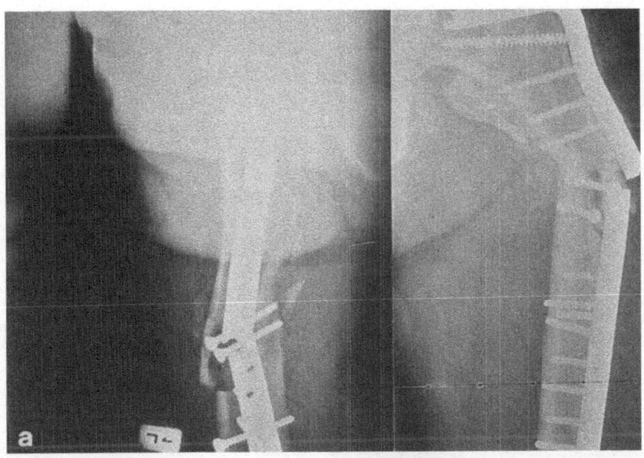

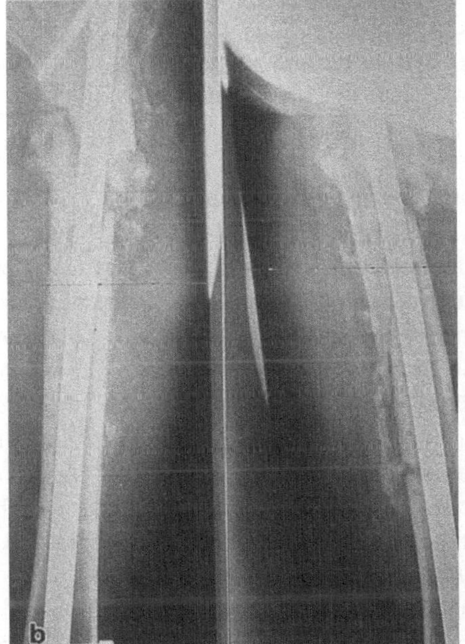

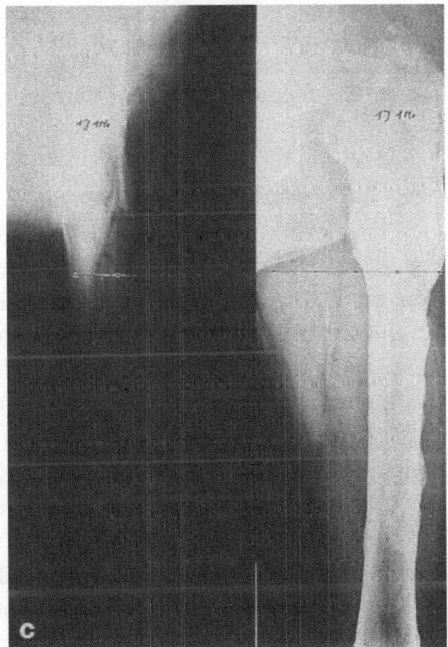

Abb. 1 a–c. Refraktur des proximalen Oberschenkel links nach Plattenosteosynthese (**a**). Metallentfernung und sekundäre Verriegelungsnagelung (**b**). 1 Jahr und 1 Monat später achsengerechte Konsolidierung, freie Funktion im Hüftgelenk (**c**)

Aber auch primär nicht korrekt ausgeführte Marknagelosteosynthesen (beispielsweise infolge zu klein dimensionierten Nagels, Drehfehler etc.) können durch nochmalige Marknagelung mit korrekter Implantationstechnik ohne großes Risiko korrigiert werden (Abb. 2)

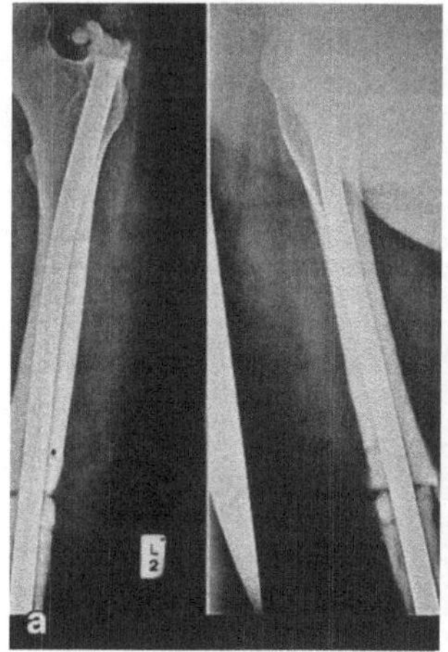

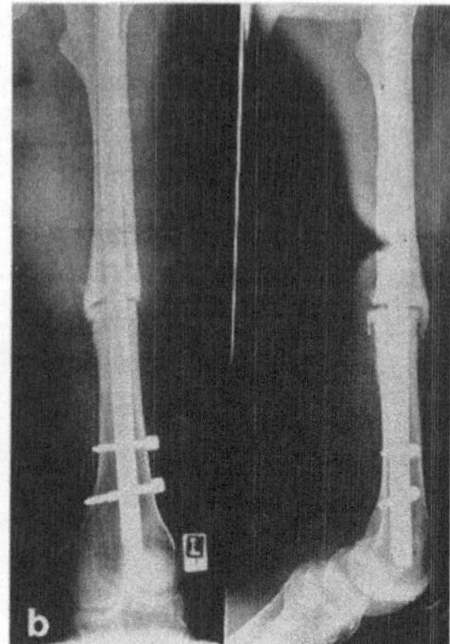

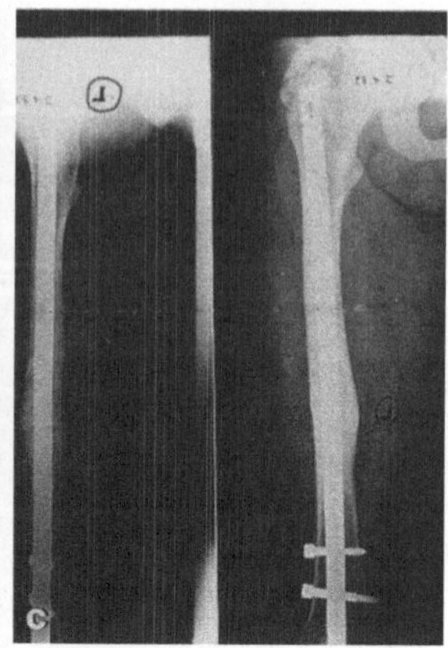

Abb. 2 a–c. Keine knöcherne Heilung 1 Jahr nach Marknagelung des linken Oberschenkels (Nageldurchmesser zu klein) (**a**). Reosteosynthese mit stärkerem Nagel, primär dynamisch (**b**). Rasche Konsolidierung, Metallentfernung nach 1 Jahr und 4 Monaten (**c**)

Verfahrenswechsel nach primärer Fixateur-externe-Anwendung

Zweitgradig und drittgradig offene Frakturen an der unteren Extremität und insbesondere am Unterschenkel werden nach heutigem Kenntnisstand mittels Fixateur externe stabilisiert. Bei Anwendung von dynamisierbaren Systemen wie dem Monofixateur kann durchaus die Knochenheilung ohne Verfahrenswechsel erreicht werden. Mehrfragmentbrüche, Zweietagen- und Trümmerfrakturen neigen jedoch bei externer Kraftübertragung vom proximalen zum distalen Hauptfragment in der Dynamisierungsphase zu sekundären Achsenfehlstellungen. Weiterhin besteht im Frakturbereich ein erhöhtes Risiko infolge Spongiosierung der Markhöhle bzw. Refraktur. Schließlich sollten die Risiken einer Infektion an den Knochenschrauben des Fixateur externe bei längerer Liegedauer nicht unterschätzt werden.

Daher ist die Indikation zur sekundären Verriegelungsnagelung nach primärer Anwendung des Fixateur externe großzügig und relativ frühzeitig zu stellen (Abb. 3).

Voraussetzung sind reizlose Weichteilverhältnisse; u.U. müssen die Weichteile vor der sekundären Marknagelung durch entsprechende haut- und muskelplastische Maßnahmen saniert werden.

Der Verfahrenswechsel nach primärer Fixateuranwendung ist etwa zwischen der 8. bis 12. postoperativen Woche angezeigt, wenn zu diesem Zeitpunkt noch keine ausreichend stabile Frakturheilung zu erkennen ist. Dabei empfiehlt sich folgende Vorgehensweise:

- Entfernung des Fixateur mit Débridement der Knochenschraubenlöcher (ggf. vorübergehende Implantation einer Septopol-Minikette).
- Zwischenzeitliche Ruhigstellung der instabilen Fraktur durch eine Oberschenkelgipsschiene für etwa 1–2 Wochen bis zur reizfreien Wundheilung.

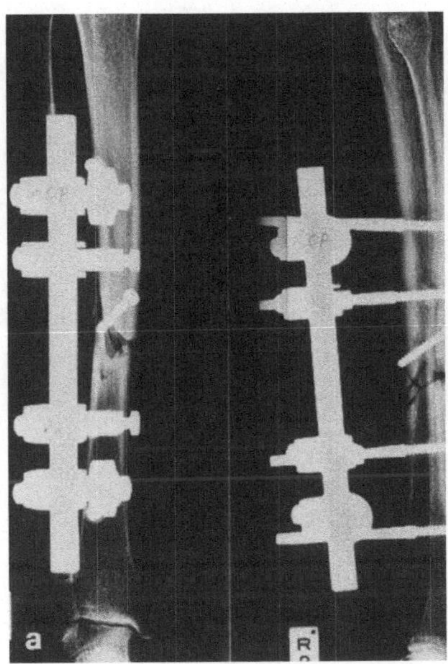

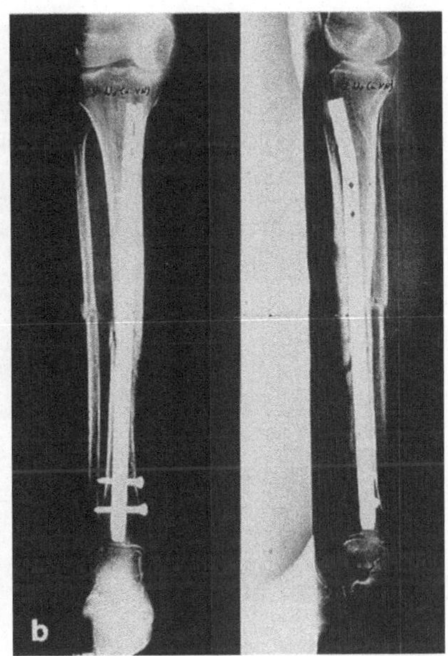

Abb. 3 a, b. Knochendefekt der rechten Tibia nach Fixateur wegen offener Fraktur, keine knöcherne Heilung nach 3 Monaten (**a**). Verfahrenswechsel mit dynamischer Verriegelungsnagelung 8 Wochen später deutliche Kallusbildung (**b**)

Die sekundäre Nagelung kann erst dann erfolgen, wenn keine lokalen bzw. laborchemischen Entzündungsparameter nachzuweisen sind (Normalisierung von BSG, Leukozyten, Körpertemperatur). Perioperativ empfiehlt sich eine Antibiotikaprophylaxe. Wenn möglich, sollte primär dynamisch genagelt werden, um durch alsbaldige Belastung der operierten Extremität die rasche Kallusbildung zu induzieren.

Pseudarthrosen

Die Ursachen für die Entstehung einer Pseudarthrose sind vielfältig, und zwar sind v.a. instabile Osteosynthesen, schlechte Gefäßversorgung, Knochendefekte sowie fehlende Belastbarkeit zu nennen.

Mit der sekundären Verriegelungsnagelung werden im Bereich der Pseudarthrose günstige Bedingungen zur Knochenheilung geschaffen. Die avaskuläre, sklerosierte Zone wird beim Aufbohren perforiert, so daß günstige Voraussetzungen zur Revitalisierung geschaffen werden. Das zusätzlich austretende Bohrmehl fördert die Kallusbildung. Die erforderliche Kompression auf die Pseudarthrosezone wird durch die alsbaldige Belastung bei dynamischer Anwendung erzielt (Abb. 4).

Bei Defektpseudarthrosen kann intraoperativ vor Implantation des Marknagels autologe Spongiosa über den Bohrkanal eingebracht werden, so daß ohne Freilegung bzw. zusätzliche Weichteiltraumatisierung die Knochenneubildung angeregt wird.

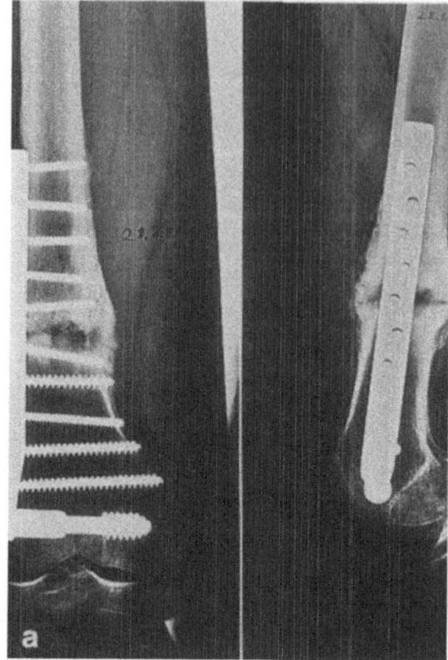

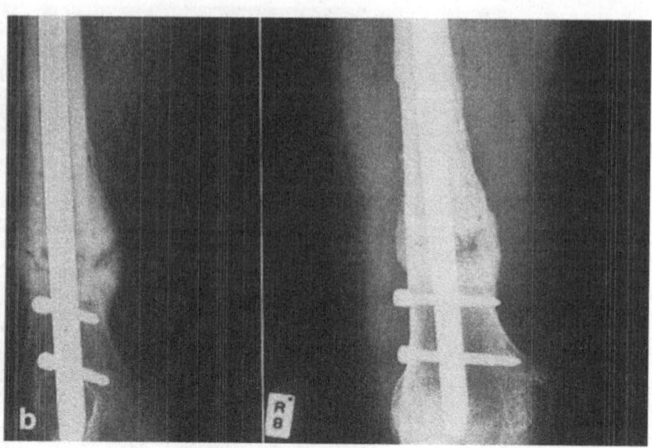

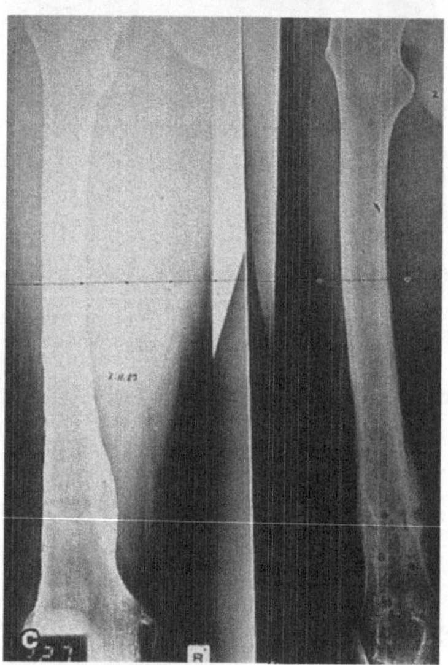

Abb. 4 a–c. Pseudarthrose distale Tibia rechts nach Plattenosteosynthese (**a**). Dynamische Verriegelungsnagelung (**b**). Heilung und Metallentfernung nach 1 Jahr und 10 Monaten (**c**)

Posttraumatische Achsen- und Drehfehler, Längendifferenzen

Achsen- und Drehfehler bzw. nicht tolerable Längendifferenzen entstehen v.a. nach konservativer Frakturbehandlung (kindliche Frakturen), aber auch nach primären Osteosynthesen („falsche" Osteosynthesetechniken). Die sekundäre Verriegelungsnagelung stellt bei diesen Indikationsbereichen das ideale Verfahren dar, wobei die Korrektur offen durch Osteotomie oder geschlossen mit der Innensäge vorgenommen werden kann. Es empfiehlt sich zunächst die statische Anwendung des Verriegelungsnagels, um die erreichte Korrektur nicht zu gefährden.

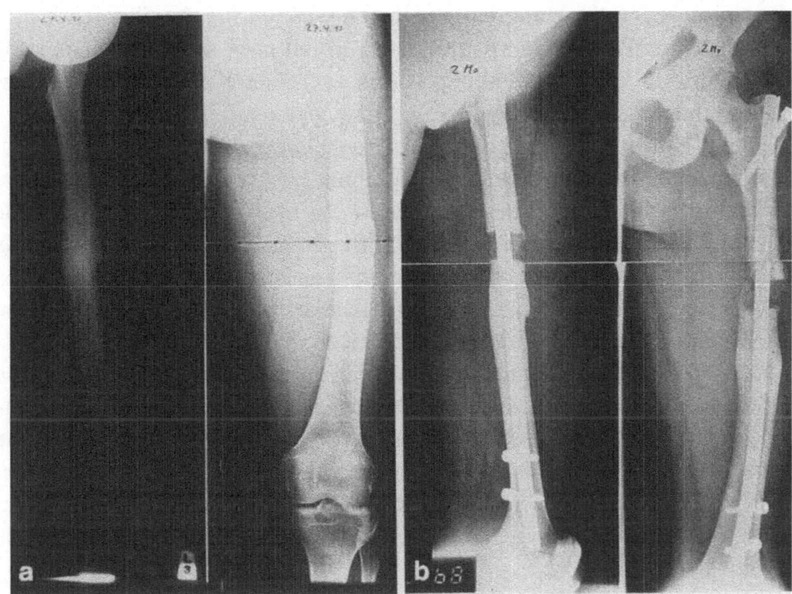

Abb. 5 a, b. Verkürzung 2,5 cm und 22° Außendrehfehler nach konservativ behandelter Oberschenkelfraktur links (**a**). 8 Wochen nach statischer Verriegelungsnagelung Korrektur der Fehlstellung, deutliche Kallusbildung (**b**)

Wesentlich erscheint uns der Hinweis, daß vor dem Korrektureingriff das Ausmaß der Fehlstellung exakt bestimmt werden muß. Dies erfolgt am besten durch die CT-gestützte Röntgendiagnostik. In Abhängigkeit vom Röntgenbefund kann nach ausreichender Fixation der Hautfragmente sekundär dynamisiert werden, um dann die rasche Konsolidierung der Osteotomie zu erreichen (Abb. 5).

Kasuistik

An der Chirurgischen Klinik II Hofheim der Main-Taunus-Kliniken wurden vom 1.2.1987 bis 31.1.1990 bei insgesamt 23 Patienten Korrekturoperationen mit der Verriegelungsnagelung vorgenommen. Alter und Geschlecht sind wie folgt verteilt:

- weiblich: 9 Patienten,
- männlich: 14 Patienten,
- jüngster Patient: 16 Jahre,
- ältester Patient: 89 Jahre,
- mittleres Lebensalter: 44 Jahre.

Refrakturen nach Plattenosteosynthese wiesen 6 Patienten auf (2mal am Oberschenkel, 4mal am Unterschenkel). Die Refrakturen traten zwischen dem 2. und 6. Monat nach Osteosynthese auf. Bei allen Patienten erfolgte die Metallentfernung und Reosteosynthese in einem Arbeitsgang. Bei 3 Patienten konnte die Korrektur mit primär dynamischer Verriegelung vorgenommen werden, bei den übrigen 3 primär statisch. Die postoperative Belastung erfolgte im Mittel nach 4 Wochen. Die knöcherne Konsolidierung in korrekter Stellung wurde zwischen 8 und 10 Wochen nach der Korrektur erreicht. Die funktionellen Resultate waren alle gut.

Bei 2 Patienten erfolgte am Oberschenkel bzw. Unterschenkel jeweils die primäre Marknagelung mit unzureichender Technik bzw. falsch dimensioniertem Implantat, so daß hier der Korrektureingriff durch Nagelentfernung und erneute Marknaglimplantation in korrekter Stellung bzw. mit größerem Implantat erforderlich wurde. In beiden Fällen war danach der Verlauf problemlos.

Verfahrenswechsel nach primärer Fixateurstabilisierung wegen offener Frakturen am Unterschenkel erfolgten bei 5 Patienten. In 3 Fällen wurde der Fixateur wegen verzögerter Knochenheilung trotz Dynamisierung des Monofixateurs vorzeitig entfernt und die Tibia nach vorübergehender Gipsruhigstellung sekundär durch Marknagelung stabilisiert. Bei 2 Patienten erwies sich die Fraktur nach Entfernung des Fixateurs bei zunehmender Belastung als nicht ausreichend stabil. Bei allen 5 Patienten wurde die rasche Konsolidierung der Fraktur mittels sekundärer Marknagelung in achsengerechter Stellung ohne Komplikationen bei guter Funktion innerhalb von 6–8 Wochen erreicht.

Pseudarthrosen sahen wir bei 5 Patienten, davon waren 4 hypertrophe Pseudarthrosen nach vorangegangener Plattenosteosynthese in 3 Fällen, und eine nach Korrekturoperation am Oberschenkel mit einem AO-Marknagel. Ein Patient wies eine avitale Defektpseudarthrose mit einer Defektstrecke von über 10 cm auf nach Markraumschienung mit einem Rush-pin, die im Ausland vorgenommen wurde. Die Pseudarthrose bestand über 2 Jahre lang mit Peronäusparese und Einsteifung des Sprunggelenkes in extremer Spitzfußstellung (Abb. 6a).

Die sekundäre Verriegelungsnagelung führte bei den erstgenannten 4 Patienten zur vollständigen Ausheilung der Pseudarthrose. Bei dem Patienten mit der langstreckigen Defektpseudarthrose konnte diese durch eine ausgedehnte Spongiosaplastik weit-

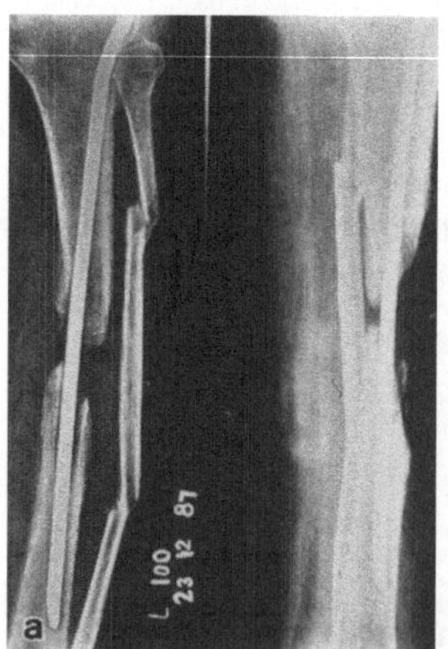
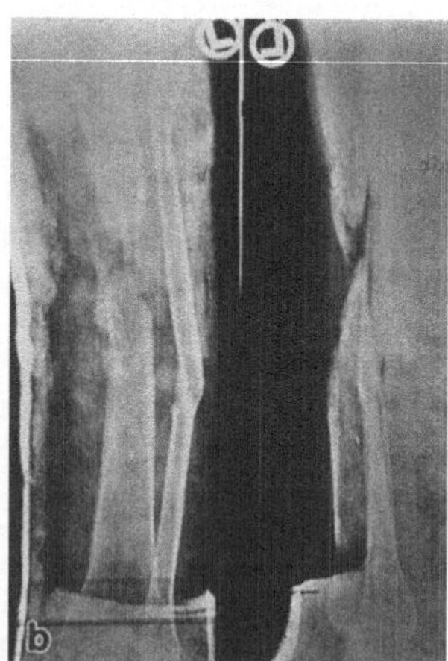
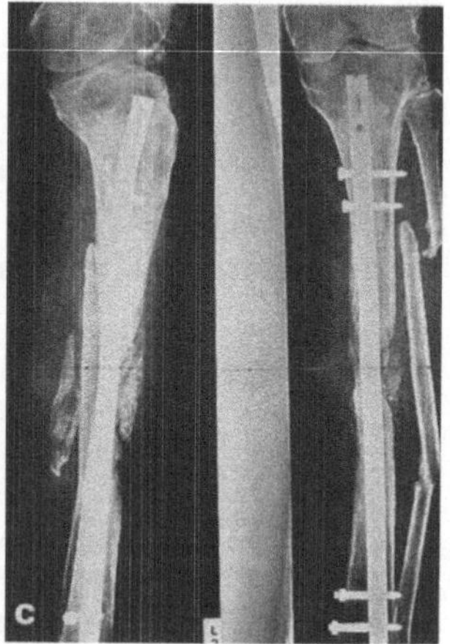

Abb. 6. a Defektpseudarthrose linke Tibia, 2 Jahre nach Markraumschienung mit Rush-pin, **b, c** Metallentfernung und vorübergehende Gipsruhigstellung (**b**). Statische Verriegelungsnagelung mit autologer Spongiosaplastik (**c**)

Tabelle 1. Korrigierte Längendifferenzen bzw. Drehfehler am Oberschenkel nach Verriegelungsnagel (n = 5)

		n
Verlängerung	(+ 4 cm)	1
Verlängerung	(+ 2,5 cm) und Derotation (22°)	1
Verkürzung	(– 3 bzw. – 4 cm)	2
Verkürzung	(– 1,5 cm) und Derotation (45°)	1

gehend überbrückt werden. Durch den statisch belassenen Verriegelungsnagel konnte Belastungsstabilität mit entsprechender Schuhzurichtung wegen der Spitzfußstellung erreicht werden (Abb. 6b, c).

Korrektureingriffe bei Achsenfehlstellungen und Drehfehlern erfolgten bei insgesamt 5 Patienten. In 4 Fällen war eine konservative Frakturbehandlung vorangegangen, davon 3mal bei Jugendlichen. Bei einem Patienten war primär eine Oberschenkelfraktur links durch Plattenosteosynthese stabilisiert worden mit verbliebenem Innendrehfehler von 45° und Verkürzung um 1,5 cm.

Die Korrektureingriffe erfolgten jeweils am Oberschenkel, davon 4mal gedeckt mit der Innensäge, einmal offen mit Derotation (Tabelle 1).

Bei allen Patienten wurde eine vollständige Korrektur der Fehlstellung erreicht mit gutem funktionellem Resultat. Die Dynamisierung erfolgte bei den Verkürzungsoperationen im Mittel nach 6–8 Wochen, bei den Verlängerungen ca. ein halbes Jahr später.

Zusammenfassung

Die sekundäre Verriegelungsnagelung zur Korrektur von posttraumatischen Fehlstellungen, Refrakturen und Pseudarthrosen an der unteren Extremität stellt u.E. das Verfahren der Wahl dar. Biomechanisch wird die Voraussetzung zur raschen Konsolidierung durch Kallusbildung geschaffen. Die Extremität kann sofort beübt und bald belastet werden, so daß die Rehabilitation des Patienten in erstaunlich kurzer Zeit gelingt.

Voraussetzung sind bei richtiger Indikationsstellung die exakte Operationsplanung, Wahl des günstigsten Zeitpunktes zum Korrektureingriff sowie intakte Weichteilverhältnisse.

Literatur

1. Ballmer FT, Glanz R (1990) Mehrfachfraktur der Tibia. Unfallchirurg 93:473–478
2. Eitel F, Schenk RK, Schweiberer L (1980) Corticale Revitalisierung nach Marknagelung an der Hundetibia. Unfallheilkunde 83:202
3. Fischer S (1972) Operative Beinverkürzung und Beinverlängerung nach dem Verfahren von Küntscher. Orthopäde 1:50–56
4. Kessler SB, Hallfeldt KKJ, Perren SM, Schweiberer L (1986) The effects of reaming and intramedullary nailing on fracture healing. Clin Orthop 212:18

5. Kessler SB, Schweiberer L (1988) Refrakturen nach operativer Frakturbehandlung. Springer, Berlin Heidelberg New York (Hefte Unfallheilkunde 194)
6. Mockwitz J (1982) Korrektur von posttraumatischen Fehlstellungen im Bereich des Oberschenkelknochens mit dem Verriegelungsnagel. Akt Traumatol 12:303–310
7. Mockwitz J, Contzen H (Hrsg) (1982) Die Verriegelungsnagelung. Springer, Berlin Heidelberg New York (Hefte Unfallheilkunde 161)
8. Schellmann WD, Mockwitz J, Klemm K (1978) Die aseptische Pseudarthrose des Femur und der Tibia. In: Vecsei V (Hrsg) Verriegelungsnagelung. Maudrich, Wien, S 117–126
9. Schüz W (1989) Intramedulläre Stabilisierung von Brüchen langer Röhrenknochen mit der Verriegelungsnagelung. Chir Praxis 40:265–280
10. Zichner L, Heipertz W (1979) Zur operativen Behandlung von Pseudarthrosen. Therapiewoche 29:8516–8523

Verriegelungsnagelung in der Behandlung pathologischer Frakturen

G. Berentey

Semmelweis Med. Univ. Lehrstuhl für Traumatologie, (Vorstand: Prof. Dr. med. G. Berentey), Péterfy Krankenhaus, Unfallchirurgie, Budapest, Med. Universität, Péterfy-Krankenhaus, Pf. 76, H-1441 Budapest

Die Behandlung pathologischer Frakturen gehört heute zu den alltäglichen Aufgaben, und zwar aufgrund der sprunghaften Entwicklung der Onkologie und der Unfallchirurgie.

Aufgrund meiner langjährigen Erfahrungen [1, 2] bei der Behandlung pathologischer Frakturen, möchte ich zeigen, wie ich heute die Rolle der Verriegelungsnagelung bei der Behandlung pathologischer Frakturen und Knochenmetastasen sehe.

Die Dominanz der Metastasen von Mammakarzinomen ist, übereinstimmend mit großen Sammelstatistiken [3, 4, 6], auch bei uns festzustellen (Tabelle 1). Hervorzuheben sind die Bronchuskarzinome und Hypernephrome, da sie unterschiedliche Prognosen zeigen.

Die Altersverteilung zeigt, daß es sich hauptsächlich um Patienten über dem 60. Lebensjahr handelt und daß die Zahl der Patienten über 70 Jahren ebenfalls bedeutsam ist (Tabelle 2).

2/3 der Patienten leidet an Frakturen bzw. Metastasen am Femur; daher ist neben der Schmerzlinderung die Aufrechterhaltung oder Wiederherstellung der Gehfähigkeit das Ziel der Behandlung. Nur bei 1/4 der Fälle handelt es sich um Humerusmetastasen oder Frakturen (Tabelle 3).

Der Primärtumor hat große Bedeutung, das Behandlungsprotokoll stellen wir nach unserer eigenen Einteilung auf (Tabelle 4). Deren Stützpfeiler bilden der allgemeine Zustand des Patienten, die Zahl der erkannten Metastasen und deren Lokalisierung (Tabelle 5) [2].

Hefte zu der Unfallchirurg, Heft 229
M. Börner/E. Soldner (Hrsg.)

Tabelle 1. Verteilung der ursächlichen Karzinomarten (Primärtumoren)

	Sammelstatistik vor 1980 (n = 131) %	Österreichische Sammelstatistik 1980–1985 (n = 247) %	Berentey 1980–1989 (n = 99) %
Mamma	54,2	37,7	48
Hypernephrom	12,2	9,7	9
Bronchus	5,3	7,7	10
Prostata	3,8	6,1	9
Schilddrüse	1,5	3,2	3
Sonstiges	23,0	21,1	20
Unbekannt		15,5	–

Tabelle 2. Altersverteilung (pathologische Frakturen/Metastasen)

Alter (Jahre)	Österreichische Sammelstatistik 1980–1985 (n = 247) %	Berentey 1980–1989 (n = 99) %
50	9,3	13
50–59	16,6	20
60–69	32,4	31
70–79	27,5	27
80	14,2	8

Tabelle 3. Lokalisation der behandelten pathologischen Frakturen/Metastasen

	Berentey 1980–1989 (n = 99) %	Österreichische Sammelstatistik 1965–1985 (n = 636) %	Katzner et al. (1985) (n = 242) %
Femur	64	72,5	77,7
Humerus	23	18,1	20,6
Wirbelsäule	8	2,5	
Tibia	1	2,7	
Sonstige	3	4,2	

Tabelle 4. Aufteilung der Patienten mit Knochenmetastasen

Stadium	Allgemeinzustand	Primärtumor	Metastasen Knochen	Metastasen Lungen
1	Gut	?/+	+	+
2	Gut	+	++	–
3	Gut (?)	+	+++	+/?
4	Schlecht	+	+++	++

Tabelle 5. Überlebenszeit in Monaten nach Stadien und Tumorart

Stadium	Gesamt	Mamma	Hypernephroma	Bronchus
1	16,1	23,0	4,5	3
2	9,1	10,4	3,9	2,7
3	4,7	7,1	2,3	1,0
4	1	1	1	1

Tabelle 6. Behandlung der pathologischen Frakturen und Metastasen am Femur (Berentey 1980–1989, n = 65)

	Stadium 1–2 %	Stadium 3–4 %
Prothese	21,8	0
Verriegelungsnagelung	25,0	9
MN	3,1	9
Ender-Nagelung	37,5	60,6
Verbundosteosynthese/Platte	12,5	6
Konservativ	0	15,2

Tabelle 7. Vergleich der operativen Behandlungsmethoden

	Österreichische Sammelstatistik 1965–1985 (n = 545) %	Berentey 1980–1989 (n = 84) %
Prothese	20,5	13,1
Intramedulläre Osteosynthese	32,3	65,5
Verriegelungsnagelung am Femur	18,0	23,4
Verbundosteosynthese mit Platte	43,5	13,5
Sonstige Osteosynthesen	3,5	5,9

Bei solitären Metastasen halten wir die sog. radikalen Eingriffe für begründet. In diesen Fällen kommt die Verriegelungsnagelung nur selten zur Anwendung, da sie vorwiegend der Stabilisierung dient und in ihrem Grundprinzip die Tumorresektion auf gedeckte Weise nicht ermöglicht. Wir verwenden im 1. und 2. Stadium am Femur häufiger Prothesen, vorwiegend bei Metastasen am proximalen Femurende. Im 3. und 4. Stadium ist wegen ihrer geringeren Belastung für den Patienten die Ender-Nagelung vorteilhaft, besonders wenn die Aussichten auf eine aktive Lebensgestaltung gering sind (Tabelle 6).

Beim Vergleich mit der österreichischen Sammelstatistik wird ersichtlich, daß bei uns weniger Platten- und mehr intramedulläre Osteosynthesen [9] angewandt werden (Tabelle 7); auch in der letzten Gruppe wählten wir öfter als unsere österreichischen Kollegen die Verriegelungsnagelung [4].

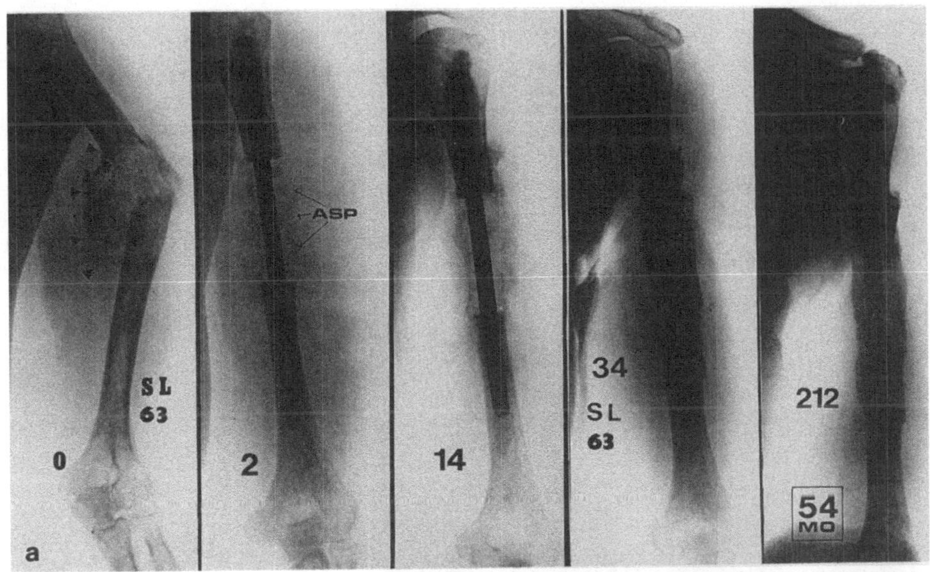

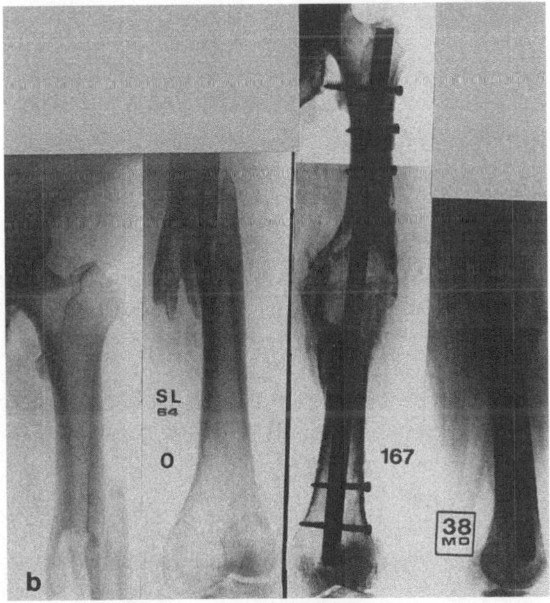

Abb. 1. a 63jährige Patientin. Destruktion des Humerus bei Schilddrüsenkarzinom. Behandlung: Resektion und Verbundosteosynthese mit den Marknagel und ASP. Spätergebnis nach 4 Jahren. **b** 1 Jahr nach der ersten Fraktur erlitt die Patientin eine pathologische Fraktur am rechten Femur. Behandlung mit Verriegelungsnagel

Methode

Beispiele

63jährige Patientin; wegen Schilddrüsenkrebs erfolgte eine Operation mit anschließender Irradiation. Die erste pathologische Fraktur am linken Oberarm behandelten wir mit Resektion, den Marknagel fixierten wir mit Knochenzement. Der Knochendefekt wurde mit autologer Spongiosa aufgefüllt. Nach Knochenumbau konnte die Patientin 4 1/2 Jahre den Arm vollständig gebrauchen (Abb. 1). In der Zwischenzeit erlitt sie, 1 Jahr nach der 1. Fraktur, einen pathologischen Bruch am linken Femur. Der Verriegelungsnagel sicherte für 3 Jahre eine schmerzfreie Funktion.

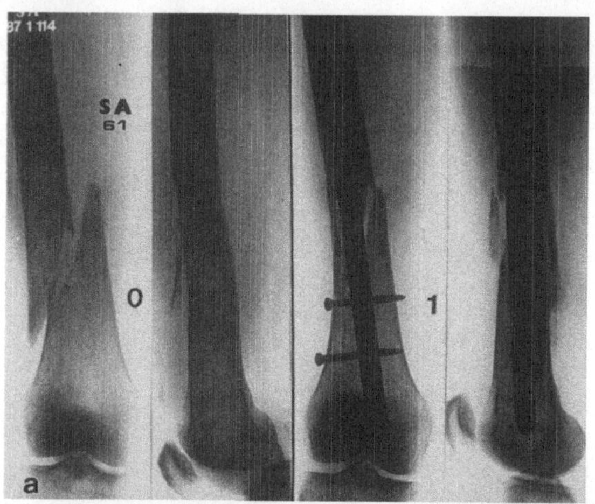

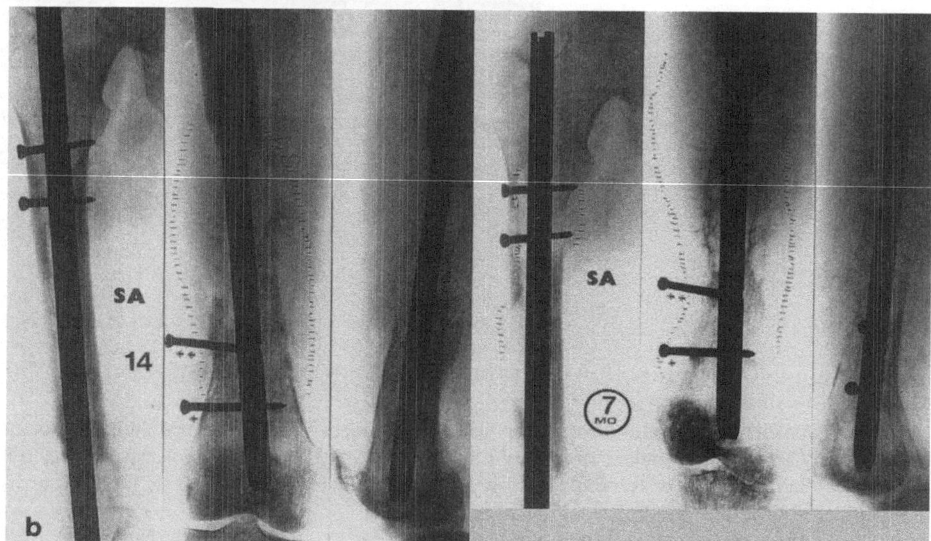

Abb. 2. a 61jährige Patientin, erstes Symptom einer Krebserkrankung ist die pathologische Fraktur am Femur. Behandlung: statische Verriegelungsnagelung. Diagnose: Nierenkarzinom. **b** Schnelle Progression des Tumors am Femur trotz kombinierter onkologischer Behandlung. Die Verriegelungsnagelung erleichterte die Pflege der Patientin

61jährige Patientin, deren erstes Symptom für eine Krebserkrankung eine Spontanfraktur am distalen Femur war. Eine Möglichkeit für die radikale Entfernung sahen wir nicht, deshalb stabilisierten wir mit dem Verriegelungsnagel (Abb. 2a). Der Primärtumor war ein Nierenkarzinom, und auch Zytostatika konnten die schnelle Progression nicht verhindern. Nach 3 Monaten infiltrierte der Tumor in den Femur und das umliegende Gewebe (Abb. 2b). Die Patientin lebte noch 7 Monate nach der Operation; die Nagelung erleichterte die Pflege der Patientin erheblich.

Eine 63jährige Patientin mit Mammakarzinom ist ein gutes Beispiel dafür, daß im 3. Stadium nur noch die Stabilisierung im Vordergrund steht, da für den Organismus eine Fraktur in einer Knochenmetastase nur eine Episode in der unaufhaltsamen Krebserkrankung darstellt (Abb. 3).

73jährige Patientin mit Mammakarzinom, bei welcher wir zur Zeit der Fraktur schon Lungenmetastasen fanden, so daß sie dem 3. Stadium zugeordnet werden mußte. Die Patientin lebte noch 7 Monate nach der Verriegelungsnagelung und blieb bis zum Tode gehfähig.

Die subtrochantäre Fraktur einer 74jährigen Patientin mit Mammakarzinom wurde aufgrund ihres schlechten Allgemeinzustandes nur stabilisiert. Neben dem Kallus wuchs auch der Tumor, aber während ihrer 3monatigen Überlebenszeit blieb die Stabilität der Gliedmaße erhalten.

Bei einer 78jährigen Patientin mit Mammakarzinom fanden wir keine Lungenmetastasen, deshalb wurde eine Verriegelungsnagelung durchgeführt. Am 5. Tag konnte sie das Bett verlassen, verstarb jedoch am 14. Tag an einer Lungenembolie.

Das Hypernephrom eines 64jährigen Mannes wurde im Krankenhaus festgestellt, wo er später eine pathologische Fraktur der linken Femurmetaphyse erlitt. Da man auf der anderen Seite ebenfalls einen Herd fand, wurde die distale Fraktur mit dem Verriegelungsnagel stabilisiert. 2 Monate später behandelten wir die Fraktur am rechten Femur mit 3 Ender-Nägeln. Der Patient überlebte 10 bzw. 12 Monate die Operationen.

Das erste Zeichen einer Krebserkrankung bei einer 48jährigen Patientin war eine pathologische, proximale Femurfraktur. Nach einer Segmentresektion führten wir eine atypische Verriegelungsnagelung durch; neben einer Platte wurde der Knochendefekt mit autologer Spongiosa aufgefüllt. Die gehfähige Patientin lebte noch 7 Monate. Die knöcherne Heilung war komplikationslos (Abb. 4).

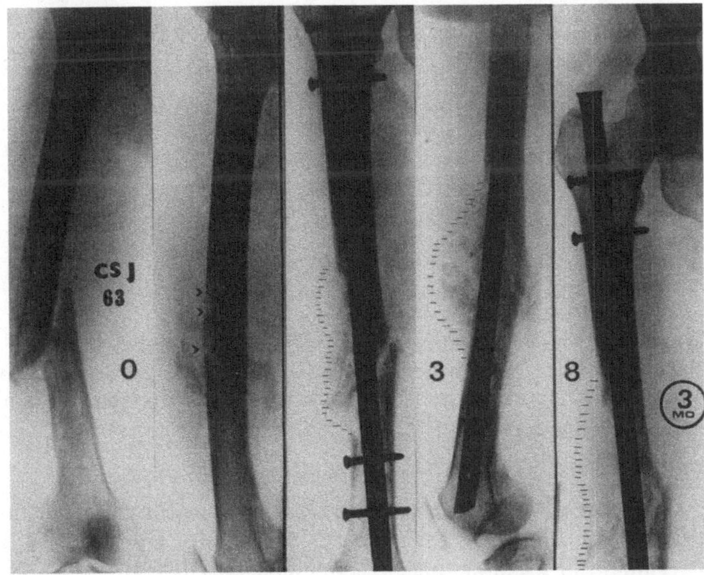

Abb. 3. 63jährige Patientin mit Mammakarzinom; Polymetastasen. Die Fraktur wurde mit Verriegelungsnagelung statisch stabilisiert. Überlebenszeit: 3 Monate

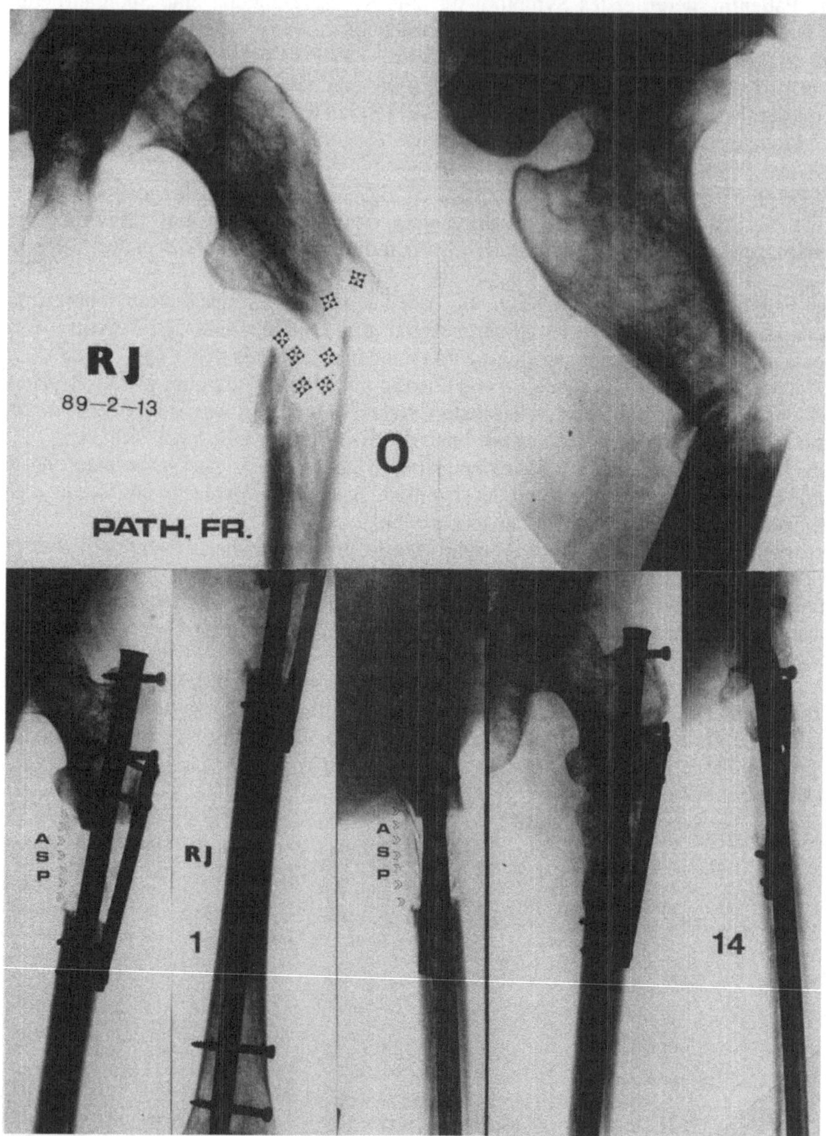

Abb. 4. 48jährige Patientin. Erstes Zeichen einer Krebserkrankung war die pathologische Fraktur am Femur. Behandlung: Resektion, Verriegelungsnagel, Platte und ASP. Primärtumor war in der Leber lokalisiert. Die knöcherne Heilung war komplikationslos. Überlebenszeit: 7 Monate

Der letzte Fall verweist auf die weltweit wachsende Radikalität der Metastasenchirurgie, und auch wir folgen seit Jahren diesem Trend [5, 7, 8, 11].

Durch die Kenntnis über die biomechanischen Eigenschaften der Verriegelungsnagelung verwenden wir immer weniger Platten und Knochenzement, sondern bringen nach Segmentresektion Marknägel in den Knochen ein, den wir in Knochenzement einbetten, der Knochendefekt wird mit autologer Spongiosa ersetzt [5].

Unter Beachtung der oben genannten Prinzipien werden im folgenden 3 verschiedene Techniken dargestellt:

Beispiele

Bei einem 87jährigen Mann mit Hypernephrom stabilisierten wir den Humerus nach Resektion des Tumorherdes und wesentlicher Verkürzung mit einem Marknagel und Knochenzement. Während der 7monatigen Überlebenszeit konnte der Patient den operierten Arm gut benutzen (Abb. 5).

66jährige Frau mit Mammakarzinom erlitt in der Metastase am Humerus eine Fraktur. Nach Segmentresektion zementierten wir als Distanzhalter einen Marknagel in den Knochen. Die Patientin konnte den operierten Arm schmerzfrei 7 Monate lang benutzen.

60jährige Frau kam wegen eines Uteruskarzinoms mit Tibiametastase in Behandlung. Nach der Resektion stabilisierten wir mit einem zementierten Marknagel, den Knochendefekt ersetzten wir mit Spongiosa. Die Patientin lebt noch und läuft ohne Schmerzen auf dem operierten Bein (Abb. 6).

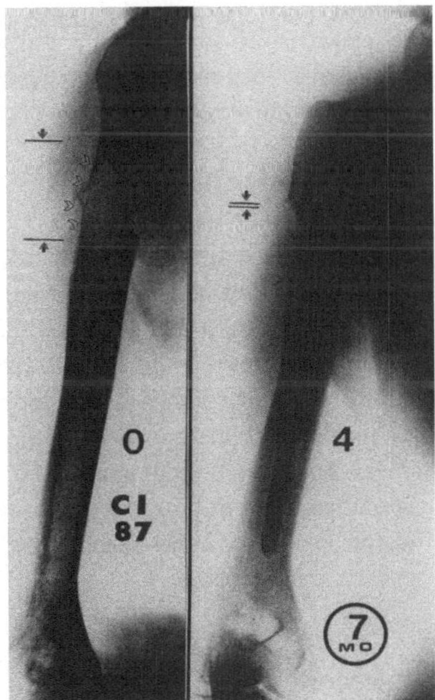

Abb. 5. 87jähriger Patient mit Hypernephrom. Metastase im Humerus proximal. Behandlung: Resektion, Verkürzung, Verbundosteosynthese mit einer MN. Die Schulterfunktion blieb für 7 Monate erhalten

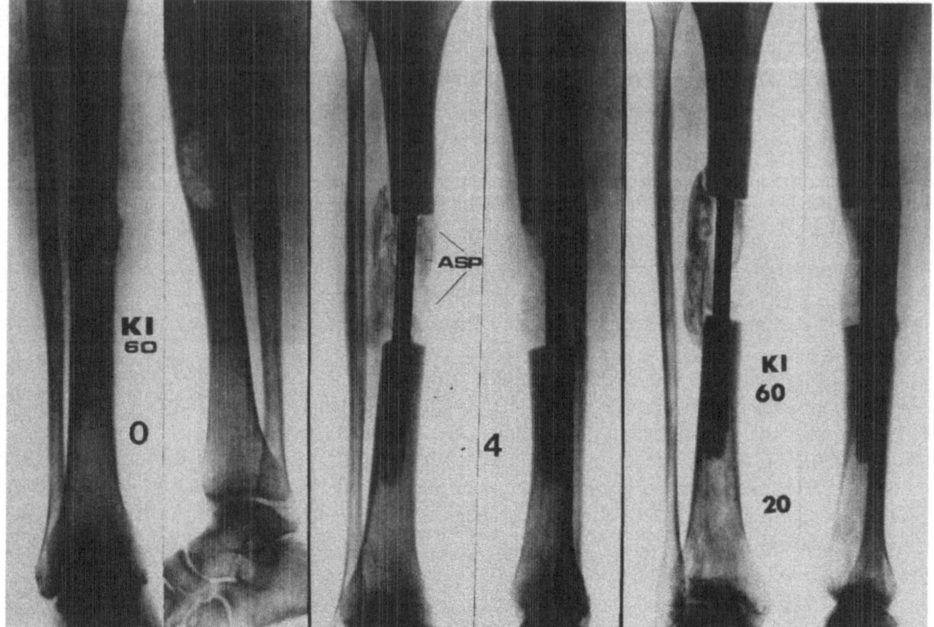

Abb. 6. 60jährige Patientin wurde wegen eines Uteruskarzinoms behandelt. Die Metastase in der Tibia wurde reseziert. Behandlung: Stabilisierung mit Zement, MN und ASP. Ergebnis: Knöcherne Überbrückung des Defektes mit seitengleicher Funktion

Zusammenfassung

Die Verriegelungsnagelung wurde bei uns schon in den 70er Jahren bei der Behandlung pathologischer Frakturen angewendet. Neben der gedeckten Technik ist die hervorragende und anhaltende Stabilität dieser Osteosynthese vorteilhaft v.a. in solchen Fällen, in denen nur Stabilität erreicht werden soll. Bei einer Knochenresektion stabilisieren wir anstelle der gedeckten Technik oft mit einer Kombination von Nagelung, Knochenzement und ASP.

Unsere guten Ergebnisse mit der differenzierten intramedullären Stabilisierung sprechen auch dafür, daß die Anwendung von Platten und Knochenzement entweder durch Prothesen oder durch neue intramedulläre Technik in der Metastasenchirurgie ersetzt werden kann.

Literatur

1. Berentey G (1978) Ausnahmeindikationen für die Verriegelungsnagelung: Die pathologische Fraktur. In: Vécsei V (Hrsg) Die Verriegelungsnagelung. Maudrich, Wien
2. Berentey G (1983) Ausnahmeindikation für die Verriegelungsnagelung: die pathologische Fraktur im Metastasenherd. Hefte Unfallheilkd 161:170–179
3. Dominok GW, Knoch HG (1982) Knochengeschwülste und geschwulstähnliche Knochenerkrankungen. Fischer, Stuttgart

4. Heinz Th, Stoik W, Véscei V (1989) Behandlung und Ergebnisse von pathologischen Frakturen. Sammelstudie aus den Jahren 1965 bis 1985 aus 16 österreichischen Krankenhäusern. Unfallchirurg 92:477–485
5. Holz U (1990) Allgemeine Prinzipien und Techniken der Osteosynthese bei pathologischen Frakturen. Zentralbl Chir 115:657–664
6. Katzner M, Babin SR, Schwingt E (1985) Bilan de 20 ans d'ostéosynthese des metastases osseuses. Analyse de 300 cas. Int Orthop (SICOT) 9:89–96
7. Kunze KG, Rehm KE, Hofmann D, Jander R (1984) Die Behandlung pathologischer Frakturen und ihre Ergebnisse. Akt Traumatol 14:48
8. Kuner EH, Schlickewei W, Greim D (1987) Überbrückung pathologisch bedingter Knochendefekte an der unteren Extremität. Hefte Unfallheilkd 179:97–110
9. Link W, Herzog T, Hoffmann A (1990) Die Bündelnagelung bei pathologischen Oberarmfrakturen. Zentralbl Chir 115:665–670
10. Reichmann W, Thul P (1980) Die pathologische Fraktur. MMW 122:878–880
11. Strube H-D, Ritter G (1985) Die Verbundosteosynthese. Unfallchirurg 88:53–62

Spezialhüftendoprothese zum Steckverbund mit Marknagel und Verriegelungsoption

G. Bergmann und F. Hahn

Abteilung für Unfall- und Wiederherstellungschirurgie (Leiter: Prof. Dr. F. Hahn) Kreiskrankenhaus Aalen/Württemberg, Kälblesrain 1, W-7080 Aalen

Einleitung

Destruktionen des proximalen Femurs, entweder durch Knochenmetastasen (Abb. 1a) oder durch Prothesenlockerung (Abb. 1b) hervorgerufen, sollten möglichst schon vor dem Eintritt einer Fraktur so stabilisiert werden, daß die Schmerzen beseitigt oder gemindert werden und die Bewegungs-, Belastungs- und Gehlfunktion auf Lebensdauer erhalten bleibt.

Bei osteolytischen Prozessen des Femurkopfes und des Schenkelhalses können Standardhüftendoprothesen verwendet werden. Bei Destruktionen am proximalen Femurschaft ist aber die Stabilität durch eine Endoprothese nicht wiederherzustellen und aufrechtzuerhalten.

Die Verwendung einer Spezialhüftendoprothese in Kombination mit einem angeschäfteten Markraumnagel stellt eine vorteilhafte Alternative zu anderen Verfahren, wie Verbundosteosynthese, Extralangschaftprothesen, meist spezialangefertigt, oder Modularprothesen dar.

Verbundosteosynthesen bieten nur so lange eine ausreichende Stabilität, wie der Prozeß nicht weiterfortschreitet und der Knochen-Zement-Kontakt erhalten bleibt. Geht dieser Kontakt verloren, kann es zum Materialbruch und zur Auslockerung mit zusätzlicher Knochenzerstörung kommen.

Hefte zu der Unfallchirurg, Heft 229
M. Börner/E. Soldner (Hrsg.)

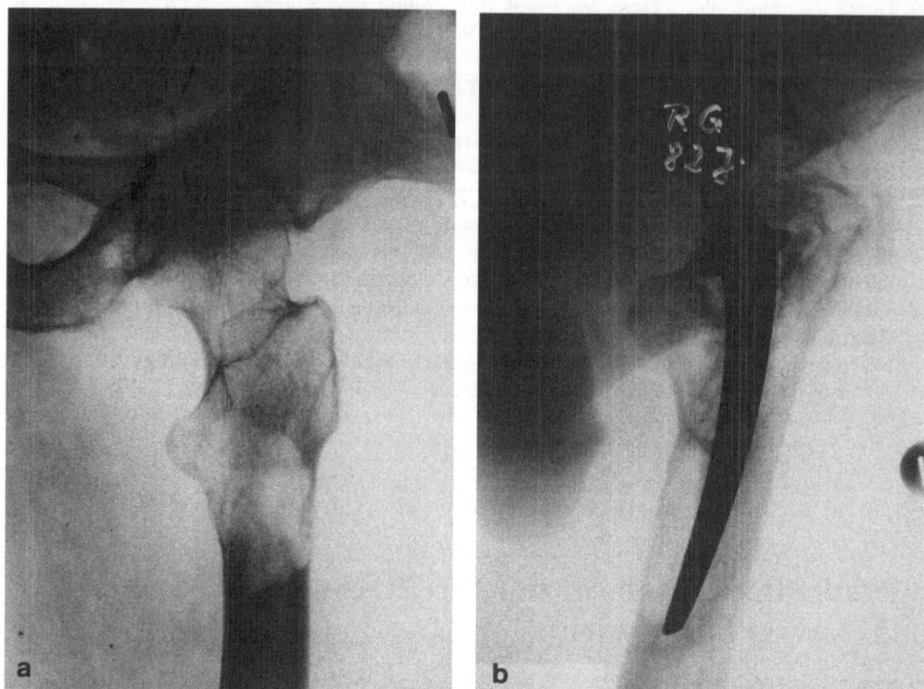

Abb. 1 a, b. Destruktionen des proximalen Femurs **a** durch Knochenmetastasen, **b** durch Prothesenlockerung

Langschaftprothesen, insbesondere wenn sie zementiert sind, verwandeln den Oberschenkelknochen im Prothesenbereich in eine starre Röhre. Der Osteoporose wird Vorschub geleistet, im Bereich der Prothesenspitze konzentriert sich der Biegungsstreß, und Frakturen sind dann keine Seltenheit.

Modularprothesen berücksichtigen als Fortentwicklung zwar die obigen Erfahrungen sachgerecht, sind aber technisch anspruchsvoll, teuer und benötigen größere Lagerhaltung.

Vor diesem Hintergrund ist die Eigenentwicklung zu sehen, die am Klinikum Steglitz vor Jahren improvisierend mit einfachem Einstecken einer Standardprothese in einen AO-Marknagel begann.

Konstruktion

Das einfache Ineinanderstecken von Prothese und Marknagel wurde abgelöst von einer am Schaftteil abgefrästen Prothese (Abb. 2), die eine sichere Verbindung mit dem Marknagel ermöglicht. Das Prothesenschaftteil führt bündig auf den aufgesteckten Marknagel zu, so daß keine Kanten hervorstehen, über die es an der Kortikalis zu Druckspitzen und somit zu Frakturen kommen kann.

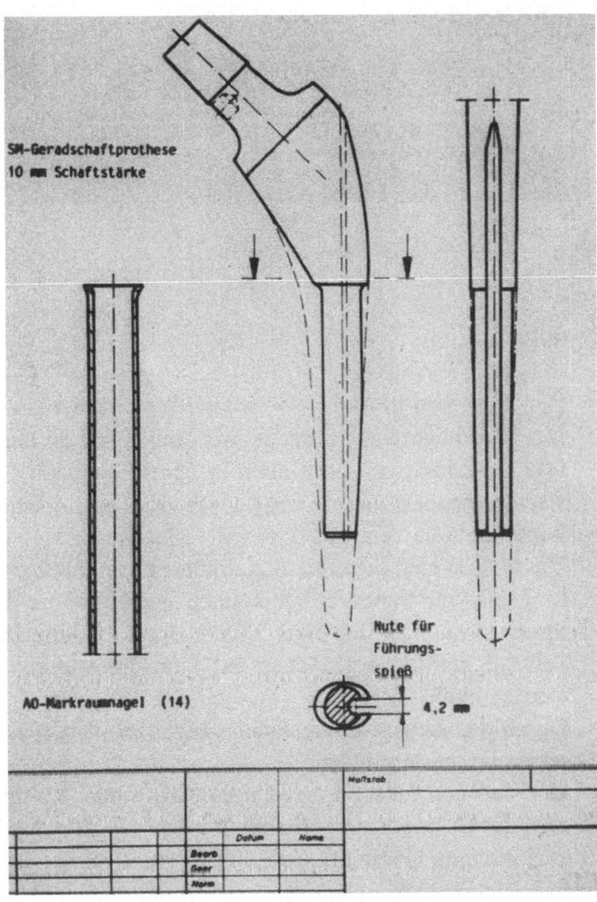

Abb. 2. Spezialhüftendoprothese zum Steckverbund mit Markraumnagel

Am lateralen Rand der Prothese ist eine Nute mit einem Durchmesser von 4,2 mm zur Aufnahme des 4-mm-Führungsspießes gefräst. Über diese Führung kann der Prothesen-Marknagel-Verbund ohne Perforationsgefahr eingeschlagen werden (Abb. 3).

Wir verwenden heute die Spezialanfertigung einer kragenlosen Standardgeradschaftprothese (Mecron), der Größe 13 und 15, passend gefräst für einen 12er bzw. 14er Börner-Mattheck-Verriegelungsnagel (Abb. 4). Nachdem es bei Verwendung eines AO-Nagels zu einem Nagelbruch kam, ziehen wir für dieses Verfahren den stabileren Börner-Verriegelungsnagel vor.

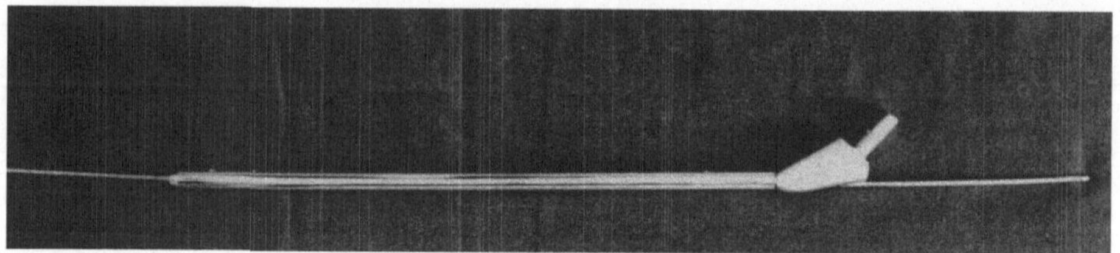

Abb. 3. Prothesen-Marknagel-Verbund

Vorteile

- Der Prothesen-Marknagel-Verbund steht immer auch notfallmäßig zur Verfügung.
- Der Marknagel kann intraoperativ längengerecht zugeschnitten werden.
- Das Verfahren ist somit auch in überraschenden Situationen, wie z.B. bei einer schwierigen Prothesenwechseloperation mit Zerstörung der proximalen Femurkontinuität, anwendbar.
- Die Kosten sind bei einer Lagerhaltung von nur 2 Größen gering.
- In geplanten Sonderfällen können auch größere Prothesen angefertigt werden. Spezialprothesen mit einer Stärke unter 13 können nicht hergestellt werden, so daß bei zierlichen Knochen auf eine der anderen Alternativen zurückgegriffen werden muß.
- Durch das sichere Einschlagen über einen 4-mm-Führungsspieß wird eine Perforation sicher vermieden.
- Der Verbund führt zur bewährten elastischen inneren Schienung, was der Progression der Osteoporose vorbeugt.
- Das Implantat kann mit und ohne Zement verwendet werden.
- Die Längengenauigkeit wird durch den sicheren konzentrischen Klemmsitz des Verbundes gewährleistet.
- Eine weitere Option für Längen- und Drehstabilität wird durch die distale Verriegelungsmöglichkeit geboten.

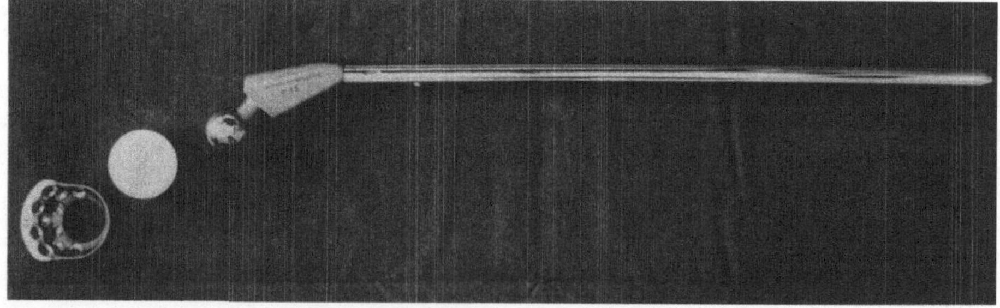

Abb. 4. Börner-Mattheck-Verriegelungsnagel

Indikationen

Anwendungsmöglichkeiten des Prothesen-Marknagel-Verbundes sehen wir bei:

- Metastasenfrakturen im proximalen und mittleren Femurdrittel,
- Femurschaftfrakturen bei gelockerter Hüftgelenkendoprothese oder anderen schwierigen Prothesenwechseloperationen,
- Femurschaftfrakturen im fortgeschrittenen Alter und gleichzeitiger Schenkelhalsfraktur oder schwerster Koxarthrose.

In der Abteilung für Unfall- und Wiederherstellungschirurgie des Kreiskrankenhauses Aalen/Württemberg wurde dieses System von Mai 1985 bis August 1990 insgesamt 25mal implantiert.

Die Indikationen wurden gestellt bei:

- pathologischen Frakturen 10mal,
- Schaftfrakturen bei gelockerter TEP sowie TEP-Wechseloperationen 11mal,
- Frakturen von Schaft und Schenkelhals oder Schaftfrakturen bei schwerster Koxarthrose 4mal.

Metastasenfrakturen im proximalen und mittleren Femurdrittel

In dieser Gruppe von 10 Patienten fanden wir 7mal eine Knochenmetastase bei Mammakarzinom, 2mal bei einem Prostatakarzinom und 1mal fand sich eine Schenkelhalsfraktur bei Zustand nach Versorgung einer pertrochantären Femurfraktur mit Ender-Nägeln bei Osteogenesis imperfecta.

In 5 Fällen war es bereits zu einer Fraktur gekommen. In 5 weiteren Fällen drohte die Fraktur aufgrund des Knochendefektes, und die Patienten wurden uns wegen zunehmender Schmerzen bzw. wegen Aufhebung der Belastungsfähigkeit vorgestellt.

Beispiel 1: 48jährige Patientin mit Metastasenbefall des proximalen Femurs bei Mammakarzinom. Implantation einer Spezialhüftendoprothese mit Marknagel.

Beispiel 2: 46jährige Patientin mit multiplem Metastasenbefall ebenfalls bei Mammakarzinom. Die Versorgung erfolgte mit Prothese, Nagel und Duokopf.

Beispiel 3: 65jährige Patientin mit Schenkelhalsfraktur bei Zustand nach pertrochantärer Femurfraktur mit der Grunderkrankung Osteogenesis imperfecta. Bei dem frustranen Versuch, das Femur mit Kopf zu luxieren, kam es zu einem Kortikalisdefekt von ca. 30 x 25 mm am ventralen Femur. Nach Osteotomie im Schenkelhals konnten die Ender-Nägel einzeln nach proximal herausgezogen werden. Die Prothese wurde mit dem längengerechten Marknagel sowie einem kurzen Trichternetz unter Einbringung von Knochenzement über den Führungsspieß eingeschlagen (Abb. 5).

Der postoperative Verlauf war komplikationslos, die Patientin konnte voll remobilisiert werden. Nach 1 1/2 Jahren kam es erneut zu mehreren Frakturen am gleichen Bein, ohne daß die Stabilität der Konstruktion gefährdet gewesen wäre. Eine distale Femurfraktur heilte über dem Nagelende konservativ aus.

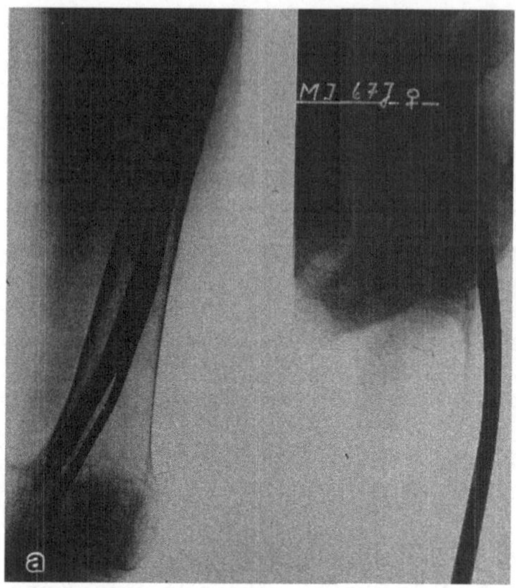

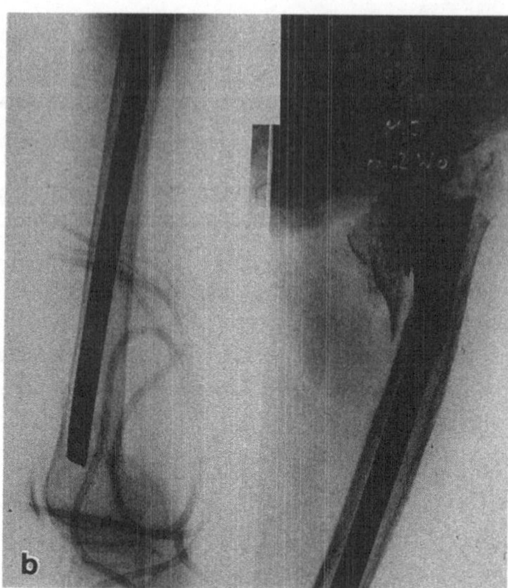

Abb. 5 a, b. 65jährige Patientin mit Schenkelhalsfraktur bei Zustand nach pertrochantärer Femurfraktur

Femurschaftfrakturen bei gelockerter Hüftgelenkendoprothese oder anderen schwierigen Prothesenwechseloperationen

Die Indikation wurde in dieser Gruppe im gleichen Zeitraum 7mal wegen einer Femurschaftfraktur bei gelockerter Hüftgelenkendoprothese, und 4mal wegen einer Schaftfraktur während einer Prothesenwechseloperation gestellt.

Beispiel 4: 79jährige Patientin mit einer Lockerung der Totalhüftendoprothese (Schraubenring nach Weil, Schaft nach Lord). Nach Entfernung der stark gelockerten Pfanne und einem Débridement mit der Fräse reichte Knochenvolumen und -dicke für die Verankerung eines zementierten oder nichtzementierten Systems nicht mehr aus, bot jedoch eine gut vorbereitete Pfanne für einen 58-mm-Duokopf.

Bei den Versuchen, die im proximalen Anteil gelockerte Lord-Schaftprothese zu entfernen, kam es unterhalb der Prothesenspitze im Bereich einer Fensterung zu einem Querbruch des Femurs. Beim vollständigen Auslösen des Schaftes brachen die wenig resistenten Kortikalislamellen, so daß das gesamte proximale Femur aus einem lockeren Knochen-Weichteil-Verbund bestand. Durch eine Prothese mit Duokopfaufsatz, einem passenden 14-mm-AO-Nagel und ein darüber geschobenes Femurtrichternetz wurde ein ausreichend stabiler Verbund geschaffen, der in das zum Teil instabile Knochenlager einzementiert wurde Die Fragmente wurden mit 3 Drahtcerclagen bei noch weichem Knochenzement fest zusammengefügt. Es resultierte ein achsen- und längengerechter Sitz des Implantatverbundes. Die Röntgenkontrollaufnahmen nach 2 1/2 Jahren zeigen einen deutlichen Wiederaufbau des Femurknochenköchers.

Beispiel 5: 89jährige Patientin mit einer proximalen Femurfraktur bei TEP-Lockerung. Die Versorgung erfolgte auch hier durch den Prothesen-Nagel-Verbund.

Beispiel 6: Einer 62jährigen Patientin wurde wegen einer linksseitigen Schenkelhalsfraktur eine zementfreie Spotorno-Prothese implantiert. Noch während der Remobilisationsphase stürzte die

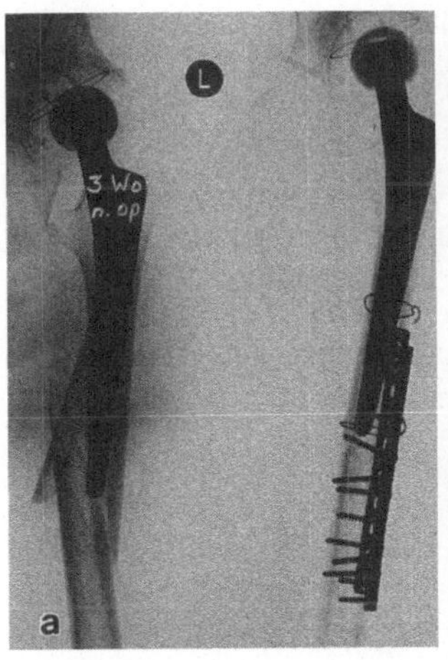

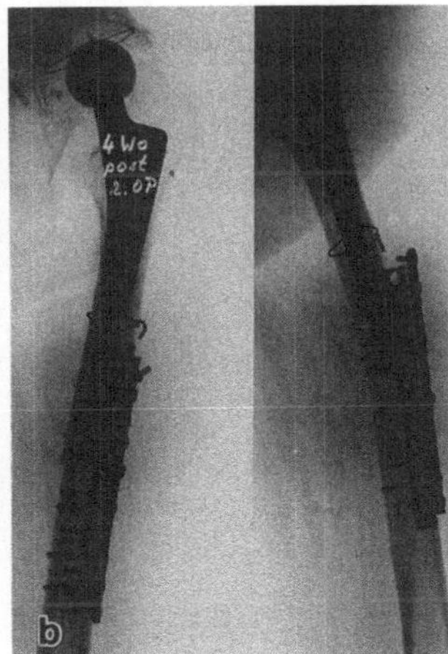

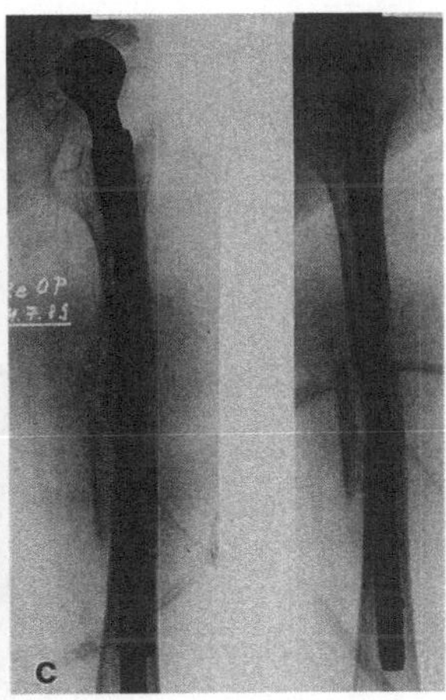

Abb. 6 a–c. 62jährige Patientin mit linksseitiger Schenkelhalsfraktur

Patientin und zog sich eine Femurschaftfraktur zu (Abb. 6a). Die Stabilisierung der Fraktur mit 2 schmalen DC-Platten erwies sich als nicht ausreichend, so daß wir per Wechseloperation den Prothesen-Marknagel-Verbund, hier mit distaler Verriegelung, implantierten (Abb. 6b, c).

Femurschaftfrakturen im fortgeschrittenen Alter und mit gleichzeitiger Schenkelhalsfraktur oder schwerster Koxarthrose

Diese sehr seltene Indikation stellten wir im genannten Zeitraum insgesamt nur 4mal fest.

Beispiel 7: Eine 80jährige Patientin zog sich bei einem Sturz sowohl eine Spiralfraktur am Femurschaft als auch eine pertrochantäre Femurfraktur zu. Wir entschlossen uns zu einer offenen Reposition, zur Implantation einer zementierten Prothesen-Nagel-Verbundes sowie zur Fixation mit 3 Drahtcerclagen und einer Zuggurtung am Trochantermassiv.

Beispiel 8: Bei einem 64jährigen Patienten kam es während einer Wechseloperation zu einer Fraktur, die mit 2 schmalen DC-Platten gesichert wurde, ein unzureichendes Verfahren, wie sich herausstellte. Wir implantierten nun eine Spezialprothese mit Nagel und verriegelten diesen distal (Abb. 7).

Diskussion

Destruktionen am proximalen und mittleren Femur bedürfen entweder der palliativen oder der rekonstruktiven dauerstabilen Versorgung.

Treten erst einmal Knochenmetastasen auf, beträgt die Lebenserwartung der Tumorpatienten in der Regel wohl nicht mehr als 6–24 Monate. Ziel der operativen Versorgung muß es sein, den Patienten, auch im Falle der drohenden Fraktur, möglichst rasch von seinen Schmerzen zu befreien und die Belastungsfähigkeit der tragenden Extremität zu erhalten oder wiederherzustellen.

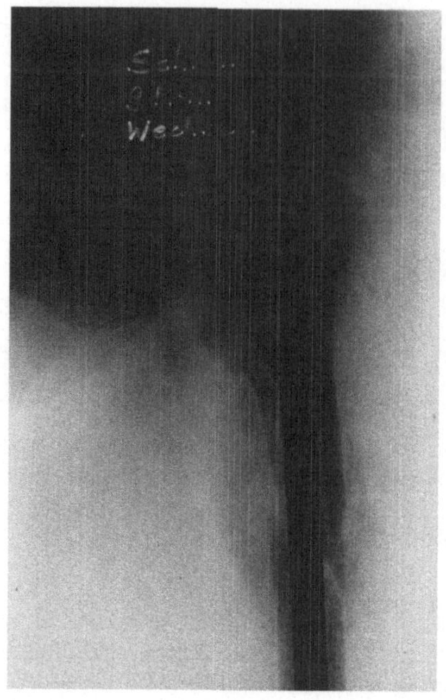

Abb. 7. 64jähriger Patient, bei welchem es während einer Wechseloperation zu einer Fraktur kam

Des weiteren sollte die Versorgung dem Auftreten zusätzlicher Frakturen bei Fortschreiten des Tumorleidens und weiterer Metastasen vorbeugen.

Ist bei Destruktionen durch gelockerte Hüftgelenkendoprothesen ein Femurköcherwiederaufbau erforderlich, bedarf es einer belastungsfähigen intramedullären distalen Verankerung, die dem Elastizitätsbedarf des Femurs gerecht wird. Das Einsinken der Prothese soll ebenso vermieden werden wie eine Varisierung durch Auswanderung der Prothesenspitze nach lateral.

Für diese besonderen Problemfälle wurde als Ausnahmeverfahren der vorgestellte Prothesen-Marknagel-Verbund entwickelt.

Die Vorteile dieses Systems liegen in der einfachen raschen Operationstechnik, den relativ geringen Kosten, der geringen Lagerhaltung, der bewährten inneren Schienung, der Verwendbarkeit mit und ohne Zement, der intraoperativen Längenanpassungsfähigkeit sowie der ständigen Verfügbarkeit, auch bei Notfällen.

Im Gegensatz zu ähnlichen Verfahren (einfaches Ineinanderstecken von Prothese und Nagel) verwirklicht die vorgestellte Methode 3 wichtige Prinzipien:

- die Einschlagmöglichkeit des Marknagels zusammen mit der Prothese über einen üblichen 4-mm-Führungsstab,
- die Längengenauigkeit durch sicheren konzentrischen Klemmsitz,
- die fakultative, distale Verriegelungsmöglichkeit.

Literatur

1. Faensen M, Rahmanzadeh R, Hahn F (1980) Zur operativen Behandlung von Skelettmetastasen im Bereich der Extremitäten. Akt Chir Onkol 2:798–799
2. Faensen M, Hahn F, Rahmanzadeh R (1983) The extended endoprothesis in the treatment of bone tumors. 2nd International Workshop on the Design and Application of Tumor-Prothesis for Bone and Joint Reconstruction Wien, 5.–8. Sept. 1983
3. Hahn F, Rahmanzadeh R, Faensen M (1980) Die operative Behandlung von Metastasen und Knochentumoren im becken- und hüftnahen Bereich. Akt Chir Onkol 2:800–801
4. Michael M et al. (1982) Proximal femur replacement for neoplastic disease. Clin Orthop Relat Res 171:72–79
5. Olerud S, Karlström G (1984) Hip arthroplasty with an extended femoral stem for salvage procedures. Clin Orthop Relat Res 191:64–81
6. Roesgen M, Heitemeyer U, Hierholzer G (1989) Die Überbrückung langstreckiger Femurdefekte bei Austauschoperationen nach künstlichem Hüftgelenkersatz. Unfallchirurgie (Kongreßheft) 15/1:14–31
7. Schreiber HW (1989) Lebensqualität und Allgemeinchirurgie. Langenbecks Arch (Suppl II, Kongreßband, S 43)
8. Störmer B, Hierholzer G (1983) Regeneration des Femurschaftes nach Austauschoperationen und zementlos verankerten Kunststoffprothesen. In: Morscher E (Hrsg) Die zementlose Fixation von Hüftendoprothesen. Springer, Berlin Heidelberg New York
9. Weller S (1984) Die Marknagelung, eine stabile, aber belastbare Osteosynthese. Akt Traumatol 14:146–150
10. Weller S (1989) Lebensqualität nach unfallchirurgischen Eingriffen. Langenbecks Arch (Suppl II, Kongreßband S 49–54)

Ausnahmeindikationen der Verriegelungsnagelung an der Tibia

H. Krämer

Unfallchirurgie, Klinik des Friedrich-Ebert-Krankenhauses, Friesenstraße 11, W-2350 Neumünster

In der Unfallklinik des Friedrich-Ebert-Krankenhauses, Neumünster, wurden vom April 1980 bis Juli 1990 an der Tibia insgesamt 205 Verriegelungsnägel nach Grosse-Kempf implantiert. Dabei handelte es sich in 123 Fällen um distale Tibiafrakturen. Die Verplattung einer Unterschenkelfraktur wird an unserer Klinik nur noch im Bereich des Schienbeinkopfes bzw. bei einer Pilon-tibial-Fraktur durchgeführt.

Im Krankengut von April 1980 bis September 1989 wurden 189 Verriegelungsnägel an der Tibia implantiert, davon 112 bei distalen Frakturen.

Es wird unterschieden zwischen Ausnahmeindikationen allgemeiner Art (Tabelle 1) und Ausnahmen in der Operationstechnik.

Der Frakturtyp stellte bei 189 Fällen 26mal die Ausnahmeindikation dar (Tabelle 2).

Hefte zu der Unfallchirurg, Heft 229
M. Börner/E. Soldner (Hrsg.)

Tabelle 1. Ausnahmeindikationen allgemeiner Art

1.	Offene Fraktur II. Grades	6
2.	Kompartmentsyndrom	10
3.	Atrophe Pseudarthrosen	2
4.	Avitaler (?) Biegungskeil	1
5.	Sekundär nach Fixateur bei schwerem Weichteilschaden	6
6.	Alkoholiker	?

Tabelle 2. Ausnahme nach Frakturtyp: Tibia (n = 189)

1.	Zusätzliche Fissur: Pilon	5
2.	Zusätzliche Fissur: Tibiakopf	2
3.	Zusätzliche Fraktur: Oberes Sprunggelenk	6
4.	Frakturgrenze: 5.–6. Sechstel	7
5.	Frakturgrenze: 1.–2. Sechstel	2
6.	Fraktur mit Knochendefekt	4

Tabelle 3. Ausnahme nach Operationstechnik: Tibia (n = 189)

1.	Kürzen des distalen Nagelendes	7
2.	Zusätzliche Bohrlöcher	1
3.	Kombinierte AO-Implantate proximal	3
4.	Kombinierte AO-Implantate distal	7
5.	Nichtbesetzen, 1 distales Loch	1
6.	1 distale Schraube im Frakturspalt	3
7.	Retrograde Nagelung und Arthrodese	1

Tabelle 4. Komplikationen: Tibia (n = 189)

		n	(%)
1.	Verzögerte Bruchheilung	2	(1,1)
2.	Pseudarthrose	1	(0,5)
3.	Bolzenlockerung	4	(2,1)
4.	Bolzenbruch	1	(0,5)
5.	Infektion	6	(3,2)

Bei 189 Tibiafrakturen wurde in 21 Fällen die Operationstechnik variiert (Tabelle 3).

Die Komplikationen bei 189 Verriegelungsnagelungen der Tibia liegen im wesentlichen in der Infektion und der Lockerung der Verriegelungsbolzen (Tabelle 4). Bei der Infektionsquote von 3,2% ist zu beachten, daß an unserer Klinik erst- und zweitgradig offene Unterschenkelfrakturen ebenfalls mit einem Verriegelungsnagel versorgt werden, wenn sich keine weiteren Kontraindikationen ergeben.

„Die Indikationen in der Unfallchirurgie liegen aufgrund der gewonnenen Erfahrungen fest. Sie sind aber, wie z.B. der Einsatz des Verriegelungsnagels an den unteren Extremitäten zeigt, einem ständigen Wandel im Sinne der Optimierung unterworfen." (Rehn, zit. nach Brug u. Pennig 1988).

Die Abwandlung einer Methode hinsichtlich Indikation und technischer Ausführung sollte nicht leichtfertig und nur von erfahrenen Operateuren vorgenommen werden; sie bereitet dem verantwortungsbewußten Chirurgen Kopfzerbrechen, solange das Endergebnis nicht feststeht. Voraussetzungen technischen Variationen sind Aufklärung des Patienten und des weiterbehandelnden Arztes, Kooperation des Patienten, Variation in der Nachbehandlung, Perfektion und Intuition des Operateurs.

Literatur

Brug E, Pennig D (1988) Standortbestimmung der Verriegelungsnagelung. Regenberg & Biermann, Münster (Jahrbuch der Chirurgie)

Unterschenkelschaft- und Sprunggelenkluxationsfraktur – eine nicht seltene Kombinationsverletzung – als Indikation zur Verriegelungsnagelung

B. F. Engels und F. J. Birtel

St. Michael Krankenhaus, Chirurgische Abteilung (Chefarzt: Dr. med. F. J. Birtel) Kühlweinstr. 103, 6620 Völklingen

Erstmals 1972 finden wir in der Literatur von Weber [5] Hinweise auf Unterschenkelschaftfrakturen mit zusätzlicher Sprunggelenkluxationsfraktur. Er berichtet über 14 Fälle, deren Pathogenese vorwiegend in Torsionsmechanismen, also indirekten Traumen, zu sehen ist.

Auch Böhler [2] beschreibt 1977 die Möglichkeit solcher Kombinationsverletzungen.

1985 folgten 2 kasuistische Beiträge von Böhnel [3] sowie 1987 die Veröffentlichung von 7 Fällen durch Amon u. Suren [1].

Bei Weber [5], Böhnel [3] sowie Amon u. Suren [1] haben sich röntgenologisch die Sprunggelenkläsionen vorwiegend durch tibiale Abrißfrakturen gekennzeichnet, wobei insbesondere bei Böhnel [3] und Amon u. Suren [1] große gelenktragende Fragmente des hinteren Kantendreieckes dominierten. Bei Weber [5] sowie bei Amon u. Suren [1] zeigte sich jeweils in 4 Fällen eine zusätzliche Läsion der vorderen Syndesmose, wobei jedoch immer auf eine Stellschraubenversorgung verzichtet wurde. Die Ausheilungsergebnisse sind jeweils mit sehr gut beschrieben.

Habernek u. Walch [4] veröffentlichten 1989 eine Arbeit über 40 Kombinationsverletzungen, womit hier die Inzidenz von 12,34% sehr hoch ist. Unter ihren Kombinationsfrakturen finden sich jedoch mehrere suprasyndesmale, distale Fibulafraktu-

Hefte zu der Unfallchirurg, Heft 229
M. Börner/E. Soldner (Hrsg.)

ren, wobei bei diesen Frakturen eine Gabelbeteiligung in Frage gestellt werden muß, da auch hier eine intakte vordere Syndesmose beschrieben wird.

Alle diese Autoren sehen die kombinierte Sprunggelenk- und Schienbeinschaftfraktur als eine „Kettenfraktur" an, welche vorwiegend durch einen Pronations-Eversions-Mechanismus, jedoch auch teilweise durch einen Supinations-Eversions-Mechanismus hervorgerufen worden ist.

Bei diesen Kombinationsfrakturen zeigen sich jeweils Dreh-Biegungs-Frakturen des Tibiaschaftes in den distalen 2/5 und Beteiligungen der Sprunggelenkgabel in Form von Abrißfrakturen großer gelenktragender, hinterer tibialer Kantenfragmente, oder Abrißfrakturen des Malleolus tibialis, kombiniert mit hohen, teilweise subkapitalen Fibulafrakturen im Sinne einer Maisonneuve-Fraktur.

Sämtliche Autoren weisen auf die röntgenologische Schwierigkeit der Diagnostik hin, wobei bei den primären Röntgennativaufnahmen häufig die Sprunggelenkgabelbeteiligung übersehen wird. Aufgrund dieser Tatsache konnten einige Läsionen der Sprunggelenkgabel, insbesondere Abrißfrakturen eines hinteren Tibiakantenfragmentes, erst durch intra- bzw. postoperative Röntgenaufnahmen verifiziert werden, so daß, wie auch von einigen Autoren beschrieben, Sekundäreingriffe notwendig wurden.

Bei den in der Literatur angegebenen Stabilisierungsmaßnahmen fällt auf, daß lediglich in der Arbeit von Amon u. Suren [1] aus dem Jahre 1987 die bestehenden Dreh-Biegungs-Frakturen der distalen 2/5 des Tibiaschaftes mittels Verriegelungsnagelung in nur 2 Fällen geschlossen stabilisiert wurde. Bei allen übrigen Patienten erfolgte die Stabilisierung der distalen Tibiatorsionsfraktur mittels einer Plattenosteosynthese.

Hinsichtlich des operativen Behandlungskonzeptes weisen Habernek u. Walch [4] darauf hin, daß durch eine anatomische Reposition der Schienbeinschaftfraktur mit zusätzlicher Refixation der Abrißfrakturen der gelenktragenden tibialen Kantenfragmenten der vollständige Gabelschluß wiederhergestellt wird, da die Fibula intraoperativ mitreponiert und zumindest die Fibulalänge ausgeglichen wird. Hierdurch bedingt sehen Habernek u. Walch [4] somit keinerlei Notwendigkeit, Fibula und Syndesmose zusätzlich zu versorgen. Ausschlaggebend hierfür ist jedoch die intraoperative Überprüfung der Kongruenz im oberen Sprunggelenk.

Die 5 kombinierten Unterschenkelschaft- und Sprunggelenkluxationsfrakturen im eigenen Patientengut während eines Zeitraumes von 3 1/2 Jahren lassen sich nahtlos in die in der Literatur beschriebenen Kasuistiken einreihen. Es handelt sich bei unseren Patienten um 2 Frauen und 3 Männer, bei denen ein indirekter Unfallmechanismus vorlag. Es zeigte sich in allen 5 Fällen ein Dreh-Biegungs-Bruch des Tibiaschaftes in den distalen 2/5 mit 4maliger Kombination eines Abrisses des hinteren Volkmann-Dreieckes. In einem Fall fand sich zu der distalen Tibiatorsionsfraktur eine distale Fibulafraktur in Syndesmosenhöhe, wobei sich röntgenologisch eine Gabelweitstellung zeigte, so daß bei der operativen Versorgung primär eine Stabilisierung der Fibula mittels 1/3-Rohrplatte herbeigeführt wurde. In den übrigen 4 Fällen erfolgte die Refixation des hinteren Kantenfragmentes in Form einer indirekten Verschraubung.

Lediglich in unserem 1. Fall aus dem Jahre 1987 erfolgte eine plattenosteosynthetische Versorgung der Tibiaschaftfraktur.

Bei den übrigen 4 Patienten konnte die distale Tibiaschaftfraktur nach geschlossener anatomischer Reposition mittels eines Verriegelungsnagels stabilisiert werden.

In 3 der 4 Fälle mit hinterem Kantenabriß fand sich zusätzlich eine hohe Fibulafraktur, welche nach intraoperativer Kontrolle der Gelenkkongruenz des oberen Sprunggelenkes und bei nachweisbarem vollständigem Gabelschluß nicht zusätzlich stabilisiert wurde. Bei vollständigem Gabelschluß erfolgte auch in keinem Fall die zusätzliche Revision der vorderen Syndesmose.

Beispiele

In unserem 1. Fall handelte es sich um eine 49jährige Frau. Die Tibiatorsionsfraktur wurde noch mittels einer Plattenosteosynthese stabilisiert und das hintere Kantenfragment indirekt verschraubt. Nach mittlerweile erfolgter Metallentfernung zeigte sich bei der Nachuntersuchung ein folgenloses Ausheilungsergebnis.

Bei einem 34jährigen Mann wurde die Drehfraktur des Tibiaschaftes nach geschlossener anatomischer Reposition mittels Verriegelungsnagels stabilisiert, wobei jedoch ein überdimensionierter Nagel gewählt wurde, so daß es im proximalen Schaftbereich zu einem Ausriß der vorderen Tibiakante unterhalb der Einschlagstelle kam; dies erforderte eine statische Verriegelung. Die Abrißfraktur des hinteren, tibialen Kantenfragmentes konnte erst bei der postoperativen Röntgenaufnahme erkannt werden, so daß in einem Zweiteingriff die indirekte Verschraubung erfolgte. Auch bei diesem Patienten zeigt sich nach Metallentfernung eine folgenlose Ausheilung der Fraktur.

Operative Versorgung einer Kombinationsfraktur bei einer 57jährigen Frau, bei der ebenfalls die Tibiaschaftfraktur mittels einer Verriegelungsnagelung stabilisiert wurde. Auch hier zeigte sich bei der Nachuntersuchung nach Metallentfernung eine folgenlose Ausheilung.

49jähriger Mann, bei dem die distale Fibulafraktur wegen einer Weitstellung der Sprunggelenkgabel durch Platte versorgt wurde. Es kam ebenfalls zu einer folgenlosen Ausheilung der Fraktur.

Zusammenfassung

4 unserer 5 Kasuistiken beweisen, daß die bestehenden Dreh-Biegungs-Frakturen im Bereich der distalen 2/5 des Tibiaschaftes im Rahmen von kombinierten Sprunggelenk- und Schienbeinschaftfrakturen sehr gut mittels einer geschlossenen Verriegelungsnagelung stabilisiert werden können, wobei es jeweils gelungen ist, eine anatomische Reposition für den notwendigen Längenausgleich der begleitend frakturierten Fibula zu erreichen. Außerdem kann durch die erweiterte Indikationsstellung infolge des Hilfsmittels der Verriegelung eine exakte Retention des Repositionsergebnisses mit gleichzeitiger frühzeitiger Funktions- und Belastungsstabilität erzielt werden.

Durch zusätzliche Refixation von gelenktragenden, tibialen Kantenfragmenten wird die Kongruenz des oberen Sprunggelenkes bei diesen Kombinationsfrakturen wiederhergestellt, so daß bei regelrechtem Gabelschluß auf eine zusätzliche Revision und Versorgung der vorderen Syndesmose, wie schon Habernek u. Walch [4] ausgeführt haben, verzichtet werden kann. Die guten Ausheilungsergebnisse, die schon von Habernek u. Walch [4] geschildert werden und die auch unsere 5 Patienten aufweisen, sprechen für dieses Konzept.

Mit einer Inzidenz von 9,1% kann diese Kombinationsverletzung nicht als selten eingestuft werden, so daß bei allen Dreh-Biegungs-Frakturen des Unterschenkels die Existenz derartiger „Kettenfrakturen" bedacht werden muß. Eindrücklich möchten wir in diesem Zusammenhang auf die Wichtigkeit der intraoperativen und gleichzeitig postoperativen Röntgenkontrolle hinweisen, welche der ausschließlichen Fernsehdurchleuchtung unbedingt vorgezogen werden sollte.

Durch ein entsprechendes therapeutisches Konzept, welches alle geschädigten Strukturen umfaßt, läßt sich somit die Prognose einer derart schweren Verletzung als sehr gut bezeichnen.

Literatur

1. Amon K, Suren EG (1987) Schienbeinschaft- und Sprunggelenksluxationsfrakturen als Kombinationsverletzungen. Unfallchirurg 90:107
2. Böhler L (1977) Die Technik der Knochenbruchbehandlung, 12. und 13. Aufl. Maudrich, Wien
3. Böhnel P (1985) Seltene Kombinationsfrakturen am Unterschenkel. Unfallchirurg 88:333
4. Habernek H, Walch G (1989) Inzidenz, Therapie und Ergebnisse von kombinierten Sprunggelenks- und Schienbeinschaftbrüchen. Unfallchirurg 92:267
5. Weber BG (1972) Die Verletzungen des oberen Sprunggelenkes. Huber, Bern

Erfahrungen mit dem Verriegelungsmarknagel zur Verlängerung von Femurschaftendoprothesen

W. Kurock, G. Ritter und Th. Sennerich

Klinik und Poliklinik für Unfallchirurgie des Universitätsklinikums Mainz, Langenbeckstr. 1, W-6500 Mainz

Einleitung

Bei der großen Zahl von Hüftendoprothesenträgern und der gestiegenen Lebenserwartung sind Frakturen im Bereich von Femurschaftendoprothesen heutzutage keine Seltenheit mehr. Dabei kann es sich um traumatische Frakturen oder aber um Frakturen aufgrund einer Implantatlockerung handeln. In jedem Fall ist die notwendige operative Stabilisierung schwierig und mit herkömmlichen Verfahren oft kaum zu bewerkstelligen. Ähnliche therapeutische Probleme ergeben sich bei Femurschaftfrakturen mit vorbestehender, einsteifender Koxarthrose, bei kombinierten Frakturen von Femurschaft und proximalem Femurende, sowie bei fehlgeschlagenen Osteosynthesen am koxalen Femur, sofern eine hüftkopferhaltende Operation nicht indiziert ist, ferner bei intraoperativen Femurfrakturen im Rahmen eines endoprothetischen Hüftgelenkersatzes und schließlich bei pathologischen Femurfrakturen mit langstreckigem

Hefte zu der Unfallchirurg, Heft 229
M. Börner/E. Soldner (Hrsg.)

Tumorbefall. Darüber hinaus müssen immer wieder Prothesenschaftlockerungen versorgt werden, bei denen eine Rarefizierung der Femurkortikalis eine ausreichend sichere Verankerung handelsüblicher Prothesen nicht zuläßt [1–3, 5, 6].

Eigenes Vorgehen

Wir haben für die Stabilisierung solcher Problemfrakturen am Femurschaft bzw. für bestimmte Prothesenwechsel ein Operationsverfahren modifiziert, das von Ritter et al. [4] ursprünglich für die Sanierung ausgelockerter Kniegelenkendoprothesen angegeben wurde. Es handelt sich um die Implantation einer Langschaftendoprothese mit einer elastischen Schaftverlängerung. Ausgangsmaterialien sind eine handelsübliche, geschmiedete Protasul 10-Langschaftprothese und ein AO-Femurmarknagel. In den Prothesenschaft werden beiderseits 1,0–1,5 mm tiefe Längsnuten eingefräst; sie dienen der Aufnahme der elastischen Verlängerung. Diese wird präoperativ nach Maßgabe der Röntgenaufnahme hergerichtet, indem ein ausreichend dicker AO-Femurmarknagel proximal entsprechend lang abgesägt wird (Abb. 1).

Bei einer geplanten Verriegelung dieser Spezialprothese müssen zusätzlich Bohrungen im distalen Nagelabschnitt zur Aufnahme der Verriegelungsbolzen angebracht werden. Das Auftreiben des durchgehend geschlitzten Nagels auf die Schaftprothese erfordert einigen Kraftaufwand und sollte deshalb immer vor der Operation erfolgen. Es kommt dabei zu einer äußerst stabilen Verbindung zwischen Prothesenschaft und Marknagel im Sinne einer elastischen Verklemmung (Abb. 2).

Die Präparation der Femurmarkhöhle entspricht dem Vorgehen bei der Marknagelung. Der verlängerte Schaft der Spezialprothese wird zementfrei implantiert; lediglich im Bereich des Prothesenkragens wird Knochenzement eingebracht [2, 3].

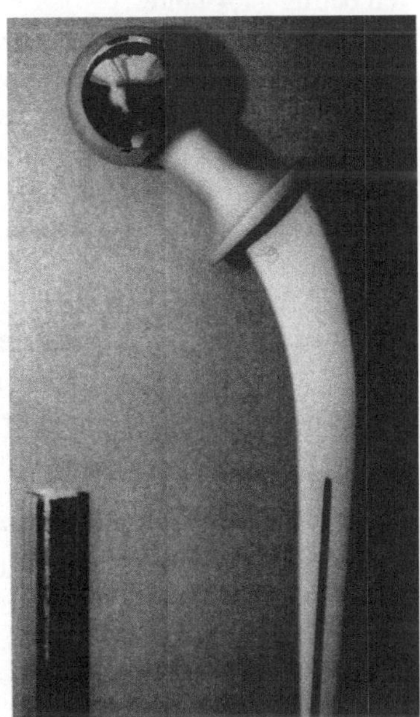

Abb. 1. Mit Längsnuten versorgte, geschmiedete Protasul 10-Langschaftprothese und proximal abgesägter AO-Femurmarknagel

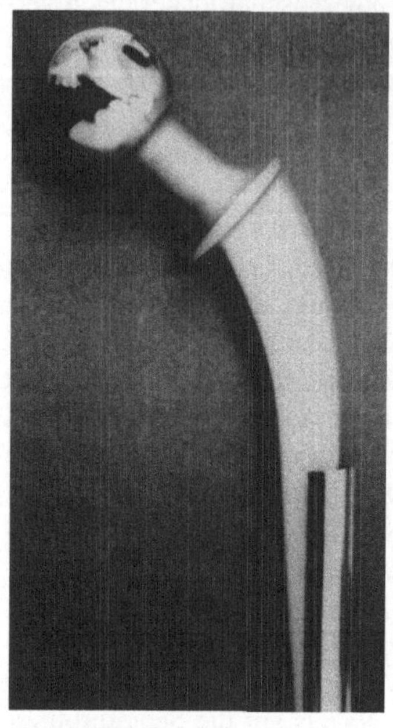

Abb. 2. Spezialprothese mit aufgeschlagener elastischer Schaftverlängerung

Eigenes Krankengut

An der Klinik und Poliklinik für Unfallchirurgie des Universitätsklinikums Mainz wurden in den Jahren 1980–1989 insgesamt 36 marknagelverlängerte Hüftendoprothesen bei 12 Männern und 23 Frauen implantiert. Das Durchschnittsalter der Patienten betrug 71,4 Jahre.

Bei 12 Hüftendoprothesenträgern wurde die Indikation aufgrund einer Femurschaftfraktur gestellt. Dabei ging lediglich in 5 Fällen ein adäquates Trauma voraus; bei 7 Patienten bestand eine aseptische Prothesenschaftlockerung. In diesen Fällen war ein Austausch der Schaftprothese nicht zu umgehen (Abb. 3).

Bei 7 Patienten erfolgte die Implantation der Spezialprothese im Rahmen eines Prothesenschaftwechsels wegen einer aseptischen Lockerung mit extremer Rarefizierung der Kortikalis.

In je 4 Fällen diente die Hüftendoprothese mit verlängertem, elastischem Schaft der Versorgung einer Femurschaftfraktur bei vorbestehender, einsteifender Koxarthrose, der Stabilisierung einer intraoperativen Femurschaftfraktur im Rahmen einer Prothesenimplantation oder eines Prothesenwechsels bzw. der Sanierung einer proximalen Femurfraktur nach fehlgeschlagener Osteosynthese.

Weitere Indikationen für die Spezialprothese ergaben sich bei 2 kombinierten Frakturen von proximalem Femur und Femurschaft, bei 2 Girdlestone-Situationen mit langstreckigem Kortikalisdefekt am Calcar femoris und bei einer pathologischen Fraktur des proximalen Femurs aufgrund eines metastasierten, malignen Paraganglioms.

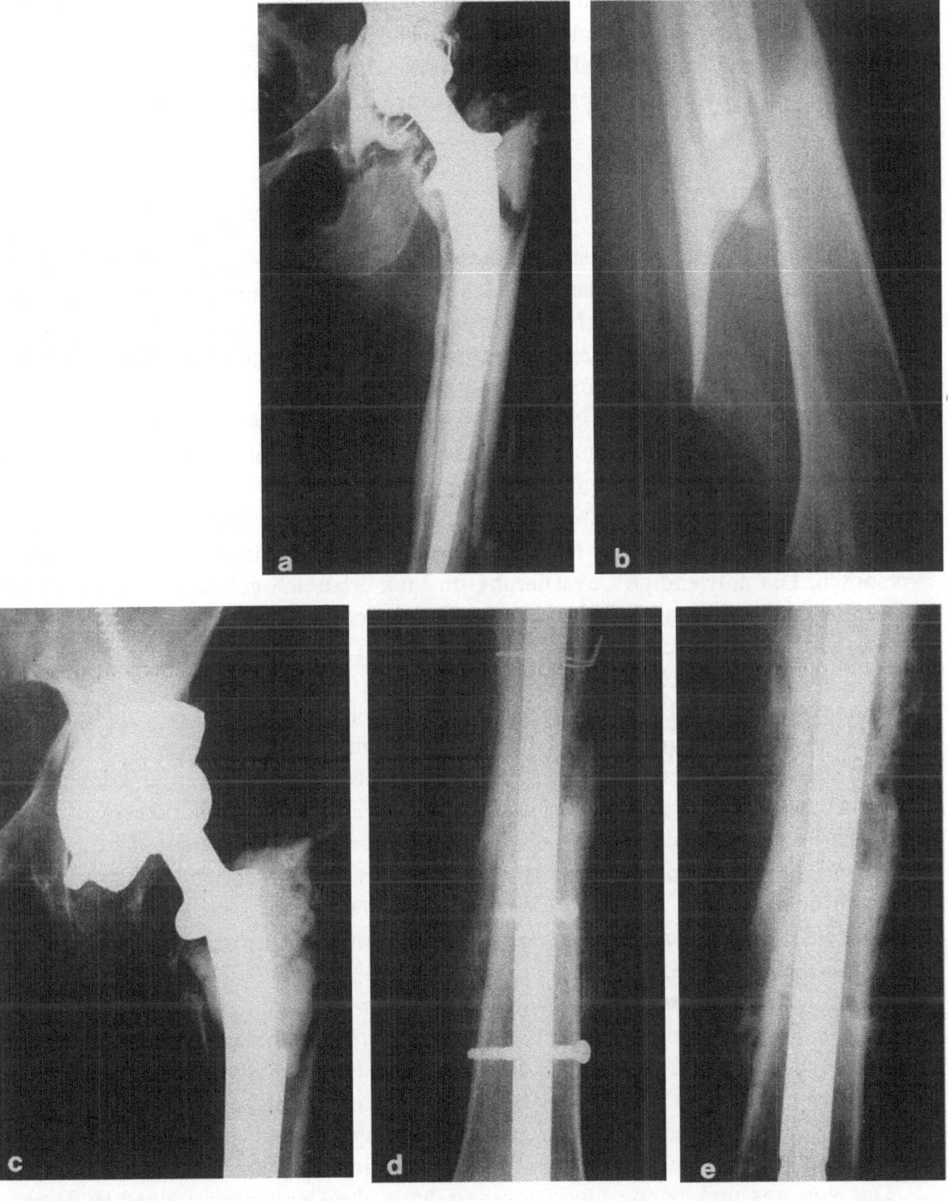

Abb. 3 a–e. 51jährige Patientin mit Femurschaftfraktur durch Bagatelltrauma bei vorbestehender Lockerung von Pfannen- und Schaftprothese. **a, b** Präoperativer Befund; **c, d** postoperativer Befund 3 Wochen nach Implantation einer zementfreien S + G-Pfannenprothese und einer Spezialprothese mit verlängertem elastischem Schaft mit zusätzlicher distaler Verriegelung, **e.** Postoperativer Befund 10 Monate postoperativ. Die Verriegelungsbolzen und die Drahtcerclage sind zwischenzeitlich entfernt

In Abhängigkeit vom Verlauf der Femurfraktur und von der Belastbarkeit der Femurkortikalis erfolgte im distalen Nagelbereich eine Verriegelung mit 2–3 Bolzen. Zusätzlich wurden im Einzelfall autologe bzw. homologe Knochenspäne angelagert. In allen Fällen konnte mit diesem Vorgehen eine Übungsstabilität erreicht werden.

Diskussion

Femurschaftfrakturen bei Hüftendoprothesenträgern werfen wegen ihres häufig atypischen Verlaufes nicht selten therapeutische Probleme auf. Dies gilt insbesondere für die Fälle mit einer Prothesenschaftlockerung [2, 3, 5]. Ähnliche operationstechnische Probleme ergeben sich bei Femurschaftfrakturen, bei denen aus unterschiedlichen Gründen ein gleichzeitiger Hüftgelenkersatz notwendig ist.

Eine stabile Osteosynthese ist mit Einzelzugschrauben und Drahtcerclagen am Femurschaft kaum zu erzielen. In jedem Fall wird damit die notwendige Frühmobilisation bei den meist älteren Patienten in Frage gestellt [5, 6].

Femurfrakturen außerhalb festsitzender Prothesenschäfte lassen sich durch eine Plattenosteosynthese, ggf. mit Anlagerung von Spongiosaspänen, in der Regel stabil versorgen. Die notwendige Devastierung im Frakturbereich gefährdet jedoch die bei zementierten Prothesen ohnehin gestörte Gefäßversorgung des Knochens. Darüber hinaus wird die Biomechanik des Femurs zusätzlich beeinträchtigt; es resultiert letztlich ein langes, starres Rohr [2, 3, 5, 6].

Femurfrakturen im Bereich von Prothesenschäften bieten immer erhebliche operationstechnische Probleme. Bei festsitzender Hüftendoprothese kommt eine Plattenosteosynthese nur in Frage, wenn die Schrauben sicher verankert werden können. Bei vorbestehender Prothesenlockerung wird in jedem Fall ein Implantatwechsel erforderlich. Die Fraktur muß dann durch die Schaftprothese geschient werden. Mit handelsüblichen Langschaftendoprothesen läßt sich aber der Frakturbereich häufig nicht ausreichend überbrücken. Analoge Schwierigkeiten können bei gelockerten Schaftprothesen ohne Fraktur auftreten, wenn die Femurkortikalis proximal rarefiziert bzw. aufgebraucht ist [2, 3, 5, 6].

Die langstreckige Resektion devitalisierter oder frakturierter Knochenabschnitte am proximalen Femur mit Implantation von sog. Tumorprothesen ist durch erhebliche Funktionseinbußen und gravierende Spätkomplikationen belastet. Auch mit überlangen Hüftendoprothesen lassen sich die Probleme nur unzureichend lösen: Das Femur wird auf Dauer zu einem extrem starren Rohr umgewandelt, die langstreckige Zementierung verhindert eine endostale Gefäßversorgung des Knochens [1–3].

Das von uns praktizierte Operationsverfahren, die Implantation einer Hüftendoprothese mit verlängertem, elastischem Schaft, hat gegenüber anderen Methoden entscheidende Vorteile:

1. Die *individuelle Anpassung* von Kaliber und Länge des elastischen Schaftes gewährleistet eine optimale Stabilisierung bei Femurschaftfrakturen – vergleichbar der Marknagelung – und einen stabilen Sitz der Schaftprothese.
2. Die *rasche Verfügbarkeit* des Implantats vermeidet Verzögerungen bei der operativen Versorgung der zumeist älteren Patienten. Gegebenenfalls kann die Spezial-

prothese während einer Operation bereitgestellt werden, z.B. wenn eine intraoperativ aufgetretenen Femurschaftfraktur versorgt werden muß.

3. Die *günstige Biomechanik* des langen biege- und torsionselastischen Prothesenschaftes bietet – wie bei jeder Marknagelung – die Voraussetzung für eine ungestörte Knochenbruchheilung. Am konsolidierten Knochen wird die Biomechanik ungleich weniger beeinträchtigt als bei anderen Implantaten. Durch die zementfreie Verankerung des elastischen Prothesenschaftes erfolgt die Belastung weitgehend physiologisch.
4. Eine *geringe Störung der Vitalität* des Knochens läßt sich – wie bei der Marknagelung – nicht vermeiden. Im Gegensatz zur Implantation langstreckig zementierter Spezialprothesen werden aber die Revaskularisierung und die knöcherne Heilung nicht beeinträchtigt.
5. Schließlich bietet der verlängerte Prothesenschaft die *Möglichkeit der distalen Verriegelung*. Damit eignet sich das Verfahren auch für die Versorgung von Mehrfragment- und Trümmerbrüchen sowie für Prothesenaustauschoperationen bei deutlicher Schwächung der proximalen Femurkortikalis.

Literatur

1. Jäger M, Löffler L, Kohn D (1985) Tumorprothese des Hüftgelenkes (Indikation und Ergebnisse). Z Orthop 123:808
2. Ritter G, Weigand H (1982) Spezielle Operationstechniken zur Versorgung traumatischer Frakturen im Bereich von Hüft- und Knieendoprothesen. Unfallchirurg 8:27
3. Ritter G, Weigand H (1983) Die Verlängerung von Hüft und Knieprothesen mittels elastischer Metallschäfte für spezielle Anwendungsbereiche. Hefte Unfallheilkd 165:296
4. Ritter H, Dege U, Kubba R (1979) Initial experiences with the total kneeprothesis implanted without bone cement. Arch Orthop Trauma Surg 95:89
5. Rosemeyer B, Jäger M, Witt AN (1973) Femurfrakturen bei Totalendoprothesen. Arch Orthop Unfallchir 76:40
6. Schwarz B, Heisel J (1984) Postoperative Femurfrakturen bei Totalendoprothese des Hüftgelenkes. Unfallheilkunde 87:102

V. Innovation

Der Gammanagel

G. Taglang, A Grosse und I. Kempf[1]

[1] Centre de Traumatologie et d'Orthopédie, 10, Avenue A. Baumann, F-67400 Illkirch-Graffenstaden

Küntscher hatte die Idee, eine Technik zur geschlossenen Behandlung der Frakturen des proximalen Femurs zu entwickeln. Sein Ypsilonnagel wurde für diese Frakturen verwendet, jedoch wegen der peroperativen Schwierigkeiten schnell wieder verlassen.

Durch die Erfahrung, die wir bei der Behandlung von 3000 Verriegelungsnägeln an der Tibia und dem Femur gewonnen hatten, griffen wir die Idee von Küntscher für die Behandlung der Trochanterregion 1981 wieder auf und verwendeten die ersten Prototypen für biomechanische Untersuchungen.

Der Gammaverriegelungsnagel ist in Winkeln von 125, 130, 135 und 140° und mit distalen Durchmessern von 12, 14 und 16 mm erhältlich.

Die Standardlänge beträgt 20 cm, in ausgesuchten Fällen werden allerdings auch längere Gammanägel verwendet.

Vom biomechanischen Standpunkt aus liegen die Vorteile eines intramedullären Implantates gegenüber einem lateral anliegenden (wie z.B. einer Platte) klar auf der Hand, v.a. im Bereich des proximalen Femurs.

Operationstechnik

Der Patient wird in Rückenlage auf dem Extensionstisch gelagert, meistens in Rhachianästhesie, das Reponieren wird mit Hilfe von 2 Bildwandlern kontrolliert (der Gebrauch eines Bildwandlers ist natürlich auch möglich). Die Reposition hängt vom Frakturtyp ab, geschieht jedoch meistens unter Zug, Innenrotation und Abduktion in Mittelstellung. Die Reposition muß anatomisch sein, bevor der Eingriff beginnt. Der Zugang ist der gleiche wie für eine konventionelle Verriegelungsnagelung, das gleiche gilt für den Eintrittspunkt in Höhe der Trochanter-major-Spitze.

Nach Einführen des vorgebogenen Führungsspießes wird mit dem Markraumbohrer die Femurdiaphyse bis zu einem Durchmesser aufgebohrt, der 2 mm über dem ausgesuchten Nageldurchmesser liegt.

Der Nagel wird direkt über den Führungsspieß eingebracht, ohne Zuhilfenahme eines Hammers, um jegliches Absprengen der Kortikalis zu vermeiden. Dann wird die Ziellehre aufgeschraubt.

Hefte zu der Unfallchirurg, Heft 229
M. Börner/E. Soldner (Hrsg.)

Das gezielte Einbringen der Schenkelhalsschraube geschieht mit Hilfe eines Kirschner-Drahtes, dessen korrekte Lage auf dem Bildschirm kontrolliert wird. Die ideale Position des Kirschner-Drahtes befindet sich auf dem a.-p.-Bild in der unteren Hälfte des Schenkelhalses, auf der seitlichen Aufnahme soll er sich in der Schenkelhalsmitte befinden.

Der Stufenbohrer für die Schenkelhalsschraube wird ebenfalls über den Kirschner-Draht eingebracht.

Die Schenkelhalsschraube wird durch einen Verriegelungsbolzen festgehalten, dieser wird eine halbe Drehung zurückgedreht, um der Schenkelhalsschraube ein freies Gleiten zu ermöglichen, ohne daß sie sich um sich selbst drehen kann.

Die distale Verriegelung geschieht ohne Schwierigkeiten mit Hilfe der Ziellehre.

Indikationen

Für diese Methode eignen sich die pertrochantären, die intertrochantären und die subtrochantären Frakturen.

Beispiel:

32jähriger Patient, welcher sich nach einem Sturz aus großer Höhe eine intertrochantäre und subtrochantäre Fraktur zuzog. Unter Rhachianästhesie wurde ein statischer Gammanagel implantiert.

Der Patient konnte sofort vollbelasten, nach 6 Wochen bestand Arbeitsfähigkeit.

Ergebnisse

Zwischen 1987 und heute haben wir in mehr als 700 Fällen den Gammanagel verwendet. Diese Zeitspanne enthält die ganze Einstellung des Implantates. Die ersten 47 Fälle waren Prototypen.

Von 1990–1992 haben wir den Gammanagel in 536 Fällen verwendet. In 472 Fällen handelte es sich um Standardgammanägel, in den restlichen 64 Fällen um längere Gammanägel.

Von den 472 Fällen waren 456 Frakturen, 9 pathologische Frakturen und 7 Pseudarthrosen.

Postoperative Komplikationen:

- 7 Fälle mit distalen Schwierigkeiten (1,5%),
- 3 abgebrochene Bohrerführungsspieße (0,6%),
- 3 Reduktionen bei offener Technik (0,6%).

Bei den 456 Frakturen konnten mehr als 81% der Patienten vor der 1. Woche wieder vollbelasten.

Die kurz- und mittelfristigen Komplikationen wurden in 121 geprüften Fällen mehr als 24 Monate „follow up“-analysiert.

Die am häufigsten beobachtete Komplikation war die Entwicklung zu einer Gefäßbildung (6 Fälle), wovon 3 Komplikationen durch einen Abbruch der Schenkelhalsschraube entstanden.

Wir beklagen 2 oberflächliche Infektionen und eine innere Infektion. Es gab jedoch keine Pseudarthrosenentwicklung.

Andere klinische Fälle

Bei einer intertrochantären Fraktur mit einer femoralen Schaftfraktur hätte ein konventioneller Verriegelungsnagel oder ein normaler Gammanagel die Situation nicht meistern können.

Nach Reposition auf dem Extensionstisch wurde ein langer Gammanagel implantiert. Er erlaubte die Vollbelastung des Patienten am 1. postoperativen Tag.

Bei einer 82jährigen Patientin griffen wir auf die gleiche Lösung zurück. Sie erlaubte die Vollbelastung nach Drainagenentfernung mit einem exzellenten funktionellen Resultat im 5. postoperativen Monat.

Erfahrungen mit dem Gammanagel

L. Schroeder

Unfallchirurgische Abteilung des Martin-Luther-Krankenhauses, Schleswig (Chefarzt Priv. Doz. Dr. L. Schroeder), Lutherstraße 22, W-2380 Schleswig

Küntscher, der von 1947–1957 Chefarzt des Kreiskrankenhauses Schleswig war, veröffentlichte 1950 dort sein Buch *Die Marknagelung*. Hier beschreibt er die Behandlung der per- und subtrochantären Femurfrakturen mit dem Y-Nagel und berichtet von Erfahrungen über etwa 60 Y-Nagelungen (Abb. 1–3).

„Die Technik des Verfahrens ist allerdings schwierig." (Küntscher 1950). Sicherlich konnte sich das Verfahren wegen dieser Schwierigkeiten nicht durchsetzen. Die Problematik der Versorgung sub- und pertrochantärer Femurfrakturen blieb.

Grosse und Taglang entwickelten dann den „Gammanagel" – eine Kombination der Pohl-Laschenschraube und des Verriegelungsnagels (Abb. 4).

Am Martin-Luther-Krankenhaus in Schleswig, dem ehemaligen Kreiskrankenhaus, wurden von Juni 1989 bis September 1990 61 Osteosynthesen mit dem Gammanagel durchgeführt. Es handelt sich dabei um 45 Frauen und 16 Männer im Alter von 36–96 Jahren. 7 Patienten waren über 90, 25 über 80 und lediglich 4 Patienten unter 60 Jahren. Die Osteosynthese wurde vorwiegend bei sub- und pertrochantären Femurtrümmerfrakturen durchgeführt (Abb. 5 und 6), insgesamt bei 28 Patienten. 2mal handelt es sich um pathologische Frakturen.

Hefte zu der Unfallchirurg, Heft 229
M. Börner/E. Soldner (Hrsg.)

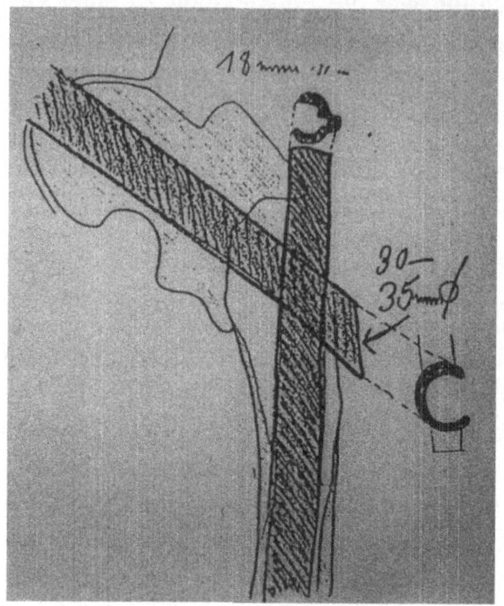

Abb. 1. Skizze des Y-Nagels von Küntscher (Archiv)

Pertrochantäre Frakturen fanden sich bei 22 Patienten. 5mal wurde eine laterale, 4mal eine mediale Schenkelhalsfraktur versorgt. Bei einer Patientin fand sich bei einer mit Kondylenplatte versorgten subtrochantären Femurtrümmerfraktur eine Pseudarthrose, die durch den Gammanagel zur Ausheilung kam. Ein weiterer Verfahrenswechsel war nach Bruch einer Kondylenplatte, ebenfalls bei subtrochantärer Femurfraktur, erforderlich. Durch die hervorragende Biomechanik des Gammanagels ist fast immer eine belastungsstabile Osteosynthese auch bei Trümmerfrakturen möglich. So konnten 41 Patienten sofort voll belasten, bei 20 Patienten wurde Teilbelastung mit halbem Körpergewicht erlaubt (Abb. 7 und 8).

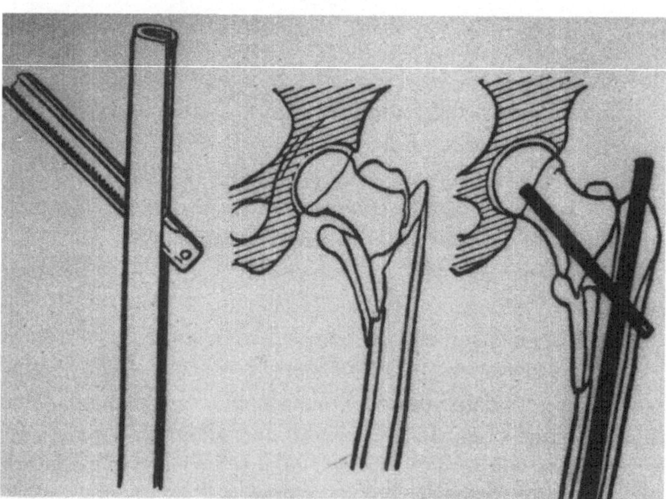

Abb. 2. Y-Nagel nach Küntscher zur Behandlung des pertrochantären und subtrochantären Bruches. (Aus Küntscher 1950)

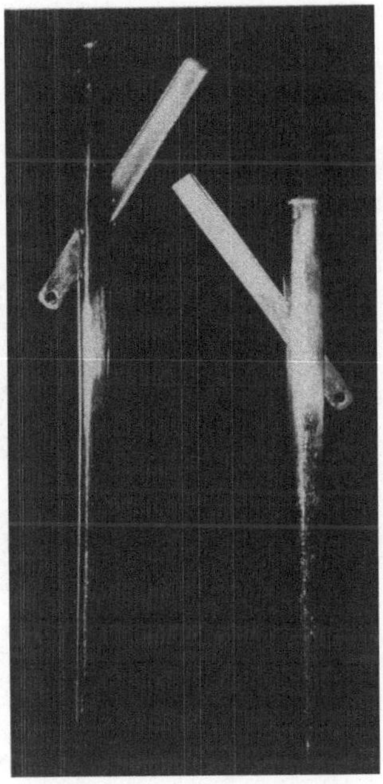

Abb. 3. Y-Nagel

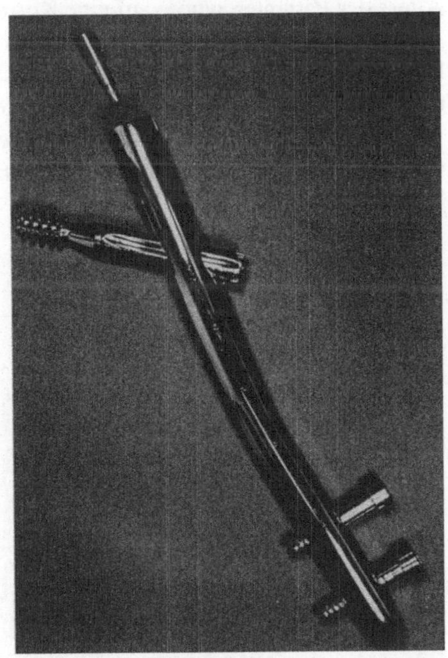

Abb. 4. Gammanagel

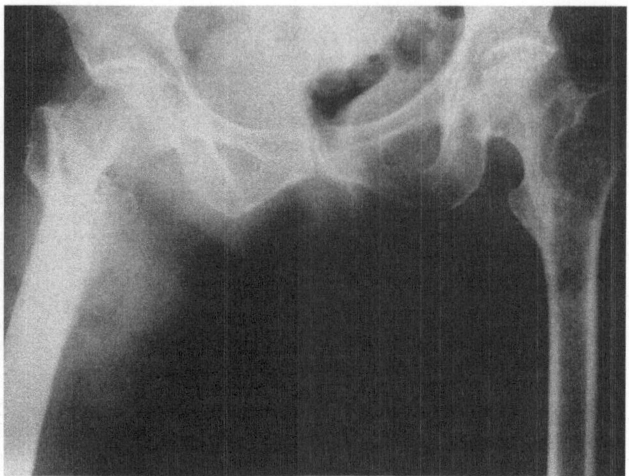

Abb. 5. Sub- und pertrochantäre Femurtrümmerfraktur

Die folgenden operationsspezifischen Komplikationen traten auf:

Bei einem Patienten kam es zu einer Infektion im Bereich der distalen Verriegelungsschraube, die nach lokaler Behandlung abheilte. 2mal wurden Rotationsfehler von 15°, einmal als Innen-, einmal als Außenrotationsfehler, festgestellt. Wegen des Alters der Patienten wurde auf eine Korrektur verzichtet.

Bei einer 87jährigen Patientin kam es zu einem Ausbruch der Schenkelhalsschraube nach kranial bei zu steiler Lage. Durch einen Wechsel des Gammanagels mit Korrektur der Schraubenlage konnte sofortige Belastungsstabilität erreicht werden.

Anhand des Schleswiger Krankengutes kann gesagt werden, daß sich der Gammanagel bewährt hat. Das Osteosyntheseverfahren ist technisch anspruchsvoll. Die Bela-

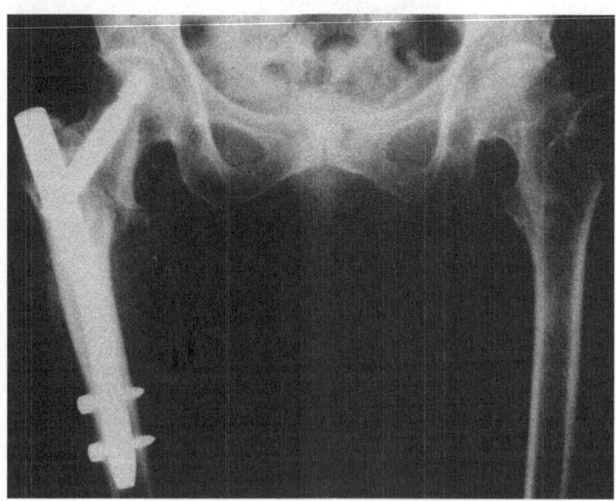

Abb. 6. Versorgung mit Gammanagel

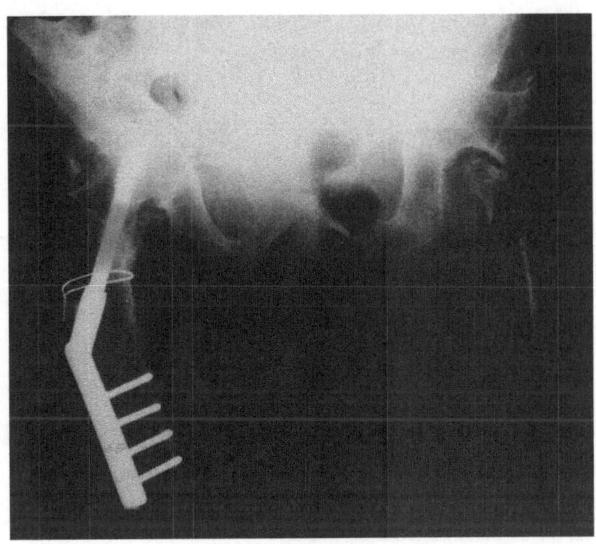

Abb. 7. Subtrochantäre Fraktur links, rechts mit DHS versorgte subtrochantäre Fraktur

stung für den Patienten ist durch kurze Operationszeit gering. Selbst bei Trümmerfrakturen oder pathologischen Frakturen des koxalen Femurendes ist durch die gute Biomechanik des Gammanagels fast immer Belastungsstabilität zu erreichen.

Zuammenfassung

Durch die Einführung des Gammanagels durch Grosse und Taglang – einer Kombination aus Pohl-Lasche und Verriegelungsnagel, einer Weiterentwicklung des von Küntscher inaugurierten Y-Nagels – können die Frakturen des koxalen Femurendes

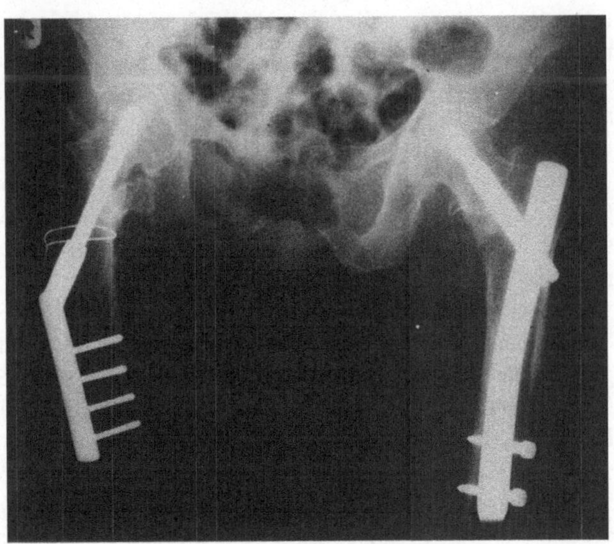

Abb. 8. Durch Gammanagel versorgte Fraktur links

stabil operativ versorgt werden. Die gute Biomechanik erlaubt die Frühmobilisation des Patienten unter Vollbelastung.

Literatur

1. Küntscher G (1950) Die Marknagelung. Saenger, Berlin
2. Voigt J, Lohff B (1986) Ein Haus für die Chirurgie 1802–1986. Wachholtz, Neumünster

Treatment of Fractures of the Trochanteric Region by Gamma Nailing: Preliminary Results

L. v. d. Akker and F. Laudy

Department of Surgery, St. maartens Gasthuis, Tegelseweg 210,
NL-5912 BL-Venlo/Niederlande

As we know from epidemiology the incidence of fractures of the proximal femur is rising, even figures up to doubling the number from 30 years ago are mentioned [9]. Not only the number of fractures is rising but the type is also changing. Evans classified the fractures of the trochanteric region into stable and unstable [7].

Comparing the fractures now found and those reported by Evans in 1949 the frequency of the stable fractures seems to have been halved and that of unstable fractures has more than tripled. This change is an effect of increasing age and osteoporosis [16]. In the past many fixation devices have been tested for fixation of these fractures. Pins, screws, nails, plate devices, sliding hip screws, and even medullary nails have been used [6].

Küntscher introduced his Y-nail, a two part device, in 1940. Because the Y-nail is an intramedullary device, it transmits forces across the fractures with a smaller moment than the sliding hip screws [11].

This device has been used and compared with the sliding hip screw for intertrochanteric fractures [11], as Davies and others published in 1988. As this study shows, the use of the sliding hip screws was associated with a significantly lower mortality than the Küntscher Y-nail. A reason for this difference was not reported. Technical problems, however, did not occur with the Y-nail, in contrast with the "cutting out" in the femoral head by some of the sliding hip screw devices. The gamma nail is a new two-part device designed by the Strassbourg group which follows the biomechanical aspects of intramedullary nailing already used by the Y-nail. In the Y-nail device the axial loading forces in the femoral neck are being transmitted across the device because of the stable construction regarding the medial angle.

With regard to the rotation stability and the longitudinal stability, which was the problem in the Y-nail construction, the construction has been changed so that the

Hefte zu der Unfallchirurg, Heft 229
M. Börner/E. Soldner (Hrsg.)

shaft is placed first, and this part cannot move into the femoral shaft, because rotation and longitudinal stability are controlled by placing one or two locking screws in the femoral shaft.

The sliding principle of the neck part and the shaft part in the gamma nail is responsible for compression of the fracture parts. This principle is already used in the sliding hip screw device. So the principles of both the sliding hip screw device and the Y-nail device are being used in the gamma nail construction.

However, there are still many questions. For example:

1. How long does the shaft part have to be?
2. Should one or two distal locking screws be used?
3. Is there any kind of stress distal from the nail responsible for a higher incidence of fractures which in retrospect has been noted in total hip protheses?

These questions are to be anwered in the future.

Because of the moment-arm advantage, this construction seemed suitable for unstable fractures with a tendency to collapse into varus. Additional advantages are the closed technique and the possibility of early weight bearing.

This is why we started to use the gamma nail in mid-1988 (Fig. 1).

In the past 2 years we operated on 22 patients, 14 females (age 66–89 mean 79.2) and eight males (age 42–72, mean 64.5).

The indications for gamma nailing were:

1. Fractures in the pertrochanteric region with medial instability ($n = 18$; Fig. 2)
2. Fractures in the intertrochanteric region ($n = 2$; Fig. 3)
3. Metastases in the trochanteric region ($n = 2$; Fig. 4)

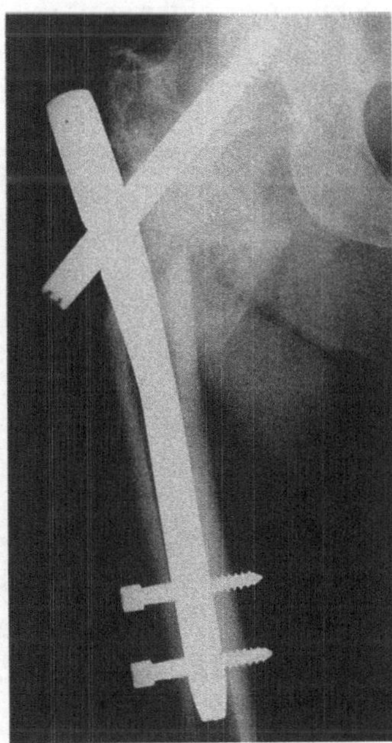

Fig. 1. The gamma nail

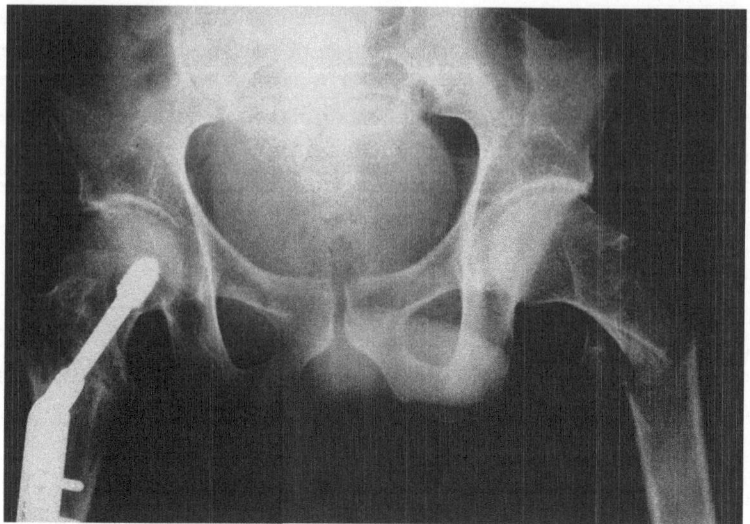

Fig. 2. Fracture in the pertrochanteric region

All the operations were performed by one of the two staff surgeons who had experience with this device.

The mean period of hospitalization was 32 days. No infections were encountered. The in-hospital mortality was 4% (one patient died from cardiac disease). In one patient we had to replace the gamma nail by a sliding hip screw because of migration of the locking screw. In another patient the screws were not placed in the holes, resulting in migration of the shaft part. This patient was mobilized without problems. No other technical failures were encountered. Most patients were mobilized (with or without walking aids) at the time of discharge.

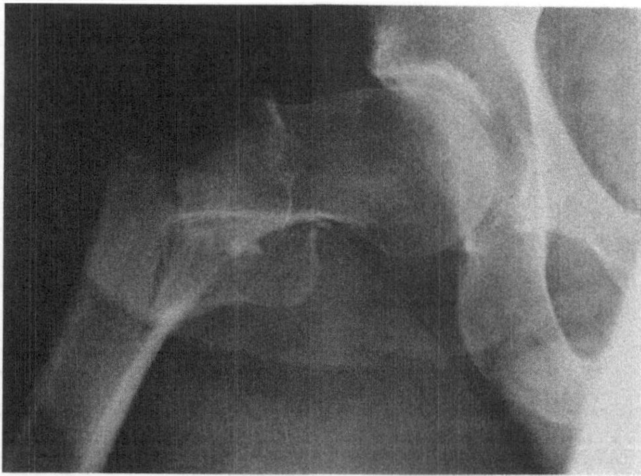

Fig. 3. Fracture in the intertrochanteric region

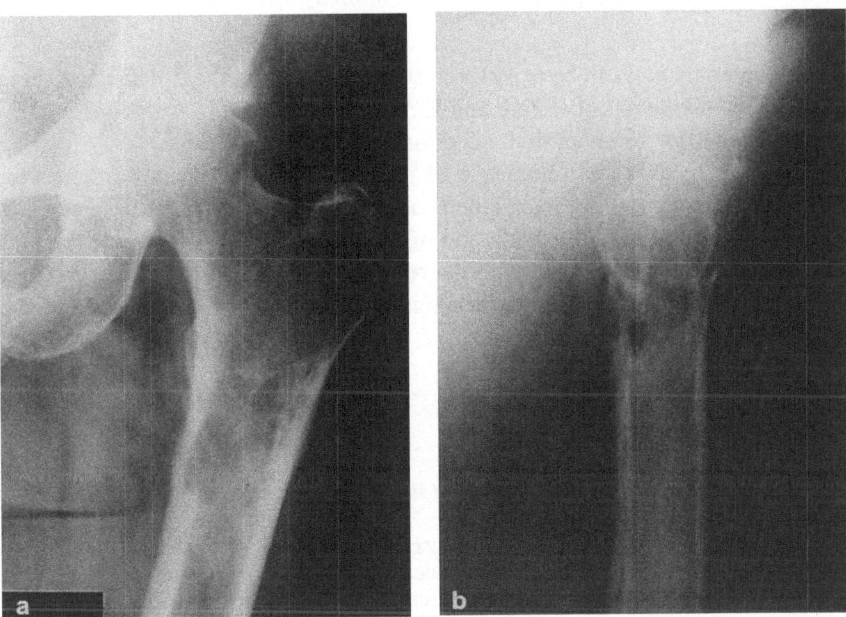

Fig. 4 a, b. Metastases in the trochanteric region

The records fail to report the standard of walking ability accurately and they fail to indicate the preoperative walking ability. At first there was no concensus regarding the moment of full weight bearing, but we try to mobilize these patients as soon as possible.

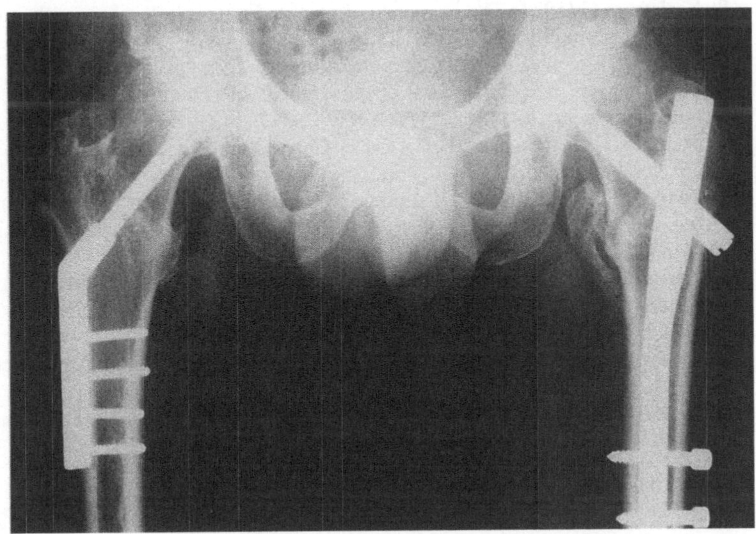

Fig. 5. Results of the gamma nailing technique

After 2 years our experiences and preliminary conclusions can be summarized as follows:

1. The gamma nail can be used for unstable fractures in the trochanteric region.
2. The technique is not simple and should only be used by surgeons experienced in closed nailing or under their supervision.
3. Because of the rising incidence of fractures of the trochanteric region the results of the gamma nailing technique should be tested in a prospective study with precise recording of every event and of the preoperative condition of the patient, and they should be compared with the results of the sliding hip screw and the valgisation osteotomy, with particular attention being paid to the moment of full weight bearing (Fig. 5).

References

1. Boyce WJ, Vessey MP (1985) Rising incidence of fracture of the proximal femur. Lancet 1:150–151
2. Cuthbert H, Howart T (1976) The use of the Küntscher Y-nail in the treatment of intertrochanteric and subtrochanteric fractures of the femur. Injury 2:135–142
3. Davis TR (1988) Intertrochanteric fractures of the femur: a prospective study comparing the use of the Küntscher Y-nail and a slinding hip screw. Injury 19:421–426
4. Davis TR (1990) Intertrochanteric femoral fractures. Mechanical failures of the internal fixation. J Bone Joint Surg (Br) 72:26–31
5. Flores LA (1990) The stability of the intertrochanteric fractures, tested with a sliding screw plate. J Bone Joint Surg (Br) 72:37–40
6. Havemann D, Gottorf T (1990) Ausblick nach 50 Jahren Küntscher Nagelung. Intramedullare Stabilisation nach Küntscher versus andere OS-Verfahren. Chirurg 61:417–421
7. Hempel D (1969) Differentielle Operations-Behandlung der Frakturen im Schenkel- und trochanterbereich. Bruns Beitrage Klin Chir 217:523–537
8. Karlström G (1984) The influence of age on the morphology of trochanteric fractures. Arch Othop Trauma Surg 103:156–161
9. Kenzora JE et al (1983) Hip fracture mortality. Clin Orthop 1:45–56
10. Leintenegger R (1987) Die Osteosynthese der subtrochanteren Femurfrakturen. Unfallchirurgie 80:183–186
11. Meißner H, Rahmanzadeh R (1989) Entwicklung in der Behandlung von Frakturen des coxalen Femurendes. Aktuel Traumatol 6:262–273
12. Swiontkowski MF (1987) Torsion and bending analysis of internal fixation techniques for femoral neck fractures: the role of implant design and bone density. J Orthop Res 5:433–444
13. Tronzo RG (1973) Hip nails for all occasions. Orth Clin North Am 3:821–826
14. Tronzo RG (ed) (1987) Surgery of the hip, Vol 2. Springer, Berlin Heidelberg New York, pp 266–267
15. Weller et al. (1973) Grundsätzliche Fakten und Komplikationsmöglichkeiten der Marknagelung. Chirurg 44:533–538
16. Zickel R (1976) An intramedullay fixation device for the proximal part of the femur. J Bone Joint Surg 58 (Am):866–872

The Intramedullary Supracondylar Nail

D. Seligson, S. Henry and G. Weiss

Department of Orthopedic Surgery, University of Louisville, School of Medicine, Louisville, KY 40292

Introduction

Supracondylar fractures mainly affect healthy young adults injured in high speed motor vehicle collisions and elderly females with osteoporotic bone who trip and fall (Green 1988). Treatments for this type of fracture include a plate and screws (Lambotte 1913), crossed Rush pins (Shelbourne and Brueckmann 1982), skeletal traction, external fixation (Huckstep 1985), the Zickel supracondylar nail (Zickel et al. 1977), an angled blade plate (Elliott 1959; Slätis et al. 1971), a compression screw and side plate combination (Giles et al. 1982; Moore at al. 1987), and cast braces (Mooney et al. 1970). Complications with these methods include loss of fixation, restriction of motion, limb shortening, and angular and rotational deformity (Green 1988; Brown and D'Arcy 1971; Chrion et al. 1974).

An intramedullary supracondylar nail has been designed specifically for the treatment of supracondylar fractures (Seligson and Henry 1990; Green 1988; Huckstep 1986). Retrograde insertion of the nail from the knee and percutaneous placement of the interlocking screws allow stabilization of the distal articular segment of the femoral shaft and avoids extensive incisions, soft tissue dissection, and blood loss (Seligson and Henry 1990).

Methods

Preoperative radiographs are obtained, the patient is placed in the supine position on a radiolucent extension table, and fluoroscopy is used throughout the procedure. If a simple fracture pattern is treated, the entire procedure can be performed percutaneously. For difficult fractures, particularly with coronal comminution, a midline skin and medial parapatellar capsular incision is made, the knee joint is entered and the intraarticular component of the fracture is reduced and stabilized with cannulated screws. The entry point for the nail is made in the intracondylar notch just anterior to the origin of the posterior cruciate ligament. This entrance point is reamed to 13 mm. The supracondylar nail is available as an 11 or 12 mm closed section implant in lengths of 150, 200, and 250 mm. The nail is placed with its distal end countersunk 1–2 mm below the surface of the intracondylar notch and is fixed to the distal condylar segment. Cortex screws are then placed percutaneously. Postoperatively, the patient is placed in a knee immobilizer. The rehabilitaion program is determined according to fracture stability. Nail removal is optional and can be performed either through an arthrotomy or arthroscopically (Seligson and Henry 1990; Green 1988).

Hefte zu der Unfallchirurg, Heft 229
M. Börner/E. Soldner (Hrsg.)

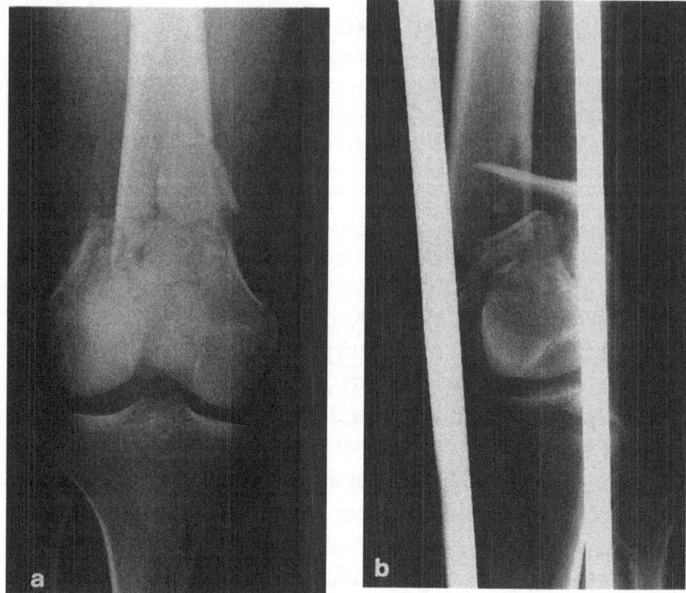

Fig. 1 a, b. AP and lateral preoperative radiographs of right supracondylar femur fracture with an intercondylar extension

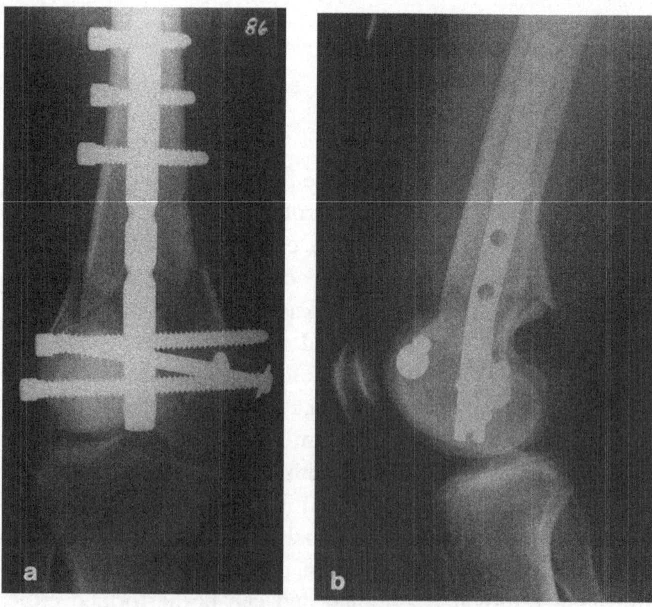

Fig. 2 a, b. AP and lateral postoperative radiographs of this fracture treated with an 11 x 150 mm intramedullary supracondylar nail

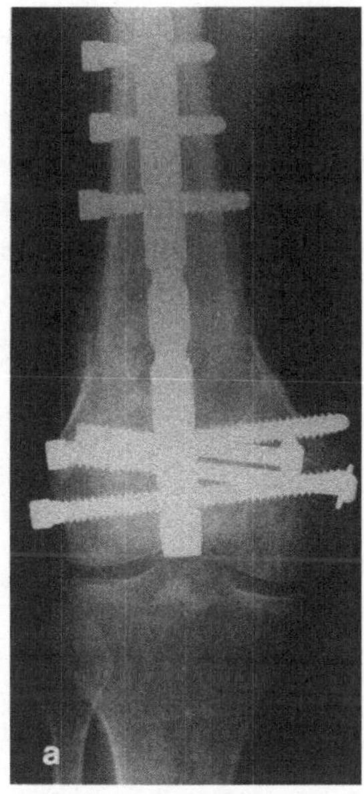

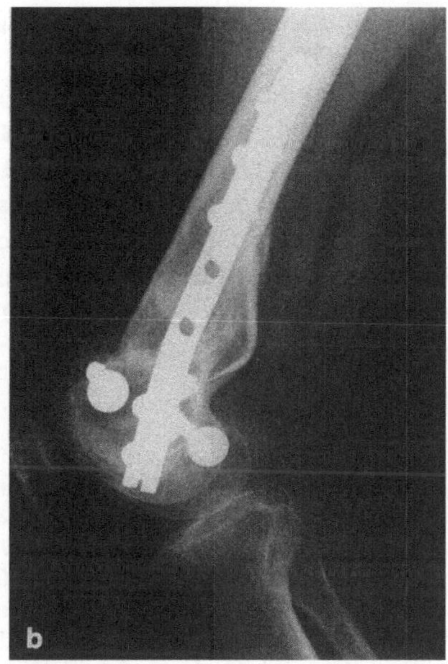

Fig. 3 a, b. AP and lateral radiographs 9 months after injury

Case Report

S. W., a 40-year-old white male was involved in a high-speed motor vehicle accident. He sustained multiple injuries including a right open grade 1 supracondylar comminuted femur fracture with an intercondylar extension. He was immediately taken to the operating room for debridement, irrigation, and open reduction and internal fixation of this femur fracture with an 11 x 150 mm intramedullary supracondylar nail. Pre- and postoperative radiographs are shown (Figs. 1 and 2, respectively), he was discharged from the hospital 10 days after injury on a touch weight-bearing gait with a knee immobilizer. Nine months later, he could walk without a limp and has a stable knee with full flexion and –5° of extension (Fig. 3).

Discussion

Current techniques for treating supracondylar fractures can be disappointing, with failure of fixation, varus and valgus deformities of the leg, and limb shortening. Nailing is a promising alternative for the management of supracondylar fractures (Green 1988; Huckstep 1986). Specifically designed for these fractures, the intramedullary supracondylar nail has an 8° bend for intracondylar insertion, 6.7 mm holes for screws, metallurgic compatibility with stainless steel equipment, and placement which does not require open reduction of the metaphyseal fragments (Green 1988). An external guide allows percutaneous placement of the interlocking screws, thus avoiding extensive incisions, soft tissue dissection, and blood loss (Seligson and Henry 1990).

The intramedullary supracondylar nail is indicated for comminuted supracondylar fractures with intraarticular extension. Secondary indications include pathologic fractures, non-unions, malunions, failed distal femoral osteosynthesis, and supracondylar fractures in osteoporotic patients. Retrograde insertion from the knee stabilizes fractures below the isthmus, facilitates the return of good knee function, encourages early weight bearing, and permits secure stabilization without extensive surgical dissection (Seligson and Henry 1990).

References

Brown B, D'Arcy W (1971) Internal fixation for supracondylar fractures of the femur in the elderly patient. J Bone Joint Surg 53B:420

Chrion H, Tremoulet J, Casey P et al (1974) Fractures of the distal third of the femur treated by internal fixation. Clin Orthop 100:160

Elliott R (1959) Fractures of the femoral condyles: experience with a new design of femoral condyle blade plate. South Med J 52:80

Giles J, DeLee J, Heckman J et al (1982) Supracondylar-intercondylar fractures of the femur treated with a supracondylar plate and lag screws. J Bone Joint Surg 64A:864

Green S (1988) Distal intramedullary fixation of supracondylar fractures of the femur. Techniques Orthop 3(3):71

Huckstep R (1985) The intramedullary compression nail for difficult femoral fractures. In: Seligson D (ed) Concepts in intramedullary nailing. Grune and Stratton, Orlando, p 315

Huckstep R (1986) The Huckstep intramedullary compression nail: indications, technique and results. Clin Orthop 212:48

Lambotte A, (1913) Chirurgie opératoire des fractures. Masson, Paris, p 223.

Mooney V, Nickel V, Harvey P et al (1970) Cast brace treatment for fractures of the distal part of the femur: a prospective controlled study of one hundred and fifty patients. J Bone Joint Surg 52A:1563

Moore T, Watson T, Green S et al (1987) Complications of surgically treated supracondylar fractures of the femur. J Trauma 27:402

Seligson D, Henry S (1990) Intramedullary supracondylar nail. In: Smith and Nephew Richards, Inc Surgical Techniques. Memphis, p 1

Shelbourne K, Brueckmann F (1982) Rush pin fixation of supracondylar and intercondylar fractures of the femur. J Bone Joint Surg 64A:161

Slätis P, Ryöppy S, Huittinen V (1971) AOI osteosynthesis of fractures of the distal third of the femur. Acta Orthop Scand 42:162

Zickel R, Fietti V, Lawsing J et al (1977) A new intramedullary device for the distal third of the femur. Clin Orthop 125:185

Femurstabilisierung mit einem neuen Spreizverriegelungsnagel (Sp-V-Nagel)

H. Gehling und L. Gotzen

Klinik für Unfallchirurgie (Leiter: Prof. Dr. L. Gotzen) Zentrum Operative Medizin I, Philipps-Universität, Baldingerstraße, W-3550 Marburg

Einleitung

Das von Küntscher entwickelte Prinzip der Marknagelung langer Röhrenknochen besteht in der elastischen Verklemmung eines nicht sperrenden intramedullären Kraftträgers [1, 2]. Dadurch wirken axiale Kräfte auf die Frakturebenen, die einen biomechanischen Reiz zur sekundären Knochenbruchheilung liefern.

Die Stabilität der konventionellen Nagelosteosynthese ist an eine lange Kontaktfläche des Nagels mit dem Femurschaft gebunden, was ein weites Aufbohren des Schaftes erforderlich macht und die Indikation auf den mittleren Femurbereich begrenzt.

Durch die Weiterentwicklung des konventionellen Nagels zum Verriegelungsnagel ist die Torsions- und Längsstabilität erhöht und damit die Indikation für Frakturen sowohl im metaphysären Bereich als auch für Trümmerbrüche des Schaftes erweitert worden [3]. Jedoch sind die zusätzliche Traumatisierung der Weichteile und der nicht unerhebliche apparative und technische Aufwand für die distale Verriegelung als Komplikationsquellen anzusehen. Zum anderen macht die relativ starre Verriegelung nicht selten einen Zweiteingriff zur Dynamisierung als Anreiz zur Kallusbildung erforderlich.

Mit dem Ziel, die Vorteile der beiden Verfahren zu vereinigen, und nach eingehender biomechanischer Testung [4], wurde der Sp-V-Nagel entwickelt. Dieser besteht aus einem Kopfstück, in das über eine schräge Lochbohrung in frontaler Ebene die proximale Verriegelungsschraube eingebracht werden kann. An das rohrförmige Kopfstück schließen sich 2 halbrunde Metallamellen an. Diese sind an ihrem distalen Ende über eine Spreizmechanik miteinander verbunden. Im Bereich des Kopfstückes hat der Nagel einen Durchmesser von 16 mm, im Bereich der Lamellen einen Durchmesser von 11 mm. Durch einen innen liegenden Zug-Druck-Anker läßt sich der Nagel über eine Spannmutter im Kopfstück distal auf maximal 50 mm spreizen.

Durch die Spreizung erhält der Nagel eine rotations- und längsstabile Verankerung im distalen Femur. Außerdem pressen sich die beiden Lamellen an das trompetenförmige Innenprofil des Femurs an und bewirken eine *federnde Verklemmung*. Durch Vordrehen des Ankers entriegelt sich der Spreizmechanismus, so daß der Nagel ohne Probleme entfernt werden kann. Die Operation erfolgt in Seitenlagerung, wobei das Bein auf einem speziellen Lagerungskissen plaziert ist. Der Femurschaft wird nur bis zum mittleren Drittel auf 12 mm aufgebohrt (Abb. 1).

Hefte zu der Unfallchirurg, Heft 229
M. Börner/E. Soldner (Hrsg.)

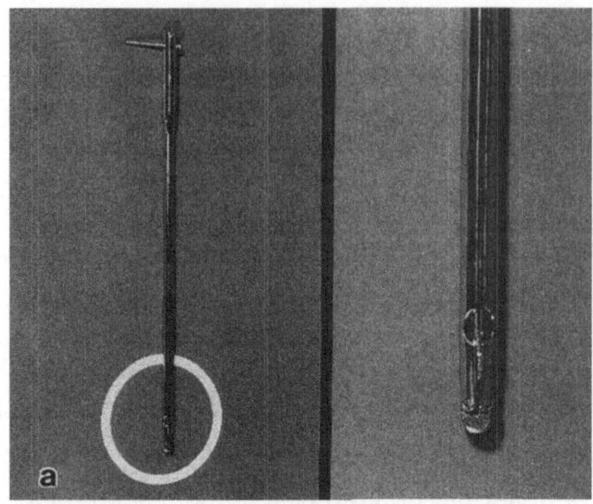

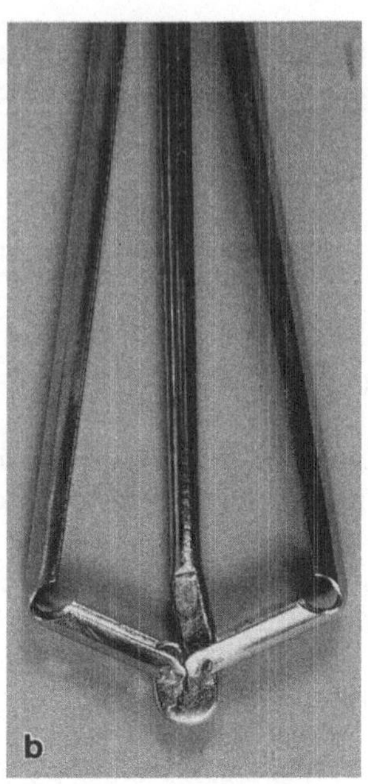

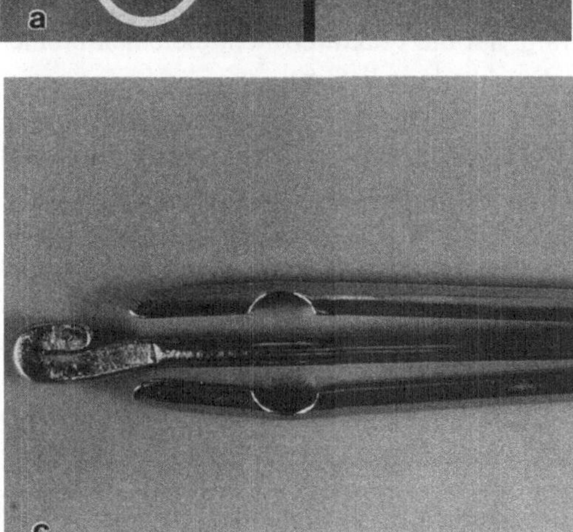

Abb. 1. a Sp-V-Nagel mit proximaler Verriegelungsschraube und distaler Spreizmechanik in geschlossenem Zustand. **b** Distaler Nagel in gespreiztem Zustand. **c** Entriegelung des Spreizmechanismus durch Vordrehen des Druck-Zug-Ankers

Patientengut

Von 1985–1989 wurden in unserer Klinik von insgesamt 276 Osteosynthesen am Femurschaft 17 Frakturen und 2 Pseudarthrosen mit dem Sp-V-Nagel versorgt (Tabelle 1).

Die Lokalisation dieser 17 Frakturen und 2 Pseudarthrosen lag 2mal im proximalen, 11mal im diaphysären, 6mal im distalen Femurdrittel. 8 kurze Schräg- und Querfrakturen mit fakultativem Biegungskeil, 5 lange Schräg- und Torsionsfrakturen, 4 Frakturen mit mehr als 3 Fragmenten (Abb. 2 und 3) bzw. Trümmerfrakturen, und 2 Pseudarthrosen wurden insgesamt 13mal geschlossen genagelt; in 6 Fällen wurde eine offene Reposition und gleichzeitige Anlagerung von Spongiosa vorgenommen (vgl. Tabelle 2).

Tabelle 1. Osteosynthesen am Femurschaft 1985–1989 (n = 276)

Platte	97
Winkelplatte	5
Kondylenplatte	43
DHS	15
DCS	6
Mofi	15
Schraube	7
Nagel	49
Verriegelungsnagel	20
Sp-V-Nagel	19

Tabelle 2. Durch Sp-V-Nagel versorgte Femurfrakturen und Pseudarthrosen (n = 19)

Quer- und kurze Schrägfraktur (mit Biegungskeil)	8
Längere Schräg- bzw. Torsionsfraktur	5
Mehrfragment- und Trümmerfraktur	4
Oligodystrophe Pseudarthrose	2

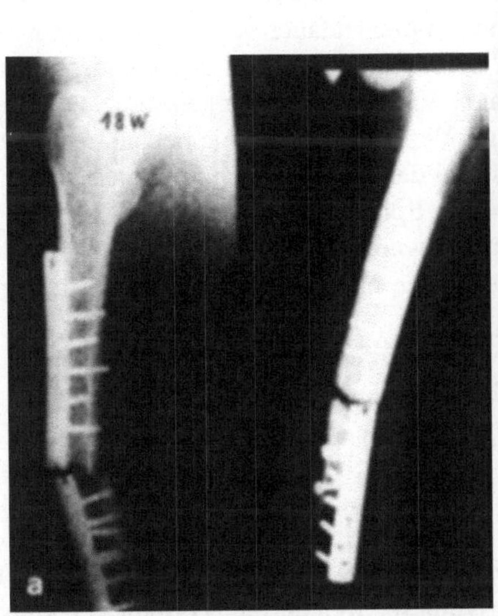

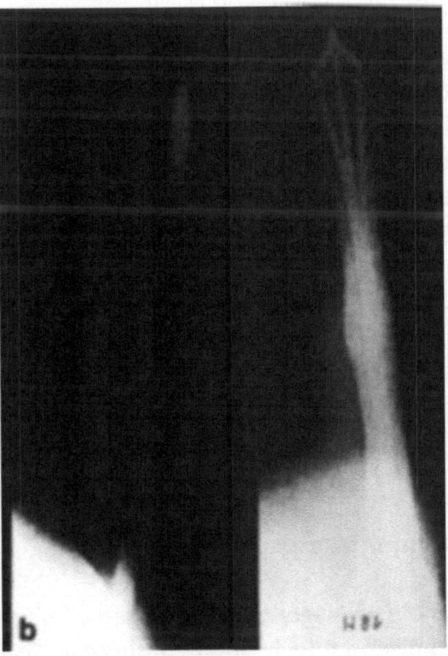

Abb. 2. a Plattenbruch 18 Wochen nach Osteosynthese einer zweitgradig offenen Femurmehrfragmentfraktur. **b** Ausheilungsbilder nach Reosteosynthese mit Sp-V-Nagel

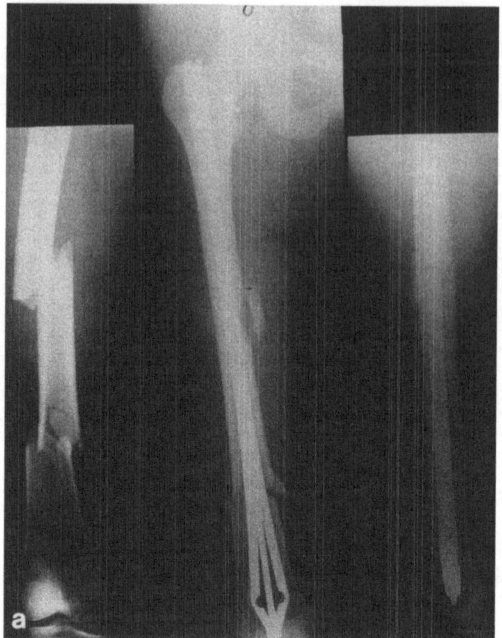
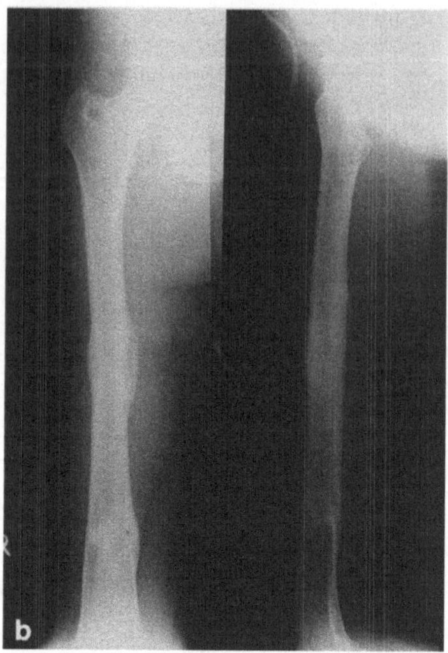

Abb. 3. a Geschlossene Stabilisierung einer Zweietagenfraktur des rechten Femurs bei polytraumatisierter Patientin. **b** Ausheilungszustand bei bereits entferntem Nagel

Ergebnisse

Alle Frakturen und die 2 Pseudarthrosen heilten knöchern fest in achsengerechter Stellung aus. Nach einer durchschnittlichen Implantatdauer von 19 Monaten wurden die Metallentfernungen bei 17 Patienten bereits durchgeführt. Infekte wurden nicht beobachtet. Folgende Komplikationen traten auf: Beim Einbringen des Sp-V-Nagels kam es bei den ersten Patienten 2mal zum Versagen des Spreizmechanismus durch einen distalen Riß des Zug-Druck-Ankers. Bei der Metallentfernung traten gerade bei diesen Patienten Probleme auf, da die distale Spreizmechanik sich gelöst hatte und gesondert geborgen werden mußte. Daraufhin wurde der Zug-Druck-Anker verstärkt und die Spreizgelenke durch eine Sollbiegestelle ersetzt. Nach dieser Verbesserung traten keine technischen Probleme mehr auf.

Bei der Nachuntersuchung der Patienten wurden 2mal Beinverkürzungen von mehr als 1 cm und eine Innenrotationsfehlstellung von über 10° festgestellt.

Zusammenfassung

Der Sp-V-Nagel ist nach ersten klinischen Erfahrungen eine komplikationsarme und technisch einfach durchzuführende Osteosynthese, welche die Vorteile der konventionellen Marknagelung und der Verriegelungsnagelung vereinigt und einen breiten

Indikationsbereich am Femurschaft abdeckt. Dabei sind folgende Anforderungen durch dieses System erfüllt:

1. Durch die proximale Verriegelung und die distale Spreizung kann eine rotations- und längsstabile Osteosynthese über den gesamten Schaftbereich des Femurs vorgenommen werden.
2. Durch kurzstreckiges Aufbohren der Markhöhle bis 12 mm ist die Knochentraumatisierung gering.
3. Über eine federnde intramedulläre Mikrobewegung als biologischer Anreiz zur Kallusbildung für die gesamte Knochenlänge erhalten.

Literatur

1. Küntscher G (1940) Die Marknagelung von Knochenbrüchen. Klin Wochenschr 19:6–10
2. Küntscher G (1950) Die Marknagelung. Saeger, Berlin
3. Klemm K, Schellmann WD (1972) Dynamische und statische Verriegelung des Marknagels. Unfallheilkunde 75
4. Lasarzewski B (1985) Zur Stabilität von intramedullären Femurosteosynthesen mit dem Spreiznagel – Eine experimentelle Studie –. Dissertationsarbeit, Hannover

Erste klinische Erfahrungen mit einem neuen intramedullären Implantat (Unreamed Tibial Nail) zur Versorgung von Unterschenkelschaftfrakturen mit schwerem Weichteilschaden

C. Krettek[1], N. Haas[1], P. Schandelmaier[1], R. Frigg[2] und H. Tscherne[1]

[1] Unfallchirurgische Klinik, Medizinische Hochschule Hannover, 300 Hannover 61, Konstanty-Gutschowstr. 8
[2] AO-Produktentwicklung Davos, Schweiz

Einleitung

Daß die Stabilisierung von Unterschenkelfrakturen mit dem Verriegelungsnagel ein bewährtes Behandlungsverfahren ist, braucht heute nicht mehr besonders hervorgehoben zu werden. Schwere offene und geschlossene Weichteilschäden galten jedoch in den letzten Jahren als Kontraindikation zur Marknagelosteosynthese am Unterschenkel. Bei diesen Verletzungen hat sich der Fixateur externe bei niedriger Infektrate weitgehend durchgesetzt. Als nachteilig erwiesen sich aber die teilweise erforderlichen langen Ausheilungszeiten, die hohe Rate an aseptischen Heilungsstörun-

Hefte zu der Unfallchirurg, Heft 229
M. Börner/E. Soldner (Hrsg.)

gen sowie mechanische und septische Probleme im Bereich der Schanz-Schraubeneintrittsstellen [13].

Es war daher naheliegend, ein Implantat zu entwickeln, das die Vorteile des Fixateur externe (Erhalt der kortikalen Durchblutung) und die des Marknagels (geschlossenes System ohne Verbindung nach außen, keine Pin-Probleme, hoher Patientenkomfort) ohne die Nachteile von instabilen Osteosyntheseformen in sich vereinigt.

Implantat

Der von der AO zunächst als temporäres Implantat konzipierte „Unreamed Tibial Nail“ (UTN) ist nicht als Rohrnagel, sondern als Nagel aus „Vollmaterial“ konstruiert (Abb. 1). Dies gewährt neben hoher Festigkeit auch bei kleinen Durchmessern die Vermeidung eines Totraums, wie z.B. bei einem ungeschlitzten, rohrförmigen Implantat. Am Übergang vom proximalen zum mittleren Drittel ist das Implantat dorsalkonvex geknickt [8]. Im proximalen Drittel ist der Querschnitt viereckig, im mittleren und unteren Drittel kreissegmentförmig mit nach ventral zeigender Kante. Der Durchmesser des Implantates beträgt 8 bzw. 9 mm, die Länge in 15-mm-Abstufungen 300–375 mm. Die Spitze des Nagels ist am unteren Ende leicht nach ventral abgeknickt, abgeflacht und abgerundet. Dies reduziert beim Einschlagen das Risiko einer Nagelperforation nach dorsal. Das obere Ende des Nagels ist ventralseitig ange-

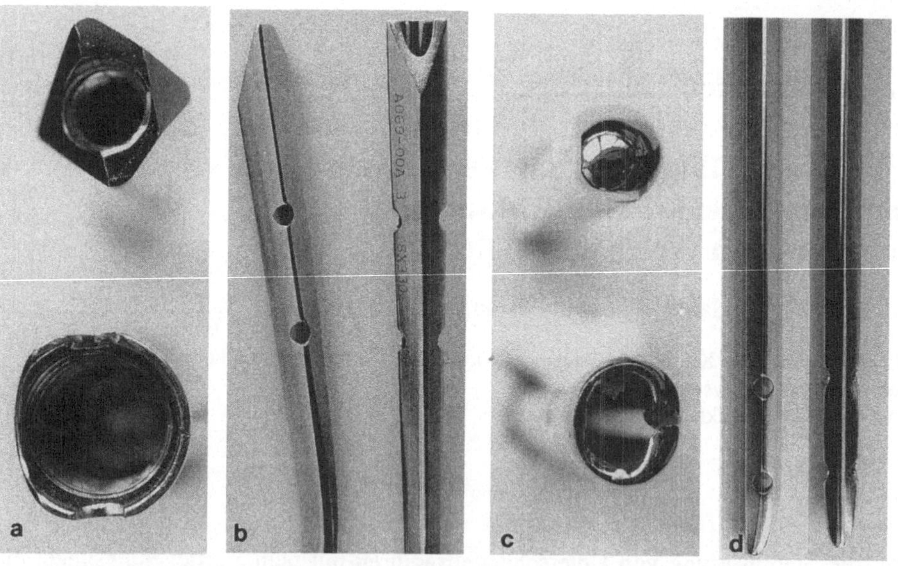

Abb. 1 a–d. Unreamed tibial nail' (UTN). **a** Proximales Nagelende des UTN (*oben*) und des AO-Universaltibiamarknagels (*unten*) im Vergleich. **b** Proximales Nagelende von der Seite (*links*) und von ventral (*rechts*). Das abgeschrägte proximale Nagelende verhindert eine Weichteilirritation und dient zur Aufnahme des Verbindungsstückes. **c** Nagelspitze des UTN (*oben*) und des AO-Universaltibiamarknagels (*unten*) im Vergleich. **d** Nagelspitze mit den beiden distalen Verriegelungslöchern von lateral (*links*) und ventral (*rechts*). Die angeschrägte Nagelspitze mindert bei der Insertion das Risiko einer Perforation nach dorsal

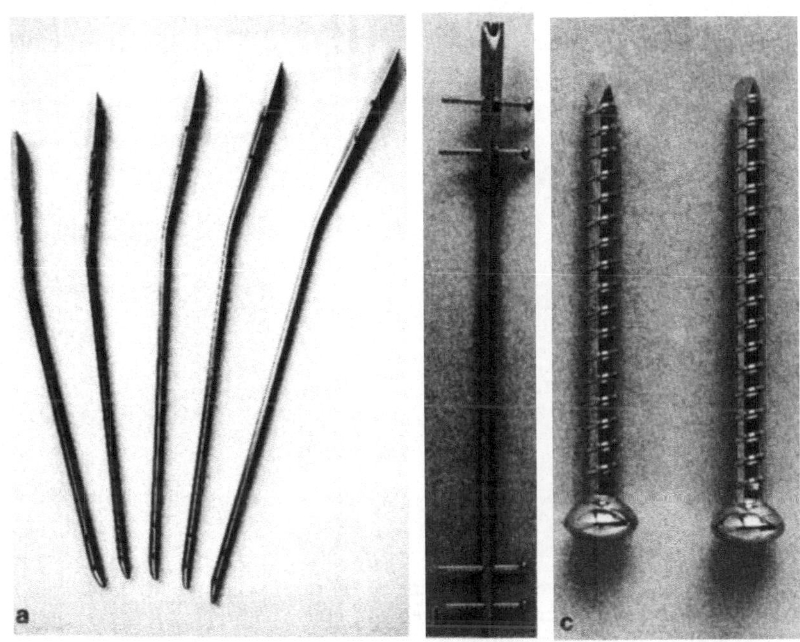

Abb. 2 a–c. UTN: **a** Implantateset in 15-mm-Längenabstufung von 300–375 mm: **b** UTN von ventral mit Verriegelungsbolzen; **c** neuentwickelte, selbstschneidende Verriegelungsbolzen

schrägt. Dadurch wird die Gefahr einer Irritation des Lig. patellae vermindert. Die beiden proximalen und distalen Verriegelungslöcher sind in der Frontalebene angeordnet. Sie werden mit selbstschneidenden Verriegelungsbolzen besetzt (Abb. 2).

Operationstechnik

Präoperativ wird anhand der Röntgenbilder der kleinste Durchmesser der Markhöhle im Diaphysenbereich und die Länge des Implantates bestimmt. Der Patient wird auf dem Extensionstisch gelagert und die Fraktur unter Längszug reponiert. Nach Durchführung des Weichteildébridements bei offenen Frakturen erfolgt der Hautschnitt in Verlängerung der Tibialängsachse. Der Zugang zur Tibia erfolgt medial des Lig. patellae. Die Kortikalis wird in Verlängerung der Tibialängsachse leicht medial der Tuberositas tibiae mit dem Pfriem eröffnet und aufgweitet.

Das Implantat ist über einen Verbindungsblock mit dem proximalen Verriegelungszielbolzen fest verbunden (Abb. 3). Es wird per Hand in Richtung der Tibialängsachse in die Spongiosa der Tibiametaphyse eingeführt. Unter Bildverstärkerkontrolle in 2 Ebenen und Sicherung der Reposition wird die Frakturzone passiert und die Nagelspitze in der Mitte der distalen Tibiametaphyse weit nach distal bis in die Höhe der ehemaligen Epiphysenfuge plaziert. In der Regel reicht manueller Druck zum Einbringen des Nagels völlig aus, gelegentlich sind vorsichtige Schläge mit dem Schlaggewicht hilfreich. Zur Vermeidung einer Fragmentdistraktion sollte auf den

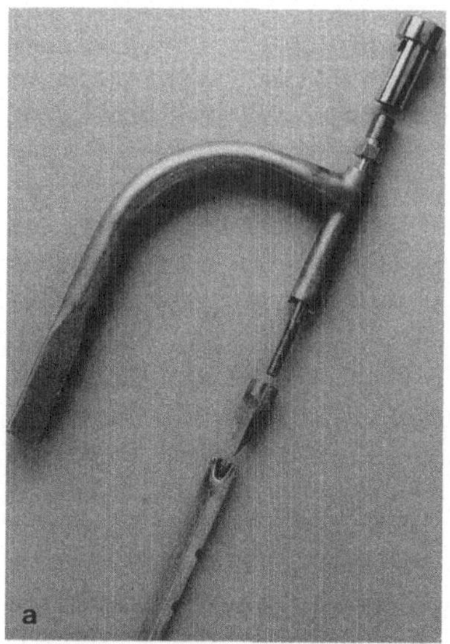

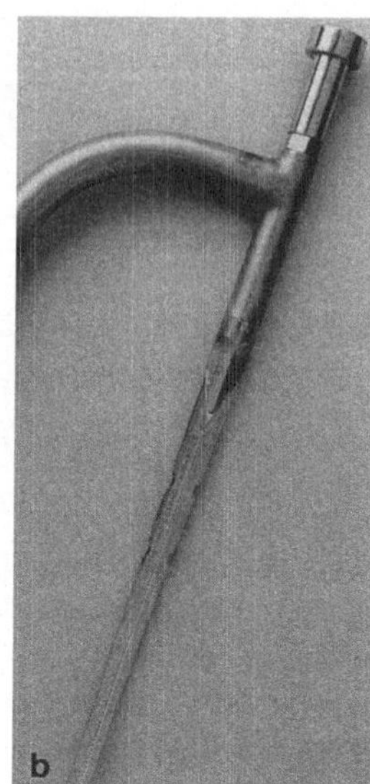

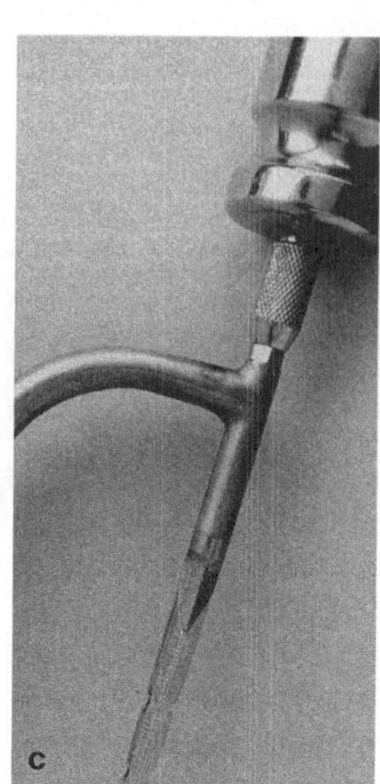

Abb. 3 a–c. Einführungsinstrumentarium. **a** Auf das Implantat wird der Verbindungsblock mit dem proximalen Verriegelungszielbogen mit einem Gewindestift aufgeschraubt. **b** Auf das obere Gewinde des Gewindestiftes kann entweder die Gewindeschutzkappe oder **c** das Einschlaggestänge mit Schlaggewicht aufgeschraubt werden

letzten Zentimetern die Extension gelöst werden. Anschließend werden die Verriegelungslöcher mit selbstschneidenden 4,0-mm-Verriegelungsbolzen (3,2-mm-Bohrung) besetzt, distal mit dem Zielgerät vom AO-Universalnagel oder in Freihandtechnik, proximal über den bereits aufgesetzten Verriegelungsbolzen (Abb. 4).

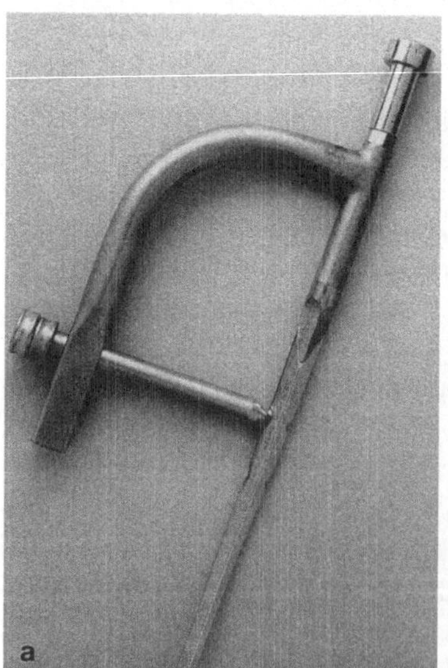

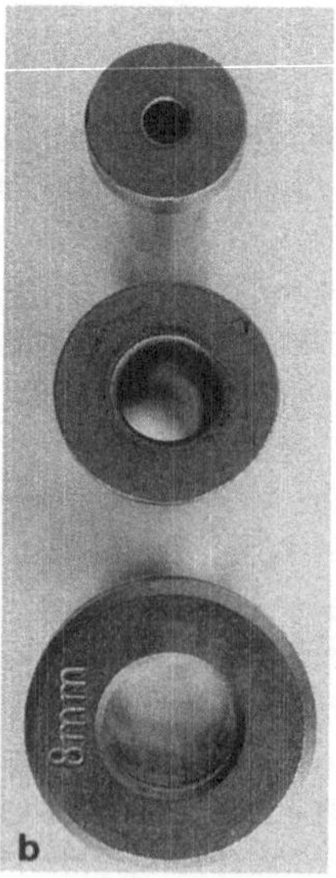

Abb. 4 a, b. Zielgerät für die proximale Verriegelung. **a** Montierter Verriegelungszielbogen mit eingesetzter Führungshülse. **b** Einsteckbare Bohrhülsen

Krankengut

Im Rahmen einer prospektiven Studie (in Kooperation mit 3 Zentren in den USA und der BRD) wurden seit 1. März 1989 innerhalb 1 Jahres an der Unfallchirurgischen Klinik der Medizinischen Hochschule Hannover 32 Unterschenkelschaftfrakturen mit schwerem geschlossenem oder offenem Weichteilschaden mit dem AO-UTN stabilisiert. Davon wurden die ersten 20 Fälle mit einem Mindestintervall von 6 Monaten nachuntersucht. Für die Studie galten folgende Einschlußkriterien:

1. Unterschenkelschaftfrakturen mit zweit- oder drittgradig geschlossenem oder offenem Weichteilschaden,
2. frische Frakturen (Intervall Unfall zur Operation weniger 4 Wochen),
3. erwachsene Patienten (Patientenalter über 16 Jahre),
4. skelettgesunde Patienten (ohne Erkrankungen des Stütz- und Bewegungsapparates).

Ausschlußkriterein waren:

1. Frakturen oberhalb der Tuberositas tibiae oder unterhalb der distalen Tibiafünftelgrenze,
2. Patienten mit Osteomyelitis der betroffenen Tibia in der Vorgeschichte,
3. Patienten mit manifesten Infektionen,
4. Patienten mit immunsuppressiver Therapie.

Die Studie umfaßte radiologische und klinische Nachuntersuchungen nach 2,6 und 12 Wochen sowie nach 6 Monaten. 20 der 32 Patienten wurden zum 6-Monatsintervall nachuntersucht. Das mittlere Patientenalter im nachuntersuchten Krankengut betrug 33 Jahre (16–71 Jahre), die Geschlechtsverteilung zeigte 13 Männer und 7 Frauen.

Frakturklassifizierung

Die Einteilung der Frakturen erfolgte entsprechend der AO-Klassifikation nach Müller et al. [19] und zeigte ein Überwiegen der schweren Frakturformen mit 5 Typ-A-Frakturen, 7 Typ-B- und 8 Typ-C-Frakturen (Tabelle 1). In allen Fällen handelte es sich um komplette Unterschenkelschaftfrakturen. Die Frakturlokalisation zeigte eine Häufung nach distal mit 4 Frakturen im 2. Fünftel, 7 im 3. und 9 im 4. Fünftel.

Weichteilschaden

Der geschlossene Weichteilschaden wurde nach Oestern u. Tscherne klassifiziert [20], wobei entsprechend den Einschlußkriterien nur Weichteilschäden der Gruppe GII (n = 5) (tiefe kontaminierte Schürfung sowie lokalisierte Haut- oder Muskelkontusion, meist direktes Trauma, drohendes Kompartmentsyndrom) und GIII (n = 2) (ausgedehnte Hautkontusion, Hautquetschung oder Zerstörung der Muskulatur, subkutanes Decollement, manifestes Kompartmentsyndrom oder Verletzung eines Hauptgefäßes) in die Studie aufgenommen wurden (Tabelle 2).

Tabelle 1. Frakturform [19]

Frakturform	n	%
A1	1	5
A2	1	5
A3	3	15
Gesamt	5	25
B1	0	0
B2	6	30
B3	1	5
Gesamt	7	35
C1	3	15
C2	3	15
C3	2	10
Gesamt	8	40

Der offene Weichteilschaden wurde entsprechend den Studienbedingungen nach Gustilo u. Anderson klassifiziert [5], wobei entsprechend den Einschlußkriterien nur Weichteilschäden der Gruppe II (n = 9) (offene Fraktur, Hautwunde über 1 cm, Weichteilschaden limitiert auf den Frakturbereich) und Gruppe III (n = 4) mit dem UTN stabilisiert wurden. Davon waren 2 der Gruppe IIIA (ausgedehnte Weichteilzerreißung, Frakturbereich von Weichteilen bedeckt) und 2 der Gruppe IIIB (ausgedehnte Weichteilzerreißung mit freiliegender Fraktur und Deperiostierung der Fragmente, Weichteilrekonstruktion erforderlich) zuzuordnen. IIIC-Verletzungen (offene Frakturen mit erforderlicher Arterienkonstruktion) waren in der untersuchten Gruppe nicht vorhanden (Tabelle 2).

Tabelle 2. Weichteilschaden

Geschlossener Weichteilschaden [20]	n	%
G2	5	25
G3	2	10
Gesamt	7	35
Offener Weichteilschaden [5]		
OII	9	45
OIIIA	2	10
OIIIB	2	10
Gesamt	13	65

Tabelle 3. Primäre operative Maßnahmen

	n	%
Nageldurchmesser 8 mm	10	50
Nageldurchmesser 9 mm	10	50
Primär statisch verriegelt	18	90
Primär dynamisch verriegelt	2	10
Lokale Weichteilrekonstruktion	3	15
Dermatofasziotomie	5	25

Unfallursache und Begleitverletzungen

Unfallursache waren in den meisten Fällen Rasanztraumen im Rahmen von Verkehrsunfällen. Entsprechend hoch war der Anteil an Begleitverletzungen der gleichen (n = 10) oder gegenseitigen (n = 8) unteren Extremität. Lediglich bei 7 Patienten handelte es sich um isolierte Verletzungen. Die Klassifizierung der Verletzungsschwere erfolgte entsprechend dem „Hannover Polytrauma Score" (PTS) mit einem mittleren PTS von 18.2 Punkten (8–56 Punkte; Gruppe I: N = 8, Gruppe II: n = 8, Gruppe III: n = 3, Gruppe IV: n = 1) [29].

Operative Maßnahmen

Alle Frakturen wurden innerhalb von 24 h operativ versorgt. Es wurden gleichhäufig Implantate vom Durchmesser 8 mm (n = 10) und 9 mm (n = 10) verwendet. 3mal wurden Schrauben und 2mal Drahtcerclagen zur zusätzlichen Stabilisierung verwendet. In 6 Fällen lag ein manifestes Kompartmentsyndrom vor, das gespalten werden mußte. In 3 Fällen erfolgte die Deckung der Weichteile mit einer lokalen Verschiebeplastik. In einem Fall einer IIIB-Fraktur wurde der Weichteildefekt nach 4 Tagen durch einen mikrovaskulär gestielten Latissimus-dorsi-Lappen gedeckt. In 18 Fällen wurde proximal und distal statisch verriegelt, in 2 Fällen primär dynamisch (Tabelle 3).

Nachbehandlung

Die Nachbehandlung erfolgte in 19 von 20 Fällen rein funktionell mit einer Teilbelastung von 15–20 kg ohne zusätzliche Stabilisierung mit Gipsverband oder Brace. Lediglich in einem Fall wurde wegen knöcherner Begleitverletzungen am gleichen Bein ein Oberschenkelgipsverband angelegt. Vollbelastung war in 3 Fällen in der 2. Woche, in 11 Fällen in der 12. Woche und in 18 Fällen nach spätestens 26 Wochen erreicht. In 13 Fällen wurde die Fraktur im Mittel nach 8 Wochen (5–16 Wochen) sekundär dynamisiert (Tabelle 4).

Tabelle 4. Sekundäre operative Maßnahmen

	n	%
Freie Lappenplastik (Latissimus dorsi)	1	5
Sekundäre Dynamisierung	13	65
Verfahrenswechsel Universalnagel	2	10
Verfahrenswechsel Platte + Spongiosa	1	5

Komplikationen

Intraoperativ

3mal brach der Bohrer beim Bohren der Löcher für die Verriegelungsbolzen, einmal kam es zu einer Fehlplazierung einer Verriegelungsschraube (Tabelle 5).

Postoperativ

Ein 80jähriger polytraumatisierter Patient verstarb an seinen schweren Begleitverletzungen 27 Tage nach Unfall, in einem Fall mußte bei einem Patienten mit drittgradig geschlossenem Weichteilschaden nach einem Überrolltrauma mit schwerster Weichteilzerquetschung im Bereich von Becken und Unterschenkel eine Unterschenkelamputation durchgeführt werden. In einem Fall kam es zu einer klinisch manifesten Beinvenenthrombose, in einem weiteren Fall zu einer szintigraphisch gesicherten Lungenembolie. Bei einem Patienten war eine Hämatomausräumung erforderlich. In einem weiteren Fall fand sich postoperativ eine inkomplette Peronäusparese, die sich im weiteren Verlauf gut zurückbildete. Bei 2 Patienten kam es zum Schraubenbruch (Tabelle 5).

Tabelle 5. Komplikationen

Intraoperativ	n	%
Bohrer abgebrochen	3	15
Fehlplazierte Verriegelungsschraube	1	5
Postoperativ		
Verstorben	1	5
Amputation	1	5
Lungenembolie (benigner Ausgang)	1	5
Beinvenenthrombose	1	5
Verriegelungsschraubenbruch	2	10
Peronäusparese	1	5
Hämatom	1	5

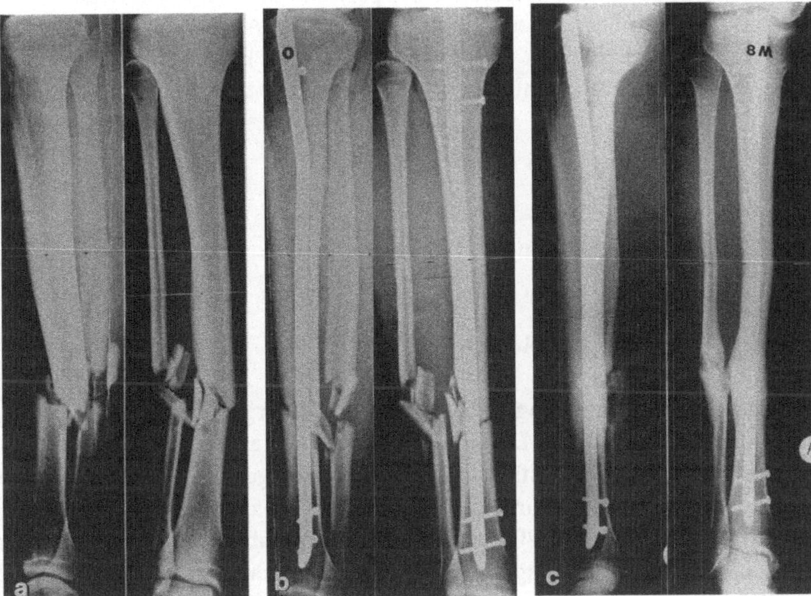

Abb. 5 a–c. 21jähriger polytraumatisierter Patient (PTS = 56 bei SHT I°, Mittelgesichtsfrakturen, Oberarmschaftfraktur, Leber-, Milz- und Dünndarmruptur, Acetabulumfraktur, Oberschenkelschafttrümmerfraktur links und distale Femurfraktur rechts). **a** Unterschenkelschaftfraktur (B2) mit drittgradig geschlossenem Weichteilschaden und manifestem Kompartmentsyndrom. **b** Stabilisierung mit dem UDLTN, proximal und distal verriegelt. **c** Verlaufskontrolle nach 8 Monaten

Ausheilungszeit

Die Kriterien für knöcherne Ausheilung waren: klinisch stabile Tibia, schmerzfreies Gehen ohne Hilfsmittel und radiologischer Nachweis einer soliden, kallösen Überbrückung der Fraktur. Bei den nachuntersuchten 20 Fällen kam es in 17 Fällen zur knöchernen Ausheilung der Fraktur ohne weitere Maßnahmen im Mittel nach 17.0 Wochen (12–32 Wochen) (Abb. 5).

Verfahrenswechsel

Der UTN war zunächst als temporäres Implantat konzipiert. Im Laufe der Anwendung zeigte sich jedoch, daß der größte Anteil der Frakturen mit dem Implantat auszubehandeln war. Lediglich in 3 Fällen wurde ein Verfahrenswechsel durchgeführt. In 2 Fällen wurde nach 24 bzw. 26 Wochen wegen verzögerter Frakturheilung bei fehlender radiologischer Durchbauung ein Verfahrenswechsel zum Universalnagel durchgeführt. Die genaue Analyse zeigte in diesen beiden Fällen operationstechnische Fehler, wie unzureichende Implantatlänge, fehlerhafte Plazierung der Verriegelungsbolzen und ungenügende Adaptation der Hauptfragmente. In einem weiteren Fall (zweitgradig offene B2-Fraktur) in der proximalen Metaphyse konnte die Fraktur mit dem UTN nicht ausreichend stabilisiert und zur Ausheilung gebracht werden. Hier wurde 26 Wochen nach Erstversorgung eine Plattenosteosynthese und autologe Spongiosaplastik durchgeführt.

Infekt

In keinem Fall kam es zum Auftreten einer Osteomyelitis.

Nachuntersuchungsergebnisse

Bei der Nachuntersuchung 6 Monate nach Versorgung waren 17 der 20 Fälle knöchern fest konsolidiert. Diese 17 Patienten belasteten die betroffene Extremität schmerzfrei und ohne Hilfsmittel voll. Varus-Valgus- oder Anterekurvationsfehlstellungen über 5° konnten wir nicht feststellen. In 3 Fällen fand sich ein Außenrotationsfehler zwischen 10 und 20°, einmal ein Innenrotationsfehler von 10°. Eine klinisch gemessene Beinverkürzung von 0,5–1 cm fand sich in 5 Fällen, in einem Fall betrug die Beinverkürzung 1,5 cm. In den übrigen 12 Fällen fand sich keine klinisch meßbare Beinlängendifferenz. Die Weichteilsituation am Unterschenkel war in allen 20 Fällen reizlos. In einem Fall bestand noch eine leichte Fußheberschwäche nach einer Peronäusparese (Tabelle 6).

Diskussion

Mit dem Fixateur externe konnten bei der Behandlung von Unterschenkelfrakturen mit schwerem offenem oder geschlossenem Weichteilschaden sehr niedrige Infektraten erreicht werden [2, 5, 26]. Als nachteilig erwiesen sich jedoch, insbesondere beim schweren Weichteilschaden, lange Ausheilungszeiten, eine hohe Rate an aseptischen Heilungsstörungen sowie mechanische und septische Probleme im Bereich der

Tabelle 6. Nachuntersuchung (6 Monate postoperativ)

	n	%
Nachuntersucht	20	100
Knöchern verheilt	17	85
Nicht verheilt (Verfahrenswechsel)	3	15
Varus-Valgus-Fehler > 5°	0	0
Anterekurvationsfehler > 5°	0	0
Außendrehfehler 10–20°	3	15
Innendrehfehler 10°	1	5
Beinverkürzung 0,5–1,0 cm	5	25
Beinverkürzung 1,5 cm	1	5

Schanz-Schraubeneintrittsstellen [13]. Beim Verfahrenswechsel zum Unterschenkelmarknagel – entsprechend dem primären Konzept des Fixateur externe als temporärer Stabilisator – wurden teilweise hohe Raten an ossären Infekten beobachtet, insbesondere bei längerer Fixateuranlagedauer und/oder Weichteilproblemen im Bereich der Schanz-Schraubeneintrittsstellen [13].

Der Unterschenkelmarknagel wird in der Regel bei offenen und geschlossenen Frakturen mit nur geringem oder ohne Weichteilschaden eingesetzt [28, 31]. Auf die Möglichkeit, auch Frakturen mit schwerem offenem oder geschlossenem Weichteilschaden mit der Marknagelung nach vorherigem Aufbohren zu versorgen, wurde immer wieder hingewiesen [1, 3, 7, 12, 15, 16, 30]. Experimentelle Untersuchungen haben jedoch gezeigt, daß es beim Aufbohren zum extremen Ansteigen von Druck und Temperatur [21] kommt, zur Embolisation von intrakortikalen Blutgefäßen und der nachfolgenden Entstehung von avitalen Kortikalisschichten [4, 11, 23–25, 27], welche wiederum die Entstehung knöcherner Infekte besonders begünstigen, die in zahlreichen klinischen Serien beobachtet wurden [14, 17].

Bei den bisher bekannten intramedullären Stabilisierungsverfahren ohne Aufbohrung und Verriegelung besteht insbesondere bei den komplexen Frakturformen das Problem der zu geringen mechanischen Stabilität [9]. Eine zusätzliche externe Stabilisierung (z.B. Gipsverband) [32] verbietet sich meist bereits wegen der Weichteilsituation und erscheint vor der Prämisse der frühfunktionellen Nachbehandlung unerwünscht.

Es war daher naheliegend, ein Implantat zu entwickeln, das die Vorteile des Fixateur externe (Erhalt der kortikalen Durchblutung) und die des Marknagels (geschlossenes System ohne Verbindung nach außen, hoher Patientenkomfort) ohne die Nachteile von instabilen Osteosynthesenformen in sich vereinigt. Das aus diesen Überlegungen heraus entstandene Implantat scheint diese Forderungen weitgehend zu erfüllen.

Die entstandenen intraoperativen Probleme (abgebrochene Bohrer, Fehlplazierung von Verriegelungsschrauben) unterscheiden sich nicht wesentlich von der konventionellen Verriegelungsnagelung [22]. Das starre, am Nagel befestigte Zielgerät arbeitet einwandfrei, die distale Verriegelung wurde in allen Fällen in „free-hand-technique" durchgeführt. Die relativ hohe Inzidenz von Bohrerbruch und Fehlbohrung ist durch die kleinen Verriegelungslöcher und dünnen Bohrer erklärt.

In der postoperativen Phase kam es in 2 Fällen zum Bruch der initial verwendeten 3.5-mm-AO-Kleinfragmentkortikalisschrauben. Aufgrund dieser Erfahrungen wurden sie zwischenzeitlich gegen stärker dimensionierte Verriegelungsbolzen mit einem Durchmesser von 4.0 mm ersetzt und mit einem selbstschneidenden Gewinde versehen.

Entsprechend dem primären Konzept des Implantates als temporäres Stabilisierungsverfahren wurde in 3 Fällen bei ausbleibender knöcherner Konsolidierung ein Verfahrenswechsel nach 24 bzw. 26 Wochen (2 x Marknagel, 1 x Platte) durchgeführt. Die genaue Analyse dieser Fälle zeigte jedoch Mängel in der operativen Versorgung in 2 Fällen. Der subtilen Operationsplanung und – technik scheint beim UTN im Vergleich zum konventionellen Universalnagel vor dem Hintergrund dieser Erfahrungen eine ganz besondere Bedeutung zuzukommen.

Der 3. Fall mit ausbleibender knöchener Heilung zeigt, daß die Versorgung von metaphysären Frakturen mit dem gegenwärtigen Nageldesign nicht ohne Einschränkung empfohlen werden kann. Zur besseren Verankerung des Implantates bei Frakturen mit sehr kurzem proximalem oder distalem Hauptfragment ist jedoch eine Modifikation des Nagels mit um 90° versetzter Anordnung der Verriegelungsschraubenlöcher geplant.

In den übrigen 17 Fällen kam es (von einer sekundären Dynamisierung in etwa der Hälfte der Fälle abgesehen) ohne weitere operative Maßnahmen oder äußere Stabilisierung (Gips, Brace) zur problemlosen knöchernen Konsolidierung im Mittel nach 17.0 Wochen (12–32 Wochen). Dies entspricht den Ausheilungszeiten, wie sie vom Fixateur externe her bekannt sind [2, 10, 13]. Inwieweit deshalb mit dem als temporäres Implantat konzipierten UTN eine generelle Ausbehandlung von Frakturen durchgeführt werden kann, bleibt abzuwarten.

Die bei der Nachuntersuchung beobachteten Achsenfehler und Beinlängenunterschiede entsprechen dem, was auch mit anderen, „konventionellen" Nägeln zu beobachten ist [14]. Eine der wichtigsten Beobachtungen erscheint uns jedoch trotz der kleinen Fallzahl die Tatsache, daß es bisher bei einem Krankengut mit durchwegs schweren Weichteilschäden und überwiegend schweren Frakturformen bei keinem der mit dem UTN versorgten 32 Fälle zum Auftreten einer Infektion gekommen ist. Mit dem Implantat scheint im Vergleich zu Platte [6, 26] und aufgebohrtem Marknagel [16, 17] eine extrem niedrige Rate an septischen Komplikationen erreichbar zu sein.

Schlußfolgerungen

1. Aufgrund der ersten klinischen Erfahrungen mit 32 implantierten und 20 im Halbjahresintervall nachuntersuchten Fällen erscheint der UTN als eine mögliche Alternative zum Fixateur externe bei der Versorgung von Unterschenkelschaftfrakturen mit schwerem offenem und geschlossenem Weichteilschaden.
2. Soweit dies bei der vorliegenden kleinen Fallzahl beurteilbar ist, kann mit dem Implantat – im Vergleich zu Platte und aufgebohrtem Marknagel – eine extrem niedrige Rate an septischen Komplikationen erreicht werden.
3. Eine wesentliche Reduzierung der Ausheilungszeiten und Rate an aseptischen Heilungsstörungen im Vergleich zum Fixateur externe scheint nicht erreicht zu werden.
4. Inwieweit mit dem als temporäres Implantat konzipierten Nagel eine generelle Ausbehandlung von Frakturen durchgeführt werden kann, bleibt abzuwarten.

Literatur

1. Brumback RJ, Ellison PS Jr, Poka A, Lakatos R, Bathon GH, Burgess AR (1989) Intramedullary nailing of open fractures of the femoral shaft. J Bone Joint Surg [Am] 71:1324–1331
2. Caudle RJ, Stern PJ (1987) Severe open fractures of the tibia. J Bone Joint Surg [Am] 69:801–807

3. Chapmann MW (1986) The role of intramedullary nailing in open fractures. Clin Ortoph 212:26–34
4. Dankwardt-Lilliestrom G, Lorenzi GL, Olerud S (1970) Intracortical circulation after intramedullary reaming with reduction of pressure in the medullary cavity. J Bone Joint Surg [Am] 52:1390–1394
5. Gustilo B, Anderson JP (1976) Prevention of infection in the treatment of one thousand and twenty five open fractures of long bones. J Bone Joint Surg [Am] 58:453–458
6. Haas N, Gotzen L (1987) Plattenosteosynthese. In: Schmit-Neuerburg KP, Stürmer KM (Hrsg) Die Tibiaschaftfraktur des Erwachsenen. Springer, Berlin Heidelberg New York
7. Harvey FJ, Hodkinson AH, Harvey PM (1975) Intramedullary nailing in the treatment of open fractures of the tibia and fibula. J Bone Joint Surg [Am] 57:909–915
8. Heini PF (1987) Untersuchungen der Tibiainnenform im Zusammenhang mit der Marknagelung. Dissertation, Universität Bern
9. Holbrock JL, Swiontkowski MF, Sanders R (1989) Treatment of open fractures of the tibial shaft: Ender nailing versus external fixation. A randomized, prospective comparison. J Bone Joint Surg [Am] 71:1231–1238
10. Karlström G, Olerud S (1974) Fractures of the tibial shaft. Clin Orthop Relat Res 105:82
11. Klein MPM (1990) Aufbohren oder nicht Aufbohren? Zirkulationsstörungen durch Marknagelung an der Hundetibia. Dissertation, Universität Basel
12. Kohlmann H, Vescei V, Rabitsch K, Haupl J (1988) Zur Indikation der Verriegelungsnagelung bei offenen Frakturen. Akt Traumatol 18:59–63
13. Krettek C, Haas N, Tscherne H (1988) Behandlungsergebnisse von 202 frischen Unterschenkelschaftfrakturen, versorgt mit einem unilateralen Fixateur externe (Monofixateur). Unfallheilkunde 92:440–452
14. Kuncr EH, Schweikert CH, Weller S, Ulrich K, Kirschner P, Knapp U, Kurock W (1976) Die Marknagelung von Femur und Tibia mit dem AO Nagel. Erfahrungen und Resultate bei 1591 Fällen. Unfallchirurgie 2:155–162
15. Küntscher G (1962) Praxis der Marknagelung. Schattauer, München
16. Lhowe DW, Hansen ST (1988) Immediate nailing of open fractures of the femoral shaft. J Bone Joint Surg [Am] 70:812–820
17. Maatz R (1983) Zur Infekthäufigkeit nach gedeckter oder offener Nagelung geschlossener Frakturen. Akt Traumatol 13:175–178
18. Müller M, Allgöwer M, Schneider R, Willenegger H (1977) Manual der Osteosynthese. Springer, Berlin Heidelberg New York
19. Müller ME, Nazarian S, Koch P (1987) Classification AO des fractures. Springer, Berlin Heildelberg New York
20. Oestern HJ, Tscherne H (1983) Pathophysiologie und Klassifikation des Weichteilschadens. Hefte Unfallheilkd 162:1–10
21. Povacz F (1979) Verbrennungsschaden an der Tibiadiaphyse nach Marknagelung mit Aufbohren. Unfallheilkunde 82:126–128
22. Reinders J, Mockwitz J (1984) Technical faults and complications in interlocking nailing of femoral and tibial fractures. Acta Orthop Belg 50:577
23. Rhinelander FW (1974) Tibial blood supply of the human tibia. Clin Orthop 105:34–81
24. Schweiberer L, Lindemann M (1973) Infektion nach Marknagelung. Chirurg 44:542–548
25. Stürmer KM, Schuckhardt W (1980) Neue Aspekte der gedeckten Marknagelung und des Aufbohrens der Markhöhle im Tierexperiment. II. Der intramedulläre Druck beim Aufbohren in der Markhöhle. Unfallheilkunde 83:346–352
26. Szyszkowitz R, Reschauer R, Seggl W (1981) Gefahren der Plattenosteosynthese und Möglichkeiten des Fixateur externe in der Frakturversorgung. Hefte Unfallheilkd 153:179–183
27. Trueta JC, Cavadias AX (1955) Vascular changes caused by the Küntscher type of nailing. An experimental study in the rabbit. J Bone Joint Surg [Br] 37:492–505
28. Tscherne H, Magerl F, Fleischl P (1967) Die Marknagelung frischer offener und geschlossener Unterschenkelfrakturen. Langenbecks Arch Chir 317:209–218

29. Tscherne H, Regel G, Sturm JA, Friedl HP (1987) Schweregrad und Prioritäten bei Mehrfachverletzungen. Chirurg 58:631
30. Velasco A, Whiteside TE, Jr., Fleming LL (1983) Open fractures of the tibia treated with Lottes nail. J Bone Joint Surg [Am] 65:879–885
31. Weller S (1975) Die Marknagelung – Gute und relative Indikationen, Ergebnisse. Chirurg 46:152–154
32. Wiss DA (1986) Flexible medullary nailing of acute tibial shaft fractures. Clin Orthop 212:122–132

The Vives Hexagonal Intramedullary Nail: Preliminary Results

D. Matton, C. De Meulemeester, R. Raes and R. Verdonk

Department of Orthopaedic Surgery, Ghent University Hospital, De Pintelaan 185, B-9000 Genf/Belgien

Thirty-four patients with thirty-five fractures treated with the Vives hexagonal intramedullary nail were studied retrospectively. Both primary nailings for open or closed fractures and secondary nailings for delayed union or pseudarthrosis were performed. The mean time to radiographic union and complication rate are comparable to those reported with other nail types, although the incidence of malunion of the distal tibial fractures was relatively high in our patient population. At present, the Vives nail does not seem to offer a simple solution for distal locking problems.

Introduction

When Professor Vives designed his intramedullary nail, he opted for a hexagonal profile. He had conducted many studies and experiments indicating that this design offered an extremely high rotational stability.

Characteristic of the hexagonal nail is the fluted proximal interlocking segment instead of separate drill holes, which considerably increases the possibilities of proximal interlocking. Its universal design makes the nail suitable for use in left or right tibial, femoral and humeral fractures. The nail is mounted on the nail impactor, onto which both the proximal and distal targeting device can be secured. The use of the distal targeting device has been completely abandoned in our department. For the technical details of surgery I refer to the operative technique as described earlier by Grosse and Kempf.

Hefte zu der Unfallchirurg, Heft 229
M. Börner/E. Soldner (Hrsg.)

Table 1. Fracture type

Type	*n*	%
Femur		
Closed	18	90
Open		
Grade I	1	5
Grade II	0	0
Grade III	1	5
Tibia		
Closed	7	47
Open		
Grade I	2	13
Grade II	3	20
Grade III	3	20

Follow-Up (Patients and Methods)

Thirty-four patients with thirty-five fractures were reviewed. One patient presented with ipsilateral fractures of the femur and tibia. The male to female ratio was 23:11. There were 20 femoral and 15 tibial fractures.

Most fractures resulted from motor vehicle accidents (85%); some fractures were secondary to sports or domestic accidents. The majority of patients presented with multiple injuries.

Eighteen femoral fractures were closed; there was only one grade III open femoral fracture. The tibial fractures were open in more than 50% of the cases (Table 1).

As appears from the AO classification, a wide variety of fracture types were treated with the hexagonal intramedullary nail (Table 2).

Primary Vives nailings were performed in 28 fractures. In some cases preoperative traction was applied for a maximum of 12 days to allow the swelling to subside and the wound to heal.

Table 2. AO classification

Type	Femur (*n*)	Tibia (*n*)
A2	3	2
A3	2	2
B1	6	8
B2	3	
C1	5	2
C2	1	
C3		1

Secondary nailing was done in seven fractures, following external fixation or plate-and screw fixation for delayed union (three times each) and also following primary Küntscher nailing for severe rotational malalignment. Fifty percent of the femoral fractures and approximately 90% of the tibial fractures were nailed in the dynamic mode.

Results

Weight-bearing

Partial weight-bearing using two crutches was allowed at an average of 3 weeks postoperatively. Full weight-bearing was allowed at an average of 8–9 weeks postoperatively.

There were three exceptions to this rule in the femoral fracture group:

1. A patient presenting an ipsilateral femoral fracture and a grade III open tibial fracture treated with external fixation
2. A patient with a combined fracture of the base of the neck and of the distal shaft of the femur
3. A patient who underwent secondary nailing for pseudarthrosis

Bridging Callus and Resumption of Normal Activity

There was radiographic evidence of bridging callus at an average of 16–17 weeks after surgery. At an average of 6 months after nailing (3–6 months) work or sports activities could be resumed. The mobility of the knee, hip and ankle joint was not significantly reduced.

Complications (Table 3)

Healing was achieved in all fractures treated with the Vives nail. However, we did observe a malunion in 17% of the cases, especially a valgus deformity of the three fractures of the distal tibia.

Rotational malalignment of the femur requiring renailing was observed once, as was femoral shortening of more than 2 cm, complicating a bifocal comminuted fracture.

Partial axonotmesis or neuropraxia of the peroneal nerve was demonstrated electromyographically in three tibial fractures; these patients presented with a protracted swelling of the injured limb, without clear evidence of a compartment syndrome.

Nail breakage was observed in three femoral fractures: in a bidocal fracture twice, and in an obese patient presenting a pseudarthrosis with substantial bone loss once. One elderly patient died of acute renal failure within 24 after dynamization of a femoral nail.

Table 3. Complications

Complications type	*n*	%
Mal-union		
Rotational malalignment	1	3
Valgus deformity	3	8.5
Shortening > 1 cm	2	6
Neurogenic	3	8.5
Protracted swelling	3	8.5
Pulmonary embolism	1	3
Death	1	3
Material failure	3	8.5

Conclusion

The Vives hexagonal nail owes a number of specific advantages to its design: not only is the high rotational stability imparted by the hexagonal profile advantageous, but also the universality of its design, eliminating the need for a large selection of nails. The universal design is further underlined by the fluted proximal portion, allowing for a semistatic (or semidynamic) fixation. If the fracture is locked only proximally the rotational stability increases considerably and the fracture can be impacted over a maximum of 1.4 cm. As for the time to union and the complications, our results are comparable to those reported with other nail types.

Some reservation should be made for the fractures of the distal one third of the tibia, in which a perfect anatomic reduction maintained throughout the entire procedure could not prevent the occurrence of a valgus deformity on introduction of the nail. The intrinsic design and stiffness of the nail appear to be the main cause of this usually mild, but irreversible tilting of the distal fragment.

The distal targeting device also failed to fulfill our expectations. A new distal targeting device is currently being developed in Amiens, but a solution is not to be expected in the near future.

Der Y-Verriegelungsnagel: Entwicklung eines Implantates durch Computeroptimierung

D. Hempel

2. Chirurgische Abteilung (Chefarzt Dr. D. Hempel) Allgemeinen Krankenhauses Barmbek, Rübenkamp 148, W-2000 Hamburg 60

Die bekannten Probleme der Versorgung der per- bis subtrochantären und der subtrochantären Frakturen mit einer möglichst sofort voll belastbaren Osteosynthese haben uns dazu geführt, das erprobte Verriegelungsprinzip auch auf den Y-Nagel anzuwenden. So kann der sofort belastbare Y-Nagel im Indikationsbereich erweitert werden auf subtrochantäre Frakturen, und seine Nachteile, wie ungenügende Rotationsstabilität und ungenügende Sicherung gegen Verkürzung in der subtrochantären Frakturzone, werden vermieden.

Die Sicherung gegen sekundäre Rotation wird durch proximale und distale Verriegelungsschrauben erreicht (Abb. 1). Sicherung gegen sekundäre Verkürzung wird zuverlässig nur durch Opferung des Gleitbremsenprinzips bei der Verklemmung der beiden im Knochen zusammengesetzten Nagelteile möglich (Abb. 2). Nach Erprobung verschiedener Möglichkeiten erscheint uns die proximale Schrägschraube, welche in einem Gewinde im Quernagel fixiert wird, die sicherste Verhinderung einer Verkürzung bei Belastung der Extremität zu garantieren.

Die Erweiterung der Indikation für den Y-Verriegelungsnagel auf subtrochantäre verkürzungsgefährdete Stück- und Trümmerbrüche führt zu einer stärkeren Belastung des Nagels, da bei diesen Frakturen der Knochen nicht mitträgt. Eine Verstärkung des

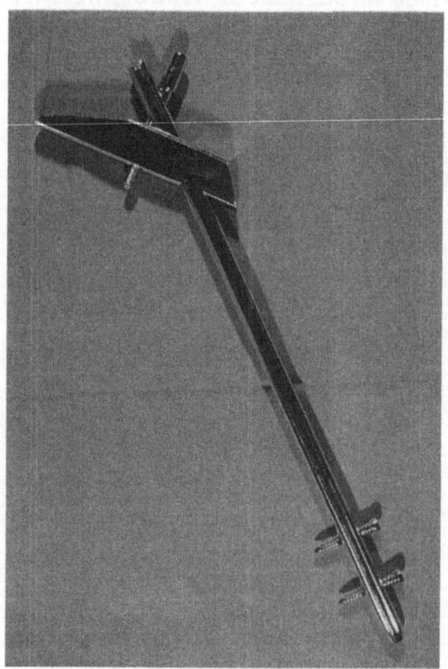

Abb. 1. Computeroptimierter Y-Verriegelungsnagel, bei dem die Verklemmung der beiden Nagelteile gegeneinander (Gleitbremsenprinzip) aufgegeben wurde. Die beiden Nagelteile werden durch eine proximale Schrägschraube fixiert

Hefte zu der Unfallchirurg, Heft 229
M. Börner/E. Soldner (Hrsg.)

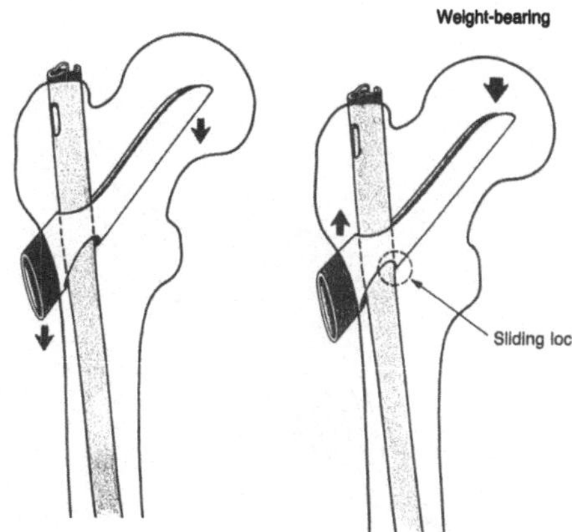

Abb. 2. Verklemmung von Y-Quernagel und -Längsnagel nach dem Prinzip der Gleitbremse. Bei Belastung des Hüftkopfes verklemmt sich der Quernagel auf dem Längsnagel

Nagels ohne Veränderung des Durchmessers war durch Anwendung des Börner-Mattheck-Nagels als Längsnagel möglich.

Der Quernagel wurde am Kernforschungszentrum Karlsruhe in Zusammenarbeit mit Mattheck verbessert. Die grundsätzlichen Vorteile der besseren Bettungseigenschaft (Homogenität der örtlichen Knochenpressung der berührenden Implantatoberfläche) eines U-förmigen Implantates zur Aufnahme der Last bei Geh- und Stehbelastung des Beines sollte genutzt werden (Abb. 3). Durch Modellrechnungen wurde das Profil des Y-Quernagels so verbessert, daß keine mehrfachen Kraftflußumlenkungen an einem Ort mehr stattfinden, d.h. der Nagel wird stabiler, da kaum noch Kerbspannungen auftreten (Abb. 4). Die Belastungsversuche in der Hydropulsmaschine (Schenk) wurden als dynamische Belastung, nämlich als schwellende Biegung, aufgebracht. Das entspricht nach Pauwels den biologischen Bedingungen.

Das computeroptimierte Implantat konnte bei einer Frequenz von 50 Hz Belastungen von 150–1250 N je Lastspiel bis zu 15 Mio. Lastwechsel ohne Deformierung ertragen.

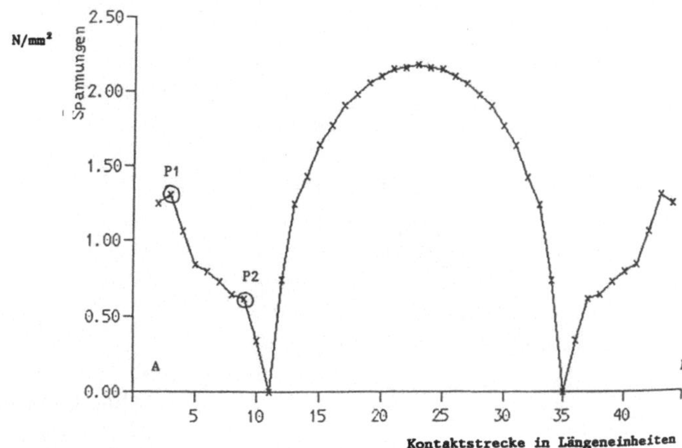

Abb. 3. Kurvendarstellung der Bettungseigenschaft eines U-förmigen Implantates. Die Kurve ist dem idealen rechteckigen Kurvenverlauf weitgehend angenähert

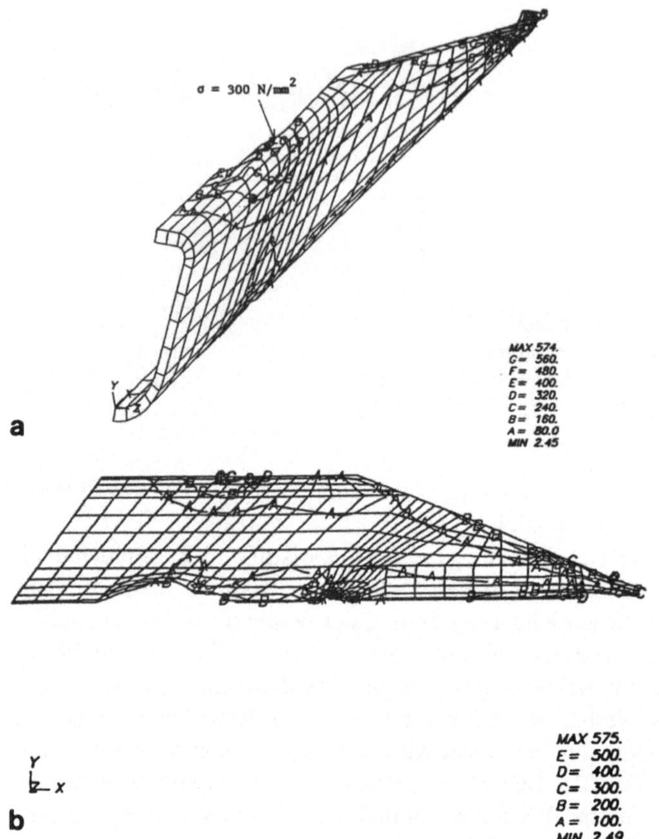

Abb. 4 a, b. Kraftlinienverlauf bei Belastung des computeroptimierten Y-Verriegelungsnagels. Die notwendigen Kraftumlenkungen finden nicht mehr an einem Ort statt. Die notwendigen Bohrungen im Y-Quernagelteil wirken kaum noch als mechanische Kerbe

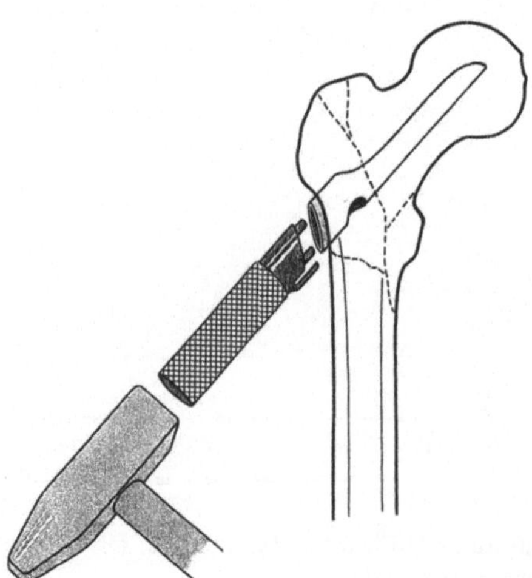

Abb. 5. Operationstechnik des Y-Nagels. Nach Anlegen eines längsovalen Bohrlochs in der Trochanterkortikalis wird der Quernagel in den Schenkelhals eingeschlagen

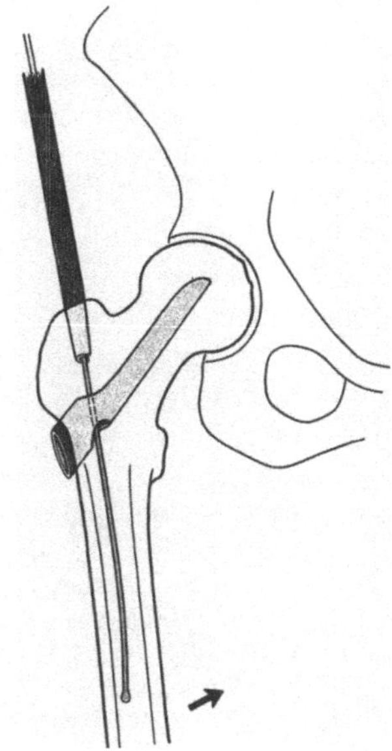

Abb. 6. Bei liegendem Y-Quernagel wird das Bein adduziert. Ein Führungsspieß wird durch die Trochanterspitze und die Quernagelbohrung bis in den distalen Femurschaft vorgeschoben. Über dem Führungsspieß wird durch eine proximale Stichinzision der Y-Längsnagel in den Femurschaft eingeschlagen

Damit wurde eine ca. 20fache Erhöhung der Ermüdungsfestigkeit des Y-Quernagels erreicht.

Die Operationstechnik des neuen Nagels entspricht weitgehend der des alten Y-Nagels. Ein Einschlag- und Zielgerät garantierten das Auffinden der proximalen Schrägbohrungen und des Gewindes im Quernagel. Die distalen Verriegelungs-

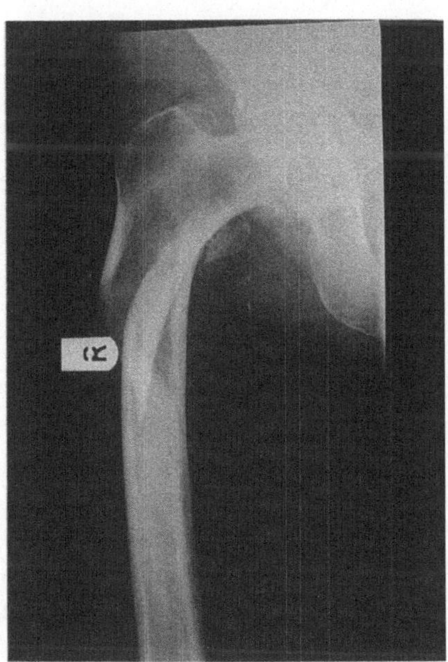

Abb. 7. Subtrochantäre Femurfraktur mit Ausläufern in die Trochanterregion und Abriß des Trochanter minor

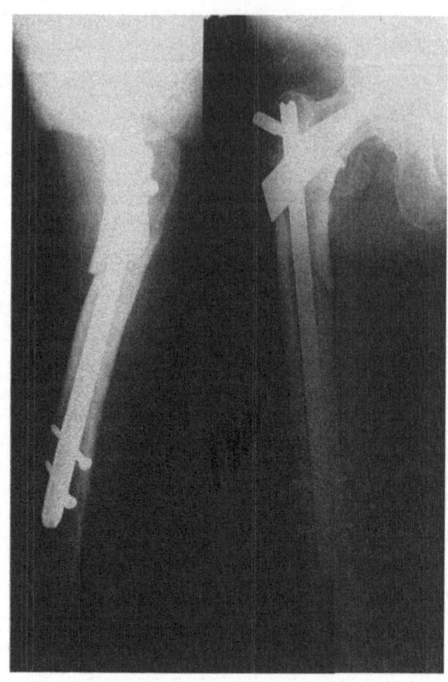

Abb. 8. Derselbe Patient wie in Abb. 7 nach Nagelung mit dem computeroptimierten Y-Verriegelungsnagel. Die Fraktur ist belastungsstabil fixiert

schrauben sind selbstzentrierende Doppelgewindeschrauben, die nach nunmehr über 3jähriger Erfahrung sich nur in einem Falle nach falscher Vorbohrung lockerten (Abb. 5–8).

Von unseren 243 Y-Verriegelungsnagelungen sind 19 mit dem neuen computeroptimierten Nagel ausgeführt worden. Ein Versagen des Implantates bei der noch geringen Zahl von Operationen trat nicht auf.

Der ungebohrte Tibiaverriegelungsnagel: Eine Erweiterung der Behandlungsmöglichkeiten geschlossener und offener Unterschenkelfrakturen?

G. Oedekoven, B. Claudi und M. Raschke

Chirurgische Klinik und Poliklinik, Klinikum rechts der Isar, Ismaninger Straße 22, W-8000 München 80, (Direktor: Univ.-Prof. Dr. J. R. Siewert), Technische Universität München

Hypothese

Als wir im Jahre 1988 in der Unfallchirurgischen Abteilung des Klinikums rechts der Isar der Technischen Universität München mit ungebohrter Tibiaverriegelungsnagelung begannen, geschah dies unter der Hypothese, daß unerwünschte Bohreffekte

Hefte zu der Unfallchirurg, Heft 229
M. Börner/E. Soldner (Hrsg.)

vermeidbar sind bei gleichzeitiger Frakturen- und Weichteilstabilisation, um die negativen Auswirkungen der Bohrungen, wie z.B. Störung der intramedullären Blutgefäße, Fettembolien und Druckerhöhungen, Hitzenekrosen und Knocheninfarkte, mögliche Kontamination des Markkanals durch das Auf- und Abbohren sowie iatrogene, zusätzliche Frakturen und technische Bohrkomplikationen, auszuschalten. Auch ökonomische Gesichtspunkte wie Operationszeit, Material und zusätzliches Personal spielen heute und in der Zukunft bei Operationsverfahren eine wichtige Rolle.

Hintergrund für unsere Hypothese sind experimentelle und klinische Fragestellungen: Beeinflussung der Blutversorgung des Knochens, aufgebohrt vs. unaufgebohrt, die Frage ob eine bessere medulläre und kortikale Durchblutung oder Revaskularisation erzielt werden kann, oder ob zweit- und drittgradig offene Frakturen oder stark weichteilgeschädigte geschlossene Frakturen initial ohne Aufbohren bei gleichen Komplikationsraten wie andere traditionelle Behandlungsmethoden sofort mit IM-Verriegelungsnägeln versorgt werden können.

Die anatomischen und z.T. auch experimentellen, physiologischen Voraussetzungen für diese Methode bilden die Arbeiten von u.a. Trueta [12], Olerud [8], Schweiberer et al. [11], v.a. aber Rhineländer [9], Stürmer u. Schuchart [10] sowie Weiß [14] und Kessler et al. [4]. Klinische Relevanz besitzt die Anwendung bei offenen und schwer weichteilgeschädigten geschlossenen Tibiafrakturen unter Umgehung anderer Methoden.

Vorteile und Nachteile einer Fixateur-externe-Behandlung am Unterschenkel sind bekannt. Hervorzuheben wären die Pin-tract-Infektionen und das Umsteigen vom Fixateur auf andere Osteosyntheseverfahren im Heilungsverlauf. Die Nachteile der intramedullären Verriegelungsnägel sind die postulierte intramedulläre Blutzirkulationsstörung und die technischen Ansprüche, die an den Operateur gestellt werden. Intramedulläre Nagelosteosynthesen bei erst- bis drittgradig offenen Frakturen an den unteren Extremitäten sind uns bezüglich ihrer Ergebnisse einschließlich der Komplikationen aus der Literatur bekannt. Arens [1], Klemm u. Börner [5], Lottes [6] und Velazco et al. [13] erwähnen Infektionsraten von 2,2–8%.

Indikationen

Indikationen bei unserem Behandlungsprotokoll zur ungebohrten Tibiaverriegelungsnagelung sehen wir in geschlossenen Tibiafrakturen, bei denen eine konservative Behandlung nicht in Frage kommt (instabil), alle offenen Tibiafrakturen außer Typ III C und beim Wechsel vom Fixateur externe innerhalb von 4 Wochen nach Unfall. Die derzeitigen Kontraindikationen sind proximale intraartikuläre Tibiafrakturen bzw. Frakturen mit weniger als 6 cm intaktem proximalem Tibiaknochen. Distale intraartikuläre Tibiafrakturen können als Pilon-Typ-I, nach Schraubenosteosynthese zur Sicherung des Sprunggelenkes, anschließend auch genagelt werden; Pilon-Typ-II und III kommen nicht in Frage. Das gleiche gilt für Patienten mit nicht abgeschlossenem Knochenwachstum.

Operationstechnik

Regulärer Operationstisch, Tourniquet am Oberschenkel, es wird aber nicht insuffliert; gerader, senkrechter Hautschnitt und medial der Patellarsehne Retinakulotomie; das Kniegelenk bleibt geschlossen. Aufpfriemen, beim Russell-Taylor-System Einbringen eines Führungsdrahtes, beim AO-Prototypen Nagelung ohne Führungsdraht. Verriegelt wird von medial proximal mit Zielgerät und distal in freier Handtechnik, selbstverständlich unter Bildwandlerkontrolle.

Die offenen Frakturen werden bei uns sämtlich innerhalb von 6 h nach Unfall versorgt. Es besteht ein rigides Protokoll mit Débridement und Jetlavage, Antibiotikaprophylaxe, ggf. Second look und früher plastischer Deckung. In Abb. 1 ist ein Beispiel einer Tibiafraktur beidseits eines Gustilo-Typs IIIb dargestellt.

Als Verriegelungsnageltypen wurden in der Mehrzahl Russell-Taylor-Delta-Tibianägel benutzt, die wie die AO-Prototypen 8 und 9 mm im Durchmesser betrugen.

Die postoperative Nachbehandlung ist eher konservativ; zunächst keine Belastung, dann durchschnittlich nach 2 Wochen beginnende Teilbelastung; fast alle Patienten erhielten einen Unterschenkelgehgips für ca. 4–6 Wochen.

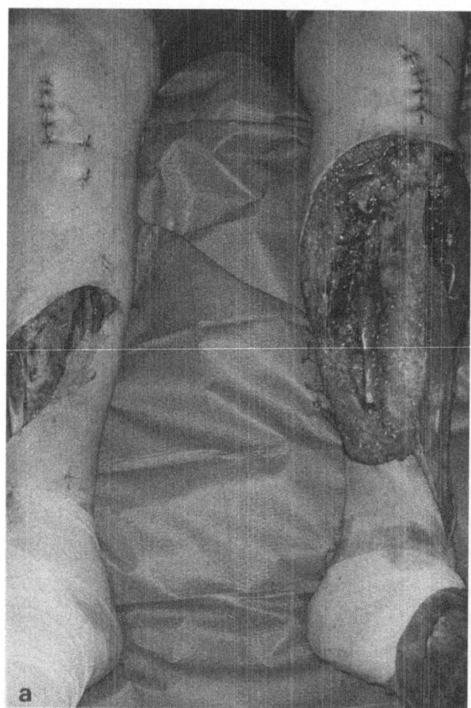

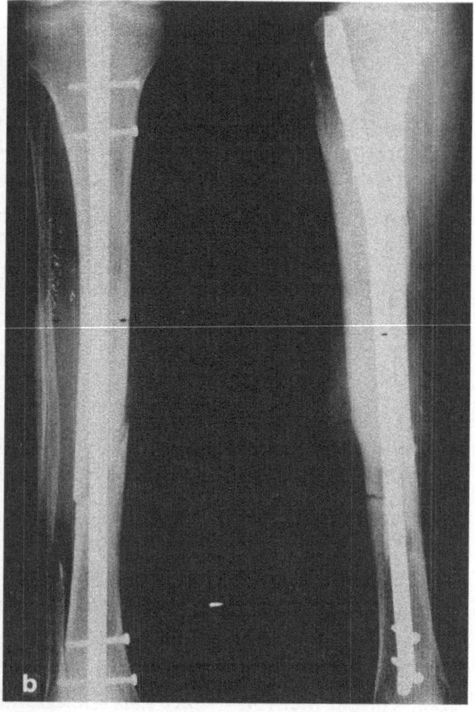

Abb. 1 a–b. 63jährige Patientin; **a** direkt postoperativ nach Jetlavage, Débridement und AO-Prototypenverriegelungsnagelungen beidseits, ungebohrt; **b** Röntgenbild rechter Unterschenkel 10 Wochen postoperativ

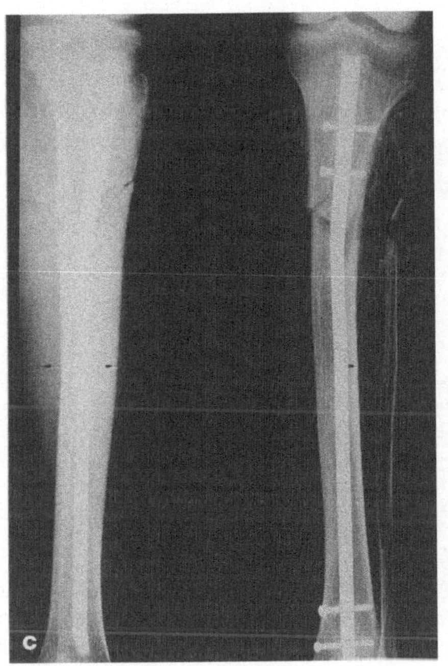

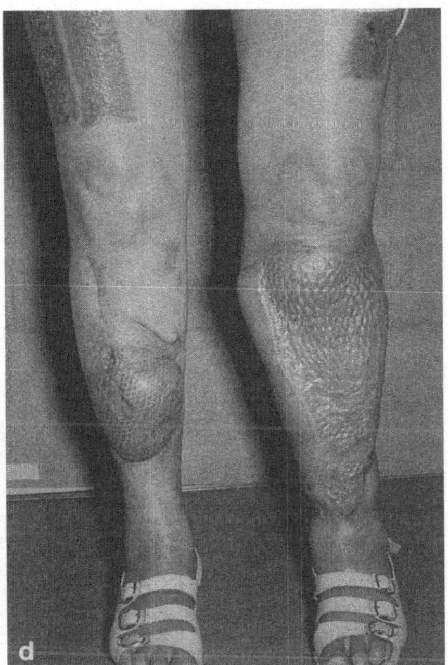

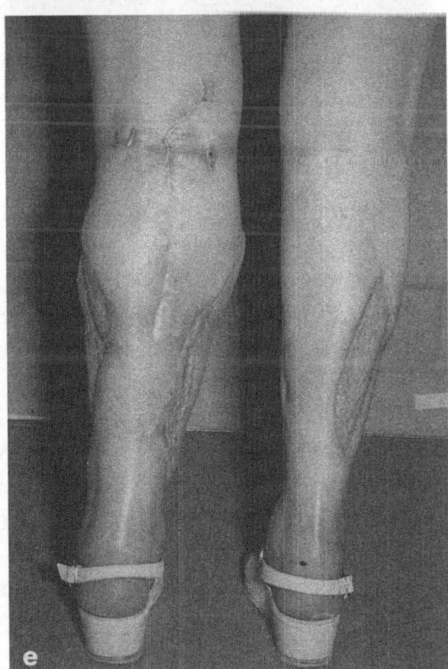

Abb. 1 c–e. c Röntgenbild linker Unterschenkel 10 Wochen postoperativ; **d** klinischer Aspekt von vorne 12 Wochen nach dem Unfall; **e** klinischer Aspekt von hinten 12 Wochen nach Unfall

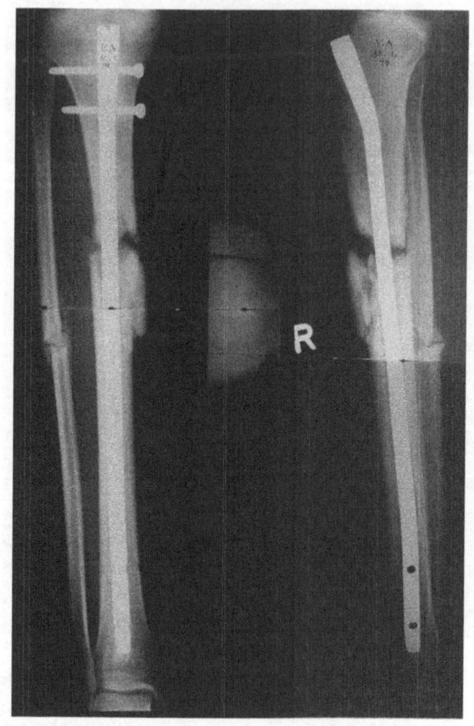

Abb. 2. 26jährige Patientin, Tibiafraktur Tscherne-Typ III, 4 Monate postoperativ; Russel-Taylor-Verriegelungsnagel, ungebohrt; es zeichnet sich die Entwicklung einer proximalen Tibiapseudarthrose ab

Material und Methode

Von Dezember 1988 bis August 1990 wurden 50 Tibiafrakturen bei durchschnittlich 39 Jahre alten Patienten operiert. Ein Patient verstarb. Der Nachuntersuchungszeitraum betrug durchschnittlich 12 Monate. In der Mehrzahl handelte es sich um geschlossene Frakturen (30), nach Tscherne klassifiziert, sowie 20 offene Tibiafrakturen mit Unterteilung nach Gustilo. Hervorzuheben wäre die Nagelung von 6 Segmentfrakturen (3 geschlossen, 3 offen).
Komplikationen: Eine oberflächliche Infektion an der Haut der Nageleintrittsstelle; MRSA-Infekt, der konservativ mit Vancomycin behandelt, ambulant abheilte. 2 Pseudarthrosen, proximale Tibia, die mit Sequestrektomie, Fibulaosteotomie, Nagelwechsel und Spongiosaplastik zur Ausheilung gebracht wurden (Abb. 2). 3 Varus-Valgus-Deformitäten (weniger als 6° im Seitenvergleich). Röntgenoptisch 2mal zu kurze Nägel, und 2mal zu lange. Eine intramedulläre Nageltorsion ohne klinische Konsequenzen. 5mal mußten wir intraoperativ die Frakturen offen reponieren.

Ergebnisse

Die Ergebnisse von 30 Patienten, die mit durchschnittlichem Nachuntersuchungszeitraum von 12 Monaten abgeschlossen werden konnten, zeigen, daß sich im Verlauf die Schmerzsituation erheblich besserte und nur noch ein Patient, wegen einer zusätzlichen Femurfraktur, eine Gehstütze benutzen mußte. Die Knie- und Sprunggelenkfunktionen waren im Durchschnitt gut bis sehr gut. Geschlossene Frakturen konsolidierten etwas rascher (durchschnittlich 15 Wochen) als die offenen (durchschnittlich 18 Wochen). Tiefe Infektionen sind bisher bei keiner der 50 operierten Frakturen beobachtet worden, Reoperationen nur bei den Psudarthrosen.

Zusammenfassend läßt sich feststellen, daß derzeit ungebohrte Tibiaverriegelungsnägel eine Erweiterung der Behandlungsmöglichkeiten darstellen, und zwar für zweit- und drittgradig geschlossene und offene Tibiafrakturen. Eine tiefe Infektionsrate von 0% sowie 2 Pseudarthrosen (4%) rechtfertigen dieses Vorgehen.

Literatur

1. Arens W (1977) Muß und soll die frische Fraktur für die Küntschernagelung aufgebohrt werden? Hefte Unfallheilkd 129:57
2. Court-Brown CM, Wheelwright EF, Christie J, McQueen MM (1990) External fixation for type III open tibial fractures. J Bone Joint Surg [Br] 72:801–804
3. Holbrook JL, Swiontkowski MF, Sanders R (1989) Treatment of open fractures of the tibial shaft: Ender nailing versus external fixation. J Bone Joint Surg [Am] 71:1231–1238
4. Kessler SB, Hallfeldt KKJ, Perren SM, Schweiberer L (1986) The effects of reaming and intramedullary nailing on fracture healing. Clin Orthop 212:18
5. Klemm KW, Börner M (1986) Interlocking nailing of complex fractures of the femur and tibia. Clin Orthop 212:89
6. Lottes JO (1987) Lottes nailing. In: Browner BD, Edwards CC (eds) The science and practice of intramedullary nailing. Lea & Febiger, Philadelphia, pp 281–290
7. McGraw JM, Lim EV (1988) Treatment of open tibial shaft fractures – External fixation and secondary intramedullary nailing. J Bone Joint Surg [Am] 70/6:900–910
8. Olerud S (1987) The effects of intramedullary reaming. In: Browner BD, Edwards CC (eds) The science and practice of intramedullary nailing. Lea & Febiger, Philadelphia, pp 61–66
9. Rhinelander FW (1968) The normal microcirculation of diaphyseal cortex and it's response to fracture. J Bone Joint Surg [Am] 50:748
10. Stürmer KM, Schuchardt W (1980) Neue Aspekte der gedeckten Marknagelung und des Aufbohrens der Markhöhle im Tierexperiment I–III. Unfallheilkunde 83:341, 433
11. Schweiberer L, Dambe LT, Eitel F, Klapp F (1973) Revascularisation der Tibia nach konservativer und operativer Frakturbehandlung. Hefte Unfallheilkd 119:18–26
12. Trueta J, Cavidas A (1964) A study of the blood supply of the long bones. Surg Gynecol Obstet 118:485
13. Velazco A, Whitesides TE, Fleming LL 1983) Open fractures of the tibia treated with the Lottes nail. J Bone Joint Surg [Am] 65:879
14. Weiß H, Schmit-Neuerburg KP (1983) Tierexperimentelle Erfahrungen mit dem Verriegelungsnagel bei der Versorgung von Tibia-Etagenbrüchen. Hefte Unfallheilkd 161:11–23

Erste klinische Erfahrungen mit einem neuen kombinierten Kompressionsverriegelungsnagel

J. Mockwitz, V. Bühren und C. Motta

Chefarzt der Chirurgischen Klinik II – Unfallchirurgie, Kliniken des Main-Taunus-Kreises, Lindenstr. 10, W-6238 Hofheim

Der neue von H. und M. Mittelmeier entwickelte kombinierte Kompressionsverriegelungsnagel wird seit November 1989 an 3 größeren Kliniken klinisch erprobt (Unfallchir. Abt. der Univ.-Klinik Homburg/Saar, Ospedale Civile Brescia, Chir. Klinik II der Klinken des MTK in Hofheim).

Neben den seit 20 Jahren bekannten Vorteilen und Vorzügen eines Verriegelungsnagels ist es mit diesem neuen Nagel möglich, *zusätzlich eine axiale Kompression* zu erreichen.

Kasuistik

In einem Zeitraum von 9 Monaten (November 1989–Juli 1990) kam an allen 3 Kliniken der neuentwickelte Kompressionsverriegelungsnagel *insgesamt 46mal* im Bereich der langen Röhrenknochen zum Einsatz, 35mal am Oberschenkel und 11mal am Unterschenkel (Tabelle 1 und 2).

Überwiegend kam der Kompressionsverriegelungsnagel bei der *Versorgung frischer Frakturen* zur Anwendung (20 Oberschenkel- und 6 Unterschenkelfrakturen). Bei *statischer Anwendung* des Nagels konnte auch bei Vorliegen großer sog. 3. Fragmente oder Etagenbrüche infolge des stabilen Rohrsystems eine *sofortige Belastung* gestattet werden (Abb. 1). Eine exakte anatomische Reposition eines 3. Fragmentes wurde niemals angestrebt, sondern dieses bei geschlossenem Repositionsversuch notfalls extrem disloziert im Weichteilverbund belassen, und eine offene Reposition in keinem Fall durchgeführt.

Tabelle 1. Anwendungsgebiete des Kompressionsverriegelungsnagels am Femur (n = 35)

Frakturen	
proximal	4
mittleres Drittel (und sog. 3. Fragment)	9
distal	7
Sog. „Implantatversager"	
nach Plattenosteosynthese	6
nach Nagelosteosynthese	3
Pathologische Fraktur	6

Hefte zu der Unfallchirurg, Heft 229
M. Börner/E. Soldner (Hrsg.)

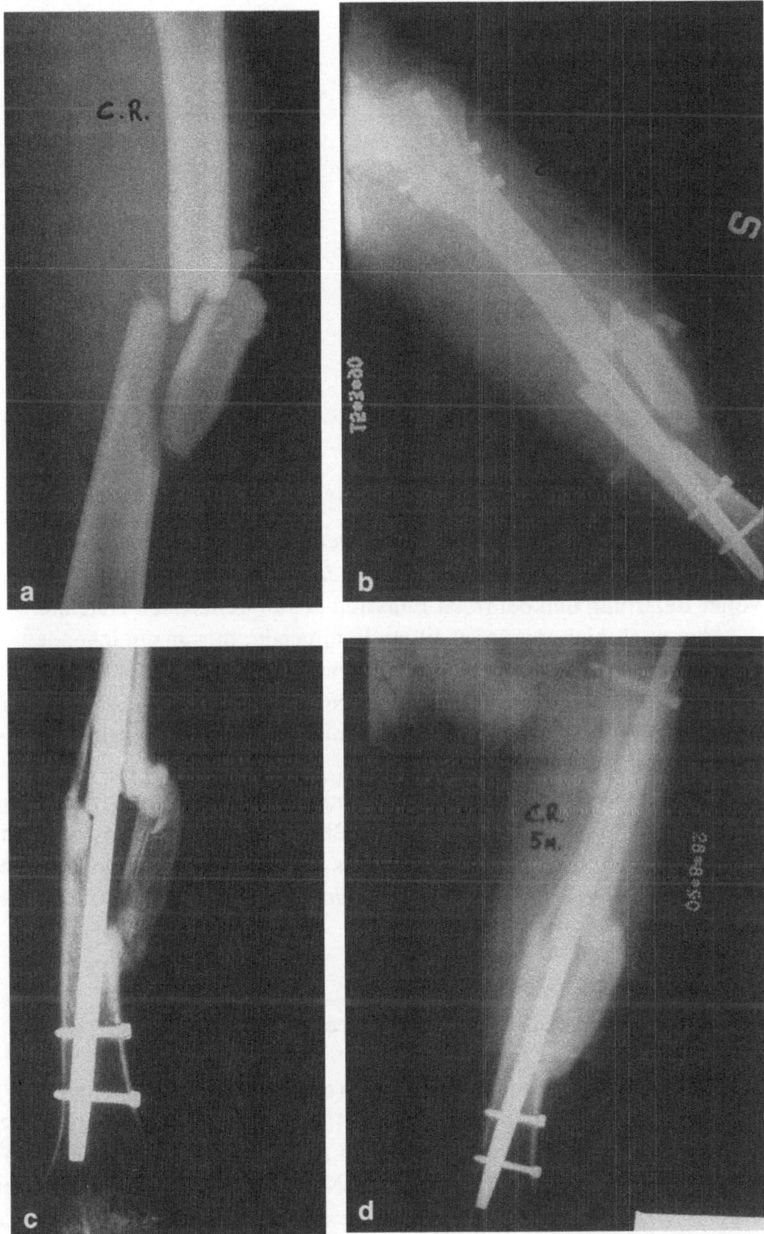

Abb. 1 a–d. 21jährige Frau. **a** Oberschenkelbruch links im Übergang zum distalen Drittel mit einem zusätzlichen 3. Fragment. **b** Operativ versorgt mit einem Kompressionsverriegelungsnagel bei Valgisationstendenz des Nagels im körperfernen Drittel. Das zusätzliche 3. Fragment wurde unreponiert im Weichteilverbund belassen. **c** Bereits nach 8 Wochen erkennt man bei sofortiger voller Belastung postoperativ eine kallöse bzw. bereits knöcherne Abbindung. **d** 5 Monate nach der operativen Versorgung kann – bei ungestörter Funktion der angrenzenden Gelenke – die Frakturheilung nahezu als abgeschlossen betrachtet werden. Das große 3. Fragment hat sich gut an- bzw. umgebaut

Tabelle 2. Anwendungsgebiete des Kompressionsverriegelungsnagels an der Tibia (n = 11)

Frakturen	
proximal	0
mittleres Drittel	2
sog. Etagenfraktur	2
distal	2
Sog. „Implantatversager"	2
nach Plattenosteosynthese	1
nach Fixateur externe	1
Pseudarthrosen	1
Pathologische Fraktur	1

In allen Fällen erfolgte innerhalb weniger Wochen eine klinische und röntgenoptisch *stabile manschettenförmige Ausheilung* im Frakturbereich unter fortwährender voller Belastung und bei freier Funktion der angrenzenden Gelenke.

Aber auch nicht zur Ausheilung kommende, mit unzureichendem (ungeeignetem) Osteosynthesematerial primär versorgte Brüche (sog. *Implantatversager*) wurden nach Metallentfernung mittels Kompressionsverriegelungsnagel versorgt (Abb. 2 und 3), insgesamt 8mal nach Platten- und 3mal nach Marknagelosteosynthesen, 1mal nach Fixateur externe wegen offener Fraktur.

Durch *Anwendung der axialen Kompression* wurden zusätzlich zum Belastungsdruck beste Voraussetzungen zur Ausheilung der Pseudarthrosen geschaffen.

Außerdem wurde der Kompressionsverriegelungsnagel noch zur belastungsstabilen palliativen *Versorgung pathologischer Frakturen* (n = 7) verwendet, teilweise als sog. *Verbundosteosynthese.*

Installation des kombinierten Kompressionsverriegelungsnagels

Der Kompressionsverriegelungsnagel (n = 46) wurde 22mal *primär statisch* installiert, wobei nur in 2 Fällen – wegen gefährdet erscheinender bzw. verzögerter Bruchheilung – die *Dynamisierung* zwischen der 6. und 8. postoperativen Woche erfolgte. Die restlichen 20 statisch installierten Nägel konnten so belassen werden, da bereits nach 4–8 Wochen röntgenologisch eine sichere knöcherne Ausheilung einsetzte.

In 13 Fällen kam der Kompressionsverriegelungsnagel *primär dynamisch* zur Anwendung, ausschließlich bei kurzen Schräg- und Querbrüchen mit anschließender sofortiger voller Belastung.

Insgesamt 12mal wurde der Nagel im Sinne seiner Entwicklung angewendet (Tabelle 3), nämlich mit *primär axialer Kompression.*

Ist eine solche bei Versorgung von Quer- und kurzen Schrägbrüchen im Schaftbereich u.E. nicht zwingend erforderlich – ein konventioneller Küntscher-Nagel würde eine solche Fraktur mit anschließender sofortiger Belastung erfahrungsgemäß auch

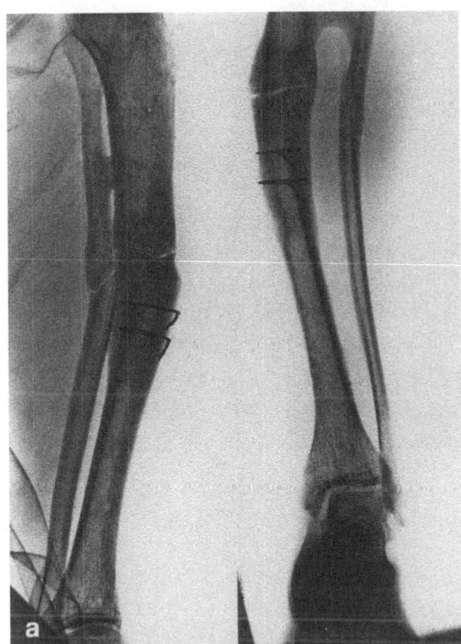

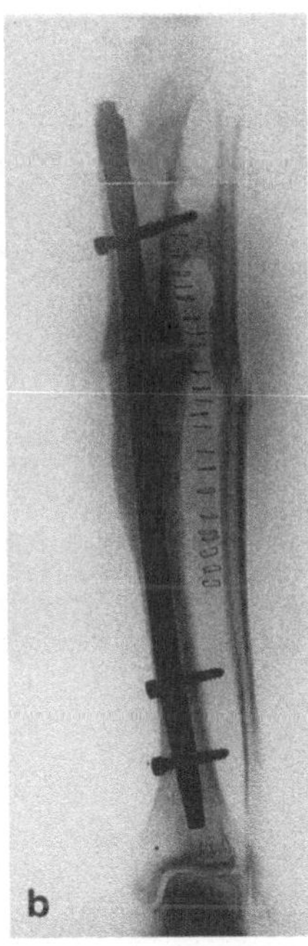

Abb. 2 a, b. 15jährige Patientin mit geschlossenen Wachstumsfugen. **a** Zustand nach Wachstumsfugenverletzung und -verkürzung. Aus dieser Indikation auswärts Verlängerungsosteotomie mit anschließender Plattenosteosynthese. Nach Sturz Refraktur in der ehemaligen Distraktionszone bei weiterhin bestehender Fehlstellung. **b** Metallentfernung, Korrekturosteotomie, Kompressionsverriegelungsnagelung mit axialer Kompression. Zur Verlaufskontrolle erschien die Patientin nicht mehr

zur Ausheilung bringen –, so ist damit eine *sekundäre Rotationsfehlstellung sicher zu vermeiden* und damit ist *sofortige Schmerzfreiheit* die Folge. Neben dieser „relativen" Indikation sehen wir die absolute Indikation zur axialen Kompression bei Pseudarthrosen (auch bei sog. Implantatversagern, Abb. 2 und 3) bzw. bei der operativen Versorgung von pseudarthrosegefährdeten Frakturen (z.B. isolierte Tibiafraktur bei intakter Fibula, Abb. 4)

Tabelle 3. Anwendung der primären axialen Kompression (n = 12)

Im Femurbereich	
Fraktur	3
Pseudarthrose	2
pathologische Fraktur	1
Im Tibiabereich	
Fraktur	1
Pseudarthrose	4
pathologische Fraktur	1

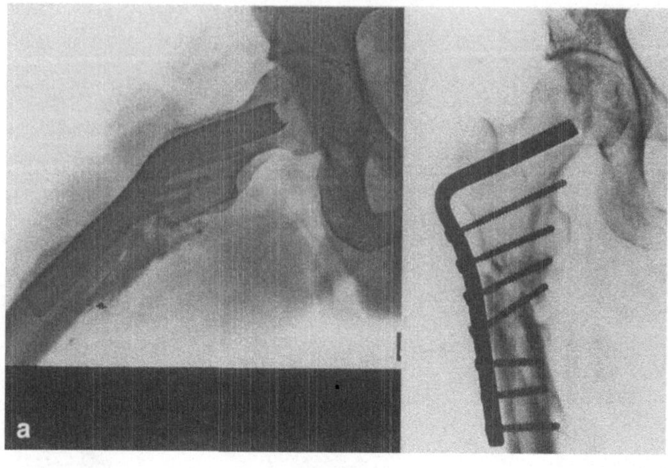

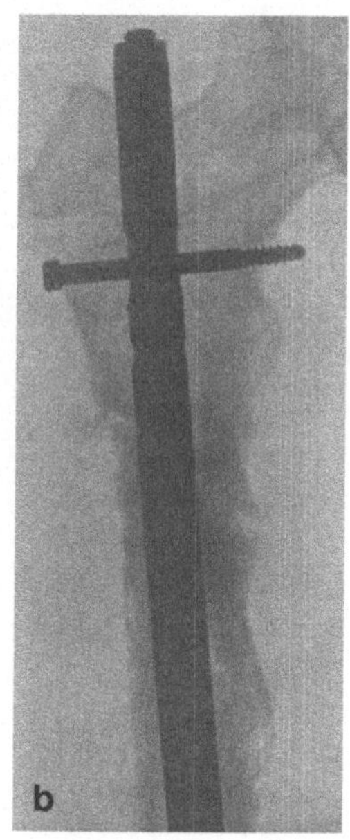

Abb. 3 a, b. 28jähriger Patient. **a** Proximale Femurpseudarthrose, Mehrfragmentbruch, mit Winkelplattenosteosynthese versorgt. **b** Metallentfernung, Osteosynthese mit Kompressionsverriegelungsnagelung ohne Aufbohrung, Spongiosaplastik, axiale Kompression. Sofortige Belastung. Zur Verlaufskontrolle erschien Patient nicht

Technik

Prinzipiell sind die gleichen Voraussetzungen und Anforderungen wie bei jeder Marknagelung (insbesondere bei einer Verriegelungsnagelung) zu erfüllen, ob man nun in Seiten- oder in Rückenlage operiert.

Infolge der mangelnden Elastizität des (relativ starren) Rohrnagels ist der Nageleinschlagsstelle – beim Femur etwas mehr medial zentral am Trochanter majus, bei der Tibia mehr kniegelenknah dorsal, als gewohnt – besondere Aufmerksamkeit zu widmen. Auch muß darauf geachtet werden, daß 1,5–2,0 mm über den Nageldurchmesser hinaus aufgebohrt wird. Somit konnte in keinem der Fälle auf das Aufbohren gänzlich verzichtet werden, da der geringste Nageldurchmesser des Kompressionsverriegelungsnagels 10 mm beträgt.

Intraoperative Komplikationen

Die Konstrukteure hatten das *Beschicken der distalen Nagelbohrlöcher* mit einem von außen zu installierenden *Rahmenzielgerät* – unter Verzicht auf die Bildverstärkerkontrolle – geplant.

Dies funktionierte bei der Probe auf dem Instrumententisch vor Einbringen des Nagels in allen Fällen reibungslos. Nach dem Einsetzen des Nagels und dem Aufset-

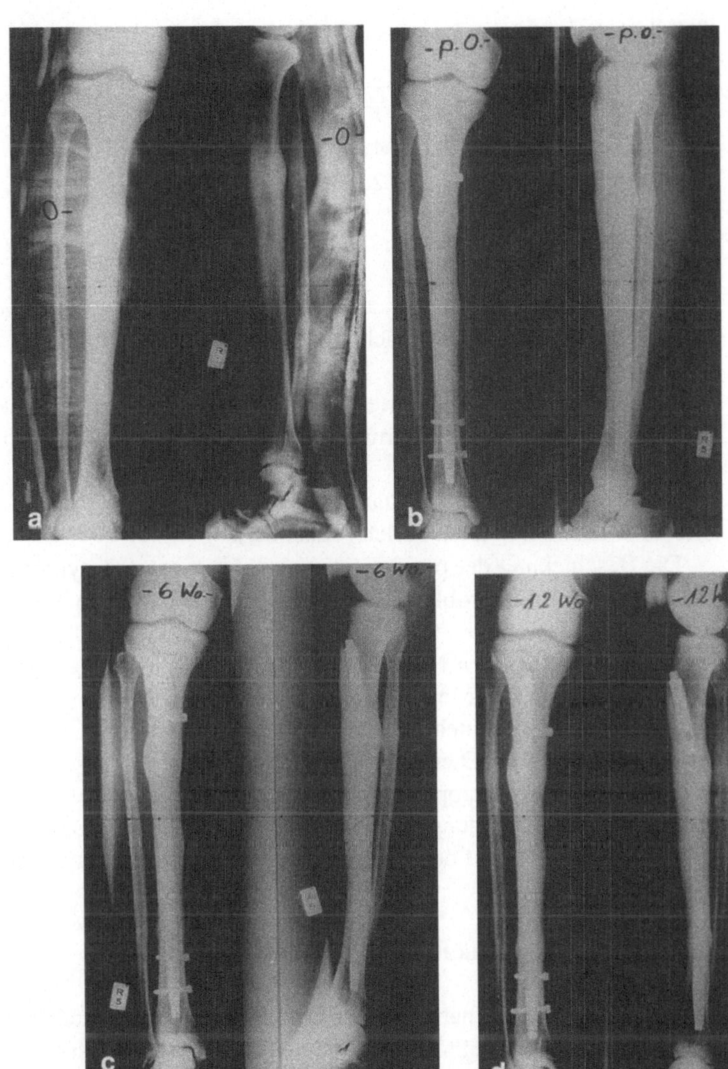

Abb. 4 a–d. 28jähriger Leistungssportler. **a** Drohende Tibiapseudarthrose, 4 Wochen nach Unfallereignis (mit Liegegips versorgt) bei intakter Fibula. **b** Ohne Fibulaosteotomie mit Kompressionsverriegelungsnagel mit primärer axialer Kompression versorgt. Der drohende Pseudarthrosenspalt ist kaum noch zu erkennen. Sofortige Belastbarkeit, 2 Wochen postoperativ Aufnahme der sportlichen Tätigkeit. **c** Röntgenbefund nach 6 Wochen, **d** Röntgenbefund nach 12 Wochen. Der Bruch ist ausgeheilt

Tabelle 4. Intraoperative Komplikationen (n = 7)

Bruch eines Bohrers	1
Nagel zu kurz[a]	4
Nagel zu lang[a]	2

[a] Mangelhafte Vorratshaltung.

zen des Zielgerätes gelang es jedoch in keinem der Fälle, die Nagelbohrlöcher primär „blind" zu treffen. Einmal brach bei diesem Versuch ein Bohrer ab, da er direkt auf den Nagel traf.

Da auch dieser relativ starre rohrförmige Nagel offenbar Mikrodrehbewegungen unterliegt – eine andere Erklärung finden wir nicht –, mußte auch dieses System versagen.

Per *Handzielgerät unter Bildverstärkereinstellung*, wie auch sonst üblich, gelang dies dann letztlich in allen Fällen (Tabelle 4).

Die Beschickung der proximalen Nagelöffnungen (ob dynamisch oder statisch) ist mit diesem Gerät unproblematisch – wie auch bei anderen Verriegelungsnagelsystemen ohne Bildverstärker.

Die nicht geeigneten Nagellängen (n = 6) sind als Folge unzureichender Vorratshaltung anzusehen. Ein einmal verwendeter Nagel konnte anfangs aus produktionstechnischen Gründen nicht ersetzt werden. Es stand uns jeweils nur 1 Exemplar der jeweiligen Länge und Dicke zur Verfügung.

Einmal kam es intraoperativ zum Aussprengen eines zusätzlichen 3. Fragmentes. Bei statischer Anwendung hatte dies jedoch keinerlei negative Auswirkung auf die Heilungsdauer bzw. auf den Zeitpunkt der vollen (sofortigen) Belastung.

Postoperative Komplikationen

Valgusfehlstellungen (nahezu ausnahmslos bei Oberschenkelfrakturen) wurden postoperativ 5mal festgestellt (Tabelle 5), sind jedoch sicherlich bereits bei der Nageleinbringung intraoperativ entstanden (nicht exakte Nageleintrittsstelle).

Einmal beobachteten wir einen Bolzenbruch. Es findet sich keine plausible Erklärung, warum in diesem Falle der 2. distale Bolzen intakt blieb.

Tabelle 5. Komplikationen in der postoperativen Phase (n = 10)

Valgusabweichung (– falscher Nageleinschlagspunkt?)	5
Bolzenbruch (distal)	1
Revisionspflichtiges Hämatom	1
Osteitis	1
Exitus letalis (1 Schädel-Hirn-Trauma, 1 Multiorganversagen)	2

Ein revisionspflichtiges Hämatom und eine posttraumatische Osteomyelitis (0,4%) stellen sich als Komplikation im Sinne von Heilungsstörungen dar. Das Hämatom wurde mittels operativer Frührevision erfolgreich saniert. Die Osteitis – zum Zeitpunkt der kallösen Abbindung – konnte durch frühzeitige Metallentfernung mit Débridements, lokaler Antibiotikaverabreichung und Fixateur externe zur Ruhe gebracht werden.

2 Todesfälle (ein Schädel-Hirn-Trauma 3. Grades, ein Multiorganversagen) überschatten die Ergebnisse, sind jedoch selbstverständlich nicht dem operativen Verfahren anzulasten.

Außer bei einer posttraumatischen Osteomyelitis erfolgte bisher noch keine Metallentfernung, von 2 sog. Teilmetallentfernungen (Dynamisierungen) abgesehen. Die knöcherne Ausheilung erfolgte bei operativ versorgten Frakturen innerhalb von 8–12 Wochen unter sofortiger voller Belastung, bei operativ behandelten Pseudarthrosen in einem entsprechend längeren Zeitraum (12–24 Wochen).

Zusammenfassung

In einem Zeitraum von 9 Monaten kam der neue kombinierte Kompressionsverriegelungsnagel nach Mittelmeier an 3 verschiedenen Kliniken bisher 16mal zum Einsatz.

Dieser Nagel stellt insgesamt gesehen eine gute Ergänzung der Palette bereits vorhandener gängiger Verriegelungsnagelsysteme dar, jedoch mit dem *Vorteil der möglichen zusätzlichen axialen Kompression.* Diese sichert gegen eine sekundäre Rotationsfehlstellung ab und befreit den Patienten von Schmerzen. Zur Pseudarthrosebehandlung garantiert die gleichzeitige axiale Kompression zur vollen Belastbarkeit die schnelle sichere Ausheilung, was gleichermaßen für zur Pseudarthrose neigende „Problemfrakturen" (z.B. Tibiafraktur bei intakter Fibula) gilt.

Die ursprüngliche Idee, den neuen Kompressionsverriegelungsnagel – insbesondere hinsichtlich der Einführung der distalen Querbolzen – mittels Rahmenzielgerät ohne Bildverstärkereinsatz zu installieren, konnte nicht in die Tat umgesetzt werden.

Behandlung von Unterschenkelsegmentdefekten durch Segmentverschiebung über einen Marknagel

M. Raschke, B. Claudi, U. Steinau und G. Oedekoven

Chirurgische Klinik und Poliklinik, Technische Universität München, Klinikum Rechts der Isar, Ismaningerstr. 22, 8000 München 80

Einleitung

Die Behandlung großer Segmentdefekte am Unterschenkel gehört zu den schwierigsten Aufgaben der Traumatologie. Eine Alternative zu den wiederholten Spongiosatransplantationen stellt die Segmentverschiebung via Kallusdistraktion nach Ilisarow dar: *Gesundes* Knochengewebe bildet sich *fern* von der alten Defektzone, *vitaler* Knochen wird durch das kontusionierte Weichteillager transportiert.

Großen Vorteilen, wie der geringen Weichteilschädigung, nahezu unbegrenzten Korrekturmöglichkeiten und den Wegfall von myokutanen Lappenplastiken, steht das hohe Gewicht des Ilisarow-Ringfixateurs, dessen komplizierte Handhabung und seine lange Tragedauer bis zur Kalluskonsolidierung und Wiederherstellung der knöchernen Kontinuität gegenüber.

Basierend auf unseren Erfahrungen mit der ungebohrten Verriegelungsmarknagelung in der Versorgung offener Unterschenkelfrakturen, haben wir in unserer Klinik ein alternatives Behandlungsverfahren entwickelt und klinisch eingesetzt:

Material und Methoden

Es handelt sich um die Kombination der ungebohrten Verriegelungsmarknagelung mit dem Segmenttransport. Der Transport erfolgt über einen ventromedial montierten Verschiebefixateur. Unser System bezeichnen wir als *„Monorail System"* (Abb. 1). Der Nagel dient hierbei als Schiene, hält die anatomische Reposition und verhindert das Abkippen des Transportsegmentes in die Weichteile während der Transportphase. Der Verschiebefixateur übernimmt die Transportfunktion mit 1–2 Schanz-Schrauben, welche uni- oder bikortikal im zu verschiebenden Segment fixiert werden, ohne mit dem Marknagel störenden Kontakt zu haben. Unser Therapiekonzept bei langstreckigen knöchernen Defekten nach offenen oder geschlossenen Frakturen am Unterschenkel bzw. der posttraumatischen Osteitis beinhaltet die folgenden Schritte.

1. Ausgiebiges wiederholtes Débridement mit Entfernung sämtlichen avitalen Knochen- und Weichteilgewebes und Wundspülung mit dem Jetlavage.
2. Falls erforderlich, frühzeitige Weichteildeckung mit myokutanen Lappenplastiken.
3. Die ungebohrte, *offene* Verriegelungsmarknagelung.
4. Die ventromediale Montage des Verschiebefixateurs mit anschließender Kortikotomie.

Hefte zu der Unfallchirurg, Heft 229
M. Börner/E. Soldner (Hrsg.)

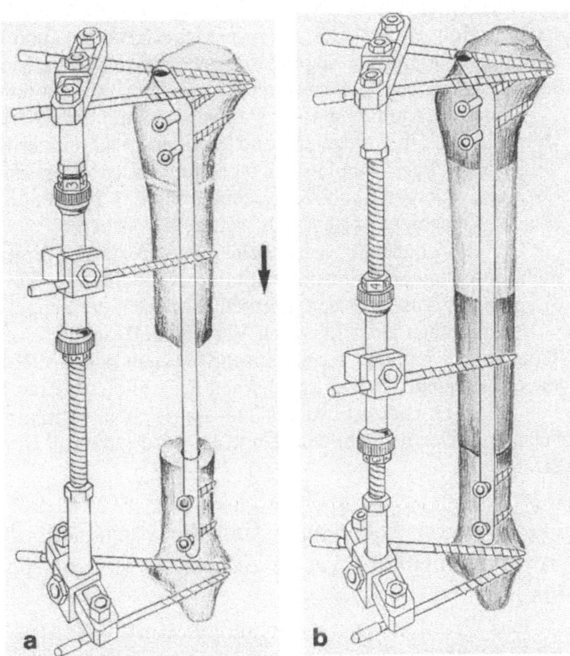

Abb. 1 a, b. Schematische Darstellung des „Monorail-Transportfixateursystems". **a** Die Steinmann-Nägel werden am zuvor implantierten Marknagel vorbei eingebracht. Anschließend erfolgt die Kortikotomie (schmaler Meißel) ca. 2 cm distal der Verriegelungsbolzen, möglichst nah am metaphysären Bereich. Das Transportsegment wird mit 1 oder 2 Schanz-Schrauben gefaßt und an der ventromedial montierten Gewindestange mit einer Transportgeschwindigkeit von ca. 0,8 mm/Tag in die Defektzone hineingezogen. Monorail-Transportfixateursystem nach Beendigung der Transportphase (**b**)

5. Die Segmentverschiebung beginnend 5–10 Tage nach der Kortikotomie mit einer Transportgeschwindigkeit von ca. 0,8 mm/Tag im 8-h-Takt.

Die Vorteile des ungebohrten Einbringens des Marknagels sehen wir in a) der Verminderung thermischer Schäden der Kortikalis, b) der damit verbundenen geringeren vaskulären Schädigung des später zu transportierenden Segmentes und c) in der Vermeidung von Verklemmungsphänomenen des Segmentes in der Transportphase.

Fallbeispiel

Eine 25jährige Motorradfahrerin hatte sich bei einem Verkehrsunfall eine drittgradige offene Unterschenkelfraktur zugezogen. Zuweisung der Patientin 5 Wochen nach dem Unfallereignis. Nach ausgiebigem Knochen- und Weichteildébridement liegt ein Segmentdefekt des Unterschenkels von 10 cm vor, der Weichteildefekt ventromedial beträgt 30 x 10 cm. Zunächst erfolgte die Weichteildefektdeckung mit einem Latissimus-dorsi-Lappen. Nach ungestörter Einheilung des myokutanen Lappens erfolgte die offene ungebohrte Verriegelungsmarknagelung (8 mm Russel Taylor Deltatibiamarknagel; s. Abb. 2a).

Nach einer weiteren Woche Montage des Monorail-Fixateursystems (Abb. 2b). Frühzeitige Mobilisation der Patientin, intensive Physiotherapie und Bewegungsschiene. Teilbelastung von 20 kg und Beginn der Segmenttransportphase 5 Tage nach der Kortikotomie. Die Transportgeschwindigkeit beträgt insgesamt 0,8 mm/Tag, erreicht durch 3 Distraktionseinheiten/Tag.

Klinische Aufnahmen der Patientin während des Segmenttransportes (Abb. 2c) mit freier Beweglichkeit in Kniegelenk und leicht eingeschränkter Beweglichkeit im Sprunggelenk.

Regelmäßige ambulante Kontrolluntersuchungen mit Überprüfung der Weichteilverhältnisse und Röntgen (Abb. 2d). Beendigung des Segmenttransportes nach 14 Wochen und Belassen des Verschiebefixateurs für weitere 4 Wochen.

Die anschließende vorschnelle Demontage des Verschiebesystems bei radiologisch noch nicht durchbauter Kallusdistraktionszone bedingt ein Zurückschnellen des Transportsegmentes um 3 cm als Ausdruck der enormen Elastizität des neugebildeten distrahierten Kallus (Abb. 2e).

Neumontage eines kürzeren Verschiebefixateurs, erneuter Segmenttransport, bis die distale Tibia wieder Kontakt zum Transportsegment hat. Vollbelastung des rechten Beines und Belassen des Fixateurs bis zur knöchernen Konsolidierung der Kallusdistraktionszone (4 Monate).

4 Wochen nach Abbau des Transportsystems erfolgt die distale Dynamisierung unter Vollbelastung. Der neugebildete Knochen wird jetzt voll in die Belastungszone einbezogen (Abb. 2f).

Fehler dieser Behandlung sind die vorschnelle Demontage des Transportfixateurs sowie die nicht kongruente Adaptation von transportiertem Segment und distaler Tibia.

Das Problem des vorschnellen Zurückgleitens des distrahierten Kallusgewebes nach der Segmenttransportphase wurde folgendermaßen gelöst: Der zu implantierende Marknagel wird mit einem *zusätzlichen* Loch zur späteren weiteren Verriegelung des verschobenen Segmentes versehen. Hierdurch kann der Monorail-Verschiebefixateur bereits nach Verriegelung des transportierten Segmentes demontiert werden. Die Tragedauer des Monorail-Fixateurs verkürzt sich somit um 2/3 und beläuft sich lediglich auf die Transportphase. Die knöcherne Konsolidierung des neugebildeten Kallus kann bei *geschlossenen* Weichteilverhältnissen abgewartet werden.

Bei den weiteren Fällen wurde der untere Rand des später zu transportierenden Segmentes und der obere Rand der distalen Tibia so vorbereitet (entweder schräg oder V-förmig), daß sich nach Beendigung der Transportphase eine kongruente Kontaktzone der beiden Knochensegmente ergab.

Abb. 2 a–d. 25jährige Motorradfahrerin. **a** Postoperative Rötgenkontrolle nach ungebohrtem Einbringen eines Russel-Taylor-Tibiadeltamarknagels mit einem Durchmesser von 8 mm. Die Defektzone beträgt 10 cm. **b** Postoperative Röntgenkontrolle nach Montage des Monorail-Transportfixateursystems bei liegendem Marknagel und proximaler metaphysärer Kortikotomie. **c** Klinische Aufnahmen der Patientin 2 Monate nach Beginn der Segmenttransportphase. Freie Beweglichkeit im Kniegelenk, leicht eingeschränkte Beweglichkeit im Sprunggelenk. Belastung des rechten Beines mit 20 kg. **d** Röntgenkontrolle nach Beendigung der Distraktionsphase.

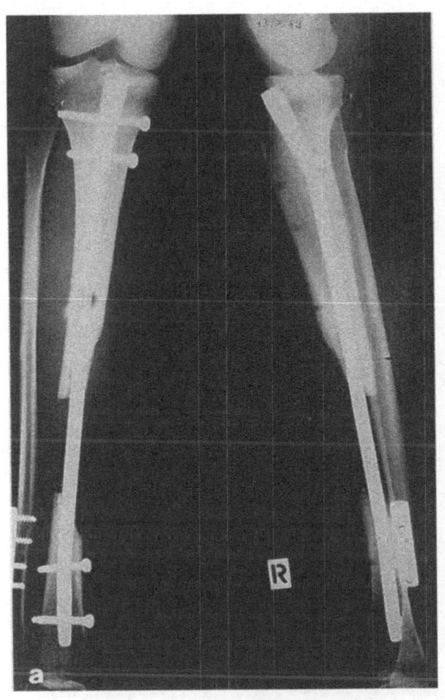
R
a

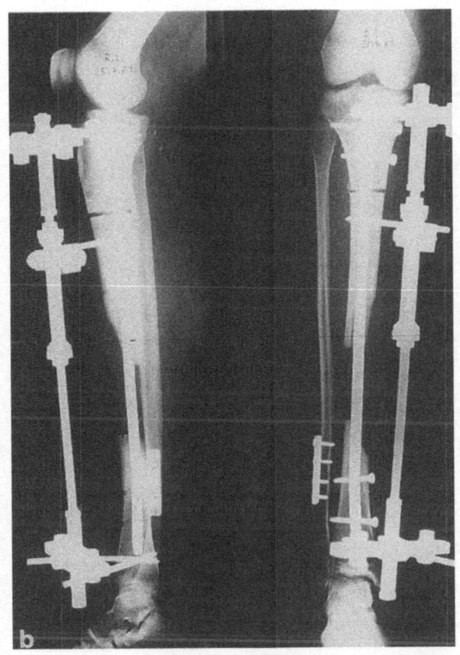
b

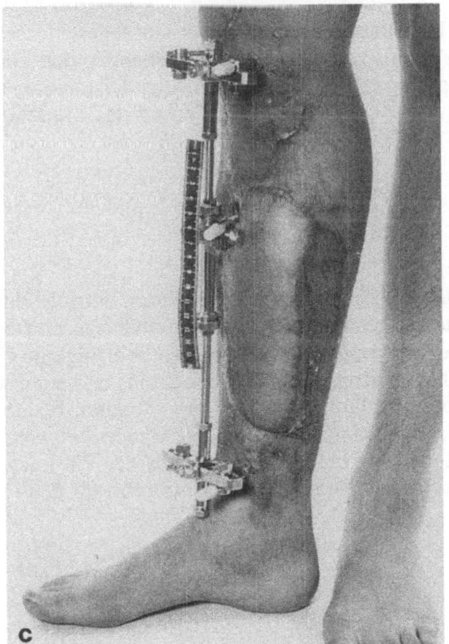
c

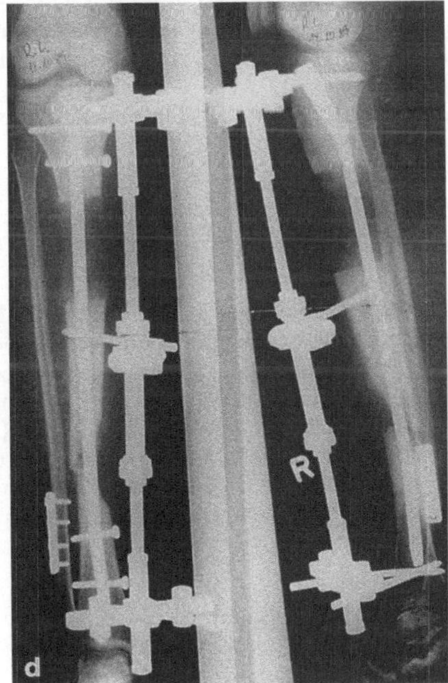
R
d

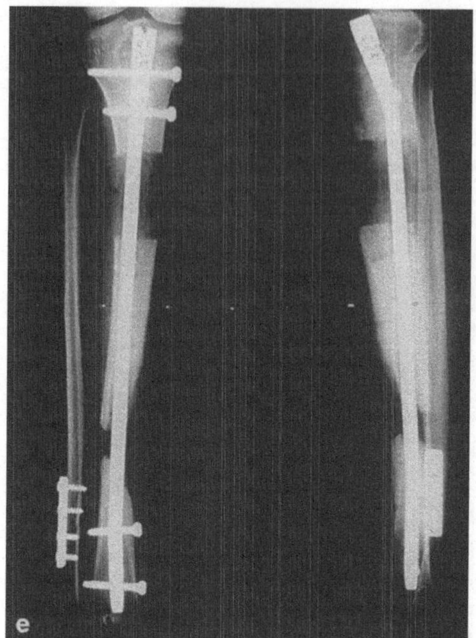

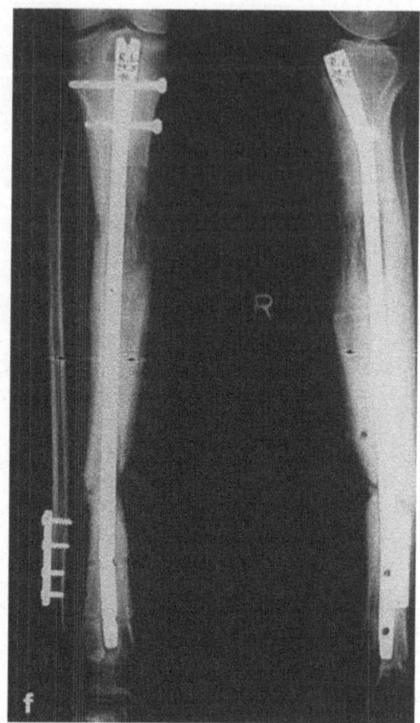

Abb. 2 e–f. e Die vorschnelle Demontage des Transportfixateurs noch *vor* der abgeschlossenen knöchernen Konsolidierung des neugebildeten Kallus bedingt ein Zurückschnellen des Transportsegmentes um 3 cm. **f** Demontage des Transportfixateurs nach erneuter Distraktion und Konsolidierung des neugebildeten Knochens. Anschließende Dynamisierung des Marknagels unter Vollbelastung

Modifikationen

Fallbeispiel: 35jähriger polytraumatisierter Patient (Abb. 3a) nach ungebohrter Verriegelungsmarknagelung, Segmenttransport über 3 Monate via Monorail Fixateur unmittelbar nach Beendigung der Segmenttransportphase. Nach Verriegelung des Transportsegmentes erfolgt die Entfernung des Monorail-Fixateurs noch *vor* knöcherner Konsolidierung des Kallus und somit die Umwandlung in ein *geschlossenes* System (Abb. 3b). Die Tragedauer des Monorail-Fixateurs bei einem Segmentdefekt von 9 cm konnte von etwa 9 Monaten auf 3 Monate reduziert werden. Die zusätzliche Verriegelung des Transportsegmentes verringert die Gefahr der Pin-tract-Infektion durch frühzeitigen Abbau des Transportsystems. Dies erhöht den Komfort für den Patienten.

Zusammenfassung

Es konnte erstmals klinisch gezeigt werden, daß ein Segmenttransport über einen liegenden Marknagel trotz der Kompromittierung der Intrameduallargefäße möglich ist. Dieses widerspricht einer der von Ilisarow geforderten Grundvoraussetzung für die Kallusdistraktion: der Unversehrtheit der Intramedullargefäße.

Voraussetzungen zur Anwendung des Monorail-Verfahrens sind intakte Weichteile (falls erforderlich myokutane Lappenplastiken) und die *ungebohrte* Verriege-

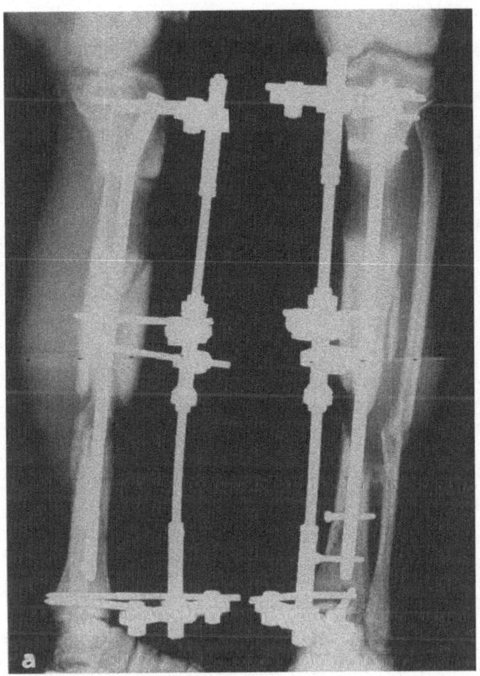

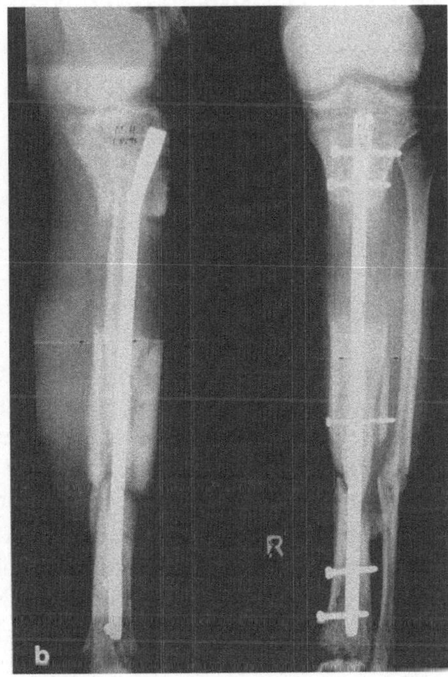

Abb. 3 a, b. 35jähriger polytraumatisierter Patient. **a** Segmenttransport über 3 Monate via Monorail-Transportfixateursystem unmittelbar nach Beendigung der Transportphase (Defekt von 9 cm). **b** Entfernung des Transportfixateurs *nach* Verriegelung des Transportsegmentes und somit Umwandlung in ein geschlossenes System

lungsmarknagelung. Diese ermöglicht die exakte, rotationsstabile anatomische Reposition und verhindert das Abgleiten des Transportsegmentes in der Distraktionsphase, wie wir es bei dem konventionellen Ilisarow-Verfahren beobachten konnten. Die spätere sekundäre Verriegelung des transportierten Segmentes und Umwandlung in ein geschlossenes System verkürzt die Tragedauer des Monorail-Verschiebefixateurs lediglich auf die Kallusdistraktionsphase. Die knöcherne Konsolidierung muß nicht mehr bei liegendem Fixateur abgewartet werden.

Schließlich ist der Marknagel ein *ideales* Implantat zur späteren Behandlung der definitiven knöchernen Ausheilung der Kontaktfläche zwischen dem transportierten Segment und der Tibia durch Dynamisierung unter Vollbelastung.

Das System ist einfach in seiner Handhabung und erfreut sich einer hohen Akzeptanz von seiten des Patienten.

Der programmierbare Marknagel zur Extremitätenverlängerung und Segmentverschiebung mittels Kallusdistraktion

R. Baumgart, A. Betz, R. Hierner, R. Seibold und L. Schweiberer

Klinikum Innenstadt, Chirurgische Klinik und Poliklinik (Direktor: Prof. Dr. med. L. Schweiberer) der Ludwig-Maximilians-Universität München Nußbaumstraße 20, 8000 München 2

Einleitung

Durch metaphysäre oder submetaphysäre Knochendurchtrennung an der Tibia – oder am Femur auch durch diaphysäre Osteotomie –, wird ein möglichst optimal durchblutetes, „muskelgestieltes ortsständiges vaskularisiertes Knochentransplantat" erzeugt. Dieses Knochentransplantat kann in Form eines Segmentes zur Segmentverschiebung oder als distaler Extremitätenanteil zur Extremitätenverlängerung anschließend nun sukzessive entlang der Knochenachse distrahiert werden. „Im Verlauf der schrittweisen inneren Knochenverlängerung entsteht im weichteilgesunden, gut vaskularisierten Distraktionsspalt neuer Knochen (Distraktionskallus)" (Brunner et al. 1990). Über die Schritte der sekundären Osteogenese wandelt sich dieser Kallus in lamellären Knochen um (Aronson et al. 1990). Es entsteht ein organähnliches Knochenregenerat mit ausgebildeter Markhöhle (Delloye et al. 1990; Giebel 1990).

Entscheidende Nachteile aller bekannten äußeren Systeme zur Extremitätenverlängerung (Ilisarow 1990; Paley 1990; Rüter u. Brutscher 1988) sind das erhebliche Infektionsrisikio (30–60%), ein hoher Mißkomfort während der Behandlungsdauer und eine störende Narbenbildung im Bereich der Draht- oder Schraubeneintrittsstellen mit schlechtem ästhetischem Ergebnis.

Diese Nachteile der externen Distraktionsapparate können vermieden werden, wenn man zur Stabilisierung einen intramedullären Kraftträger einsetzt und diesen durch eine vollimplantierbare Antriebseinheit ergänzt (Betz et al. 1990).

Methode

Grundlegende Prinzipien

Wie die Erfahrungen aus der Frakturbehandlung von langen Röhrenknochen der unteren Extremität gezeigt haben, führt die Implantation eines Marknagels nur zu einem minimalen Weichteil- und Periostschaden im Bereich der Einbringstelle, was sich positiv auf die Knochendurchblutung und das kosmetische Ergebnis auswirkt.

Die Plazierung im Markraum hat weder einen nachteiligen Einfluß auf die Frakturheilung, noch auf die Effizienz der Knochenneubildung nach Kallusdistraktion (Brunner et al. 1990), stellt aber mechanisch gesehen die günstigste Osteosyntheseform dar, weil axialer Druck über ein zentrales System geleitet werden kann. Somit werden Scherkräfte, wie sie bei externen Systemen (Paley et al. 1990) an den Steinmann-Nägeln auftreten, vermieden.

Hefte zu der Unfallchirurg, Heft 229
M. Börner/E. Soldner (Hrsg.)

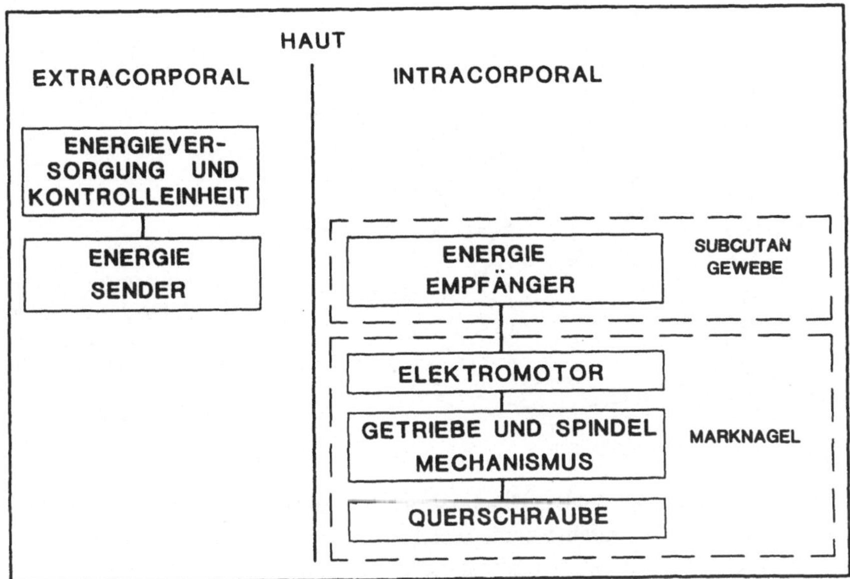

Abb. 1. Blockschema des neuen voll implantierbaren Distraktionssystems

Systembeschreibung

Die Abb. 1 zeigt das Blockschema des neuen voll implantierbaren Systems. Die Energieeinspeisung erfolgt über einen der Haut aufliegenden Sender perkutan. Es besteht keinerlei Verbindung vom Knochen nach außen. Eine Empfangsantenne wird subkutan plaziert und durch ein dünnes flexibles Kabel mit dem Elektromotor im Marknagel verbunden. Die Patienten befestigen den Sender am Abend mit einem Klippmechanismus, ähnlich einer EKG-Elektrode am Bein, und entfernen ihn am Morgen vor dem Aufstehen. Die Distraktion kann so kontinuierlich über die Nacht verteilt, zu Zeiten der maximalen Relaxation, erfolgen. Tagsüber sind die Patienten nicht durch die Distraktion beeinträchtigt.

Die Translationsbewegung im Marknagel wird in Abhängigkeit von der individuellen Situation durch einen Teleskop- oder Langlochmechanismus realisiert, wobei die Markkrümmung und die Achsenstellung zu berücksichtigen sind.

Bedeutung der Lokalisation der Osteotomiestelle im Hinblick auf die Vaskularisierung des distalen Fragmentes

Klinische Studien haben gezeigt, daß am Femur die Lokalisation der Osteotomie im Diaphysenbereich keinen nachteiligen Einfluß auf die Knochenbildung bei Kallusdistraktion ausübt. An der Tibia zeigt sich aber eine signifikant geringere Kallusbildung bei Osteotomie im Diaphysen- und distalen Metaphysenbereich (Rüter et al. 1988). Die unterschiedlichen Kallusformationsraten können unserer Meinung nach mit der unterschiedlichen Vaskularisierung von Femur und Tibia erklärt werden.

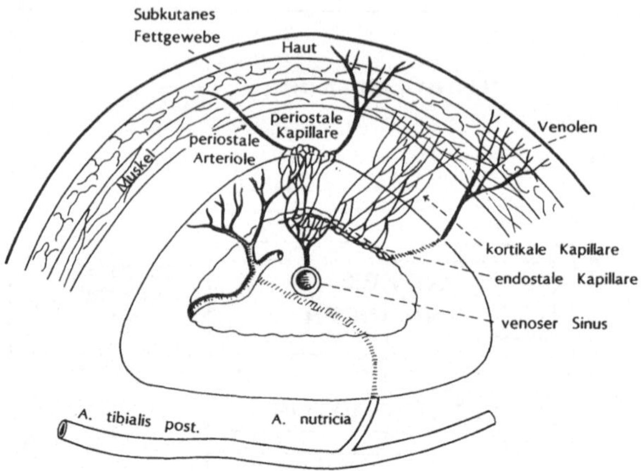

Abb. 2. Blutversorgung des Röhrenknochens, schematische Darstellung des periostalen und medullären Gefäßsystems und deren Verbindungen

Das „Konzept der dualen Blutversorgung“ (Berggren et al. 1982) besagt, daß in einem intraossären Gefäßsystem, welches einem System aus starren Röhren entspricht, die Flußrichtung des Blutstromes sich nach dem herrschenden Druckgradienten richtet (Abb. 2). Unter physiologischen Bedingungen herrscht arteriell im Markraum ein höherer Druck als im Periost. Es liegt ein zentrifugaler Druckgradient vor, der einen zentrifugalen Blutstrom bewirkt (medulläre Blutversorgung). Meist unter unphysiologischen Bedingungen kann der Blutdruck im Markraum unter den Druck im Periost absinken. Es baut sich somit ein zentripetaler Druckgradient auf, der einen zentripedalen Blutfluß bewirkt (periostale Blutversorgung). Auch unter bestimmten physiologischen Bedingungen kann ein zentripedaler Blutfluß existieren, der vom Periost ausgeht: 1. Beim kindlichen Knochen trägt das periostale System vermehrt zur Durchblutung bei. Mit der Vermehrung der Havers-Systeme nimmt dessen Bedeutung ab. 2. In Fällen, wo eine A. nutritia fehlt, muß theoretisch das periostale Gefäßsystem die Ernährung des Knochens übernehmen.

Das „Konzept der dualen Blutversorgung“ des Knochens, welches von Berggren et al. (1982) tierexperimentell bewiesen wurde, hat auch im klinischen Alltag Gültigkeit. Dies beweisen die zahlreichen erfolgreichen Transplantationen des vorderen vaskularisierten Beckenkammtransplantates. Da das von Taylor et al. (1979) erstmals beschriebene und von Stock et al. (1991) modifizierte vordere Beckenkammtransplantat keine A. nutritia besitzt, wird es nach Transplantation ausschließlich über das periostale System versorgt. Nur die Stromumkehr garantiert, daß der Knochen überlebt und daß er schnell und sicher auch im ersatzschwachen Lager einheilt. Da man das distale Segment bei der Kallusdistraktion als ortsständiges vaskularisiertes Knochentransplantat betrachten kann, gelten auch hier die obengenannten Ausführungen.

Der *Femur* zeigt eine ideale Vaskularisierungssituation, da er über einen ausgeprägten Weichteilmantel eine Vielzahl von muskuloperiostalen Ästen aufweist. Darüber hinaus treten entlang der Linea aspera 2–4 Aa. nutritiae entlang der gesamten Länge ein. Das distale Segment hat nicht nur eine bessere muskuloperiostale Versorgung, sondern kann auch schneller wieder das medulläre Gefäßsystem aufbauen (Abb. 3a).

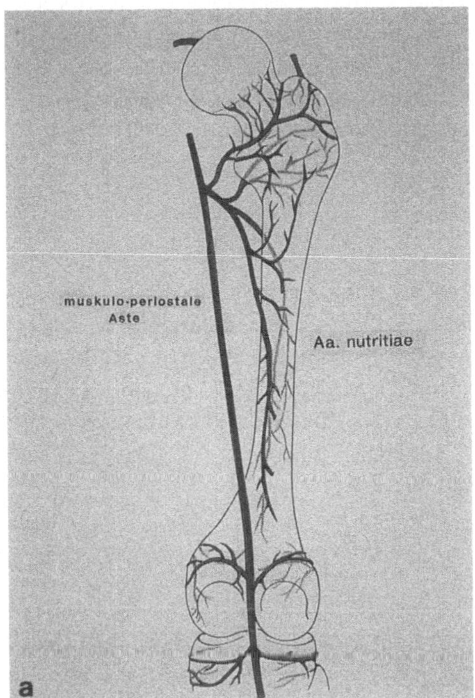

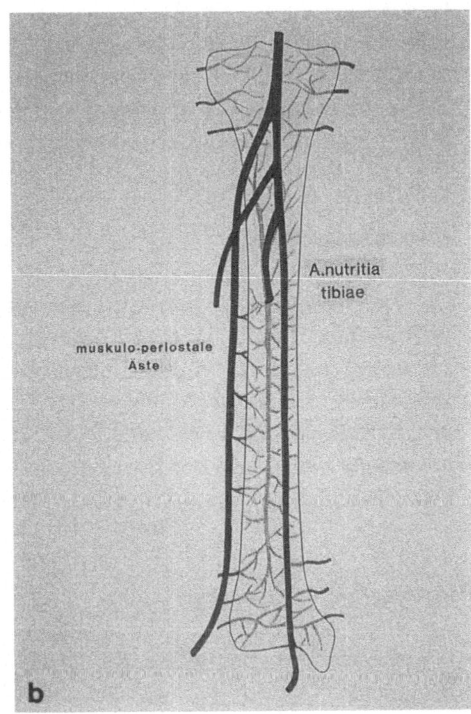

Abb. 3 a, b. Vaskularisierung von **a** Femur und **b** Tibia

Da die *Tibia* im mittleren und distalen Drittel nur wenige Muskelansätze aufweist, d.h. der Input für das muskuloperiostale System gering ist, kann nach Zerstörung der medullären Gefäße nach Marknagelimplantation und Osteotomie, das distale Segment geringer vaskularisiert werden, als wenn die Osteotomie im proximalen Tibiadrittel durchgeführt wurde. Die größere Muskelmasse und die damit verbundene höhere Anzahl von muskuloperiostalen Gefäßen, sowie die in diesem Abschnitt eintretende A. nutritia tibiae führen hier zu einer besseren Vaskularisierung des „muskel- und gefäßgestielten" distalen Fragments (Abb. 3b). Um eine möglichst gute periostale Blutversorgung zu garantieren, versuchen wir bei der Osteotomie vom Markraum aus, das Periost nicht zu verletzen.

Diagnostisches Vorgehen

Wir verwenden ein standardisiertes Vorgehen. Präoperativ führen wir neben der Anamnese eine gründliche klinische Untersuchung durch. Bei Defekten nach Trauma und Osteomyelitis müssen zusätzlich bestehende Weichteilschäden saniert sein. Zeichen einer floriden Infektion müssen systematisch gesucht werden. Bei der Röntgenuntersuchung des Unter- oder Oberschenkels in 2 Ebenen empfiehlt es sich, die beiden angrenzenden Gelenke mit auszubilden. Die sog. „langen Aufnahmen" sind v.a. bei notwendiger Achsenkorrektur notwendig. Für die exakte Ausmessung der Beinlängendifferenz ist ein Beinlängen-CT vorteilhaft. Nach Festlegung der Kortikotomiehöhe wird in diesem Bereich ein CT mit transversaler Schnittebene angefertigt, um Dicke und Form des Knochenquerschnittes darzustellen. Dadurch kann die „Schnittiefe" präoperativ abgeschwächt und durch geeignete Sägeblattauswahl das Periost im Kortikotomiebereich weitgehend geschützt werden.

Operationstechnik

Der Patient wird wie zur konventionellen Marknagelung gelagert, d.h. für den Femur in Seitenlage, für die Tibia in Rückenlage. Nach Eröffnung des Markraums wird dieser aufgebohrt. Jetzt wird die intramedulläre Säge eingebracht und unter Bildwandlerkontrolle die Kortikotomie gesetzt. Im Anschluß wird der Nagel eingebracht und proximal sowie distal verriegelt. Nach Montage der Zugspindel und des elektromotorischen Antriebs wird der Energieempfänger subkutan implantiert. Es folgt die Einlage von 2 Redon-Drainagen und der Wundschluß.

Postoperative Nachsorge

Postoperativ kann der Patient mit der Belastung nach Abklingen der Schmerzen sofort beginnen.

Wir beginnen mit der Distraktion nach einer Ruhephase von 5–7 Tagen. Die Distraktionsgeschwindigkeit beträgt 1 mm/Tag. Über die Dauer der Konsolidierungsphase können noch keine definitiven Angaben gemacht werden. Ein wesentlicher Vorteil des intramedullären Distraktionssystems gegenüber den externen besteht darin, daß der Marknagel komplikationslos 2 Jahre in situ belassen werden kann. Nach Ablauf dieses Zeitraums sind bisher in der Literatur keine Frakturen im Distraktionsbereich beschrieben worden.

Eigenes Patientengut

Im Zeitraum von 1988–1990 haben wir 3 Patienten mit dieser Methode operiert.

Fallbeispiele

Bei einer 26jährigen Patientin bestand 4 Jahre nach Sanierung einer langstreckigen, infizierten Defektpseudarthrose am linken Oberschenkel nach Plattenosteosynthese eine chronische Osteomyelitis. Bei einer Oberschenkelverkürzung von 3 cm und liegendem Marknagel wurde die zentrale Distraktionsspindel implantiert. Die Abb. 4 zeigt den Verlauf des postoperativen Distraktionsvorganges. Bereits 2 Wochen nach Beendigung der Distraktionsphase (etwa 2 Monate nach der Operation) zeigten sich zwischen Periost und Implantat deutliche Verschattungen im Sinne einer Knochenneubildung. 4 Monate nach der Operation war eine Vollbelastung möglich. Die Abb. 4d zeigt radiologisch eine komplette Knochenröhre im ehemaligen Bereich der Kallusdistraktion.

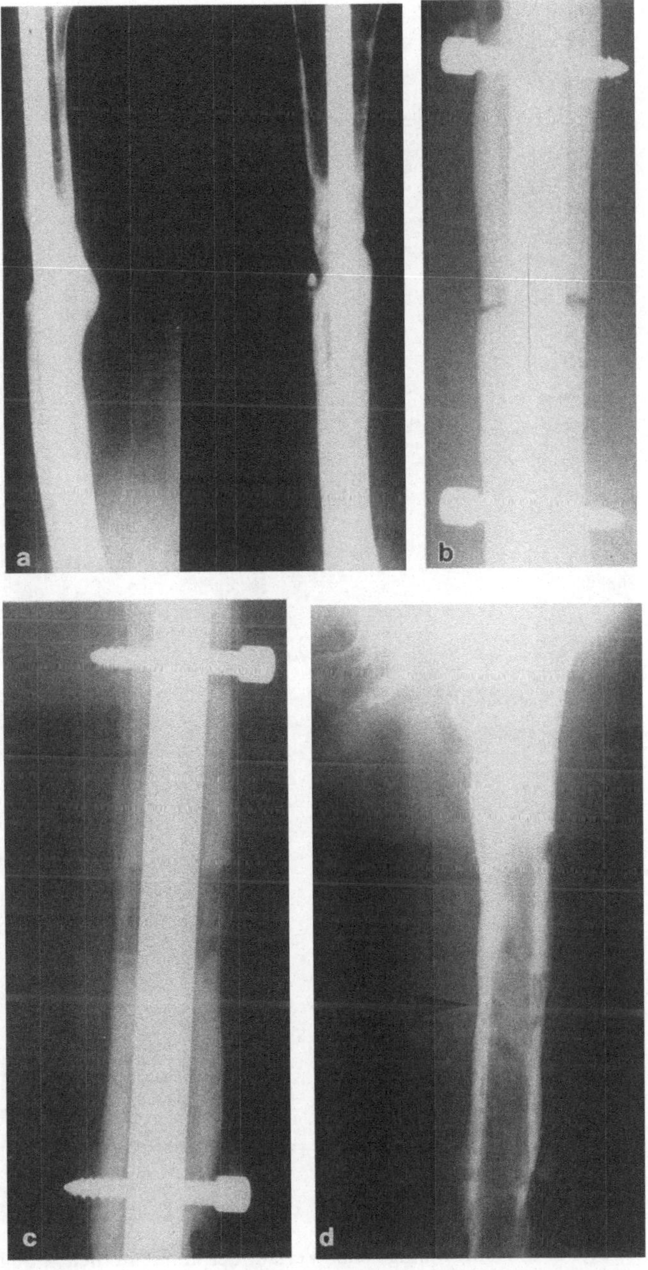

Abb. 4 a–d. Röntgenologischer Verlauf der Femurverlängerung nach posttraumatischem Defekt, **a** präoperativ, **b** postoperativ, **c** nach Ende der Distraktionsphase, **d** nach Spongiosaplastik

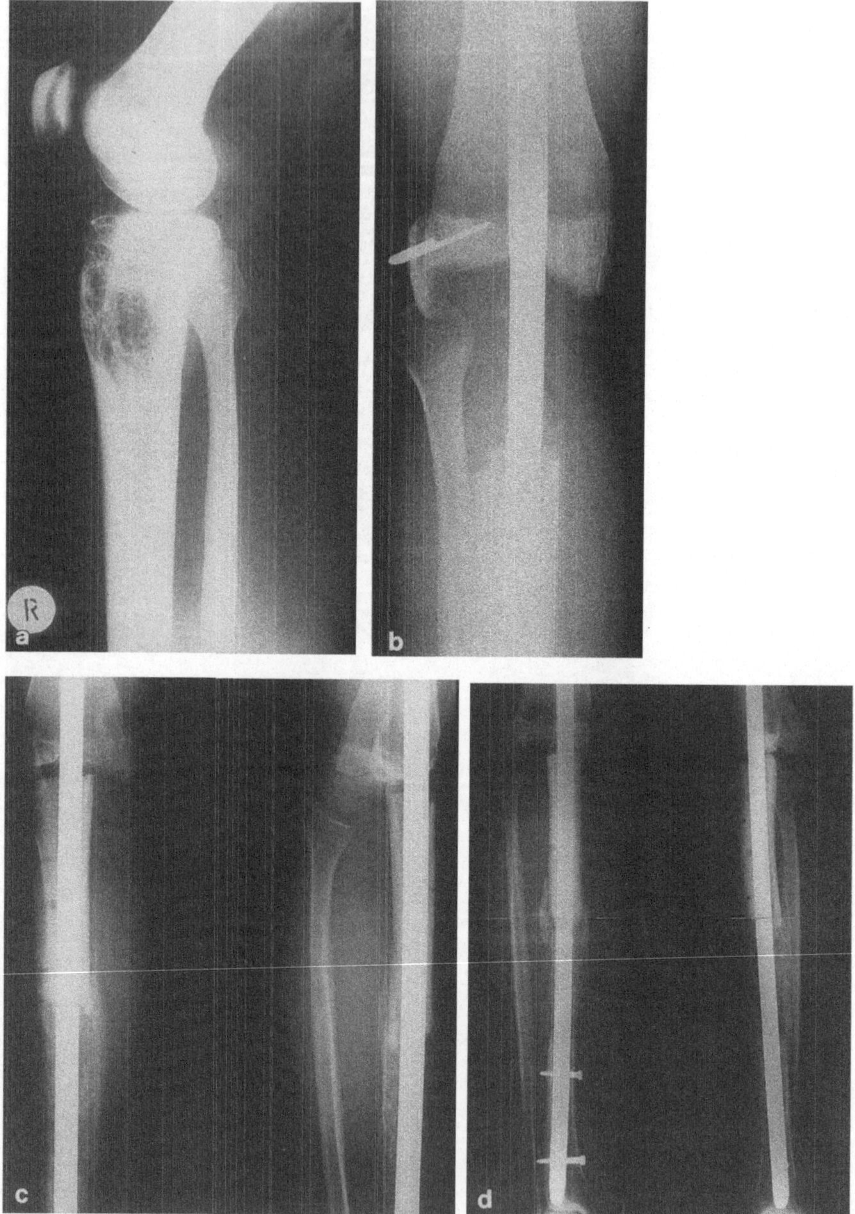

Abb. 5 a–d. Röntgenologischer Verlauf der kontinuierlichen Segmentverschiebung nach radikaler Tumorresektion im proximalen Tibiadrittel, **a** präoperativ, **b** postoperativ, **c** nach Ende der Distraktionsphase, **d** nach Spongiosaplastik

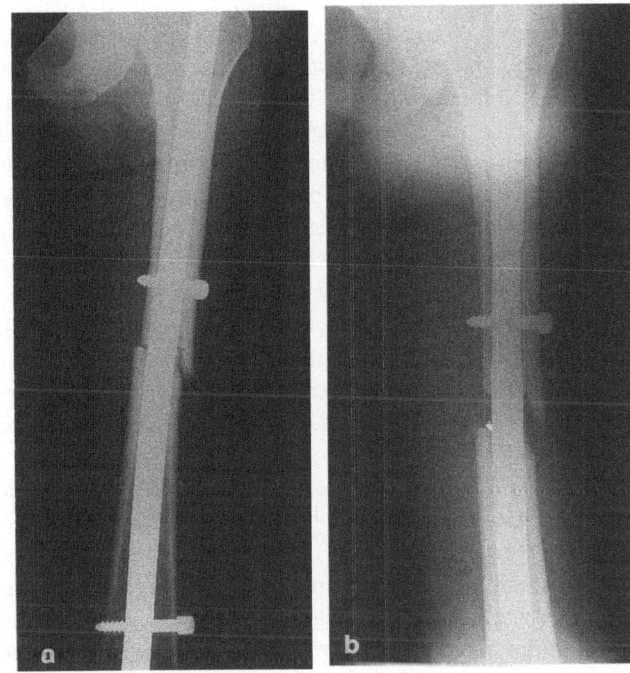

Abb. 6 a, b. Röntgenologischer Verlauf der Femurdistraktion bei einseitiger Beinverkürzung, **a** postoperativ, **b** nach Ende der Distraktionsphase

Nach En-bloc-Resektion eines Ewing-Sarkoms am proximalen Unterschenkel bestand bei einem 26jährigen Patienten postoperativ ein Defekt von 12 cm. Die noch verbleibenden Anteile des Fibulaköpfchens wurde im Sinne einer lateralen Zuggurtung mit dem Streckapparat und der Restpatella in Verbindung gebracht. Die Abb. 5a zeigt die Situation nach Osteotomie über den Markraum im Tibiaschaftbereich während der kontinuierlichen Segmentwanderung nach proximal. Trotz vorausgegangener zytostatischer Behandlung zeigte sich auch hier radiologisch zwischen Periost und Implantat die beginnende Geweberegeneration im Sinne einer Knochenneubildung. Die Impaktierung des Segmentes im ehemaligen Kondylenbereich erfolgt durch den Spindelzug am Ende der Distraktion (Abb. 5b, d). Zur schnelleren Konsolidierung bei dem übergewichtigen Patienten führten wir im Bereich der Distraktion eine zusätzliche Spongiosaplastik durch.

Bei einer 25jährigen Patientin bestand eine angeborene Mißbildung im Bereich des gesamten linken Beines mit einer Verkürzung von 8 cm. Mit Hilfe einer Spongiosaplastik auswärts wurde an der linken Tibia eine Verlängerung von 4 cm durchgeführt. Die Längendifferenz am Oberschenkel wurde jetzt mit einem Marknagel mit zentraler Distraktionsspindel behandelt. Die Abb. 6 zeigt den postoperativen röntgenologischen Verlauf.

Diskussion

„Die Distraktionsosteogenese kann auch am Marknagel, also bei weitgehender primärer Zerstörung der endostalen und der Markhöhlendurchblutung eine qualitativ und quantitativ gute Knochenneubildung und gute klinische Ergebnisse liefern. Auch langstreckige Defekte können so gut überbrückt werden“ (Brunner et al. 1990).

Als Vorteile des zentralen intramedullären Systems können erstens alle Vorteile der gedeckten Marknagelung angeführt werden. Im Hinblick auf die hohe Pininfektionsrate bei externen Systemen (Paley 1990) ist hier das minimale Infektionsrisiko wegen der fehlenden Verbindung zur Hautoberfläche zu nennen. 2. Alle Vorteile der Kallusdistraktion. Eine knöcherne Defektüberbrückung kann ohne Schädigung im Spendergebiet eines autologen Knochentransplantats erfolgen. Da die Transportzeit des Segmentes nur etwa 1/3 der Fixationszeit beträgt, bedeutet die Verwendung eines Marknagels einen erheblichen Vorteil für den Patienten bei gleichzeitiger einfacher klinischer Handhabung. 3. Darüber hinaus bietet die Technik zusätzliche Vorteile wie z.B.: nur ein Operationsgebiet besteht, die Vermeidung einer zusätzlichen Osteosynthese, den Erhalt der biomechanisch wichtigen Markhöhle, den biomechanisch günstigen zentralen Angriffspunkt, einen hohen Behandlungskomfort während der Distraktionsphase ohne störende Schmerzen, bedingt durch Weichteilgewebezug im Bereich der Drähte oder Pins, ein gutes kosmetisches Ergebnis und eine kurze Hospilisationsdauer.

Besonders hervorzuheben ist die Tatsache, daß mit diesem System eine kontinuierliche Distraktion durchgeführt werden kann. Im Gegensatz zu der 4mal täglichen abrupten Verlängerung von 0,25 mm mit hohen Spitzenspannungen, tritt bei der kontinuierlichen Distraktion ein relativ konstantes Spannungsprofil auf.

Unserer Meinung nach stellt der Marknagel mit programmierbarem Antrieb die Technik der Wahl bei der elektiven Extremitätenverlängerung ohne zusätzliche Kon-

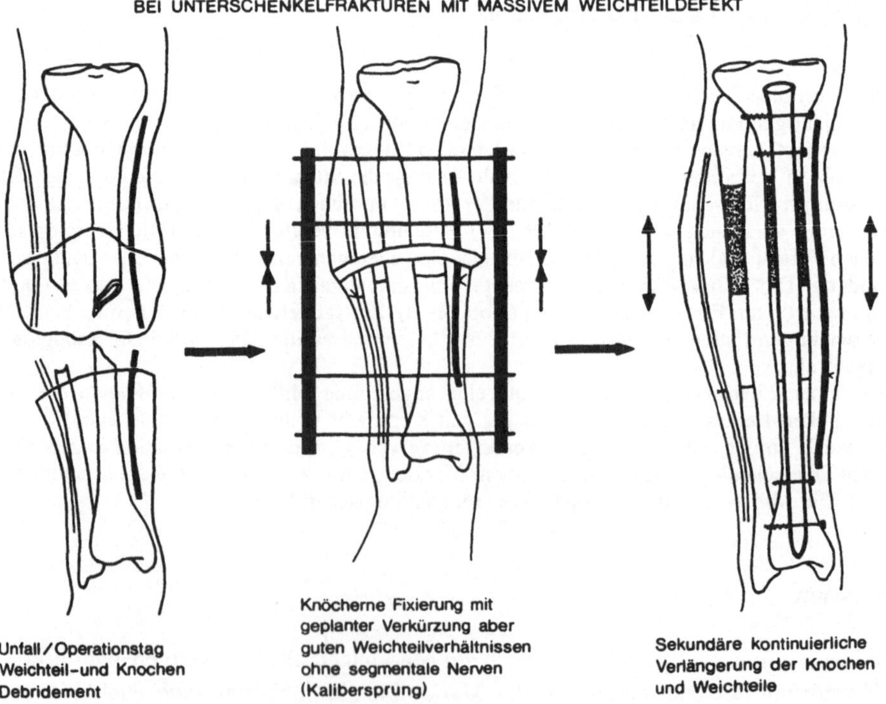

Abb. 7. Konzept der primären Verkürzung

trakturen dar. Geringe Achsenfehlstellungen bis zu 15 Grad können intraoperativ korrigiert werden. Bei zusätzlichen Kontrakturen der angrenzenden Gelenke sowie Achsenfehlstellungen > 15 Grad verwenden wir externe Systeme.

Bei ausgedehnten Weichteil- und Knochendefekten v.a. mit segmentalen Nervendefekten nach Trauma könnten langwierige Therapieverläufe vermieden werden, wenn nach dem „Konzept der primären Versorgung" vorgegangen werden würde. Nach segmentaler Entfernung der Schädigungszone wird primär zugunsten der Weichteile eine Extremitätenverkürzung in Kauf genommen. Nach Beendigung der primären Wundheilung und Implantation eines Distraktionsnagels kann sekundär die verkürzte Extremität wieder auf die Ursprungslänge verlängert werden (Abb. 7).

Bei der Therapie von segmentalen Knochendefekten nach Osteomyelitisbehandlung ist streng darauf zu achten, daß eine komplette Infektsanierung erfolgt ist. Bei der Markraumphlegmone muß man auf die externen Systeme (Ilisarow 1990; Aronson et al. 1989) umsteigen. Inwieweit ein zentrales Distraktionssystem als ungebohrter Marknagel („unreamed nail"), mit dadurch geringerer Schädigung des medullären Gefäßsystems, eingesetzt werden kann, müssen weitere Studien zeigen.

Sollte sich der im Hinblick auf die Konsolidierungszeitdauer wichtige postulierte „Trampolineffekt" des Ilisarow-Distraktorsystems bewahrheiten, könnte das jetzt starre innere System durch ein elastisches Modul, z.B. in Form einer geeigneten Feder, problemlos ergänzt werden.
Die zentrale Distraktionsspindel befindet sich noch im klinischen Erprobungsstadium. Erste eigene klinische Erfahrungen sind sehr erfolgversprechend, eine genauere Wertung kann aber erst anhand einer größeren Serie erfolgen. Die modulare Bauweise erlaubt eine Anpassung an die individuelle Situation des Patienten.

Zusammenfassung

Basierend auf den guten Erfahrungen der Marknagelung bei der Behandlung von Röhrenknochenfrakturen, v.a. an der unteren Extremität, wurde ein Marknagel entwickelt, mit dem Extremitätenverlängerungen oder Segmentverschiebungen möglich sind.

Nach Osteotomie von der Markhöhle aus, wird ein Knochenstück (Segmentverschiebung) oder die gesamte distale Extremität (Extremitätenverlängerung) durch einen programmbierbaren Spindelmechanismus kontrolliert verschoben. Die Distraktion kann kontinuierlich oder intermittierend erfolgen. Trotz passagerer Zerstörung des medullären Blutgefäßsystems durch Aufbohren und Einbringen des Marknagels, können mit dieser Technik erfolgreich Knochensegmente verschoben bzw. Extremitätenverlängerung durchgeführt werden. Sowohl Antrieb als auch Steuerung sind voll implantierbar, so daß keine Verbindung nach außen – durch die Haut als natürliche Barriere – besteht. Die Vorteile dieser Kallusdistraktion mit internem System sind neben den Vorteilen der Marknagelung das geringe Infektionsrisiko, der hohe Behandlungskomfort, das gute kosmetische Ergebnis und der zentrale Angriffspunkt. Indikationen zur Kallusdistraktion mit einem inneren vollimplantierbaren System sind posttraumatische Knochendefekte und verkürzte Extremitäten, Knochendefekte nach Tumorresektion sowie uni- oder bilateraler Minderwuchs.

Danksagung An dieser Stelle möchten wir uns bedanken bei Frau I. Wiktorin für die hervorragenden Schemazeichnungen und graphischen Darstellungen, sowie bei Frau E. Strauss, Herrn P. Pruy und Herrn H. v. Mankowksy für die phototechnischen Arbeiten.

Diese Arbeit wurde aus Mitteln der Dr. Johannes-Heidenhain-Stiftung unterstützt.

Literatur

1. Aronson J, Johnson E, Harp JR (1989) Local bone transplantation for treatment of intercalary defects by the Ilisarow technique. Clin Orthop 243:71–79
2. Aronson J, Good B, Stewart Ch, Harrison B, Harp J (1990) Preliminary studies of mineralization during distraction osteogenesis. Clin Orthop 244:43–49
3. Berggren A, Weiland AJ, Östrup LT (1982) Bone scintigraphy in evaluating the vianility of composite bone grafts revascularized by microvascular anastomoses, conventional autogenous bone grafts and free non-vascularized periosteal grafts. J Bone Joint Surg [Am] 64:799–809
4. Betz A, Baumgart R, Schweiberer L (1990) Erstes voll implantierbares intramedulläres System zur Callusdistraktion – Marknagel mit programmierbarem Antrieb zur Beinlängenverlängerung und Segmentverschiebung. Chirurg 61:605–609
5. Brunner U, Kessler S, Cordey J, Rahn B, Schweiberer L, Perren SM (1990) Defektbehandlung langer Röhrenknochen durch Distraktionsosteogenese (Ilisarow) und Marknagelung. Unfallchirurg 93:244–250
6. Delloye Ch, Delefortrie G, Coutelier L, Vincent A (1990) Bone regenrate formation in cortical bone during distraction lengthening: An expiermental study. Clin Orthop 244:34–42
7. Ilisarow GA (1990) Clinical application of the tension-stress effect for limb lengthening. Clin Orthop 247:8–26
8. Giebel G (1990) Extremitäten-Verlängerung und Behandlung von Segment-Defekten durch Callus-Distraktion. Chirurg 58:601–606
9. Pfeil J, Niethard FU (1990) Unterschenkelverlängerung mit dem Ilisarow-System – Darstellung der unterschiedlichen operativen Techniken und Analyse der 1986–1989 durchgeführten Unterschenkelverlängerungen. Orthopäde 19;263–272
10. Paley D (1990) Problems, obstacles and complications of limb legthening by the Ilizarow technique. Clin Orthop 244:81–104
11. Paley D, Fleming B, Catagni M, Kristiansen T, Pope M (1990) Mechanical evaluation of external fixators used in limb lengthening. Clin Orthop 244:50–57
12. Putti V The classic – the operative lengthening of the femur. Clin Orthop 244:4–8
13. Rüter A, Brutscher R (1988) Die Behandlung ausgedehnter Knochendefekte am Unterschenkel durch Verschiebeosteotomie nach Ilizarow. Chirurg 59:357–359
14. Stock W, Hierner R, Dielert E, Stotz R, Manninger J, Wolf K (1991) The iliac crest region: Donor site for vascularized bone, periosteal and soft tissue flaps. Ann Plast Surg 26:105–109
15. Taylor GI, Townsend P, Corlett R (1979) Superiority of the deep cicumflex iliac vessels as the supply for free groin flaps: experimental work. Plast Reconstr Surg 64:595–604

Überbrückung langer Schaftdefekte von Femur und Tibia durch Segmentverschiebung (Ilizarov) am Marknagel – Theroretische Überlegungen, experimentelle Ergebnisse, klinische Relevanz

U. Brunner[1], S. Keßler*, J. Cordey*, S. Perren* und L. Schweiberer*

[1] Chirurgische Klinik Innenstadt und Chirurgische Poliklinik, Klinikum Innenstadt der Ludwig-Maximilians-Universität München Nußbaumstraße 20, W-8000 München 2 sowie
* Laboratorium für Experimentelle Chirurgie CH-7270 Davos

Die Distraktions-Kompressions-Osteosynthese (Ilizarov 1989) bietet ein ideales „Transplantat" bei Verlängerungen oder zur ossären Überbrückung langer Schaftdefekte von Tibia und Femur. Der Ringfixateur nach Ilizarov ermöglicht hierbei die simultane Korrektur der Achsen sowie das unmittelbar postoperative Belasten der operierten Extremität. Bei posttraumatischen, langstreckigen Knochensubstanzverlusten von Tibia oder Femur ist jedoch häufig keine Achsenkorrektur erforderlich oder die Achse kann im Rahmen der Primärversorgung ausgerichtet werden.

Eine Segmentverschiebung erfordert allerdings eine langzeitige Ruhigstellung mit Fixationszeiten bis über 1 Jahr. Ein Fixateur externe oder ein Ringfixateur ist hierbei insbesondere am Oberschenkel unbequem, psychologisch belastend und schmerzhaft. Weiterhin besteht das Problem der Weichteiltrennung während des Segmenttransportes sowie das Risiko einer Pininfektion.

Wir haben uns deshalb die Frage gestellt, ob nicht ein Verriegelungsnagel ein geeignetes Implantat zur Stabilisierung derartiger Defektsituationen an Femur und Tibia darstellen könnte, um gleichzeitig eine Segmentverschiebung zur Defektüberbrückung durchzuführen.

Vorteile des Verriegelungsnagels

Die Stabilisierung durch einen Verriegelungsnagel könnte den Komfort des Patienten insbesondere bei Langzeitfixation wesentlich verbessern. Eine externe transkutane Fixation wäre dann nur während des Segmenttransportes, also nur während 1/3 der Gesamtfixationszeit erforderlich. Die Schmerzen könnten somit vermindert und das Infektionsrisiko gesenkt werden. Darüber hinaus kann die Extremität, so wie gefordert (Ilizarov 1989), sofort belastet, die angrenzenden Gelenke können direkt postoperativ mobilisiert werden. Weiterhin bestehen Vorteile wie die zentrale Kraftübertragung sowie der langfristige mechanische Schutz des Regenerates selbst bei verzögerter Knochenheilung.

Biologisches Problem

Nach Ilizarov ist jedoch für eine ausreichende Qualität und Quantität der Knochenbildung im Distraktionsspalt eine ausreichende Durchblutung von seiten des Periostes,

Hefte zu der Unfallchirurg, Heft 229
M. Börner/E. Soldner (Hrsg.)

des Endostes sowie der A. nutritia eine unabdingbare Voraussetzung (Ilizarov 1989). Die Marknagelung wird aber zumindest primär zur Zerstörung der A. nutritia und der endostalen Durchblutung führen und die kortikale Durchblutung vermindern.

Fragestellung

Es ergibt sich somit die wesentliche Fragestellung, ob trotz einer primären Zerstörung der intramedullären Durchblutung bei Segmenttransport am Marknagel eine ausreichende Knochenneubildung eintreten wird. Darüber hinaus ist der Einfluß der Durchblutungsminderung, insbesondere auf große Distraktionsstrecken zu bestimmen. Es stellt sich die Frage nach der besten Transporttechnik sowie der klinischen Relevanz der angewendeten Methode.

Material und Methode

In einem Tierversuch an erwachsenen Schweizer Alpenschafen wurden standardisiert transperiostale diaphysäre Knochendefekte verschiedener Länge gesägt. Nach Stabilisierung der Tibia durch einen Marknagel ohne Aufbohrung und statische Verriegelung erfolgte eine Kortikotomie mit dem Meißel. Die Segmente wurden durch subkutane Drähte mit einer Zuggeschwindigkeit und einem Zugrhythmus von 1 x 1 mm/ Tag transportiert (Brutscher et al. 1990). Nach Umlenken über ein subkutanes Widerlager besitzen die Drähte einen konstanten Hautaustrittspunkt. Zum externen Transport dienten 2 kleine externe Spindelapparate (Abb. 1).

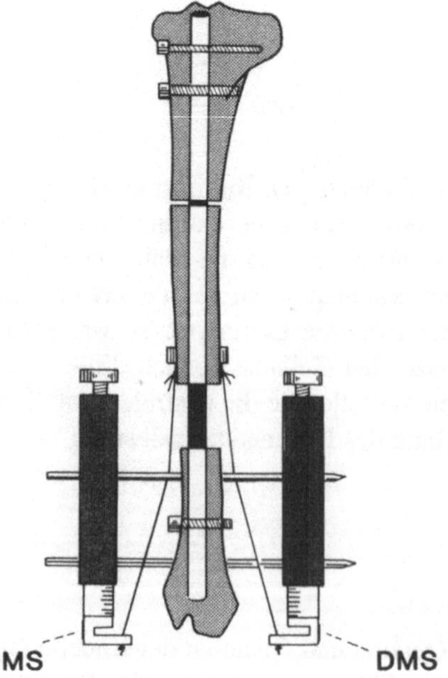

Abb. 1. Defektüberbrückung durch Segmentverschiebung am Marknagel: Segmenttransport durch subkutane Drähte mit konstantem Hautaustritt und mit temporärem externem Zugmechanismus

Operiert wurden insgesamt 21 weibliche erwachsene Schafe. In einer ersten Serie mit 9 Tieren erfolgte zunächst ein einseitiger Drahtzug, in einer Hauptserie mit insgesamt 12 Tieren wurde dann ein beidseitiger Drahtzug angewendet. Die Länge der standardisierten Schaftdefekte betrug 20 bzw. 45 mm, entsprechend ca. 12 bzw. 30% relativer Tibiaschaftlänge. Die Tiere mit mittlerem Defekt überlebten 12 bzw. 24 Wochen, mit großem Defekt 16 bzw. 32 Wochen.

Ergebnisse

Alle Tiere blieben im Versuch. Infektionen insbesondere an den Eintrittsstellen der Schanz-Schrauben bzw. an den Drahtaustrittsstellen wurden nicht beobachtet. Bei einseitigem Zug beobachteten wir in 2 Fällen ein Verkippen und vorzeitiges Verklemmen des Transportsegmentes am Marknagel. In der Hauptserie wurde deshalb ein beidseitiger Drahtzug durchgeführt. Alle Tiere mit abgeschlossenem Segmenttransport (n = 19) zeigten eine klinisch feste und gute Heilung. Die Tiere konnten postoperativ belasten, die Vollbelastung wurde in der Regel nach Ende des Segmenttransportes erreicht.

Standardisierte Röntgenaufnahmen

Die Röntgenaufnahmen in 2 Ebenen zeigten die radiologischen Kennzeichen einer ausgewogenen Distraktionsosteogenese:

Längsstruktur des Regenerates, schmale zentrale, weniger verkalkte Wachstumszone sowie zunehmende Verkalkung des Regenerates in Richtung der Segmentenden. Eine zunächst wolkenförmige Knochenneubildung, die das proximale und distale Segment überlappt, bildete sich im weiteren Verlauf zurück. Gegen Ende des Versuches zeigten sich in allen Ebenen neugebildete kortikale Strukturen. Die Knochenneubildung war posterior reichlicher und schneller als anterior. Die mittleren Defekte zeigten eine raschere knöcherne Überbauung und Kalzifizierung als die großen Defekte. Radiologisch ergab sich im distalen Kontaktbereich zwischen Transportsegment und Knochen ein zunehmender knöcherner Überbau (Abb. 2).

Mechanische Testung

Die 4-Punkt-Biegung der gesamten Tibia post mortem in 4 Ebenen ergab zum frühen Untersuchungszeitpunkt für beide Defektgrößen eine relative Steifigkeit (operierte/nicht operierte Seite) von 50–70%. Zum späten Zeitpunkt ergab sich eine Steifigkeitszunahme bei beiden Defektgrößen, bei mittlerem Defekt auf 100%, bei großem Defekt auf 70–90%.

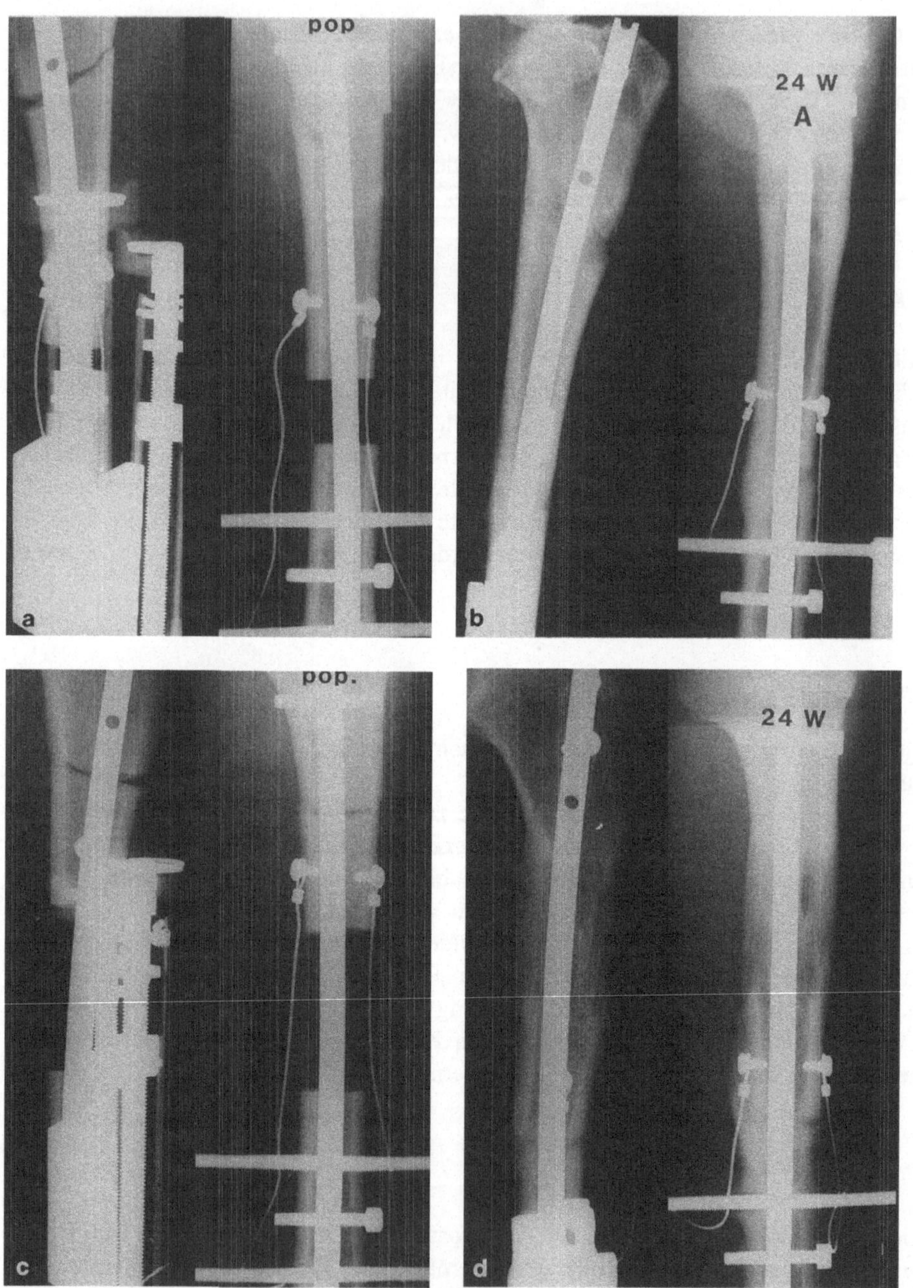

Abb. 2 a–d. Röntgenologischer Verlauf der Knochenregeneration im Distraktionsspalt, seitlich und a. p. 20-mm-Defekt: **a** postoperativ, **b** 24 Wochen postoperativ; 45-mm-Defekt: **c** postoperativ, **d** 24 Wochen postoperativ

Quantitative Computertomographie (QCT)

Die Querschnitte des Distraktionsbereiches zeigten in der QCT eine primär rohrförmige Knochenneubildung. Die mittleren Defekte zeigten eine höhere Dichte (bone density) als die größeren Defekte zu den entsprechenden Untersuchungszeitpunkten. Bei beiden Defektgrößen konnte zum Teil ventral und distal im Querschnitt des Regenerates eine Verminderung der Knochenneubildung beobachtet werden. Zum späten Zeitpunkt waren bei mittleren Defekten die Übergänge des Regenerates zum alten Knochen bereits fließend und nicht mehr genau abgrenzbar. In beiden Gruppen fand sich zum späten Untersuchungszeitpunkt eine Vermehrung der Knochenmasse (bone mass) über die gesamte Tibialänge, insbesondere jedoch in der proximalen Epi- und Metaphyse.

Zusammenfassung

Auch am Marknagel, also trotz primärer Zerstörung der intramedullären Durchblutung, kann durch Distraktion eine qualitativ und quantitativ ausgezeichnete Osteogenese erreicht werden. Hier muß die Bedeutung des periostalen Anteils an der Osteogenese betont werden. Die Ergebnisse sind im Tierexperiment denen bei Fixateur-externe Stabilisierung vergleichbar (Brutscher et al. 1990). Die Regenerationsbereiche zeigten eine gute knöcherne Reifung auch unter statischer Verriegelung. Die Biegesteifigkeit des Knochens nahm im Versuchsverlauf in beiden Gruppen zu und erreichte bei Versuchsende bei mittlerem Defekt bereits volle Steifigkeit, bei großem Defekt nahezu volle Biegesteifigkeit. Die Knochenneubildung durch Distraktion am Marknagel zeigte einen primär rohrförmigen Aufbau mit geringerer intramedullärer Neubildung als ohne Marknagelung. Die kleineren Distraktionsbereiche zeigten eine höhere Mineralisierung und einen rascheren Umbau als die größeren.

Klinische Relevanz

Die vorgestellte Technik ist sicher, insbesondere hinsichtlich der Knochenregeneration sowie hinsichtlich der Weichteilschonung. Durch intramedulläre Schienung und Verkürzung der transkutanen Fixationszeit kann der Patientenkomfort verbessert, das Infektrisiko und der Schmerz vermindert werden.

Die Methode kann jedoch nur dann verwendet werden, wenn die Indikation zur Marknagelung besteht. Als Voraussetzung für eine adäquate Knochenneubildung ist die Marknagelung ohne Aufbohrung zu betonen. Als technischer Vorteil gilt die relativ einfache Handhabung des Verfahrens sowie die Verwendbarkeit regulärer handelsüblicher Implantate. Zusätzlich sind lediglich Zugdraht sowie externer Zugapparat erforderlich. Die Technik ist außerdem gut modifizierbar. Ihre klinische Anwendung ist insbesondere in Defektsituationen nach Marknagelung vorstellbar.

Literatur

Ilizarov GA (1989) The tension-stress effect on the genesis and growth of tissues, part I. Clin Orthop 238:249

Brutscher R et al. (1990) Treatment of large bone defects by bone segment transportation. Trans Orthop Res Soc:119

Erste klinische Erfahrungen mit der Osteosynthese von Oberschenkelschaftfrakturen mit einem neuentwickelten intramedullären Implantat (Krallenverriegelungsnagel)

C. Krettek[1], N. Haas[1], R. Mathys sen.[2] und H. Tscherne[1]

[1] Unfallchirurgische Klinik, Medizinische Hochschule Hannover, 3000 Hannover 61, Konstanty-Gutschow Str. 8

[2] Robert Mathys Co., Bettlach, Schweiz

Einleitung

Mit Einführung der Verriegelungsnagelung konnte die Indikationsbreite der Marknagelung erheblich erweitert werden auf Frakturen der Diaphysenenge und auf komplizierte Frakturformen [5, 6, 8, 9, 14]. Während für die proximale Verriegelung bei den verschiedenen Verriegelungsnagelsystemen gut funktionierende Zielhilfen existieren, bereitet die distale Verriegelung häufig Schwierigkeiten [2, 11], die durch eine große Zahl auf dem Markt befindlicher Zielhilfen nicht ausreichend gelöst werden. Meist kommt es zu einer mehr oder weniger ausgedehnten Strahlenexposition des Patienten und Operationspersonals. Die Insertion der distalen Schrauben stellt einen „kniegelenknahen" Eingriff dar, darüber hinaus ist die Manipulation beim Zielen, Bohren und Einbringen der Schrauben in der Hand des weniger Geübten fehlerträchtig („fiddle factor"). Hinzu kommt, daß bei der Implantatentfernung eine erneute Strahlenexposition beim Aufsuchen der Schrauben erfolgt und gelegentlich Probleme bei der Extraktion der Schrauben auftauchen. Aus diesen Gründen beschäftigt sich unsere Arbeitsgruppe seit einigen Jahren mit der Entwicklung intramedullärer Implantate mit alternativen Verriegelungsmechanismen [4, 7].

Hefte zu der Unfallchirurg, Heft 229
M. Börner/E. Soldner (Hrsg.)

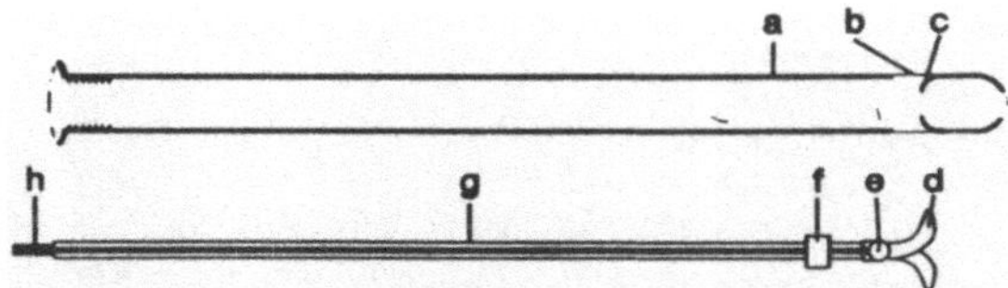

Abb. 1 a–h. Schemazeichnung des Krallenverriegelungsnagels mit Bestandteilen: **a** modifizierter AO-Universal-Femur-Marknagel, **b** Längsschlitze am distalen Nagelende in der Frontalebene, **c** eingebogene Gleitlaschen führen die Krallen beim Austritt aus dem Nagel; **d** zwei Krallen sind mit einem **e** Scharnier gelenkig verbunden; **f** die aufgepreßte Führungsmuffe aus Kunststoff sorgt für eine korrekte Passage der Krallen durch den Nagel; **g** das Krallengestänge ist am proximalen Ende mit einem **h** Gewinde zum Aufschrauben des Insertionshandgriffes versehen

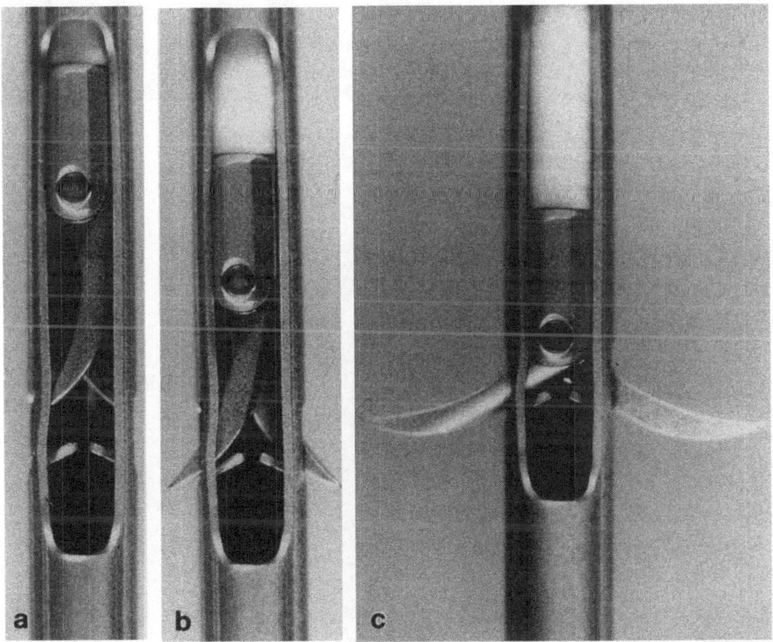

Abb. 2 a–c. Mechanismus der distalen Verriegelung, sichtbar gemacht an einem „gefensterten" Nagelmodell. **a** Die Verriegelungskrallen stehen vor den in der Frontalebene eingelassenen Schlitzen des Nagels. **b** Durch weiteres Vorschieben des Krallengestänges setzen die Krallen auf den eingebogenen Gleitschalen auf, und werden **c** auf einer „schiefen Ebene" aus dem Nagel geführt

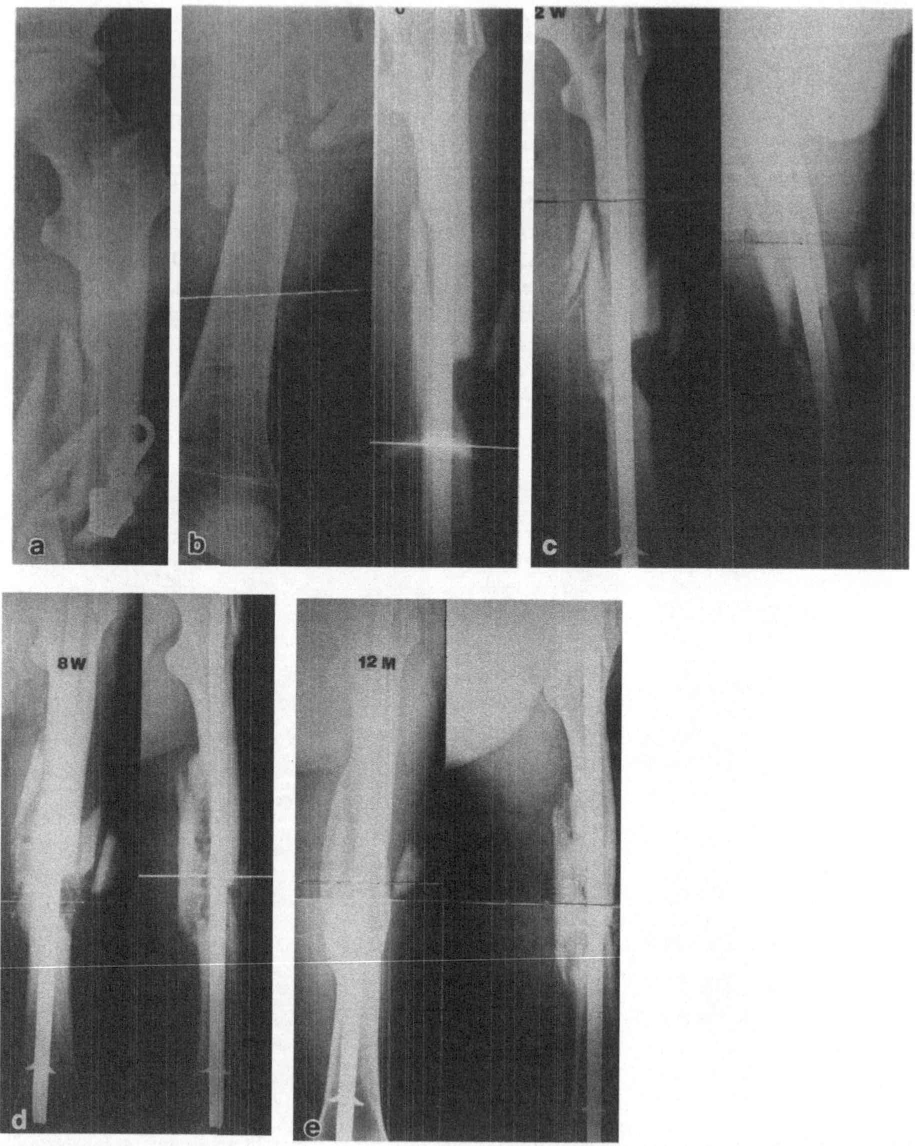

Abb. 3 a–e. 54jähriger Patient nach PKW-Unfall mit Schädel-Hirn-Trauma, gleichseitiger Kniebandverletzung und Frakturen im Bereich der Fußwurzel. **a** Trümmerfraktur (C1.2) in Schaftmitte, **b** operative Versorgung mit dem Krallenverriegelungsnagel, **c** Verlaufskontrolle nach 2 Wochen, **d** kräftige, überbrückende Kallusbildung nach 8 Wochen, **e** Verlaufskontrolle nach 12 Monaten und nach Implantatentfernung

Material und Methode

Implantat

Auf der Basis des AO-Universalfemurmarknagels wurde ein Implantat[1] entwickelt, bei dem die distale Verriegelung vom Nagelinneren mit Hilfe eines Krallenmechanismus erfolgt (Abb. 1 und 2). Die beiden Krallen sind mit einem einfachen Scharniergelenk am unteren Ende einer Führungsstange befestigt. Oberhalb des Scharniergelenkes befindet sich eine Führungsmuffe, die sicherstellt, daß sich das Krallengestänge in korrekter Position in das Nagelinnere einführen läßt. Am unteren Ende des Nagels befinden sich 2 schmale Längsschlitze, durch die die Krallen austreten und sich im distalen Femur verankern. Durch eine besondere Konstruktion der Führungsmuffe und der Längsschlitze ist sichergestellt, daß die Krallen auch bei Nagelverbiegung und -torsion sicher durch die Schlitze austreten. Sowohl Nagelinsertion, als auch proximale und distale Verriegelung erfolgen nur über den Standardzugang. Die Proximale Verriegelung wurde zwischenzeitlich mehrfach modifiziert. Die anfangs in Kombination mit einem Kunststoffverschlußzapfen verwendeten Abstützplättchen wurden wegen Schwierigkeiten bei der korrekten Applikation zugunsten einer einfacheren und stabileren Schrägschraubenverriegelung bzw. einer zweiten Kralle aufgegeben (Abb. 3–5).

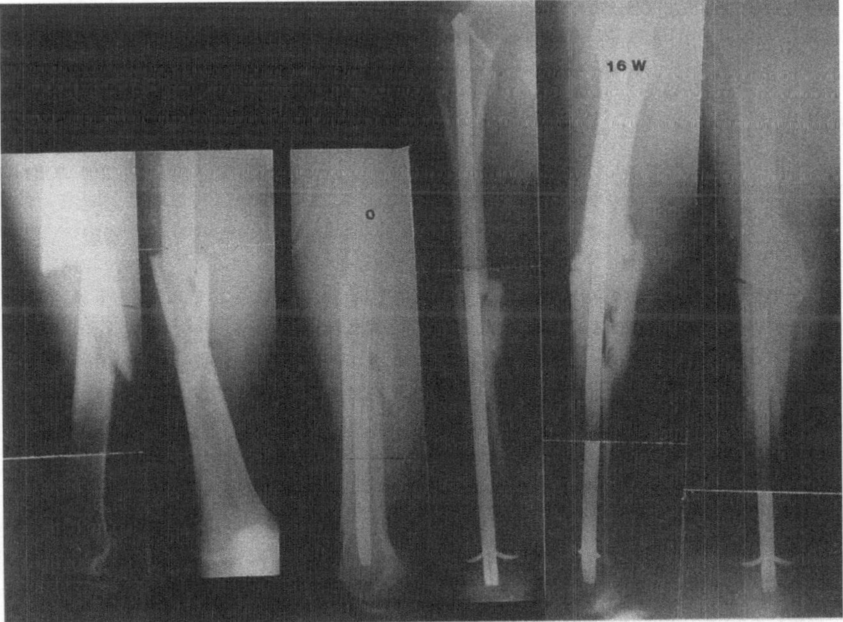

Abb. 4. 20jähriger Patient, Polytrauma. Unter anderem geschlossene B3-Fraktur in Schaftmitte. Stabilisierung mit dem Krallennagel. Proximale Schraubenverriegelung. Unfall- und Versorgungsbilder sowie radiologische Verlaufskontrolle nach 16 Wochen

---

[1] Fa. Robert Mathys Co., Bettlach Schweiz.

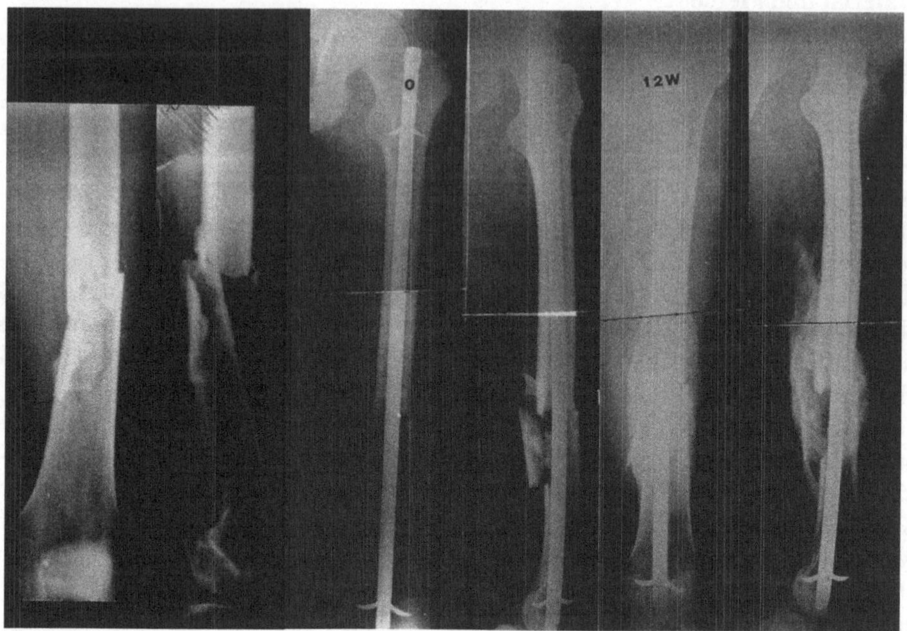

Abb. 5. Geschlossene B3-Fraktur in Schaftmitte. Stabilisierung mit dem Krallennagel. Proximale Verriegelung über zweite Kralle. Unfall- und Versorgungsbilder sowie radiologische Verlaufskontrolle nach 12 Wochen mit ausgeprägter Kallusbildung

Biomechanische Untersuchungen

An isolierten, kältekonservierten humanen Leichenfemora wurden nach Osteotomie Osteosynthesen am distalen Fragment mit dem AO-Universalfemurmarknagel (AOU: 400 x 11,0 mm, statisch verriegelt) und Krallenverriegelungsnagel (KVN: 400 x 11,0 mm, Krallenbreite 55,0 mm, Krallenaustrittshöhe 25 mm) ausgeführt und die Primärstabilität in einer Materialprüfmaschine (Zwick 1445) untersucht. Das Torsionsmoment betrug ± 4,0 Nm, gemessen wurden die Verformungswinkel bis ± 4 Nm und der verbleibende Setzverlust. Es bestanden keine signifikanten Stabilitätsnachteile des KVN im Vergleich zum schraubenverriegelten AOU. Die Stabilität des Knochen-Implantat-Verbundes im überprüften Lastbereich ist in erster Linie abhängig von den Torsionssteifigkeit des verwendeten Nagelrohres (Abb. 6 und 7).

Bei Überprüfung der axialen Stabilität im distalen Femursegment von AO-Universalfemurmarknagel (AOU: 400 x 11,0 mm, statisch verriegelt) und Krallenverriegelungsnagel (KVN: 400 x 11,0 mm, Krallenbreite 55,0 mm, Krallenaustrittshöhe 25 mm) zeigte sich bei schrittweiser axialer Belastung 0-1000 N in 200-N-Schritten im Bereich 800 N (Teilbelastungsbereich) kein signifikanter Unterschied der beiden Osteosyntheseformen (Abb. 7).

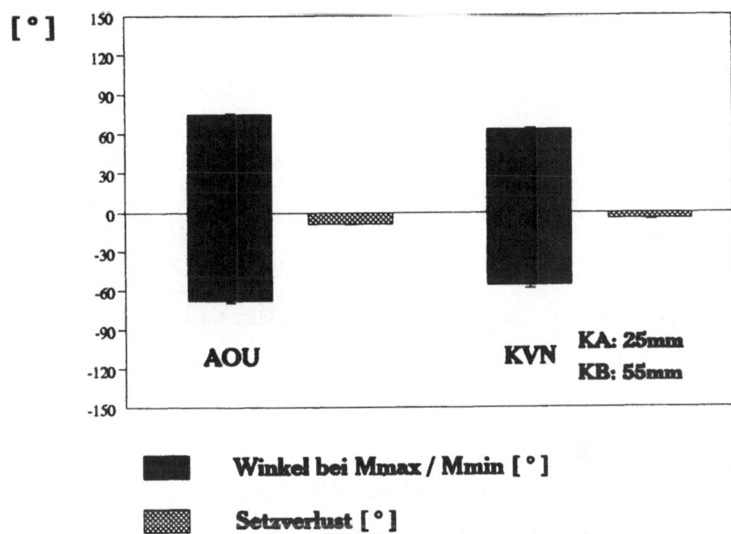

Abb. 6. AO Universalfemurmarknagel (AOU: 400 x 11,0 mm, statisch verriegelt) und Krallenverriegelunsnagel (KVN: 400 x 11,0 mm, Krallenbreite 55,0 mm, Krallenaustrittshöhe 25 mm). Untersuchung der Primärstabilität am isolierten menschlichen Leichenfemur. Torsionsmoment + 4,0 bis – 4,0 Nm. Aufgetragen sind die Verformungswinkel bei ± 4 Nm und der verbleibende Setzverlust. Keine signifikanten Nachteile des KVN im Vergleich zum schraubenverriegelten AO-Universalnagel

Operationstechnik

Die Operationstechnik unterscheidet sich zunächst nicht von der konventionellen Marknagelung. Der Zugang zum proximalen Femur erfolgt über einen 6–10 cm langen Schnitt, beginnend oberhalb der Trochanterspitze. Es ist keine über das gewohnte Maß hinausgehende Freilegung des proximalen Femurs erforderlich. Beim Aufbohren ist ein langstreckiger Kortikaliskontakt nicht erforderlich. Nach Einbringen des Nagels erfolgt die Insertion des Krallengestänges in das proximale Nagelende per Hand über einen aufgeschraubten Handgriff (Abb. 2). Die Führungsmuffe oberhalb der Krallen (Abb. 1f) sichert die korrekte Position der Krallen auch bei Biegung und Torsion des Nagels. Sobald die Krallen die beiden Schlitze am distalen Nagelende erreichen, gleiten die beiden Krallen auf einer „schiefen Ebene" aus dem Nagel und werden mit einigen abschließenden, leichten Hammerschlägen auf den Handgriff in der Spongiosa des distalen Femurs verankert. Eine Kontrolle im Röntgenbildverstärker ist nicht zwingend erforderlich. Die Implantatentfernung ist technisch einfach und ohne Bildverstärker durchführbar. Nach Darstellung des proximalen Nagelendes wird zunächst der Kunststoffeinsatz entfernt. Da der Kunststoffeinsatz das Einwachsen von Granulationsgewebe und Knochen in das proximale Nagelende verhindert, wird die Säuberung des Gewindes am proximalen Nagelende erheblich erleichtert. Zum Ent-

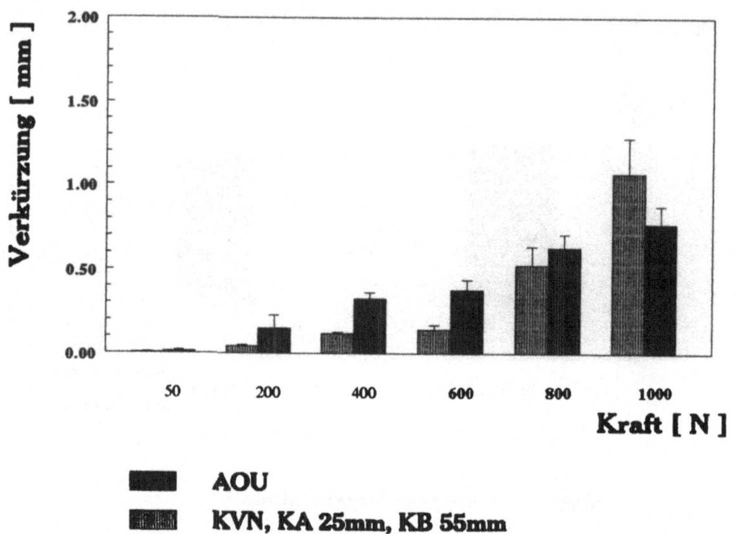

Abb. 7. AO-Universalfemurmarknagel (AOU: 400 x 11,0 mm, statisch verriegelt) und Krallenverriegelungsnagel (KVN: 400 x 11,0 mm, Krallenbreite 55,0 mm, Krallenaustrittshöhe 25 mm). Untersuchung der Primärstabilität am isolierten menschlichen Leichenfemur. Schrittweise axiale Belastung 0–1000 N in 200-N-Schritten. Bis 800 N kein signifikanter Unterschied der beiden Osteosyntheseformen

fernen des Krallengestänges wird der zur Implantation verwendete Handgriff aufgeschraubt und das Krallengestänge herausgezogen, was ohne größeren Kraftaufwand leicht gelingt. Anschließend wird der Nagel in herkömmlicher Weise mit dem Ausschlaggewinde ausgeschlagen.

Krankengut

Vom Dezember 1987 bis März 1989 wurden 24 Oberschenkelschaftfrakturen mit dem Krallennagel stabilisiert. In 20 Fällen handelte es sich um frische Frakturen, überwiegend nach Verkehrsunfällen, 3mal lag eine Ermüdungsfraktur vor und einmal eine pathologische Fraktur bei chronisch myeloischer Leukämie. Das Patientenalter lag im Mittel bei 34.8 Jahren (18–57 Jahre). Das männliche Geschlecht überwog mit 22 von 24 Fällen (Tabelle 1).

Bei der Analyse der Frakturtypen entsprechend der Klassifikation nach Müller et al. [10] ergaben sich überwiegend Frakturen aus der Gruppe A und B, mit denen zunächst Erfahrungen gesammelt wurden. Nach den guten Erfahrungen mit dem System dehnten wir dann die Indikation auch auf Frakturen der Gruppe C aus (Tabelle 2). Lediglich in 2 Fällen handelte es sich um offene Frakturen, in den übrigen Fällen lagen geschlossene Frakturen vor (Tabelle 3). 11mal lagen die Frakturen im mittleren Schaftdrittel, 6mal im proximalen und 7mal im distalen Schaftsegment (Tabelle 4).

Tabelle 1. Altersverteilung

Jahre	n	(%)
16–30	11	(45,8)
31–40	3	(12,6)
41–50	5	(20,8)
51–60	5	(20,8)
Durchschnitt	34,8 Jahre	
Min./Max.	18–57 Jahre	
Weiblich	2	(8,3)
Männlich	22	(91,7)

11 Patienten waren polytraumatisiert, in 9 Fällen lagen knöcherne oder schwere ligamentäre Verletzungen am gleichen Bein vor, in 2 Fällen handelte es sich um beidseitige Oberschenkelfrakturen. Lediglich in 8 Fällen handelte es sich um isolierte Verletzungen (Tabelle 5). Die Aufschlüsselung nach dem Hannoverschen Polytraumaschlüssel (PTS) zeigte ein Überwiegen der Patienten in der Gruppe II, der mittlere PTS betrug 21,3 Punkte (8–80 Punkte) (Tabelle 6).

Tabelle 2. Frakturklassifikation nach Müller et al. [10]

	n	(%)
A1	1	(4,4)
A2	5	(20,8)
A3	5	(20,8)
Gesamt	11	(45,8)
B1	5	(20,8)
B2	3	(12,5)
B3	1	(4,2)
Gesamt	9	(37,5)
C1	1	(4,2)
C2	3	(12,5)
C3	0	(0,0)
Gesamt	4	(16,7)

Tabelle 3. Weichteilschaden

	n	(%)
Geschlossen	22	(91,7)
Offen	2	(8,3)
Gesamt	24	(100,0)

Tabelle 4. Frakturlokalisation

	n	(%)
Subtrochantär	6	(25,0)
Schaftmitte	11	(45,8)
Distaler Schaft	7	(29,2)
Gesamt	24	(100,0)

Tabelle 5. Begleitverletzungen

	n	(%)
Gleiches Bein	9	(37,5)
Beide Oberschenkel	2	(8,3)
Polytrauma	11	(45,8)
SHT II°/III°	4	(16,6)
Isolierte Oberschenkelfraktur	8	(33,2)

Tabelle 6. Verletzungsschwere (Hannover-Polytrauma-Schlüssel *PTS* [12])

	n	(%)
I (0–11)	6	(25,0)
II (12–30)	14	(58,3)
III (31–49)	3	(12,5)
IV (50–98)	1	(4,2)
Mittelwert PTS	21,3	(8–80)

Ergebnisse

Heilungsverlauf

Die Nachbehandlung unterschied sich nicht von der bei der Verriegelungsnagelung. Vollbelastung wurde im Mittel nach 4,4 Wochen (0.7–8,2 Wochen) erreicht, die knöcherne Konsolidierung lag bei 14,2 Wochen (10–24 Wochen). In 5 Fällen ist die Implantatentfernung ohne technische Schwierigkeiten bereits erfolgt.

Komplikationen

2 polytraumatisierte Patienten verstarben 10 und 16 Tage nach dem Unfall an den schweren Verletzungsfolgen, der Patient mit der CML verstarb 6 Wochen nach der Versorgung an seinem Grundleiden. In einem Fall kam es zum Auftreten einer klinisch manifesten Beinvenenthrombose und Ausbildung einer szintigraphisch gesicherten Lungenembolie. Alle Fälle, die zu Nachuntersuchung erreicht werden konnten, kamen zur vollständigen knöchernen Ausheilung. Infekte wurden nicht beobachtet. Bei den ersten Implantaten befand sich der Krallenaustritt 65 mm oberhalb des distalen Nagelendes, und die Verankerung der Kralle erfolgte in der Kortikalis. In einem dieser Fälle wurde wegen Beschwerden das Krallengestänge vorzeitig entfernt. Nachdem sich gezeigt hatte, daß eine spongiöse Verankerung der Krallen ausreichend ist, wurde bei den späteren Implantaten der Krallenaustritt weiter distal (40 mm vom distalen Nagelende entfernt) angebracht. In 2 Fällen kam es zum Abbrechen des Bohrers beim Bohren der Löcher für die proximale Verriegelung, die in der Zwischenzeit mehrfach verbessert werden konnte. Teleskopingphänomene und sekundäre Rotationsfehler traten nicht auf.

Nachuntersuchung

Von 21 Patienten, die zur Nachuntersuchung zur Verfügung standen, konnten 18 zwischen 9 und 26 Monate (Mittelwert 14,3 Monate) nach Versorgung klinisch und radiologisch nachuntersucht werden. 8mal konnten wir eine Beinverkürzung bis 1,0 cm feststellen, 4mal maßen wir klinisch einen Außen- und einmal einen Innendrehfehler bis 10°. Hüft- und Kniegelenkbeweglichkeit bei den Patienten mit isolierter Verletzung waren in allen Fällen uneingeschränkt. In allen 18 nachuntersuchten Fällen war die Fraktur mit einer kräftigen Kallusmanschette knöchern konsolidiert.

Diskussion

Während für die proximale Verriegelung bei den verschiedenen Verriegelungsnagelsystemen gut funktionierende Zielhilfen existieren, bereitet die distale Verriegelung häufig Probleme [2, 11]. Meist kommt es zu einer mehr oder weniger ausgedehnten Strahlenexposition des Patienten und Operationspersonals. Die Insertion und später nach Ausheilung die Extraktion der distalen Schrauben stellen einen „kniegelenknahen“ Eingriff dar, darüber hinaus ist die Manipulation in der Hand des weniger Geübten fehlerträchtig und zeitraubend („fiddle factor“). Aus diesem Grunde beschäftigt sich unsere Arbeitsgruppe seit enigen Jahren mit der Entwicklung intramedullärer Implantate mit alternativen Verriegelungsmechanismen. Die erheblichen technischen Probleme mit der Aufrechterhaltung des Systemdruckes im pneumodynamischen Femurmarknagel ließ die Entwicklung nicht über In-vitro-Versuche hinausgehen [4]. Die aufwendige Konstruktion und zu erwartende hohe Fertigungskosten ließen uns das Konzept des Spreiznagels [7] trotz erfolgreichem klinischen Einsatz wieder verlassen, so daß wir uns einer mechanisch einfacheren Lösung zuwandten, die in Teilaspekten bereits 1978 von Franke u. Sossinka [3] für den Oberarm und White et al. [13] 1986 für den Oberschenkel beschrieben wurde. Die biomechanischen Untersuchungen an kältekonservierten humanen Leichenfemora zeigten im Rechts-links-Vergleich im physiologischen Torsionslastbereich bis 2.6 Nm und im axialen Teilbelastungsbereich bis 300 N eine dem AO-Universalfemurverriegelungsnagel und anderen Systemen vergleichbare Stabilität [1].

Als wesentlicher Vorteil erwies sich bei unserem Implantat im Rahmen des klinischen Einsatzes, daß sowohl zur Nagelinsertion, wie auch für distale und proximale Verriegelung nur der Standardzugang erforderlich war. In der vorliegenden Pilotstudie mit 24 Fällen wurden 3 letale Ausgänge beobachtet, die auf systemunabhängige Ursachen zurückzuführen sind (2mal Polytraumatisierung mit Multiorganversagen, 1mal Neoplasma mit multipler Metastasierung). In den verbleibenden 21 Fällen kam es mit einer mittleren Ausheilungszeit von 14.2 Wochen zu einer zeitgerechten knöchernen Konsolidierung der Frakturen über eine kräftige Kallusbildung. Bei den ersten Nagelmodellen mit hoch angebrachten Krallenaustrittsschlitzen und kortikaler Verankerung kam es in einem Fall zu klinischen Beschwerden, die zu einer vorzeitigen Entfernung des Krallengestänges 12 Wochen nach der Osteosynthese führten. Mit der Plazierung der Krallenaustrittsschlitze weiter distal trat eine Kortikalisperforation nicht mehr auf, die Verankerung in der Spongiosa des distalen Femurs erwies sich als ausreichend für eine Sicherung der Rotation. Das Ausbringen des Krallengestänges ist technisch gut gelöst. Bei der proximalen Verriegelung haben wir im Verlauf der Pilotstudie einige Modifikationen durchgeführt, da die korrekte Positionierung in einigen Fällen Schwierigkeiten bereitete. Die proximale Verriegelung mit schrägem Verriegelungsbolzen bzw. zweiter Kralle proximal sind beide einfach zu handhaben und weisen zudem eine höhere Stabilität als das Abstützplättchen auf.

Schlußfolgerungen

Die Osteosynthese von Oberschenkelschaftfrakturen mit dem neuentwickelten Oberschenkelkrallenverriegelungsnagel ist ein technisches einfaches, schnell und sicher durchführbares Behandlungsverfahren. Die wesentlichsten Vorzüge des Systems sind:

- Instrumentation und Verriegelung erfolgen ohne zusätzliche Inzisionen nur vom Standardzugang aus.
- Ein kniegelenknaher Eingriff wie bei der Schraubenverriegelung entfällt.
- Weder für die Verriegelung noch für die Implantatentfernung ist ein Bildverstärker erforderlich.

Literatur

1. Bechthold JE, Schaffhausen JM, Hammet RS, Kyle RF (1986) Comparative analysis of interlocking intramedullary fracture fixation nails in bending and torsion. Proc. RESNA 9th Annual Conference, Minneapolis, Minnesota, 207
2. Browner BD (1986) Pitfalls, errors and complications in the use of locking Küntscher nails. Clin Orthop 212:192

3. Franke D, Sossinka N (1978) Der Krallennagel (zur statischen und dynamischen Verriegelung) Unfallmed Tag 35:69
4. Haas N, Gotzen L, Drutschmann J (1981) Experimentelle Grundlagen zu einem pneumodynamischen intramedullären Osteosyntheseverfahren. Hefte Unfallheilkd 153:52
5. Hansen ST, Winquist RA (1979) Closed intramedullary nailing of the femur. Clin Orthop 138:56
6. Kempf I, Grosse A, Beck G (1985) Closed locked intramedullary nailing. J Bone Joint Surg [Am] 67:709
7. Krettek C, Haas N, Gotzen L (1986) Bending and torque stiffness of a new nail with spreading mechanism for femoral fractures. Proc. 10th Annual Conf. of the American Society of Biomechanics II:129
8. Küntscher G (1962) Praxis der Marknagelung. Schattauer, Stuttgart New York
9. Maatz R, Lentz W, Arens W, Beck H (1983) Die Marknagelung und andere intramedulläre Osteosynthesen. Schattauer, Stuttgart New York
10. Müller ME, Nazarian S, Koch P (1987) Classification AO des fractures. Springer, Berlin Heidelberg New York
11. Reinders J, Mockwitz J (1984) Technical faults and complications in interlocking nailing of femoral and tibial fractures. Acta Orthop Belg 50:577
12. Tscherne H, Regel G, Sturm JA, Friedl HP (1987) Schweregrad und Prioritäten bei Mehrfachverletzungen. Chirurg 58:631
13. White GM, Healy WL, Brumback RJ, Burgess AR, Brooker AF (1986) The treatment of fractures of the femoral shaft with the Brooker-Wills distal locking intramedullary nail. J Bone Joint Surg [Am] 68:865
14. Winquist RA, Hansen ST, Clawson DK (1984) Closed intramedullary nailing of femoral fractures – A report of five hundred and twenty cases. J Bone Joint Surg [Am] 66:529

Erfahrungen mit dem Humerusverriegelungsnagel

D. Hempel

II. Chirurg. Abteilung, Allgemeines Krankenhaus Barmbek, Rübenkamp 148, W-2000 Hamburg 60

Die Humerusnagelung wurde von G. Küntscher für Frakturen der Diaphyse empfohlen und mit einem Unterschenkelnagel von einem Einschlagpunkt am Humeruskopf am Collum anatomicum lateral nach Aufbohrung des Knochens ausgeführt. Der Methode wurde von zahlreichen Autoren vorgeworfen, sie führe nicht zu einer ausreichenden Rotationsfestigkeit, und häufig seien Pseudarthrosen zu beobachten. Nach meinen Erfahrungen bei nicht sehr vielen Oberarmnagelungen kann ich das nicht bestätigen, vorausgesetzt, es wurde ausreichend aufgebohrt und ein dicker Nagel gewählt. Die Technik ist jedoch relativ schwierig, da man am Humerus ohne fixierte Extensionstischlagerung operiert. Die Indikation zur Humerusnagelung sehe ich bei Problempatienten, die eine konservative oder funktionelle Behandlung nicht mitmachen können oder wollen, wie z.B. bei pathologischen Frakturen oder hohem Alter mit zerebraler Insuffizienz.

Hefte zu der Unfallchirurg, Heft 229
M. Börner/E. Soldner (Hrsg.)

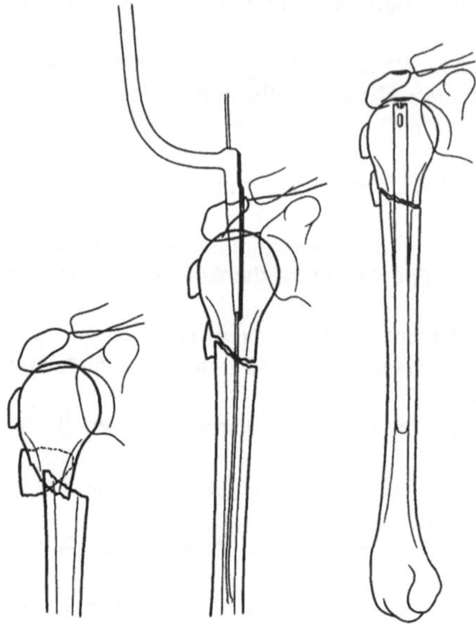

Abb. 1. Operationstechnik der Nagelung durch das Zentrum des Humeruskopfes

Wir haben deshalb eine Idee Küntschers wieder aufgegriffen und die Operationstechnik vereinfacht durch einen Zugang ventral des Akromions durch die Rotatorenmanschette in das Zentrum des Humeruskopfes (Abb. 1). Bei diesem Zugang kann ein gerader Nagel verwendet werden. Die Stichinzision der Rotatorenmanschette verheilt nach Naht. Der Nageleintrittsdefekt im Humeruskopf hat bei dem nicht stark belasteten Gelenk und außerhalb der normalen Kontaktflächen keine bewegungsbehindernden Folgen.

Da wir die Indikation besonders bei Stück- und Trümmerbrüchen sowie pathologischen Frakturen sehen, wurde das Verriegelungsprinzip auf den geraden Humerusnagel übertragen. Die proximalen und distalen Verriegelungslöcher sind um 90° verdreht. Proximal wird im distalen Humeruskopfbereich von lateral verriegelt. Eine Schraube reicht hier fast immer.

Die distale Verriegelung wird in a.-p.-Richtung und meistens mit 2 Schrauben durchgeführt. Besonders eine freihändige Verriegelung distal ist im suprakondylären Bereich schwierig und kann evtl. auch Nervenläsionen bedingen.

Wir verwenden nur 2 Nagelstärken, 10 und 12 mm. Dickere Nägel sind für die Stabilität nicht erforderlich, und man vermeidet weiteres Aufbohren. Im Regelfall wird der 12-mm-Nagel verwendet, nur bei sehr dünnem Humerus wird auf den 10-mm-Nagel zurückgegriffen.

Operationstechnik

Stichinzision vor dem Akromion, Eröffnen der Markhöhle mit Pfriem, Einführen eines Führungsspießes bis in das distale Fragment; wenn nötig Aufbohren der Markhöhle und anschließend Einschlagen des Nagels über dem Führungsspieß. Das Nagel-

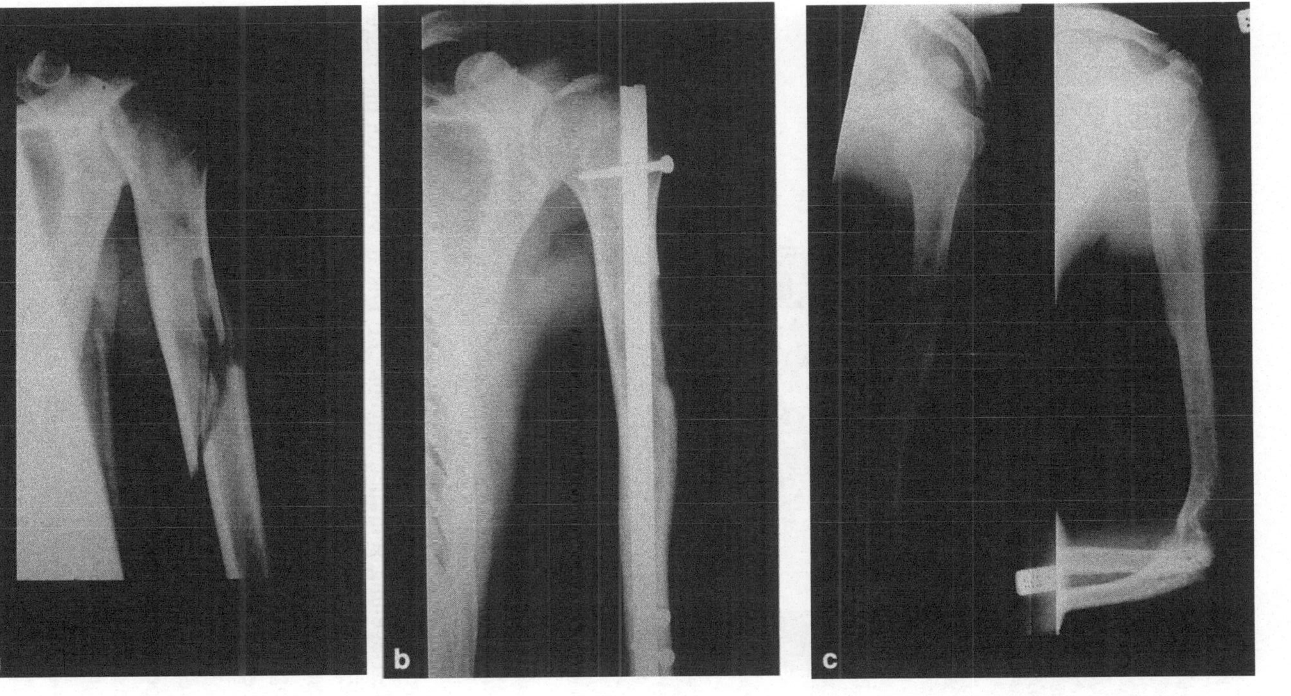

Abb. 2. a Humerusfraktur bei Zustand nach Chondromentfernung aus dem Humerusschaft. **b** Nach Humerusverriegelungsnagelung, **c** 8 Monate nach Humerusverriegelungsnagelung. Zustand nach Metallentfernung. Die Fraktur ist knöchern konsolidiert

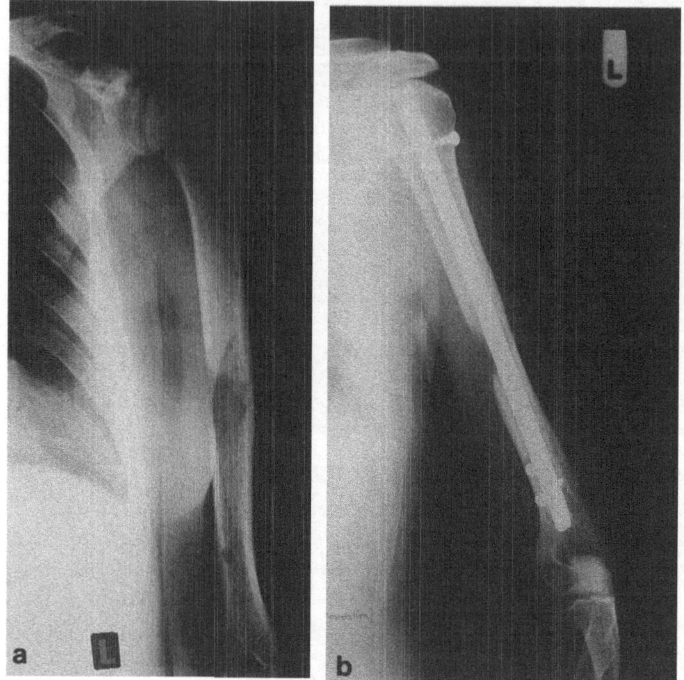

Abb. 3. a Humerusmetastasen bei Mammakarzinom mit nicht dislozierter Humerusfraktur. **b** Nach Humerusverriegelungsnagelung

ende wird im Humeruskopf versenkt. Ein Zielgerät wird aufgesetzt und nach Vorbohrung die proximale Verriegelungsschraube eingebracht: Distal wurde von uns bisher freihändig verriegelt. Ein Zielgerät ist in der Entwicklung.

Wir haben 32 Patienten mit diesem Implantat versorgt (Abb. 2–4). Davon hatten 9 Patienten eine pathologische Fraktur. Es trat eine Infektion auf, die mit Gentamicin-PMMA-Ketten in Ruhezustand gebracht wurde. Die Fraktur heilte. Mechanische Probleme, selbst bei stark verschobenen Brüchen, hat das Implantat nicht verursacht. Die einfache Technik und ein kostengünstiges Implantat erlauben in den Fällen, bei denen ein Humerusbruch operiert werden muß, mit dem Verriegelungsnagel eine sofort funktionsstabile Osteosynthese. Die Ergebnisse bezüglich der Schulterbeweglichkeit waren gut. Nach Wundheilung konnten alle Patienten, die zerebral dazu fähig waren, ihren Arm zumindest bis zur Waagerechten heben.

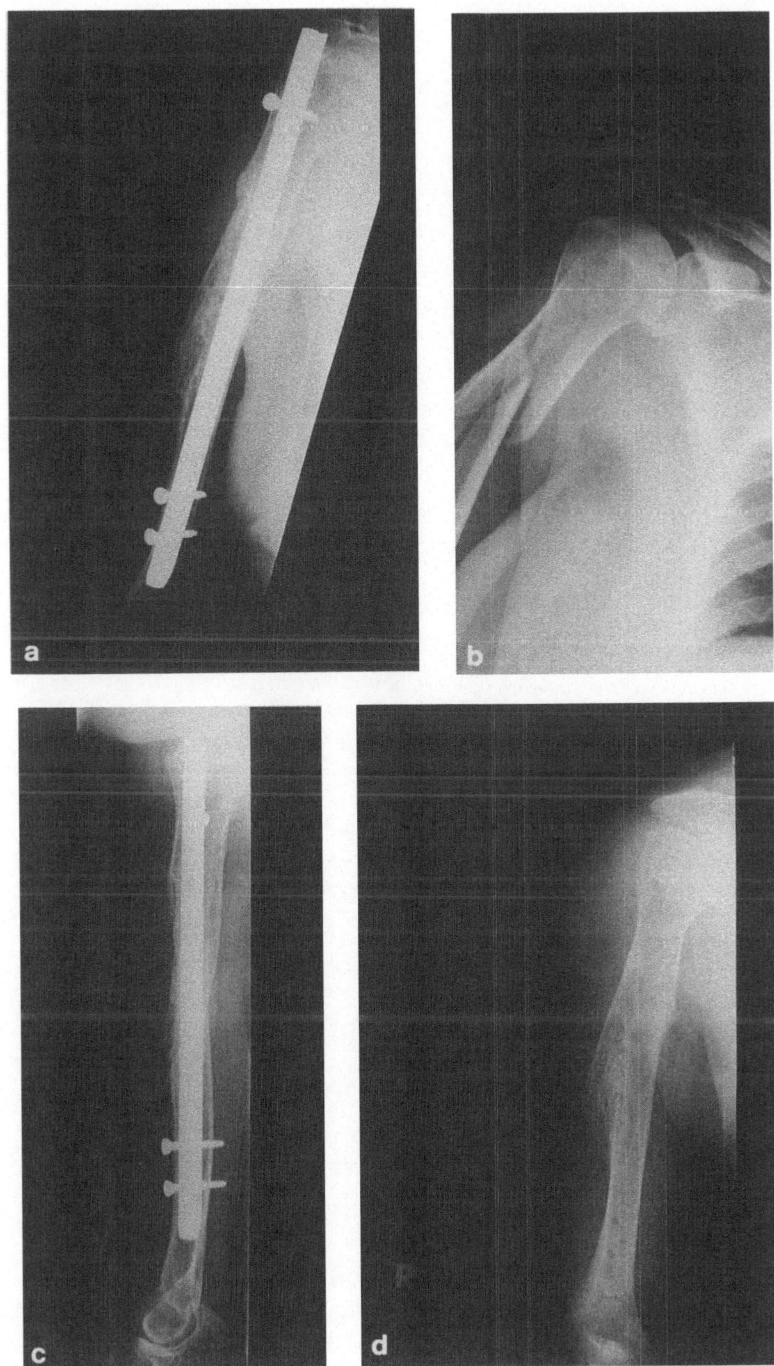

Abb. 4. a Humerusstückfraktur mit erheblicher Dislokation bei 78jähriger Patientin; **b, c** 8 Monate später nach Humerusverriegelungsnagelung und weitgehender Knochenheilung; **d** 1 Jahr nach Unfall. Zustand nach Metallentfernung. Knöcherne Heilung der Humerusfraktur

Sachverzeichnis

Springer-Verlag und Umwelt

Als internationaler wissenschaftlicher Verlag sind wir uns unserer besonderen Verpflichtung der Umwelt gegenüber bewußt und beziehen umweltorientierte Grundsätze in Unternehmensentscheidungen mit ein.

Von unseren Geschäftspartnern (Druckereien, Papierfabriken, Verpackungsherstellern usw.) verlangen wir, daß sie sowohl beim Herstellungsprozeß selbst als auch beim Einsatz der zur Verwendung kommenden Materialien ökologische Gesichtspunkte berücksichtigen.

Das für dieses Buch verwendete Papier ist aus chlorfrei bzw. chlorarm hergestelltem Zellstoff gefertigt und im ph-Wert neutral.